优孕 胎教 育婴

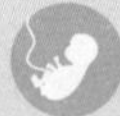

艾贝母婴研究中心◎编著

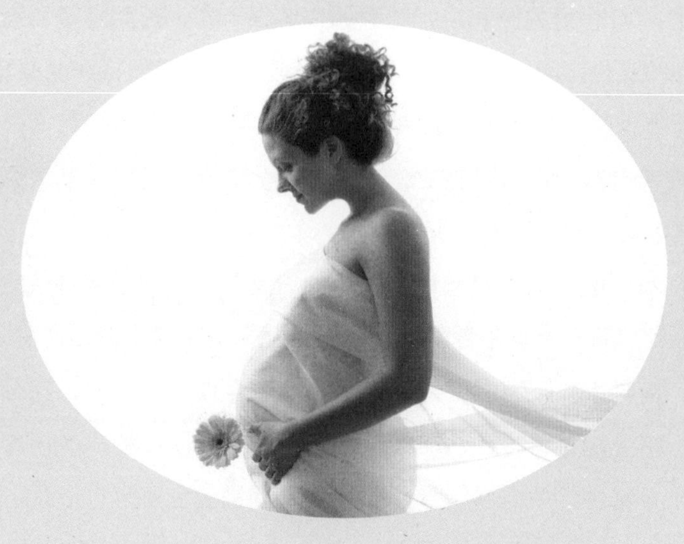

四川科学技术出版社

前言

你是否曾经想象过这样一个过程：一个针尖般大小的“种子”在你的腹中经过10个月的孕育，就长成了一个肉乎乎的会哭的“小人儿”，这是多么奇妙啊。但这个奇妙过程中的许多因素都是不确定的，也就是说，你的饮食、运动、睡眠、情绪等行为都能够对胎宝宝的生长发育产生影响。同时，从准备怀孕直到生产的过程，也有太多的问题需要注意。

本书详细介绍了孕期生活的方方面面，包括怀孕各个时期的营养、护理、胎教、运动、心理，以及你在职场上可能遇到的种种问题，将这些重要的问题汇总解析，提出贴心的建议与叮咛，定能让你做足孕前准备，做好孕期护理，做佳产后呵护，孕育出最棒的一胎！

其实从计划怀一个宝宝开始，你实际上就已经有意无意地开始关注优生了，比如，备孕夫妻一般会去做孕前检查，还会认真地计算一下备孕女性的排卵期大约是什么时候，同时还会有意识地戒烟戒酒等，这些都是优生内容的一部分。

在怀胎十月里，准爸妈每天都与胎宝宝共同生活，对胎宝宝进行胎教是准爸妈幸福而又骄傲的事情。但是，10个月的时间里，胎教的内容很丰富，而胎宝宝和准妈妈的身体也每天都在发生着微妙的变化，因此，这一时期准爸妈需要尽量多地了解胎教常识。

为帮助育龄父母方便快捷地了解育儿常识，我们在育儿专家的指导下，综合国内外的最新研究成果，编撰成本书。我们精心挑选家长在怀孕、育儿过程中最常见、最重要的基本孕育常识，力求内容简明扼要，开卷有益。

本书详细介绍了准妈妈孕期、生产阶段的基础知识及0～2岁宝宝各阶段的喂养、护理、早期教育等问题。在宝宝日常护理喂养部分，详细阐述了宝宝各个阶段的护理与喂养方法，保证宝宝营养均衡，指导家长顺利为宝宝断奶；在宝宝早期教育部分，充分考虑到宝宝生理发展、心理形成、接受能力等特点，详细介绍了宝宝各个阶段的早教内容，顺其自然地寓智力、体能开发于日常生活中，以指导家长科学地促进宝宝生理、心理、智能、体能等全面健康发展。

目录 CONTENTS

Part 1 怀孕篇

第一章 做好孕前准备 怀上最棒一胎

营养准备常识

健康准备常识

妊娠知识储备

第二章 十月孕程 步步跟进

身体变化月月查

产前检查常识

分娩常识早知道

第三章 期盼宝贝 健康第一

会调会养，赶走孕期不适

妊娠安全常识

孕期疾病护理常识

第四章 准妈妈营养新知快递

孕期关键营养素

孕期饮食搭配黄金法则

食补食疗常识

孕期食物宜忌常识

运动项目，因人而异

特殊运动，让分娩更顺利

第七章 幸“孕”40周 做快乐“老妈”

乐享甜蜜性事

调节情绪，摆脱孕期抑郁

职场准妈妈好“孕”常识

第八章 幸福三人行 准爸也同行

妈妈怀孕，爸爸的陪伴很贴心

参与胎教，小家庭其乐融融

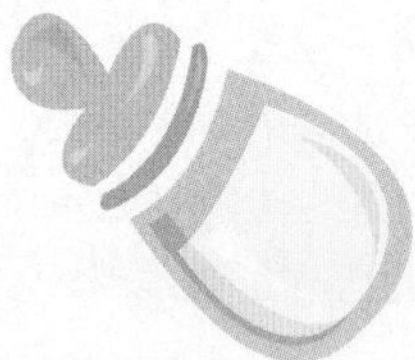

当好后勤部长，做万全准备

第九章 产后恢复 做超级妈妈

产后饮食，恢复体形的保障

塑身复型，风姿依旧

Part 2 胎教篇

Part 3 育儿篇

日常护理常识

早教常识

第三章 4~6个月宝宝养育常识

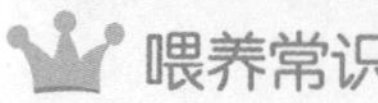

喂养常识

日常护理常识

早教常识

第四章 7~9个月宝宝养育常识

喂养常识

日常护理常识

早教常识

第五章 10~12个月宝宝养育常识

喂养常识

日常护理常识

早教常识

第六章 1岁~1岁半宝宝养育常识

喂养常识

日常护理常识

早教常识

第七章 1岁半~2岁宝宝养育常识

喂养常识

日常护理常识

早教常识

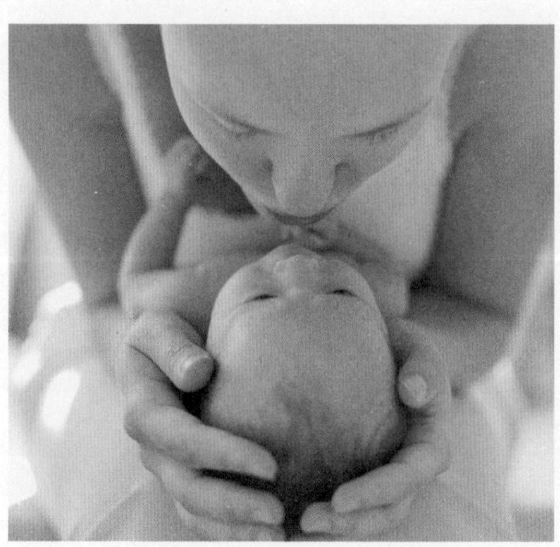

第八章 2~3岁宝宝养育常识

喂养常识

日常护理常识

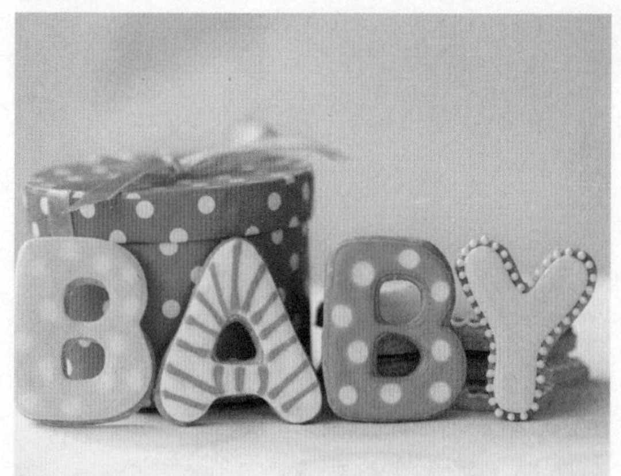

早教常识

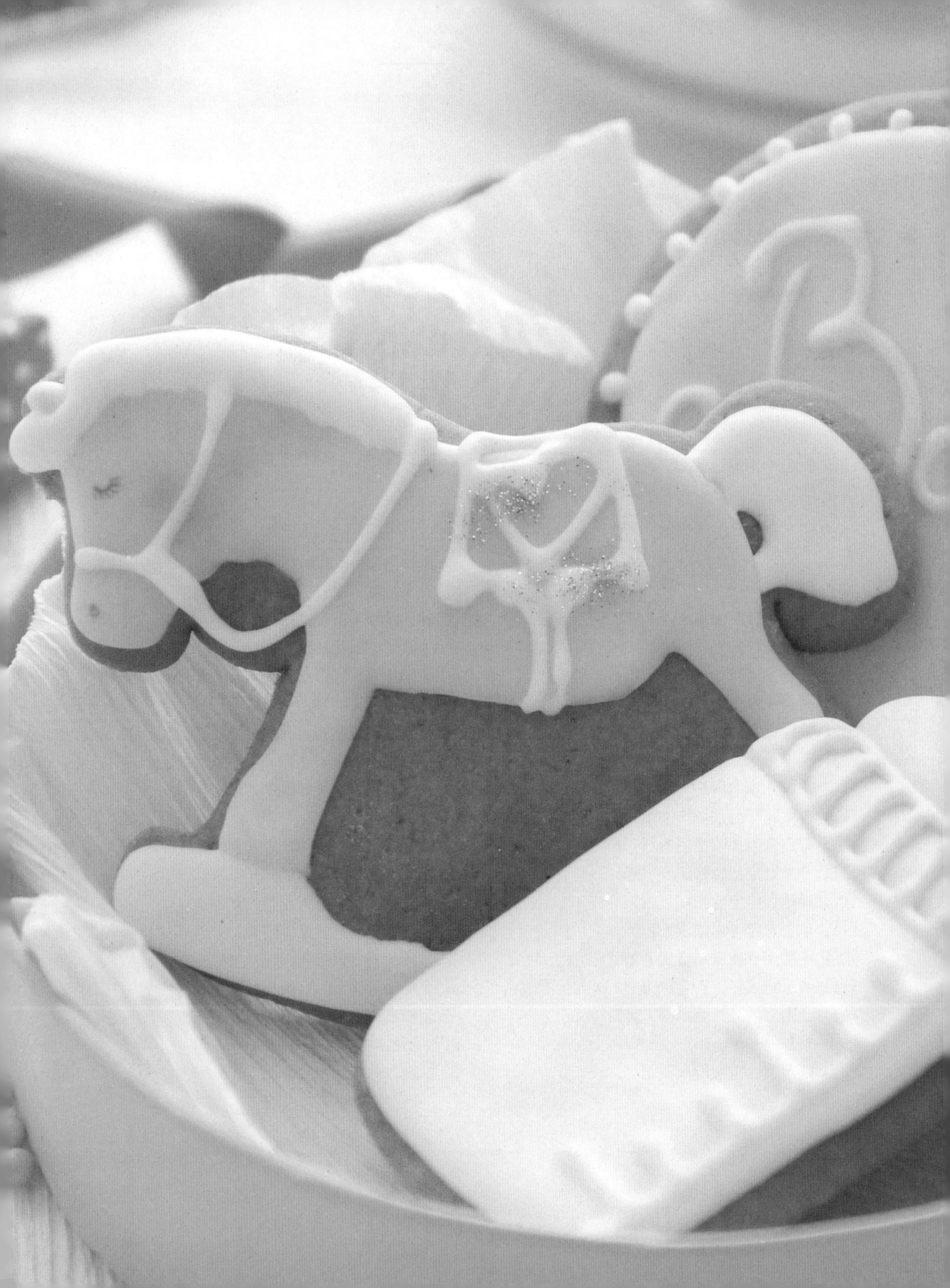

Part 1

怀孕篇

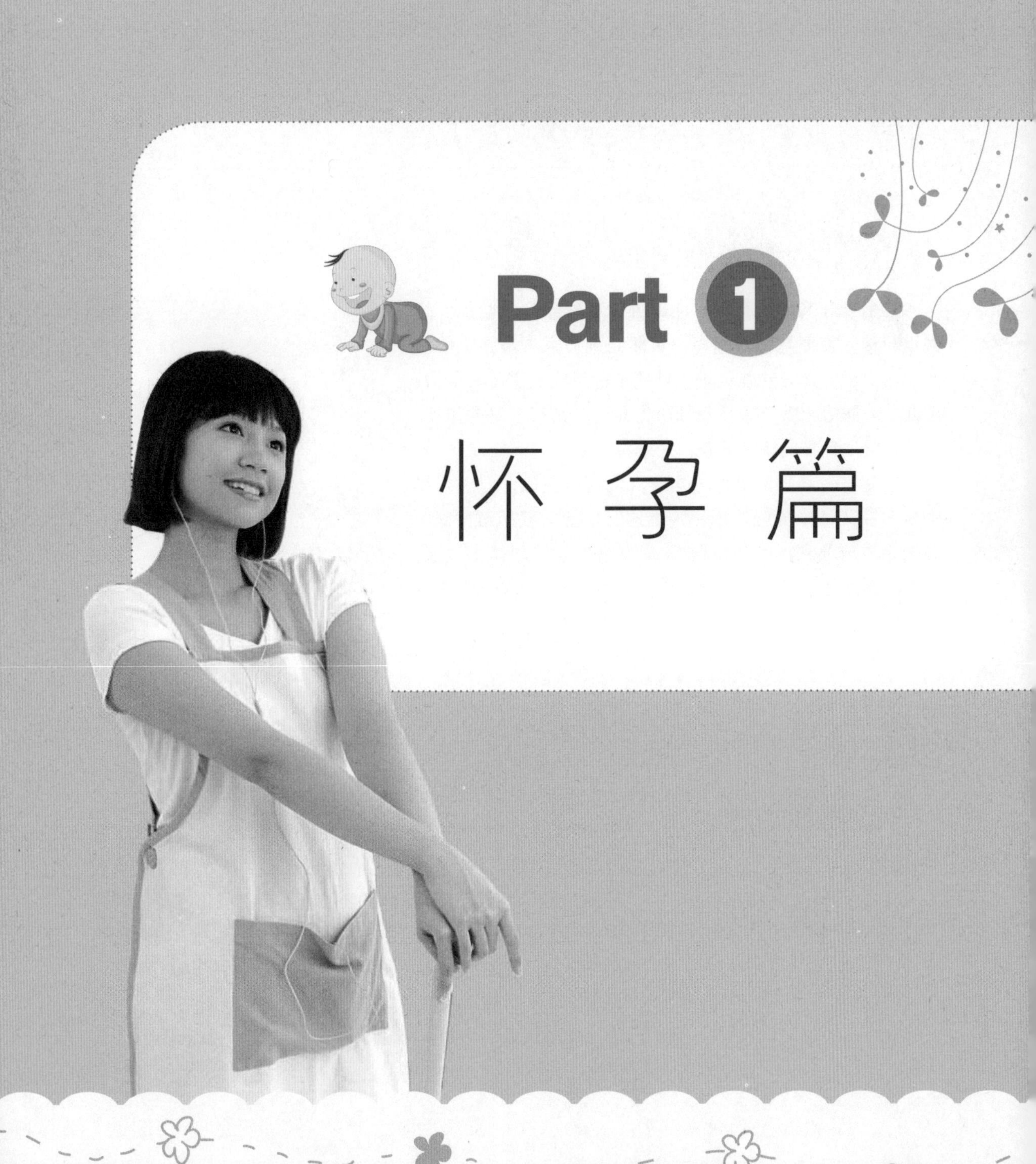

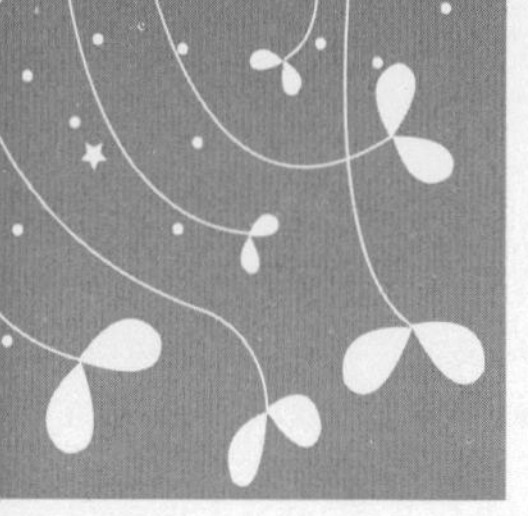
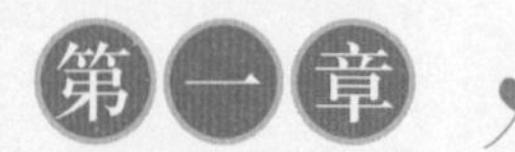

第一章 做好孕前准备 怀上最棒一胎

营养准备常识

001 维生素E能助孕吗

维生素E又名生育酚，能促进性激素分泌，增加女性卵巢机能，使卵泡数量增多，黄体细胞增大，增强黄体酮的作用；维生素E也能促进男性精子的生成及增强其活力，因此，对防治男女不孕症及预防先兆流产具有很好的作用。可见，维生素E的确有助孕的效果。

补充维生素E的最好方法是从食物中摄取，但因为维生素E在人体中的吸收率不高，这时候就需要用维生素E制剂来进行补充，每日补充14毫克维生素E便基本足够，否则容易产生不良反应。建议在医生的指导下选择维生素E制剂的品牌及用量，这样才能做到安全有效。

幸“孕”链接

富含维生素E的食物有：玉米、花生、芝麻、大豆、葵花子、糙米、植物油、乳类、蛋类、鱼类、瘦肉、动物肝脏、坚果、猕猴桃，以及莴苣、卷心菜、菠菜等绿叶蔬菜。

002 孕前补锌，精子质量有保证

Message

含锌丰富的食物有：牡蛎、蛤蜊、蚌、炒西瓜子、芝麻酱、松仁、黑芝麻、海米、猪肝、黑米、牛奶、螃蟹、鲫鱼、鸡肝、牛肉等。

锌对人体内新陈代谢活动有着重大影响。研究表明，男性缺锌可能是男性不育的一个原因。正常人的血浆中锌含量为0.6～1.33微克/毫升，而精液中锌含量比血液中锌含量要高很多。锌直接参与精子内的糖酵解和氧化过程，保持精子细胞膜的完整性和通透性，维持精子的活力。如果男性缺锌，二氢睾酮、睾酮（雄激素）减少，不利于精子生成。因此，建议备孕准爸爸适当吃一些含锌食物，补补锌，提高精子的质与量。一般来讲，备孕准爸爸每日应该摄取锌15毫克。如有必要，可以通过口服锌制剂来补锌。

003 备孕准爸爸要少吃杀精食物

油炸烧烤食物：含有致癌毒物丙烯酰胺，可导致男性少精、弱精。

含咖啡因的食物：咖啡、浓茶、巧克力等。咖啡因会使交感神经活动频繁，让副交感神经受到压抑，临床表现为性欲减退。

含反式脂肪酸的食物：奶茶、饼干、巧克力、沙拉酱、奶油蛋糕等。反式脂肪酸会减少男性激素的分泌，对精子的活跃性产生负面影响，中断精子在身体内的反应过程。

大豆及其制品：大豆等含有丰富的异黄酮类植物雌激素，若摄入过多会影响男性体内雄性激素的水平，不利于精子生成。

芹菜：男性长期大量食用芹菜会抑制睾酮的生成，减少精子的数量。

Message

有些生活习惯也会影响精子质量，如久坐、吸烟、蒸桑拿、穿紧身裤、把手机放在裤兜里等，备孕准爸爸如果有上述习惯，一定要及时改正。

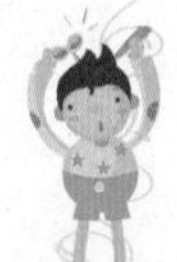

004 哪些食物能让备孕准爸爸“精力十足”

海产品：如鳝鱼、鱿鱼、带鱼、鳗鱼、海参、墨鱼、章鱼等海鱼中含有丰富的精氨酸，有利于精子量增加，促进生殖功能。

水果：番茄、西瓜、葡萄等水果中含有的番茄红素可以增加精子数量，提高精子运动能力。

鸡蛋：鸡蛋属于入肾填精的食物，可以消除性生活后的疲劳感，成为恢复元气的“还原剂”；且在体内还可转化为精氨酸，提高精子的质量，增强精子活力。

爱心提示

备孕准爸爸要从日常饮食抓起，改正不良饮食习惯，不挑食、偏食，多吃新鲜蔬菜水果，做到营养全面均衡，用“食补”来为优生打下基础。

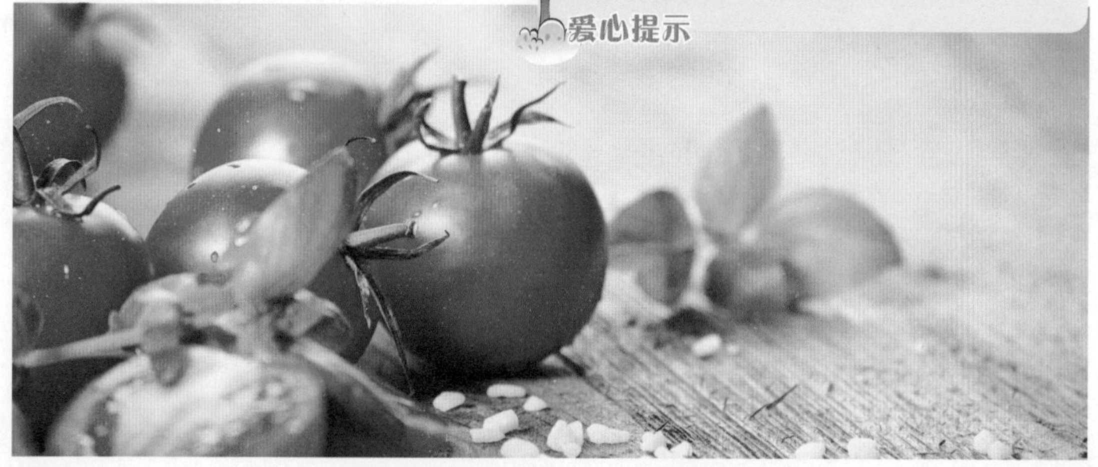

005 孕前3个月开始补充叶酸

叶酸是一种水溶性B族维生素，对细胞分裂和生长有重要作用。备孕准妈妈缺乏叶酸会影响胎儿大脑和神经系统的正常发育，严重时将造成胎儿神经管发育畸形，出现无脑儿、脑积水、脊柱裂等，也可造成因胎盘发育不良而引起的流产、早产等，同时备孕准妈妈自身健康也会受到影响，如出现贫血症状，严重时还会导致贫血性心脏病、妊娠期高血压症等。

由于体内缺乏叶酸的状况要经过4周的时间才能得以切实改善，所以备孕准妈妈要在怀孕前3个月甚至半年前就开始补充叶酸，使其维持在一定水平，以确保胎宝宝早期的叶酸营养环境。

爱心提示

药物及酒精易影响叶酸吸收，备孕准妈妈应该戒酒，若是正在服药，也应咨询医生是否与补充叶酸相冲突，并在医生指导下进行调整。

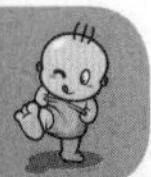

006 哪些食物含叶酸丰富

富含叶酸的蔬菜：莴苣、菠菜、西红柿、胡萝卜、青菜、龙须菜、花椰菜、油菜、小白菜、扁豆、豆荚、蘑菇等。

富含叶酸的水果：橘子、草莓、樱桃、香蕉、柠檬、桃子、李、杨梅、海棠、酸枣、石榴、葡萄、猕猴桃、草莓、梨、胡桃等。

富含叶酸的动物食品：动物的肝脏、肾脏，禽肉及蛋类，牛肉、羊肉等。

富含叶酸的谷物：大麦、米糠、小麦胚芽、糙米等。

富含叶酸的豆类：黄豆、豆制品等。

富含叶酸的坚果：核桃、腰果、栗子、松子等。

007 补充叶酸，并非越多越好

虽然孕前补充叶酸非常重要，但并不是越多越好。因为叶酸并非完全是保健品，它是一种药物，只是相对来说不良反应小一些而已。

长期大剂量服用叶酸会影响备孕准妈妈体内锌的代谢而造成锌缺乏，致使胎儿发育迟缓，同时还会掩盖维生素B_{12}缺乏症的早期表现，导致严重的神经系统损伤以及增加今后罹患乳腺癌的概率。

补充叶酸的推荐剂量为每日0.4毫克，但因备孕准妈妈个人体质和生活习惯的差异，还需在医生的指导下进行增补。

008 备孕准爸爸也要适当补充叶酸

补充叶酸不仅仅是备孕准妈妈的专利，对备孕准爸爸同样具有重要意义。

备孕准爸爸缺乏叶酸，会导致精液浓度降低、精子活力减弱，而且精液中携带的染色体数量也会发生异常，出现过多或过少的情况，这不仅会增加备孕准妈妈流产的概率，而且会引起新生儿出生缺陷，如唐氏综合征。

备孕准爸爸要多吃动物肝、红苋菜、菠菜、生菜、芦笋、豆类、苹果、柑橘、橙汁等食物，来增加叶酸的摄入量。

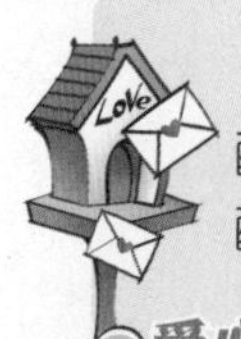

仅靠日常饮食获得足够的叶酸非常困难，这时就需要通过叶酸增补剂来进行补充。

爱心提示

009 怎样判断自己是否缺乏营养

如果备孕准爸妈发现自己有以下症状，则表示身体可能正缺乏某种营养。建议备孕准爸妈去医院进一步确诊，然后遵医嘱补充营养。

1 头发干燥、变细、易断、脱发，可能缺乏蛋白质、必需脂肪酸、微量元素锌。

2 夜晚视力降低，可能缺乏维生素 A。

3 舌炎、舌裂、舌水肿，可能缺乏 B 族维生素。

4 牙龈出血，可能缺乏维生素 C。

5 味觉减退，可能缺乏锌。

6 嘴角干裂，可能缺乏核黄素（维生素 B_2）和烟酸。

7 经常便秘，可能缺乏膳食纤维。

8 下蹲后站起来会头晕，可能缺乏铁（缺铁性贫血）或直立性低血压。

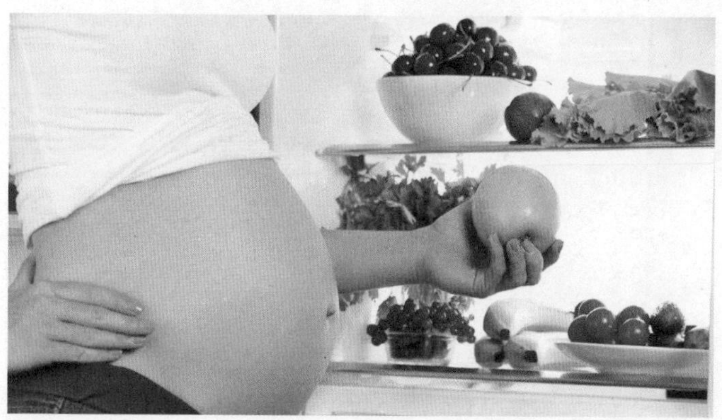

健康准备常识

010 口服避孕药者，停服半年再怀孕

避孕药中的雌激素和孕激素可能会引起胎儿生殖器异常，出现男性胎宝宝女性化或女性胎宝宝男性化，并可发生腭裂及脊椎、肛门和心脏畸形等。而且，由于体内存留的避孕药成分在停服 6 个月后才能完全排出体外，因此，长期服用避孕药的备孕准妈妈在怀孕半年前就应该停止服用避孕药。在停药后的半年之内可采取其他避孕措施。

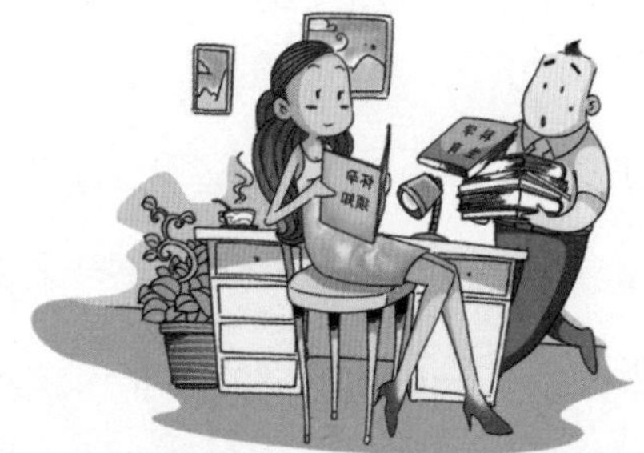

幸“孕”链接

停服避孕药之后，建议使用避孕套避孕。备孕准爸爸使用避孕套时，要从性生活开始前阴茎勃起后就戴上，射精后在阴茎未软之前用手捏住避孕套口边缘，与阴茎一起退出阴道，以防止精液从阴茎根部溢出。

011 备孕准妈妈的孕前体检项目表

检查项目	检查时间	检查内容	检查目的	检查方法
生殖系统	孕前任何时间	通过白带常规筛查滴虫、霉菌、支原体、衣原体，阴道炎症，以及淋病、梅毒等性传播疾病	是否有妇科疾病，如患有性传播疾病，应先彻底治疗，然后再怀孕，否则会引起流产、早产等危险	检查阴道分泌物
肝功能	孕前 3 个月	肝功能检查目前有大小功能两种，大肝功能除了乙肝全套外，还包括血糖、胆质酸等项目	如果母亲是肝炎患者，怀孕后易造成胎儿早产等后果，肝炎病毒还可直接传播给孩子	静脉抽血
尿常规	孕前 3 个月	尿色、透明度、酸碱度、细胞、管型、蛋白质、比重、尿糖定性	有助于肾脏疾患的早期诊断。长达 10 个月的孕期对母亲的肾脏系统是一个巨大的考验，身体的代谢增加，会使肾脏的负担加重	查尿
口腔检查	孕前 6 个月	牙周病、龋齿	预防孕期治疗牙齿疾病对胎儿的影响	检查口腔
妇科内分泌	孕前 3 个月	包括尿促卵泡素、黄体生成激素等 6 个项目	月经不调等卵巢疾病的诊断	静脉抽血
ABO 溶血	孕前 3 个月	包括血型和 ABO 溶血滴度	避免婴儿发生溶血症	静脉抽血

012 孕前检查牙齿，解除后顾之忧

备孕准妈妈在做孕前体检时千万不要忽视口腔检查，因为许多口腔疾病易在妊娠期发生或加重，孕期进行治疗、服药、照X线都会对胎儿造成影响，所以在怀孕前6个月就应该做全面的口腔检查，及时治疗口腔疾患。

一般来说，孕前口腔检查包括以下几项：

Message

即使牙齿健康，备孕准妈妈平时也要注意口腔卫生，早晚都使用正确方法刷牙，进食后也要及时漱口。

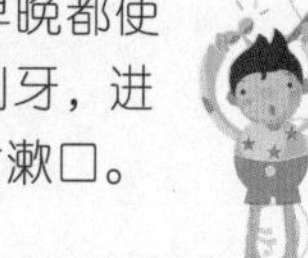

1 龋齿

孕期会加重龋齿，不及时治疗可引起牙髓炎或根尖炎，影响进食。同时，龋齿病菌可能会传播给胎儿，其日后患龋齿的概率会增大。

2 牙龈炎 & 牙周炎

孕前有此炎症者孕后会加重病情，牙龈会出现增生、肿胀、出血，个别的牙龈还会增生成肿瘤状，且易生出早产儿和低体重儿。

3 智齿冠周炎

由阻生智齿引起，严重时会造成面部肿胀、呼吸困难、吞咽困难等。

013 备孕准爸爸孕前需做哪些体检

为了孕育一个健康宝宝，备孕准爸爸要做如下检查：

精液分析：检查精液量、颜色、黏稠度、pH值及精子密度、活动率、形态等，从而了解精液的受孕能力，预知精液是否有活力及是否少精、弱精。

内分泌激素：了解体内性激素水平。

体格检查：了解是否有生殖器官、阴茎、附睾、睾丸、前列腺、精索及精索静脉等疾病。

血常规18项：了解有无病毒感染、白血病、败血症、营养不良、贫血、血型等。

血糖：了解是否患有糖尿病等。

肝功能：了解肝功能是否受损，是否有闭塞性黄疸、急（慢）性肝炎、肝癌等肝脏疾病的初期症状。

肾功能：了解肾脏是否有受损、是否有急（慢）性肾炎、尿毒症等疾病。

血脂：了解是否有高血脂。

尿常规：了解泌尿系统是否有感染及其他泌尿系统疾病。

便常规：检验粪便中有无红细胞、白细胞及虫卵等。

幸“孕”链接

备孕准爸爸做精液分析前需要禁欲3～7天。采集精液时最好不用避孕套收集，因为其中的滑石粉会影响精子活力。

014 预防针，为孕期保驾护航

专家建议备孕准妈妈最好能够接种以下两种疫苗：

1. 风疹疫苗：风疹病毒可导致胎儿先天性心脏病、先天性眼病、肝脾肿大、耳聋、痴呆等。有2/3的风疹病毒是隐性感染，即备孕准妈妈虽然已经受到感染，但却没有任何症状，而胎儿已经受到严重损害。

2. 乙肝疫苗：乙肝病毒可以通过胎盘直接传染给胎儿，使多数胎儿一出生就成为乙肝病毒携带者。

爱心提示

备孕准妈妈还可选择性地接种甲肝疫苗、水痘疫苗、流感疫苗等。一般情况下，疫苗接种须在孕前3～6个月进行，但究竟该不该接种还是要遵照医嘱才更安全可靠。

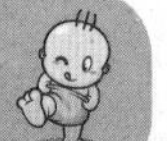

015 为了宝宝优生，请戒烟戒酒

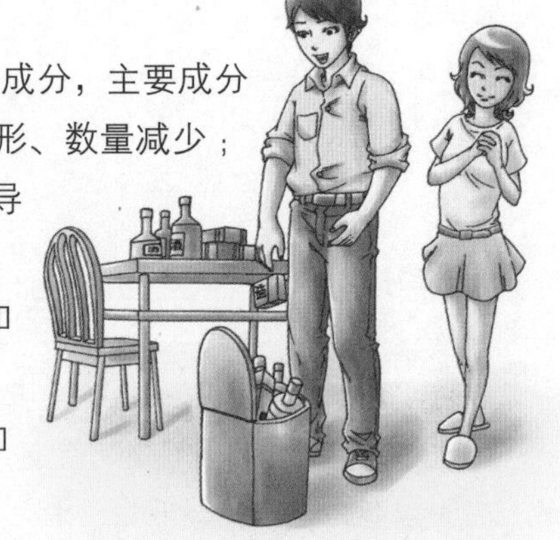

香烟中有20多种可导致染色体和基因发生变化的有害成分，主要成分尼古丁会降低备孕准爸爸的性激素分泌，引起精子发育畸形、数量减少；对备孕准妈妈来讲会影响卵子的质量，其中的氰化物还可导致胎儿唇、腭裂，神经管畸形，甚至智力低下等。

酒会损害睾丸的间质细胞，导致性欲减退、精子畸形和阳痿。长期酗酒者，其后代大多发育迟缓、智力低下。

如果备孕准爸妈想拥有一个健康聪明的宝宝，无论如何要戒除烟酒。

016 体育锻炼，备孕准爸妈一起来

体重超标不但会给生活带来诸多不便，还会对优生不利。因此，体重超标的备孕准爸妈，孕前要多参加体育锻炼，制定好周密的减肥计划，并严格执行。

即使备孕准妈妈体重不超标，若能在孕前进行适宜而有规律的体育锻炼，不仅可以促进体内激素的合理调配，确保受孕时体内激素的平衡与精子的顺利着床，避免怀孕早期发生流产，而且可以促进胎儿的发育和日后宝宝身体的灵活程度，更可减轻分娩时的难度和痛苦。而适当的体育锻炼还可帮助备孕准爸爸提高身体素质，确保精子的质量。

Message

适合孕前进行的体育锻炼项目有：慢跑、柔软体操、游泳、太极拳等。备孕准爸妈应尽量选择合适的时间一起进行锻炼，既可增强体质，又可增加彼此之间的感情。

017 随时随地都可以做运动

由于每天都要花大量的时间在工作上，备孕准妈妈很可能没有专门的时间来做运动。其实，运动不只是在健身房才可以做，随时随地都是运动的好时机、好场所。

家里是不错的运动场所。早晨醒来后，不要急于起床，先伸伸懒腰或做些其他的动作，比如高举双腿做“骑车”运动，或是弯腰抱膝在床上做翻滚运动等。

&

如果工作单位不是很远，可以步行或骑自行车去上班，即使乘车，也可以提前一站下车，步行一站。而上楼的时候，如果楼层不是很高，最好不乘电梯，可爬楼梯。

&

回家后不要急于吃饭，先做些家务，或与爱人、邻居、朋友打打羽毛球调节一下神经。

&

晚饭后到户外适当地散散步，有很好的健身作用。

018 调整体重，让身体做好受孕准备

从优生学的角度来讲，太胖或太瘦都不利于怀孕。

太胖的备孕准妈妈容易患有高胰岛素血症，它会刺激卵巢分泌过多的雄性激素，从而影响排卵，导致不孕；而且在怀孕后极易出现妊娠糖尿病及妊娠高血压综合征，不仅危害准妈妈自身，而且还会造成胎儿发育或代谢障碍，出现巨大儿、胎盘早剥、难产等；而太瘦则会由于皮下脂肪太少而致使激素含量降低，导致月经紊乱甚至闭经，从而影响生殖能力。研究发现，身体越瘦，体内一种称为“性激素失效球蛋白”的含量就越高，这种蛋白能使雌性激素失效，导致女性失去怀孕能力。

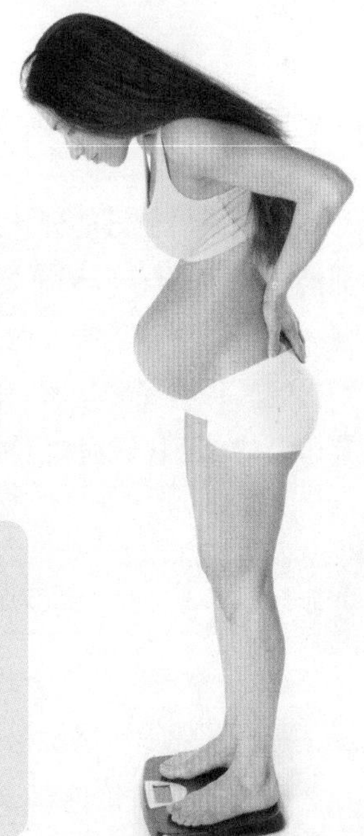

爱心提示

用体重指数（BMI）可以计算怀孕时的最佳身体指标，方法如下：

BMI=体重(kg)÷身高（m）的平方

BMI指数在18～25是正常体重；如果低于18就应该在准备怀孕前增加体重；如果高于25则应该在准备怀孕前适当减肥。

019 远离弓形虫，和宠物暂时说再见

弓形虫是依附在动物体内的一种寄生虫，由它导致的弓形虫病可引起人畜共患。几乎所有的哺乳动物和鸟类都是弓形虫病的传染源，尤其是猫，是弓形虫病的主要传染源。备孕准妈妈感染弓形虫病，怀孕后会通过胎盘传给胎宝宝，造成胎宝宝先天性感染，从而引起流产、早产、死胎等；或者胎宝宝出生后表现为小头畸形、神经管畸形、脑积水、脑膜炎、脑钙化、癫痫发作，从而造成智力低下，部分宝宝甚至会发生脉络膜视网膜炎而导致失明。建议备孕准妈妈暂时离开宠物。

另外，食用的肉类（特别是羊肉和猪肉）、蛋、奶制品等要充分煮熟，以免摄入这些食物中可能含有的弓形虫。

020 调整作息时间，保持充沛精力

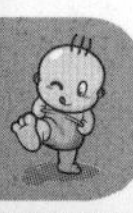

有些备孕准妈妈，由于工作或娱乐的缘故，经常熬夜，这种习惯对怀孕非常不利，因为这样会打乱人体生物钟的节律，这种习惯导致只有在夜间才分泌生长激素的垂体前叶功能紊乱，怀孕后会使胎宝宝的生长发育受到影响，严重时会出现发育迟缓。同时，大脑如果得不到充分休息，脑血管就会长时间处于紧张状态，从而导致头痛、失眠、烦躁等症状，甚至还会诱发妊娠高血压综合征。

因此，备孕准妈妈应在每晚 10 点左右就准备上床睡觉，逐渐改掉不良入睡习惯，建立正常的生物钟规律。

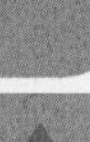

021 即将为人父母，要调整心理状态

受孕时的良好心理状态与优生关系密切。精神状态良好时，人的精力、体力、智力、性功能都处于高潮，精子和卵子的质量也高，此时受孕，受精卵易于着床，胎宝宝身体素质也会很好。相反，情绪不好时很可能导致内分泌发生改变，使身体机能受到不良影响，从而使精子和卵子的质量受到损害，影响受孕概率。因此，生活、经济方面较稳定，夫妻感情和睦、性生活和谐、双方都想要孩子的状态比较有利于怀孕。

022 这些情况下，不能怀宝宝

❶ 备孕准妈妈若患有心、肝、肾、肺等慢性病，尤其在这些器官的功能不正常时不宜受孕。应根据医生建议，积极治疗后再诊断是否可以怀孕。

❷ 患有急性传染病，如流感、风疹、传染性肝炎、病毒性脑炎等，易造成胎儿畸形，暂时不宜怀孕，需彻底治愈后再怀孕。

③ 患有梅毒、淋病等性病的备孕准妈妈不宜怀孕。

④ 患糖尿病的备孕准妈妈暂时不宜怀孕。因为糖尿病并发症多，进入妊娠期容易出现各种并发症，且遗传概率较大。

⑤ 如果备孕准妈妈长期服用某种药物，也不宜立即受孕，需在医生指导下怀孕。

⑥ 施行了生殖器官手术的备孕准妈妈，要在术后6个月才能怀孕。

⑦ 患有妇科炎症的备孕准妈妈暂时不宜怀孕，需治愈后再遵医嘱怀孕。

备孕准爸妈也许会为暂时不能怀宝宝而感到遗憾，但千万不要沮丧，要保持健康积极的心态。换个角度来想，这些困难反而为做好充分的受孕准备提供了充足的时间。

爱心提示

023 备孕准爸爸应改掉这些小习惯

桑拿浴及过频的热水浴。睾丸产生精子需要比正常体温37℃低1～1.5℃的环境。备孕准爸爸要少蒸桑拿，减少热水浴时间和次数，以保证精子的数量和质量。

穿紧身牛仔裤。尤其是透气性差、散热不好的化纤类紧身裤，会让阴囊处于密闭环境，空气不流通，细菌容易滋生，引起生殖道的炎症。同时也阻碍阴囊皮肤散热降温，限制血液循环，妨碍精索静脉回流，对精子很不利。

开车久坐。长期开车或者久坐不动会压迫盆腔，使其供血不足，所获得的能量、营养物质减少，影响精子质量。久坐时应经常起身活动。

手机放裤兜。手机放在裤兜或者别在腰间，容易使睾丸受到电磁波的辐射，影响精子的数量和活力。最好平时把手机放在桌上或者拿在手中。

024 备孕准妈妈该怎样提高卵子质量

1. 调整月经 月经的正常与否是子宫环境和内分泌正常与否的信号。痛经、经期提前或推后、排卵期出血、月经血块多、经量过多或过少，可能都是备孕准妈妈的孕育能力受到伤害的表现。因此，一旦有月经异常，应该积极治疗、调理，然后再考虑受孕计划。

2. 调整体重 太瘦或太胖都会降低怀孕的概率。

3. 保持身体健康 备孕准妈妈身体越健康，卵子发生染色体变异的概率越低。拥有健康身体的备孕准妈妈不仅会如愿受孕，怀孕后流产的可能性也小。最好还要在卵子质量最高的年龄段受孕。

Message

如果备孕准妈妈在服药期间意外怀孕，应立即告知医生详情，从而根据用药的种类（性质）、用药量、用药时胚胎发育阶段等来综合分析是否有中止妊娠的必要。

025 备孕准妈妈用药注意事项

由于卵子发育成熟至排卵约需 14 天，在此期间卵子最易受药物的影响，如一些激素类药物、某些抗生素类药物、止吐药、抗癫痫药、抗癌药、安眠药、治疗精神病药物等，都会对生殖细胞产生不同程度的不利影响。所以，长期服药后不要急于怀孕，最好还是去妇产科咨询一下，确定安全怀孕时间后，再进行受孕。一般情况下，备孕准妈妈在停服药物 3 个月后受孕，对胎宝宝的影响较小，比较安全。但由于各种药物的药理作用不同，所以不能一概而论。

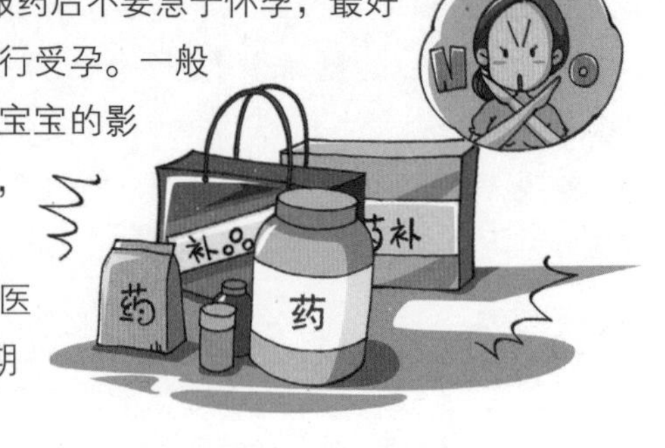

建议备孕准妈妈最好在计划受孕前 6 个月就咨询医生，按医嘱慎重地服药。如果因患有慢性疾病而长期服用某种药物，停药前需要征得医生的同意。

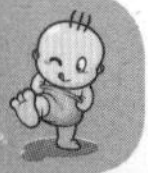

026 备孕准爸爸用药注意事项

备孕准爸爸如果有长期用药史，一定要等病愈或停药半年以上再让备孕准妈妈受孕。备孕准爸爸必须谨慎服用的药物如下：

中药：一些草药、中成药不能随便服。如满天星、肥皂草、象耳草、朱槿花、吊灯花等植物成分对睾丸、附睾、精囊等都会产生不利影响，而且这些影响不容易被觉察。

免疫调节剂：如环磷酰胺、氮芥、长春新碱、顺铂等药物，其毒性作用强，可直接扰乱精子 DNA 的合成，包括使遗传物质成分改变、染色体异常和精子畸形。

此外，吗啡、氯丙嗪、红霉素、利福平、环丙沙星、酮康唑及解热止痛药也会通过干扰雄激素的合成而影响精子的能力。

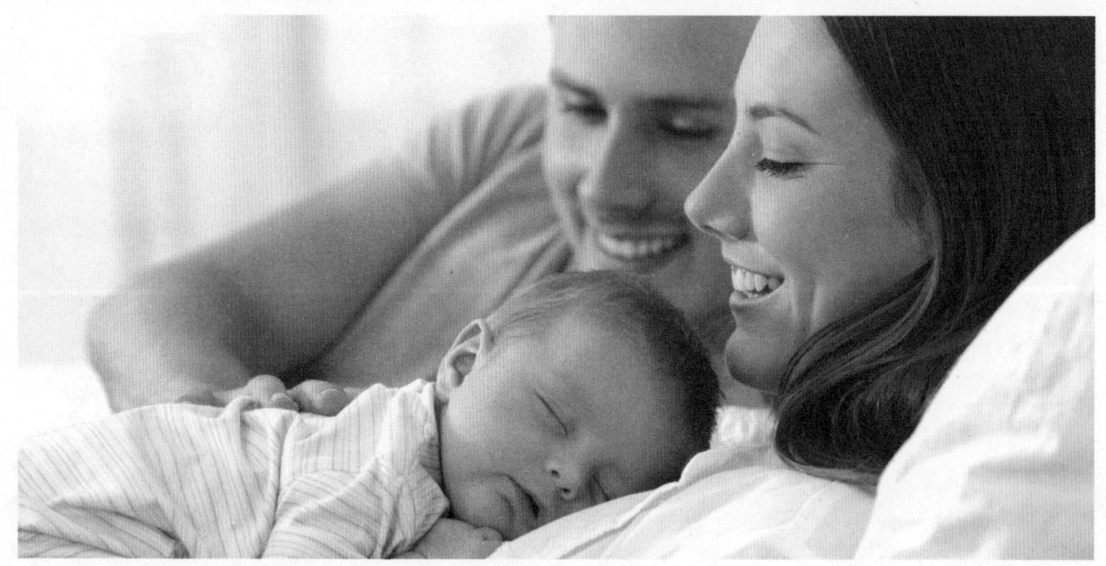

妊娠知识储备

027 精子与卵子是怎么产生的

精子是由男性睾丸中曲细精管内包含睾丸支持细胞和生精细胞的生精上皮产生，在雄性激素的刺激与维持下，原始生精细胞演变成精原细胞、初级精母细胞、次级精母细胞直至发育成精子细胞，这时形似蝌蚪的精子还不具备授精能力，它还得在附睾停留 2 ~ 3 周，才能发育成具有运动能力和授精能力的成熟精子，整个过程大约需要 90 天。

卵子是由女性性腺——卵巢产生的，每个卵巢有几万个原始卵泡，卵母细胞包裹在原始卵泡中，在垂体尿促卵泡素的刺激下，卵泡开始发育，不断增大，卵泡中卵液增多，把卵挤到卵泡的一侧。随着卵泡液增多，内部压力增大，卵泡破裂，成熟的卵子排出卵巢。一个卵泡发育成熟约需 14 天。

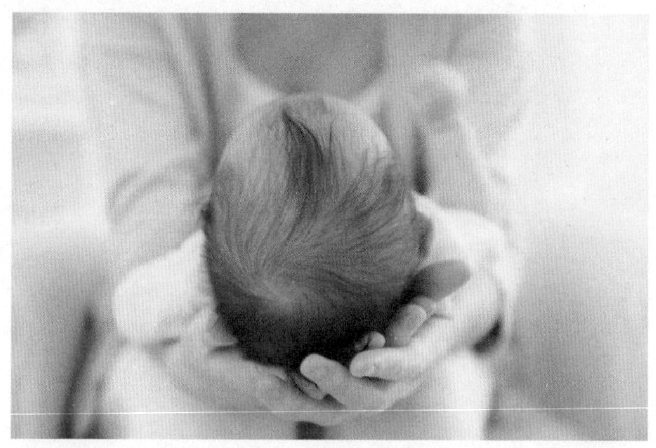

Message

备孕准爸爸可多吃一些有助生精的海产品，而备孕准妈妈要多吃促卵暖宫的食物，如黑豆、红糖、鸡蛋、豆浆等，让精、卵在最好的状态下完美相遇。

028 什么是排卵期

排卵期一般出现在两次月经之间，从月经来潮的第一天算起，倒数 14±2 天就是排卵期。

推算排卵期最简单的方法就是公式推算法。在利用公式之前，应先连续 8 次观察并记录自己的月经周期，得出自己月经周期的最长天数和最短天数。具体的推算公式如下：

排卵期第 1 天 = 最短 1 次月经周期天数 −18 天

排卵期最后 1 天 = 最长 1 次月经周期天数 −11 天

月经周期是指从此次月经来潮的第 1 天到下次月经来潮的第 1 天。

029 通过基础体温找出排卵期

基础体温是指在清晨没有发生饮食、运动、情感波动的时候测量的体温。

女性的体温会随着月经周期发生微妙的变化，一般月经期和月经后的 7 天内是持续的低温期，中途过渡到高温期后，又再度返回到低温期，然后到下次月经开始。从低温期过渡到高温期而成为分界点的那一天，基础体温会较低。以这一天为中心，前 2 天和后 3 天即为排卵日。

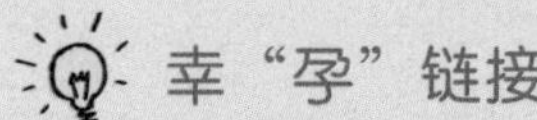

幸“孕”链接

这种方法尤其适合月经周期不稳定的备孕准妈妈。但至少应综合 3 个月的基础体温测量表才能准确得出自己的排卵期。

030 怎样测量基础体温

备孕准妈妈在测量基础体温时要注意以下要点：

1 到药店购买女性专用的基础体温计，它的刻度很细，能测量出较精密的体温。睡前把基础体温计放在枕边随手可以拿到的地方。

2 第二天睡醒后，一睁开眼睛，不起床，不说话，将体温计放在舌头下，闭上嘴，测量 3 ~ 5 分钟，并记录在基础体温表上。

3 每天固定时间测量，如果与上一次测量的时间差了 2 ~ 3 个小时，体温可能已经升高，会使测量记录失去意义。

4 记录基础体温的同时，最好把日常生活的变化也附记下来，如月经来潮的日子、性生活的日期、每天起床的时间等。感冒、头痛、腹泻、发烧、饮酒过度、晚睡晚起之类的情况会影响体温，都应该特别注明，作为体温表判断的参考。

031 通过宫颈黏液推算排卵期

月经周期前半期，宫颈黏液（白带）量由少增多，当卵泡成熟将排出时，白带越来越稀薄、透亮。排卵期，体内的雌激素分泌达到高峰，白带量最多，常呈细带状流出，有时可拉长达十几厘米（拉丝度），像鸡蛋清似的，此时备孕准妈妈下身最潮湿。排卵期宫颈黏液大量分泌可持续 2 ~ 3 天，有的备孕准妈妈在排卵期还伴有小腹痛、腰酸、白带中带血丝等排卵痛的现象。

观察宫颈黏液每天需要数次，备孕准妈妈可利用起床后、洗澡前或小便前的机会用手指从阴道口取宫颈黏液检查，观察手指上的宫颈黏液外观、黏稠程度以及用手指做拉丝反应等几方面。这样经过 3 个以上月经周期的观察，就可以掌握自身的宫颈黏液分泌规律和排卵期。

Message

通过 B 超测定排卵期会更准确。在月经干净后第 5 天开始每两天到医院进行一次检查，当观察到卵泡直径在 20 毫米时即可开始受孕。

032 备孕准妈妈的最佳生育年龄

24~29 岁是备孕准妈妈的最佳生育年龄。因为女性在 24 岁以后，身体的发育才完全成熟。另外，24 岁以上的女性生活经验也相对丰富，有利于对婴儿的哺育。若过早生育，女性的子宫和骨盆还没有发育成熟，容易发生难产。而女性在 35 岁以后，骨盆和韧带会变得松弛，盆底和会阴的弹性变小，子宫的收缩力减弱，分娩时容易发生难产，增加生产时的痛苦，新生儿也可能发生窒息、感染、产伤，甚至死亡。另外，女性 35 岁以后，卵巢功能开始衰退，卵子容易畸变，使胎儿畸形。

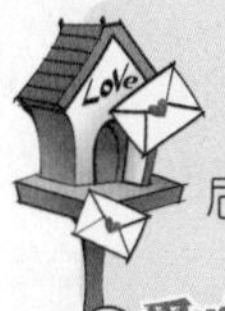

爱心提示

男性的最佳生育年龄为30~35岁，这是因为男性精子质量在30岁时达到高峰，然后能持续5年左右的高质量。

033 怎样提高性生活的受孕概率

通过调整性生活姿势，备孕准爸妈可以有效地提高受孕概率。

采用男上女下的性交姿势：这种姿势可以使阴茎插入最深，因此能使精子比较接近子宫颈，为了达到更好的效果，备孕准妈妈可以两条腿伸直仰向肩部。此外，为了进一步增加受孕概率，备孕准妈妈可以用枕头把臀部抬高，使子宫颈可以最大限度地接触精子。

采用后位式性交姿势：有些备孕准妈妈的子宫呈后倾后屈式，影响精子进入子宫而导致不育。同房时，可以采取男后位女方跪趴式的姿势进行性生活，这样有利于射入阴道的精液在穹隆处储留，进而进入子宫和卵子相会，提高受孕概率。

Message

备孕准爸爸射精后，应尽快抽出阴茎，让备孕准妈妈赶快平躺下来，这样不但可以防止精液外流，还可以借助地球引力帮助精子游动，加大受孕概率。

034 精卵相遇的生命奇迹

排卵后，卵子会进入输卵管最粗的壶腹部等待精子。精子被射入阴道后，就会借助尾部的摆动呈螺旋式向输卵管方向游动，经过大约 3 天，数亿个精子中只有 200 个左右到达输卵管壶腹部，但一般情况下，最终的“胜利者”只能有 1 个。

运动到壶腹部的精子们将卵子包围，头部朝向卵子，当一个精子穿过卵子外面的透明带进入细胞内部后，卵子透明带及细胞膜会发生一系列变化，形成阻止其他精子进入的屏障。然后，这位“胜利者”头部很快水化、膨胀，成为圆形的精原核。同时，卵子也分裂变为成熟的卵细胞——卵原核。精原核与卵原核在卵细胞中央相遇，将各有的23条染色体合并为46条，这标志着受精完成，新的生命从此开始。

035 哪个季节受孕，准妈妈的孕期最舒适

受孕的最佳季节，应该在8月前后，即7月下旬至9月上旬近2个月的时间。

这一时间段受孕，到40～60天时，准妈妈处于妊娠反应期，大多胃口差、爱挑食，而此时正好是夏末秋初，蔬菜水果品种繁多，有利于准妈妈增进食欲，保证胎宝宝的营养需求。

受孕2～3个月后又正值晚秋，气候宜人，瓜果成熟，可促进准妈妈的食欲，有利于胎宝宝的生长发育；且此时气候凉爽、光照充足，准妈妈可以经常晒晒太阳，使体内产生更多维生素D，促进钙、磷吸收，有助于胎宝宝的骨骼生长。

036 避开“黑色”受孕期

如果备孕准爸妈希望生一个健康聪明的宝宝，在受孕时间上要有所忌讳，总的原则有以下几条：

①忌近期内情绪波动或精神受到创伤后（大喜，如洞房花烛夜；大悲，如亲人离世；意外的工伤事故等）受孕。

②忌烟酒过度，吸烟和饮酒后不宜马上受孕。

③忌生殖器官手术后（诊断性刮宫术、人工流产术、放入或取出宫内节育器手术等）恢复时间不足6个月受孕。

④忌产后恢复时间不足6个月受孕，以免影响体质的恢复。

⑤忌脱离有毒物品（如农药、铅、汞、镉、麻醉剂等）后随即受孕。

⑥忌照射X线、放射线治疗、病毒性感染或者慢性疾病用药，停用时间不足3个月受孕。

⑦忌口服或埋植避孕药停药时间不足3个月受孕。据报道，避孕药物对体细胞的染色体有一定影响，可增加体细胞姊妹染色单体的交换频率。

⑧忌长途出差，疲劳而归不足2周受孕。

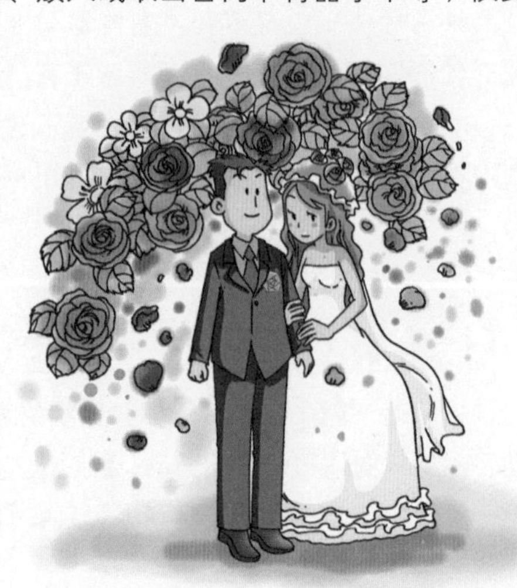

037 超过2年怀不上，建议看医生

结婚 2 年以上，有正常性生活且未采取避孕措施而未能怀孕者，可怀疑为不孕症，应该及时就医。

不孕症分原发性和继发性两种，从未受孕者称原发性不孕，曾有生育或流产又连续 2 年以上不孕者，为继发性不孕。不孕的原因有男方因素（性功能障碍、精液异常等），但多以女方因素为主，如排卵障碍或不排卵；输卵管不通，功能不良；宫颈黏液或血清存在抗精子抗体等。

心理障碍同样可以导致不孕。对于不孕症心理障碍患者，要靠医生、家人和自己的共同努力，保持心理健康，减少疑虑、紧张，以提高自然受孕率。

幸“孕”链接

建议暂时不准备怀孕的女性，一定要做好避孕工作，以免造成多次人工流产，致使生殖系统受损，从而导致不孕。

038 人工流产手术后多久能再次怀孕

一般情况下，最好是人工流产手术 1 年后再怀孕，如有特殊情况，至少也要等待半年。因为人工流产手术要进行吸宫或刮宫，以便将宫腔内胚胎组织清除干净。手术过程中，子宫内膜会受到不同程度的损伤，术后需要有一个恢复过程，如过早地再次怀孕，这时子宫内膜尚未彻底恢复，将会影响受精卵着床和发育，很容易引起流产。

另外，人工流产后，备孕准妈妈的身体比较虚弱，如果过早怀孕，往往因体力不足、营养欠佳而使胎宝宝发育不良，或造成自然流产。

039 善用验孕纸，提前知道好消息

使用验孕纸验孕，简便快捷，如果使用方法正确的话，准确率可以达到 98%。验孕纸的使用方法如下：

用洁净、干燥的容器收集晨尿（早晨第一次尿液），将验孕纸标有箭头的一端浸入装有尿液的容器中，3 ~ 5 秒后取出平放，在 30 秒到 5 分钟内观察结果。只显示一条红线是阴性，说明没有怀孕；显示一深一浅两条红线，表示可能怀孕或刚怀孕不久，需要隔天用晨尿再测一次；显示两条很明显的红线是阳性，说明已经怀孕了。

需要注意的是，有些肿瘤细胞如葡萄胎、支气管癌和肾癌等也可使测试结果呈阳性。因此，最安全可靠的方法还是到医院去做全面的检查。

爱心提示

验孕纸一般在药店或成人用品店都可以买到。验孕纸并不是越贵越好，价格贵的和便宜的验孕纸测试结果同样准确。

040 哪种方法验孕最靠谱

常用的验孕方法有3种，用验孕纸（验孕棒）验孕、基础体温测定法验孕以及B超诊断法。

验孕纸（验孕棒）验孕和基础体温测定法验孕可以检测早期妊娠，且操作方便，自己在家里就可完成，但是由于受到饮食、睡眠、精神状态等个人身体因素的影响，检测结果可能会出现一些误差，只能作为参考，不能最终确定妊娠。

如要确定妊娠与否，最好的办法是进行B超诊断。如果受孕成功，最早在妊娠第5周，也就是月经过期一周，在超声波屏上就可显示出子宫内有圆形的光环，又称妊娠环，环内的暗区为羊水。因此，B超诊断早孕是最正确可靠的方法。

Message

B超诊断还可以检查出是否宫外孕，提高安全系数，这是验孕纸（验孕棒）和基础体温测定法所做不到的。

041 胎宝宝的性别由精子的染色体决定

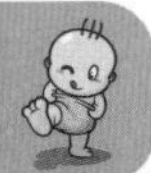

决定胎宝宝性别的是准爸爸精子中的染色体。

人体细胞的染色体有23对，其中22对为常染色体，一对为性染色体。性染色体又分X染色体和Y染色体两种。女性的性染色体是XX，只能形成含一条X染色体的卵子；男性的性染色体是XY，可分别形成含X染色体或含Y染色体的两种精子。如果与卵子结合的是含X染色体的精子，这一受精卵就会发育成女孩；相反，含Y染色体的精子与卵子结合，则发育成男孩。

爱心提示

X精子和Y精子与卵子结合的概率相同，使男女比例可以基本保持平衡。

042 了解孕育宝宝的整个过程

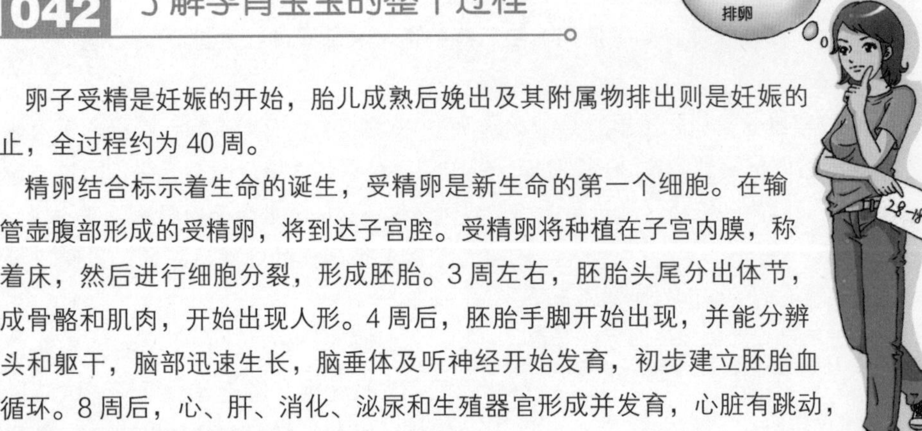

卵子受精是妊娠的开始，胎儿成熟后娩出及其附属物排出则是妊娠的终止，全过程约为40周。

精卵结合标示着生命的诞生，受精卵是新生命的第一个细胞。在输卵管壶腹部形成的受精卵，将到达子宫腔。受精卵将种植在子宫内膜，称为着床，然后进行细胞分裂，形成胚胎。3周左右，胚胎头尾分出体节，形成骨骼和肌肉，开始出现人形。4周后，胚胎手脚开始出现，并能分辨出头和躯干，脑部迅速生长，脑垂体及听神经开始发育，初步建立胚胎血液循环。8周后，心、肝、消化、泌尿和生殖器官形成并发育，心脏有跳动，脸部形成，从此胚胎期结束，进入胎儿期。

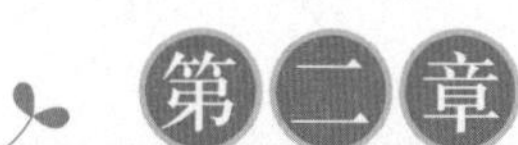

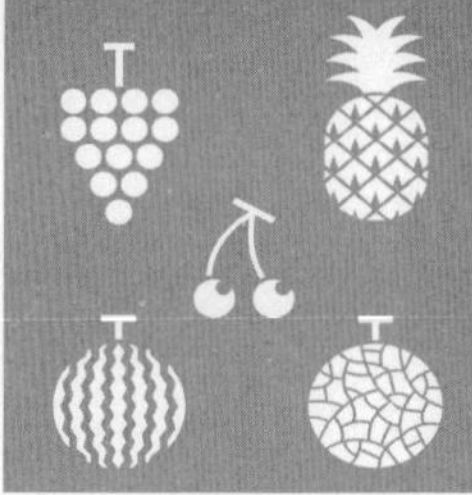

第二章 十月孕程 步步跟进

身体变化月月查

043 孕1月：小种子开始“发芽”

经过艰辛的历程，精子和卵子终于结合成受精卵。7 ~ 10 天后，受精卵便在子宫内膜着床，开始发育。前 8 周称为胚芽。胚芽发育到第 3 周末时，就可以用肉眼看见了，长 0.5 ~ 1 厘米，重约 1 克，头部非常大，占了身长的一半，并长有腮和尾巴，形状像个小海马，和其他动物的胚胎发育没什么区别。胚芽的表面覆盖着绒毛组织，这种组织不久将要形成胎盘。

受精卵形成的 1 周之内，准妈妈不会有特别的感觉，但有些人会有发寒、发热、慵懒困倦及难以成眠的症状，不过因为没有呈现怀孕的迹象，会被误以为是感冒了。

Message

孕 1 月时的胚胎很脆弱，很容易受到伤害，因此准妈妈要在生活细节上多加注意，不要随意服药、照 X 线，不要做剧烈运动或长途远游，以免造成意外流产。

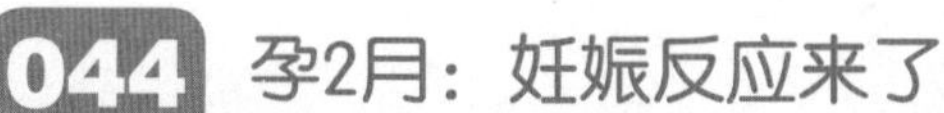

044 孕2月：妊娠反应来了

胚芽继续发育，到第 7 周周末时，重量达到 4 克左右，长约 2.5 厘米；心、胃、肠、肝等内脏及脑部开始分化；嘴巴、眼睛、耳朵、手、脚都已形成，尾巴逐渐变短，大体有了人的轮廓；内外生殖器的原基已经形成，但还无法分清性别；绒毛膜更发达，胎盘形成、脐带出现，胎宝宝与准妈妈的联系进一步加强。

这一时期，准妈妈开始出现妊娠反应。由于体内性腺激素分泌量增加，使胃酸显著减少，消化酶的活性降低，导致准妈妈产生头晕、恶心、呕吐、食欲不振、肢体乏力等妊娠反应，又称“孕吐”。此外还会伴有乳房发胀、乳晕颜色变深等现象。此时的子宫如鹅卵一般大小，但准妈妈腹部表面还没有明显增大的变化。

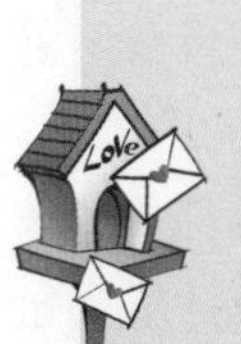

爱心提示

干的淀粉类食品可以减轻孕吐。清晨起床前准妈妈可先吃些烤面包干、馒头干、饼干等，然后躺半小时左右，再慢慢起床。

045 孕3月：小胎儿“人模人样”

发育到这一时期的胚芽，可以真正称为胎宝宝了。此时的胎宝宝发育很快，身长 7～9 厘米，重量约为 20 克；尾巴完全消失，上下肢开始形成；皮肤是透明的，可以看到里面的血管和内脏；下颌和两颊开始发育，变得更像人脸了；肾脏开始发育，排泄系统逐渐形成，外生殖器初步形成。此时胎宝宝从外形上看已经是个“微雕婴儿”了，对刺激也开始有反应，可以在羊水中自由活动了。

孕 3 月的准妈妈，孕吐现象还是很严重，同时也会有胸闷的情况出现。子宫如拳头般大小，会直接压迫膀胱，造成尿频。而且腿、足浮肿，阴道分泌物增加；乳房也更加胀大，乳晕颜色更深。

幸“孕”链接

此时和怀孕两个月时相同，也容易流产。注意不要劳累，避免搬重物；注意下腹保暖，不可受寒。此外，饮食中应适当增加盐的摄取量，以防孕吐造成低钠现象。

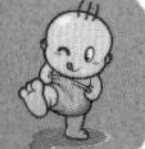

046 孕4月：身体一下轻松起来

此时的胎宝宝已经像个“小人”了，身长约 16 厘米，重量约 120 克。全身皮肤微红，厚度略有增加，和上个月相比颜色也加深了。大脑的部分构造已经形成，各内脏器官的形成期基本结束。头上开始长出头发，眼睛逐渐靠拢，眼睑可以完全盖住眼睛，开始出现齿根，声带也开始形成，并开始出现手指和脚趾纹印。胎宝宝的胳膊、腿也长长了，在羊水中的活动更频繁，敏感的准妈妈可以感觉到轻微的胎动。

此时孕吐现象基本结束，准妈妈食欲开始增加。胎盘发育基本完成，流产的可能性降低，进入相对安定期。子宫如小孩的头般大小，从外表看腹部已有微微的凸起。

047 孕5月：身心稳定，正好出行

到孕 5 月结束时，胎宝宝的身长约 25 厘米，重量 250～300 克，口、鼻的外形逐渐明显，全身被胎毛覆盖，皮下脂肪也开始形成，皮肤呈不透明的红色；感觉器官开始按区域发育；心脏搏动增强，力量加大；肺也开始工作，能够不断地吸入和呼出羊水；肾脏已能够制造尿液；骨骼、肌肉进一步发育，手、足运动更活泼，准妈妈可以感觉到有规律的胎动。

准妈妈的孕吐现象已完全消失，但会感到口干舌燥、耳鸣。皮下脂肪增厚，乳房胀大，有些准妈妈会有少许乳汁泌出；臀围增大，体重增加，全身出现浮肿现象。准妈妈的子宫已经如成人的头般大小，腹部明显隆起。

爱心提示

此时是孕期最安定的阶段，如果要旅行，最好趁此时机进行，但仍要避免过度劳累。此外，要注意腹部保暖并预防腹部松弛，最好使用腹带或腹部防护套。

048 孕6月：小腹隆起，“孕”味十足

胎宝宝身体发育速度显著，身长达到30厘米，重量600～750克。毛发增多，头发、眉毛、睫毛基本形成，皮肤褶皱较多，皮脂腺开始具有分泌功能，皮肤表面覆盖着白色的胎脂。内生殖器已经成形，并开始分泌激素。活动越来越多，准妈妈可以感觉到强烈的胎动。

部分准妈妈的乳房还会有少量乳汁溢出。子宫变得更大，腹部凸出明显，已经非常有准妈妈的味道。随着腹部的增大，准妈妈的身体重心也发生了改变，走路变得不平稳，容易倾倒。也由于体重大增，准妈妈的腰部和背部变得沉重，容易疲劳，动作也更吃力、迟缓。

049 孕7月：听到妈妈的声音了吗

胎宝宝的身长达到了36～40厘米，重量1000～1200克。鼻孔开通，上下眼睑也已形成，容貌清晰可辨，皮肤暗红且皱纹多，脸部酷似沧桑的老人。胎宝宝的脑组织的褶皱开始出现，大脑皮质已很发达。这个小小的胎宝宝已经有了听力，能够分辨准妈妈的声音，听到准妈妈胃肠蠕动、血液流动的声音；感觉光线的视网膜也已经形成。

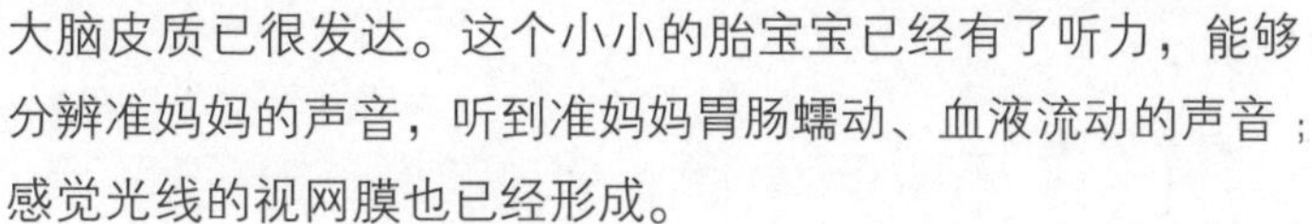

准妈妈体重迅速增加，从肚脐到下腹部的竖向条纹更加明显，肚子上、乳房上会出现暗红色的妊娠纹。胎宝宝的增大使准妈妈的心脏负担逐渐增加，血压升高，容易出现相对性贫血。由于耗氧量增加，准妈妈的呼吸会变得急促。有些准妈妈眼睛还会怕光、发干、发涩。随着上腹部明显凸出增大，准妈妈常会有腰酸背痛的感觉。

> **Message**
>
> 由于腹部凸出，准妈妈走路时身体后仰，眼睛无法看到脚部，所以走路时要注意保持平稳，上下楼梯时尤其要小心。

050 孕8月：带“球”运动的日子

此时胎宝宝的身长为41～44厘米，重量1600～2000克，身体发育已基本完成。皮肤红润，但脸部仍然布满皱纹。手指甲、脚趾甲已很清晰，身体和四肢还在继续长大。胃肠功能已接近成熟，能够开始分泌胃液。神经系统开始发达，对外界强烈的声音开始有所反应。

子宫的不断增大使准妈妈的心、肺、胃、肠、膀胱等内脏器官受到压迫，导致呼吸困难、食欲不振以及便秘等并发症状。而且，准妈妈的腰部及关节会出现酸痛，浮肿和静脉曲张也会更加明显。妊娠纹和妊娠斑也在增多，且乳头周围、下腹及外阴部的皮肤颜色变得更深。这一时期可谓是早期孕吐之后的又一妊娠反应强烈期。

051 孕9月：小家伙胖起来了，可爱透顶

胎宝宝越来越大，已长到46～50厘米，重量2200～2800克。皮下脂肪丰富起来，身体圆滚滚的，甚是可爱。现阶段的胎宝宝，皮肤呈淡红色，皱纹、胎毛逐渐消失，指甲也长到指尖处；肺部发育基本完成，可适应宫外生活。这一阶段的胎动仍较激烈且力量大。到本月底，胎宝宝的身体会转为头位，头部进入骨盆中，开始为出生做准备。

准妈妈的膀胱因遭胎宝宝头部的压迫，尿频现象再次加重；胃肠蠕动也相对减弱，导致便秘甚至痔疮。胀大的子宫挤压心肺，让准妈妈常感到胸闷，气喘加剧。不少准妈妈的手、脚、腿的水肿现象会较严重；腹部有时会发硬、紧张。随着体力的减弱，准妈妈变得容易疲倦。

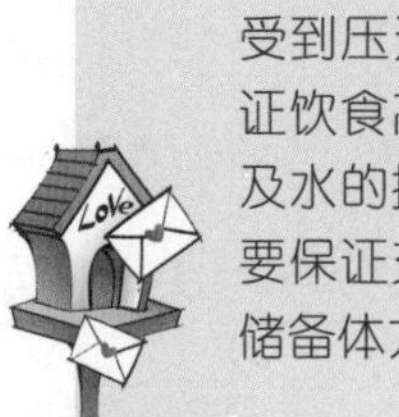

爱心提示

由于此期间准妈妈的胃部仍会受到压迫，所以要少吃多餐，并保证饮食高营养、易消化。控制食盐及水的摄取量，以减轻水肿。同时要保证充分的休息与睡眠，为分娩储备体力。

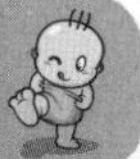

052 孕10月：嘿，我们终于要见面了

胎宝宝的生长发育达到高峰，身长约为50厘米，重量2900～3400克。胎宝宝皮下脂肪继续增厚，体态圆润，皮肤皱纹消失，呈现光泽的淡红色；感觉器官和神经系统发达，能够对外界的各种刺激做出反应；手脚肌肉发达，骨骼变硬，头发长出3～4厘米。最重要的是，胎宝宝的头部已经固定在骨盆中，胎动减弱，跟准妈妈一起安静等待分娩时刻的到来。

随着胎宝宝入盆，准妈妈胃、心脏的压迫感顿时减轻，食欲逐渐恢复，呼吸变轻松，但尿频和便秘现象会更加严重。阴道的分泌物会增加，且有更多的乳汁从乳头溢出，并且开始出现不规则的宫缩现象。

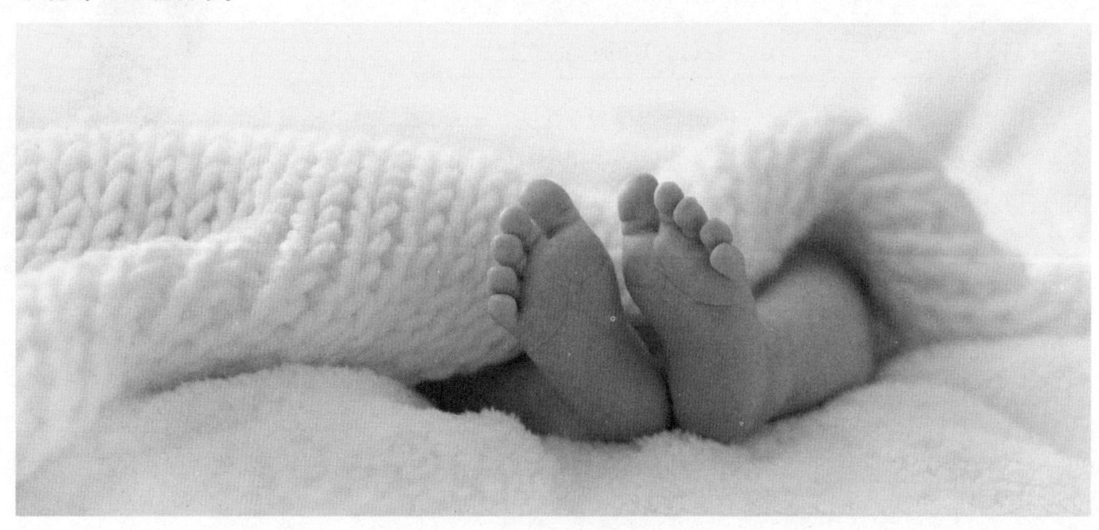

产前检查常识

053 什么时候去医院做第一次产检

严格意义上来讲，第一次产检要在准妈妈确认自己怀孕的时候就进行。但一般情况下，是在怀孕 6 ~ 12 周的时候到医院做第一次产检，因为一些非正常妊娠，如宫外孕等，通常在此段时间出现症状。

第一次产检时医生可能会询问准妈妈的年龄、职业、月经史、妊娠史、病史、手术史等，还会进行身体检查及产科检查，如测量身高、体重、血压等，还有验血、验尿、查白带、肝功能、肾功能等常规检查，还会检查骨盆及生殖器官的情况，以便对怀孕进程及分娩做出评估。另外还可以选择做 B 超检查，可以检查是否为宫外孕，孕 13 周左右还可以听到胎宝宝的心跳。

054 产检前要做好哪些准备

产检前，准妈妈可以提前做好以下准备，让产检过程更顺利：

①产检的前一天晚上一定要休息好，因为第二天需要早起，而且在医院还要经过长时间排队等待，所以体力很重要。

②提前把想要向医生咨询的问题列在纸上，这样到检查时就不会出现遗忘的情况。

③很多检查项目需要抽血，因此早晨要空腹，不要进食及饮水。

④内诊后可能会有出血的情况，最好带上卫生纸、卫生巾或护垫。

⑤最好带上一点牛奶、饼干之类的小点心，需要时以便补充体力。

⑥带上一本杂志，好打发漫长而无聊的等待时间。

⑦产检时穿衣的基本要点是：宽松、肥大、容易穿脱。衣服穿得合适，不但可以节省时间，还可以避免因穿脱不便造成的紧张。

⑧带个包或者手提袋，用来装各种检查报告单。

055 整个孕期一共要做几次产检

整个孕期大概要做 14 次产检，以检测准妈妈和胎宝宝各自的情况。

怀孕 3 个月(12 周)之前做第一次产检，以确定早期妊娠，并及早开始保健；孕中期 (13 ~ 28 周) 每月检查 1 次，这时的产检可以及时筛查高危妊娠，如糖尿病等，如果有高危因素应酌情增加检查次数，并给予必要的纠正治疗；孕晚期（28～36周）每半月检查1次，筛查影响正常分娩的各种因素及妊娠期并发症，以便及时治疗；孕36周以后至足月妊娠时，每周检查1次，以密切观察准妈妈和胎宝宝的情况，并安排分娩的相关事宜，以便做好分娩准备。

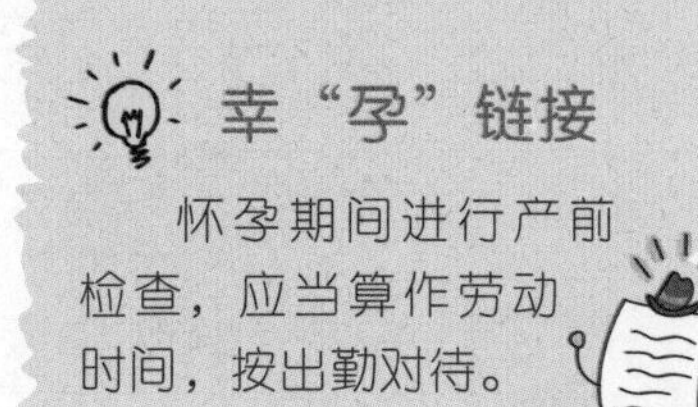

准妈妈应根据产检项目和时间制作一张表，做好自己的产检计划。

056 孕期尿常规与血液常规检查

尿液常规检查

检查项目：尿液中蛋白、糖及酮体，镜检红细胞和白细胞等。

正常情况下，上述指标均为阴性。

看懂检查报告：

- 如果蛋白阳性，提示有妊娠高血压、肾脏疾病的可能。
- 如果糖或酮体阳性，说明有糖尿病的可能，需进一步检查。
- 如果发现有红细胞和白细胞，则提示有尿路感染的可能，需引起重视，如伴有尿频、尿急等症状，需及时治疗。

血液常规检查

检查项目：血红蛋白、血小板、白细胞等。

看懂检查报告 血红蛋白是判断准妈妈是否贫血的重要指标。血红蛋白正常值是120～160克/升。轻度贫血对准妈妈及分娩的影响不大，重度贫血可引起早产、低体重儿等不良后果。

- 白细胞在机体内起着消灭病原体，保卫健康的作用，正常值是（4～10）$\times 10^9$个/升，超过这个范围说明有感染的可能，但孕期可以轻度升高。
- 血小板在止血过程中起着重要的作用，正常值为（100～300）$\times 10^{12}$个/升，如果血小板低于100×10^{12}个/升，则会影响准妈妈的凝血功能。

Message

进行需要用仪器检查的项目时，不要携带手机，以免手机电磁波辐射影响机器的正常工作。

057 什么是优生四项检查

优生四项（TORCH）检查包括风疹病毒、巨细胞病毒、弓形虫和单纯疱疹病毒，准妈妈可自主选择接受抽血化验筛查。

优生四项检查可早期发现准妈妈感染后，胎儿是否感染，并有针对性地接受治疗或终止妊娠。若胎儿未感染，可通过让准妈妈接受治疗，避免胎儿感染；若胎儿已感染，并且引起了内优生四项检查的最佳时间：一是计划怀孕前，如不幸感染的话，可以暂时取消怀孕计划；二是怀孕早期（3个月内），如确诊感染应及时采取措施，避免发生不良后果。

爱心提示

脏器官异常，医生通常建议准妈妈终止妊娠；若胎儿虽已感染，但未查出内脏异常，一种情况是准妈妈到优生门诊接受规范治疗，有可能会产下健康的婴儿。另一种情况是宝宝出生后，可能会出现神经和心血管系统等先天性“隐形”疾病，这些疾病极难治愈，只能采用康复训练等早期干预手段，缓解患儿症状。

058 孕期乙型肝炎（HBV）病毒学检查

孕期乙型肝炎病毒学检查主要检查以下几项：

HBsAg：HBsAg 阳性为乙型肝炎感染的标志，见于乙型肝炎患者或携带者。

HBsAb：HBsAb 阳性表明以前感染过乙肝病毒，现已经痊愈，并且对乙肝病毒具有免疫力。

HBeAg：HBeAg 阳性表明现在血液中有大量的乙型肝炎病毒，传染性较强。

HBeAb：HBeAb 是 HBeAg 的特异性抗体，其出现表示感染进入后期，病毒复制减少，传染性弱。

HBcAb：HBcAb-IgG 阳性表明慢性持续性肝炎或既往感染。

大三阳是指 HBsAg（表面抗原）、HBeAg（e 抗原）和 HBcAb（核心抗体）全阳性。

小三阳是指 HBsAg（表面抗原）、HBeAb（e 抗体）和 HBcAb（核心抗体）全阳性。

幸“孕”链接

乙型肝炎是经血液传播的。如果为大、小三阳，在孕晚期要注射 3 次免疫球蛋白以免传染给胎宝宝。

059 孕期B超检查

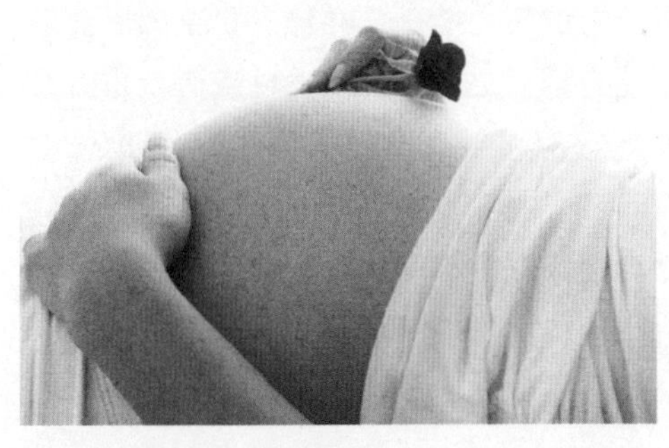

B 超检查主要检查以下几项：

APTD：腹部前后径，即腹部前后间的厚度。用于检查胎儿腹部的发育状况及推定胎儿体重。

BPD：胎头双顶径。一般在孕 5 个月以后与怀孕月份相同，如孕 32 周（8 个月）应约为 8.0 厘米。怀孕足月时应达到 9.3 厘米或以上。

FL：胎宝宝大腿骨的长度，其正常值与相应的怀孕月份的BPD值差2～3厘米。如BPD为8.7厘米，股骨长度应为6.7厘米。

AFI：羊水指数。正常深度在3～7厘米，小于3厘米为羊水过少，大于7厘米为羊水过多。

胎心：正常频率为每分钟120～160次。

Message

一般情况下，产检报告是由医院统一归档，不会让准妈妈带走。如果准妈妈想要留底或自己研究，可以复印一份或用手机拍下来。

060 超声波检查对胎宝宝有害吗

超声波检查是一种物理检查方式。孕早期医生会通过超声波检查来明确是否宫内正常妊娠、是否葡萄胎以及单胎还是多胎等；孕中期用于了解胎宝宝发育情况及是否畸形；孕晚期进行临产前的最后评估，确定胎位、胎儿大小、胎盘成熟程度及有无脐带缠颈等情况。

准妈妈常会听到这样的善意规劝：超声波检查对胎儿有害。但其实如果是在正规的医院接受B超检查，且医生或操作师是经过严格专业训练的，超声仪器的功率又小于10毫瓦/平方厘米，则不会胎宝宝造成伤害。

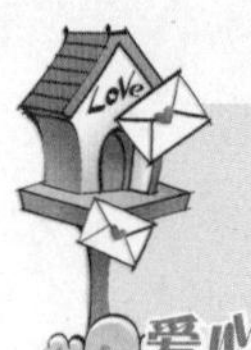

爱心提示

不要频繁使用超声波检查，如无特殊情况，整个孕期做3次B超检查即可。

061 什么是唐氏筛查

幸“孕”链接

准妈妈年龄较大或者怀孕后感染过病毒，如风疹、流感等，以及长期在辐射或污染严重的环境下工作，生出“唐氏儿”的概率会增加。

唐氏综合征又叫作21三体综合征，即患者的第21对染色体为3条，比正常人多出1条。患有这种疾病的人具有严重的智力障碍，并伴有复杂的心血管疾病，生活不能自理。这是一种偶发性疾病，也就是说每一个准妈妈都有可能生出“唐氏儿”，因此孕期进行唐氏筛查非常必要。

唐氏筛查是唐氏综合征产前筛选检查的简称。是通过化验准妈妈的血液来检测母体血清中甲种胎儿球蛋白和绒毛促性腺激素的浓度，并结合准妈妈的年龄、体重和采血时的孕周等判断胎宝宝患有唐氏综合征的危险系数。筛查的最佳时间是怀孕的第 15 ~ 20 周，一般抽血后 1 周内即可拿到筛查结果。

062 高龄准妈妈需要做羊膜腔穿刺吗

羊膜腔穿刺是目前最常用的一种有创产前诊断技术。穿刺时，医生在超声波探头的引导下，用一根细长的穿刺针穿过腹壁、子宫肌层及羊膜进入羊膜腔，抽取 20 ~ 30 毫升羊水，通过检查其中胎宝宝细胞的染色体、DNA、生化成分等，以确诊胎宝宝是否有染色体异常、神经管缺陷以及某些能在羊水中反映出来的遗传性代谢疾病。

高龄妊娠是发生染色体异常的重要因素，也就是说准妈妈年龄越大，发生染色体异常的概率也就越大。因此，为了避免生下有缺陷的宝宝，高龄准妈妈最好在怀孕 16 ~ 18 周时做羊膜腔穿刺。

Message

羊膜腔穿刺后可能会出现阴道少量出血、羊水溢出或子宫轻微收缩的现象，这不会给怀孕过程造成影响，不需特别治疗。

063 妊娠糖尿病筛查的注意事项

准妈妈如果患上妊娠糖尿病，对自身及胎宝宝都有很大危害，还可诱发肾盂肾炎、妊娠高血压综合征等并发症。因此，准妈妈在怀孕 24 ~ 28 周时要进行妊娠糖尿病筛查试验。筛查的注意事项如下：

1. 筛查前 3 天正常进食，不需要节食，饮食宜选择高蛋白、低脂肪、粗纤维的食物，不能吃糖果、巧克力、蛋糕等高糖食品，水果也要吃含糖量少的，以免影响检查结果。

2. 筛查当天早晨空腹到达医院，遵医嘱将 50 克葡萄糖溶于 250 毫升温水中，在 5 分钟之内全部喝完，1 小时之后进行静脉抽血。

3. 被怀疑有妊娠糖尿病的准妈妈，需要在怀孕 30 周后再进行一次检查。

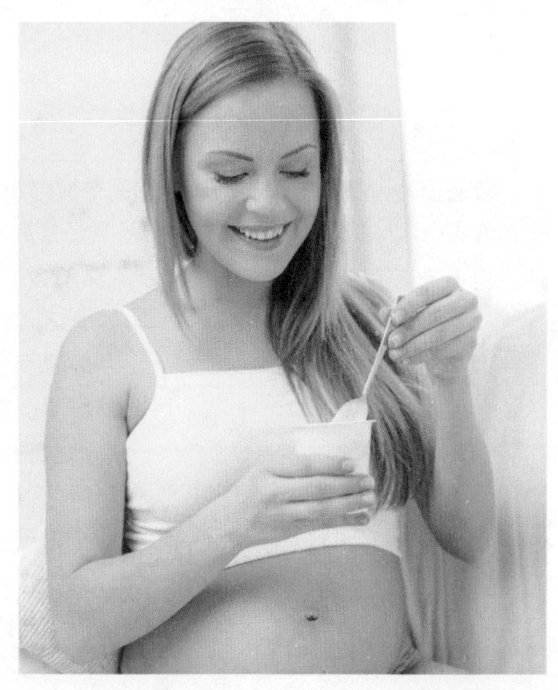

分娩常识早知道

064 学会判断异常宫缩

以下是准妈妈判断宫缩是否正常的小方法：

1 一般情况下，孕37周之前每小时宫缩次数在6次左右就属于比较频繁的，应及时去医院，在医生指导下使用一些抑制宫缩的药物，以防早产。

2 到了怀孕后期，宫缩变得频繁，甚至10～20分钟就收缩一次，部分还呈现规律性，有时伴有阵痛。这时候的宫缩，很难与进入待产的真正阵痛区分，必须进一步观察或到医院检查。

3 早产宫缩。当准妈妈发生早产时，子宫收缩压力增加，准妈妈不但下腹部酸痛，还会痛到腹股沟甚至有持续性下背酸痛，严重的还会伴随阴道分泌物增加及阴道出血。

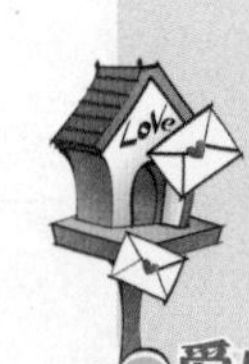

宫缩是判断准妈妈是否临产的重要标志，因此准妈妈要时常注意观察记录宫缩情况，以便及时发现异常情况。

爱心提示

优孕胎教育婴

065 避免外力引起异常宫缩

❶避免外力撞击腹部。准妈妈跌倒或腹部不慎受到撞击时，会因疼痛、惊吓导致子宫内血液供给变少，引起宫缩。严重的撞击甚至还会造成胎盘早剥，危及准妈妈与胎宝宝的生命。

❷不要提重物。提拿重物时腰及下腹部会用力，引起腹部的压力增加及子宫的充血，引起宫缩。这时，准妈妈要及时躺下休息，保持安静。

❸避免过度疲劳。身体处于长期的摇晃状态或进行激烈的运动，常会不自觉地出现宫缩。

❹放松心情。准妈妈精神压抑也会导致不正常的宫缩，最好能做到不要积存压力，身心放松。

❺谨慎性生活。剧烈的性交动作及射精，容易引发子宫收缩，甚至会造成胎盘早剥，危及胎宝宝生命，一定要注意，孕晚期应避免性生活。

Message

准妈妈还要防止着凉引起的宫缩。尤其是长期待在空调房中的准妈妈，一定要注意下肢和腰部的保暖，避免引起宫缩。

066 常见的分娩方式有哪些

自然分娩：即顺产，生产过程中不需要借助外力，胎宝宝经阴道自然娩出。这是人类进化中最本能最自然的方式。

剖宫产：以手术的方式，切开腹壁及子宫，取出胎宝宝。这是唯一不需经过阴道的分娩方式。

无痛分娩：医学上称“分娩镇痛”，本质上还是自然分娩，只不过是使用麻醉药或镇痛药使分娩时的阵痛减轻甚至消失。

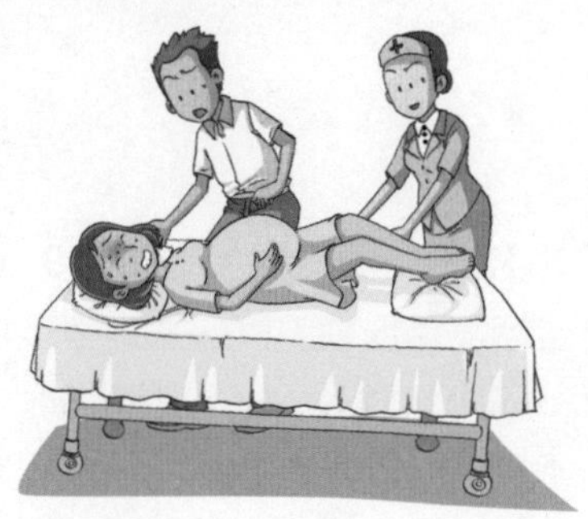

幸“孕”链接

虽然有多种分娩方式可供选择，但究竟采取哪一种分娩方式还是需要医生根据准妈妈的自身状况来决定。

067 自然分娩，好处多多

自然分娩过程中，子宫有规律地收缩能使胎宝宝的肺部得到锻炼，有利于其出生后迅速建立正常呼吸，促进肺成熟，降低呼吸系统疾病发生率；胎宝宝呼吸道内的羊水和黏液通过子宫收缩和产道挤压被排挤出来，不易患湿肺和吸入性肺炎；经过产道时，胎宝宝还会受到触、味、痛等各方面感官的锻炼，可促进大脑及前庭功能的发育；免疫球蛋白可由准妈妈传给胎宝宝，大大提高宝宝的抵抗力；自然分娩还可使准妈妈产后子宫的收缩能力增强，有利于恶露排出和子宫复原，减少产后出血。

爱心提示

精神因素对能否顺产有很大的影响，有些准妈妈本来符合顺产条件，可临产时由于紧张、恐惧等使顺产受到阻碍，加大了分娩难度。

068 走近水中分娩

作为一种生产方式，水中分娩从诞生以来，似乎就一直披着神秘的面纱。它到底是一种怎样的分娩方式呢？有什么优缺点呢？

水中分娩，顾名思义就是在水中生宝宝准妈妈从阵痛活跃期开始进入浴缸中，生产的时候也是在水中进行。

水中分娩的优点

TO MAMA

准妈妈泡在浴缸里，适宜的水温可以减轻阵痛的强度，帮助准妈妈放松心情；水的浮力作用可使身体及腿部肌肉放松，利于宫颈扩张；同时在水中准妈妈可以自由调节体位；分娩时出血量少，跟自然生产相比，会阴破损小；还可以缩短产程，降低产程中催产素的需要；同时产后的恢复也明显优于其他分娩形式。

TO BABY

由于分娩池与准妈妈子宫内的羊水环境类似，因此胎儿在离开准妈妈以后会很快适应这一新的外部环境。在临床实践中发现，在水中诞生的婴儿比普通方式诞生的婴儿受到伤害的概率小。

水中分娩的缺点

如果说水中分娩有什么缺点的话，那就是在如何消毒及防止感染方面做起来比较难，也是国内目前开展这种分娩方式较少的重要原因。

069 了解自然分娩的三大产程

第一产程

第一产程指从规律宫缩开始到宫颈口全开，经历这一过程，初产妇需 8 ~ 14 小时，经产妇需 6 ~ 8 小时。第一产程又分潜伏期与活跃期。潜伏期是宫颈口从闭合至开到约 3 厘米时，这时宫缩程度不强且间隔时间较长。进入活跃期时，宫缩会非常强烈且间隔时间短，当宫颈口扩大到 10 厘米时，就准备进入第二产程。

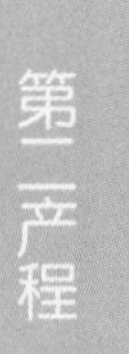

第二产程指宫颈口开全到胎宝宝娩出。初产妇需 30 分钟到 2 小时，经产妇需 5 分钟到 1 小时。此时宫缩持续时间会越来越长、间隔时间缩短。准妈妈要在医生的指导下，配合宫缩时间，调整呼吸，运用腹压将胎宝宝娩出。

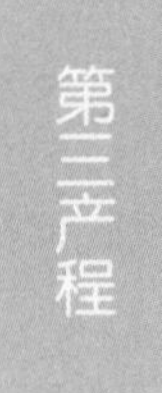

第三产程指胎宝宝娩出后，剪断脐带等待胎盘自然娩出或协助排出，需 10 ~ 30 分钟。

070 缓解分娩疼痛的方法

自然分娩很痛，但是掌握技巧，是能减轻痛苦的。

❶ 通常，初产妇的宫颈口开全需要十几个小时。阵痛微弱的时候，准妈妈不必一动不动地躺在病床上，可以在病室里活动，也可以和陪床的丈夫聊聊天，消除紧张情绪。

❷ 随着产程的推进，宫缩的间隔时间会越来越短，每次的痛感也越来越强，持续的时间也会越来越长。宫缩强烈时，寻找使身体感觉舒服的呼吸法或姿势。

❸ 分娩时，在助产士的指导下学会正确用力，注意力集中，收下颌，看着自己的肚脐；尽量分开下肢，身体不要向后仰；脚掌稳稳地踩在脚踏板上，脚后跟用力；紧紧抓住产床的把手，像提东西一样，朝自己这边提；背部不要离开产床，只有紧紧地贴住床面，才能使得上劲。

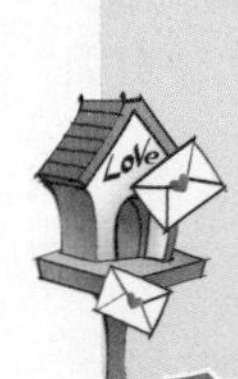

爱心提示

分娩过程中，准妈妈不要因为有排便感而感到不安，或者因为用力时姿势不好看觉得不好意思，只有尽可能地配合医生的要求，大胆用力才能达到最佳效果。

071 什么是导乐式分娩

导乐是指有经验的助产士和产科医生。导乐式分娩就是助产士和医生在整个产程中给准妈妈以持续的生理、心理及感情上的科学支持，根据自己的分娩经历和医学知识，在产程不同阶段给准妈妈提供有效的方法和建议。

从准妈妈进入产房开始，助产士和医生就会一直陪伴在准妈妈身边，直到产后2小时将新妈妈送回病房。在整个过程中，她们会告诉准妈妈分娩进程和相关知识，通过和准妈妈谈心来了解准妈妈的心理状态。

在分娩过程中，助产士和医生还会指导准妈妈进行深呼吸，并为准妈妈按摩酸胀的腰骶部等，缓解分娩的痛苦。同时，准妈妈还会得到无微不至的照顾，包括倒水、喂食巧克力这些细节。在这样一个充满热情、关怀和鼓励的氛围中，准妈妈将更有信心迎接宝宝的到来。

072 了解无痛分娩

无痛分娩在医学上称为分娩镇痛，是利用药物麻醉及其他方法来减轻或解除准妈妈的痛苦，是既止痛又不影响产程进展的一种分娩方式。对疼痛很敏感、精神高度紧张或患有某种并发症的准妈妈，可以考虑选择这种方式。

硬膜外感觉神经阻滞麻醉是目前最广泛采用的一种无痛分娩方式。这种无痛分娩的全过程跟自然分娩的全过程基本一致，只是在准妈妈的宫颈口开大到3~4厘米时，对准妈妈施行硬膜外麻醉，减轻准妈妈的疼痛。

幸“孕”链接

准妈妈如果已经决定采用无痛分娩，应尽早向医护人员说明，经医生检查后决定能否使用。

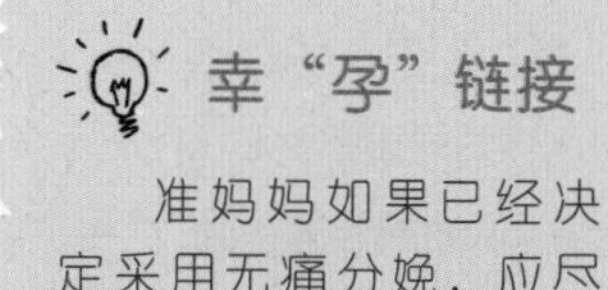

073 了解会阴侧切术

会阴是指阴道口到肛门之间的长2～3厘米的软组织结构。会阴侧切术是指在会阴部做一斜形切口，它是产科最为常见的一种手术。下列情况一般会进行会阴侧切术：

1 **避免裂伤**。初产妇会阴紧，分娩时常有不同程度的撕裂，切开会阴是为了防止会阴不规则撕裂和损伤肛门。而在进行产钳术、胎头吸引术及臀位助产术时，为了便于操作和防止会阴裂伤，也会进行会阴侧切术。

2 **加速分娩**。胎宝宝过大、胎头或者胎肩自然娩出受阻、胎宝宝宫内缺氧，或者产妇患有严重的妊娠高血压综合征或合并心脏病，为避免分娩时发生心衰等并发症，及早结束第二产程，尽快娩出胎宝宝时，也会实施会阴侧切术。

074 临产三征兆：胎宝宝迫不及待要出来了

见红：一般在产前 2 ~ 3 天会有少量粉红色或红色的黏稠分泌物从阴道中流出。

宫缩：分为假性和真性。假性宫缩一般开始于产前 3 ~ 4 周，无规律，疼痛多发生在下腹及腹股沟处。真性宫缩较为规律，一般初产准妈妈约每 10 分钟宫缩一次，疼痛发生在腹部及腰骶部，痛感强烈，这时宫颈口逐渐张开，产程开始。

破水：无色、稍黏的羊水流出，一般先阵痛再破水。但也有无阵痛即破水的情况，此时应采用平卧姿势，并尽快入院待产。

Message

临产征兆出现时就要做好入院待产的准备了，要检查产前检查的资料是否带全，还要详细地记下宫缩频率，以便入院后供医生参考。

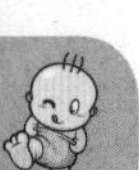

075 把握宫缩节奏

第一产程，准妈妈的宫缩频率较慢，20 分钟内有 2 ~ 3 次宫缩，每次不超过 1 分钟，然后，宫缩间隔逐渐变为约 5 分钟一次，宫颈口逐渐开到 3 厘米；第一产程活跃期，宫缩开始变得有规律且间隔时间更短，2 ~ 5 分钟一次，每次宫缩会持续将近 1 分钟，宫口从 4 厘米逐渐扩大到近 10 厘米，此时准妈妈会感觉很痛，但切记要保持冷静，不要大喊大叫，以免耗费体力；胎宝宝马上就要出生了，此时宫缩是最痛的，时间间隔为 2 ~ 3 分钟，每次持续 1 分 30 秒左右，宫颈口开全，这时，准妈妈要配合医生的指导用力和放松，直到宝宝娩出。

076 产后观察2小时

分娩之后，医生还需要对会阴侧切口进行缝合，并观察新妈妈的子宫收缩情况、膀胱充盈情况、阴道流血量、会阴及阴道有无血肿、肛门有无坠胀感，并测量血压及脉搏等，以确保新妈妈一切正常。新妈妈如感到有什么不适，如头晕、心慌等，应及时告知医生，以便及时处理。同时，助产士会给宝宝处理脐带、称体重、测量身高及头的各径线等。经过 2 小时的观察，新妈妈和宝宝都被确认平安无事后，才会被送回病房休息。

爱心提示

产后新妈妈要保证营养的摄入和充分的休息，利于身体恢复，并且要坚持母乳喂养，不要为了保持身材而急于减肥，这样对新妈妈和宝宝都不好。

077 自然分娩后的照料

❶分娩使新妈妈的体力消耗非常大，加上隔几个小时就要给宝宝喂奶、换尿布，新妈妈一定要争取时间多休息，以确保体力的恢复。

❷产后尽快排小便。如果憋尿时间过长，会影响子宫收缩，易导致产后出血；若压迫膀胱和尿道，易发生排尿困难，引起尿潴留。

❸产后会阴和阴道会有不同程度的损伤，因此要特别注意阴部清洁，以免细菌感染。

❹饮食宜清淡、有营养、易消化，如鸡蛋、牛奶、面条等，并多吃蔬菜水果以防便秘。

❺保持室内空气流通，但不要门窗大开，以免受凉。

078 剖宫产，不得已而为之

除非发生以下必须采取剖宫产的情况，否则准妈妈一定要勇敢一点，坚持顺产。

❶ 胎位不正：正常的胎位是枕前位和枕后位，既生产时胎宝宝的头顶会最先出来。不正常的胎位有横位、臀位等。

❷ 胎儿窘迫：胎宝宝因脐带绕颈等因素导致缺氧的危险状态。

❸ 胎儿过大：胎宝宝体积太大，无法经由骨盆腔产出。

❹ 骨盆过小：有些准妈妈因身材过于矮小，骨盆没有足够空间使胎宝宝产出。

❺ 重度妊娠高血压综合征：患有高血压、蛋白尿、水肿综合征的准妈妈，胎宝宝将无法从胎盘获得足够的营养与氧气，也不能承受生产过程所带来的压力。

❻自然生产无法继续进展：由于各种原因造成准妈妈产程进展困难，胎儿无法产出。

079 剖宫产后的照料

剖宫产虽然可避免自然分娩时的痛苦，但术后恢复却比自然分娩慢。剖宫产后的护理应该注意以下事项。

1 术后 6 小时内要禁食禁水去枕平卧，预防头痛；卧床期间要勤换卫生巾，保持清洁。

2 麻醉药物可抑制肠蠕动，引起肠胀气。因此，术后要多做翻身动作，促进肠道内的气体尽快排出。术后 6 小时后可喝少量萝卜汤，帮助减轻腹胀。

3 排气之前不能吃产气较多的食物，如鸡蛋、牛奶等，可以喝一些米汤。排气后可正常进食，注意饮食应清淡易消化。

4 剖宫产后容易发生恶露不易排出的情况，导致恶露在子宫内淤积，从而影响子宫复旧及切口愈合，因此卧床要采取半卧位的方式，促使恶露尽快排出。

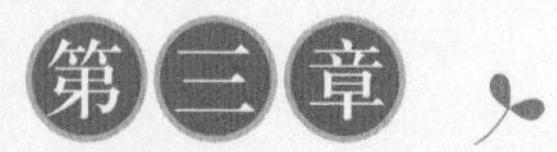

第三章 期盼宝贝 健康第一

会调会养，赶走孕期不适

080 缓解孕吐有妙招

孕吐一般从妊娠6周左右或更早的时间开始，准妈妈会经常恶心、呕吐，早晨时尤其严重，这种症状会持续一个多月，同时还会出现食欲不振、头晕、头痛、疲倦等现象。准妈妈可采取以下方法缓解孕吐，但如果恶心呕吐频繁，不能进食，则应及时就医。

①放松心情，充分休息。压力过大、太紧张、休息不好都会加重孕吐。

②避开刺激物。如果有些食物或日用品的味道甚至某些声音使准妈妈感到恶心，那就尽量避开它们。

③吃干淀粉类食品。干的淀粉类食品，如饼干、烤面包片、馒头干等有缓解孕吐的作用，可以在清晨起床前适量食用。

④少用电视或电脑。电视或电脑屏幕的频闪会加重孕吐。

⑤按压内关穴。内关穴位于前臂正中，腕横纹上三横指处。

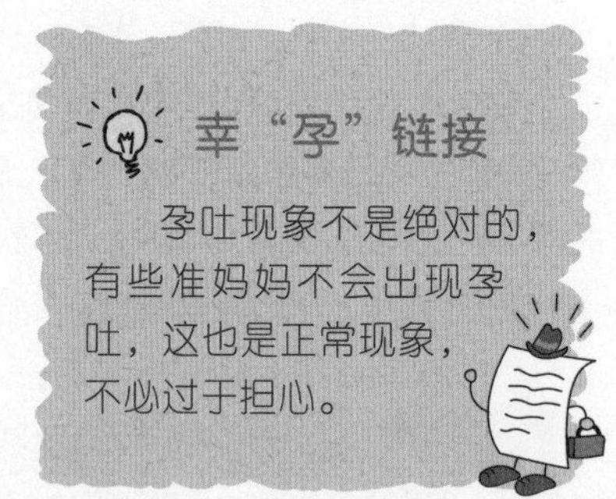

幸“孕”链接

孕吐现象不是绝对的，有些准妈妈不会出现孕吐，这也是正常现象，不必过于担心。

081 浑身乏力，提不起精神怎么办

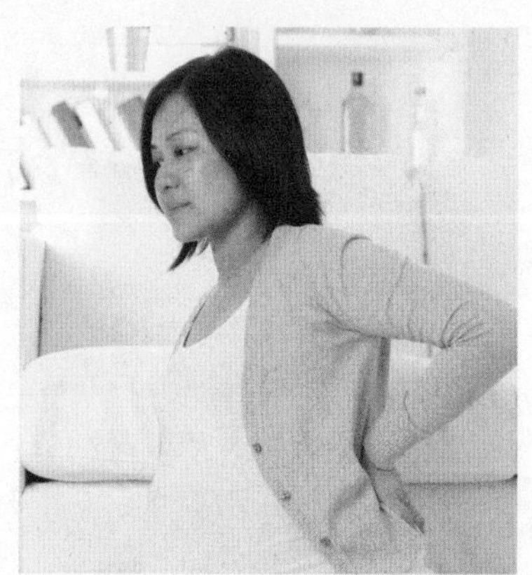

由于早孕反应的影响，准妈妈常会感觉疲乏无力、精神不振。怎样改善这种状况呢?

第一，要保证充足且高质量的睡眠，每天至少有8小时睡眠时间，因为怀孕期间激素的变化，准妈妈本身就嗜睡，如果晚上睡不好，白天势必没精神；第二，要适当地增加户外活动，准妈妈可以在早晨或晚饭后散散步，经常窝在家里或坐着不动，肯定会乏力或者犯困，如果条件允许，还可以

不时地做个短途旅行；第三，要多和家人或朋友聊天，互相交流彼此的感受和需要，共同分享快乐；第四，适当地增加点小爱好，如插花、画画、绣十字绣等，既可以集中精力、平稳心绪，又可以培养气质。

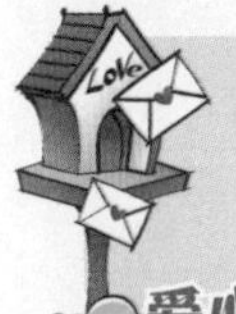

爱心提示

准妈妈体操是时下很流行的一种准妈妈健身方式，它不但能够帮助准妈妈提神，还能够锻炼腹部、背部及盆底肌肉，助准妈妈顺利分娩。

082 总是感觉很困？来午休吧

除了要保证晚上 8 个小时的睡眠外，准妈妈还可以在白天利用中午的时间小睡一会儿，这样可以使大脑和身体都得到休息与放松，有助于恢复精力和体力。

午睡的时间不要太长，以 30 分钟至 1 小时为宜，否则容易进入深度睡眠，醒来后会出现头昏、头痛、周身不适等情况。午饭后不要立即躺下，否则容易消化不良，加重便秘和反酸，应该先做些轻微的活动，如散步等。如果在夏天，午睡时不要让电风扇对着身体吹，如使用空调，温度在 26℃左右为宜，要盖好毯子，尤其注意不要让腹部受凉。

083 频繁跑厕所，准妈妈尿频正常吗

多数准妈妈在孕早期和孕晚期都会出现尿频现象。

孕早期，由于子宫增大而占据了盆腔的大部分空间，推挤膀胱，使膀胱受到刺激而引起尿频；而孕晚期则由于胎宝宝降至骨盆腔，压迫膀胱，使膀胱容积变小，储尿量减少，从而导致尿频。主要表现为小便次数增加，平均白天超过 7 次，晚上超过 2 次，间隔在 2 小时以内。这都属于正常情况，不必顾虑，只要准妈妈能够在生活细节上多加注意，就能够减轻尿频现象，如控制饮水量，临睡前 1 ~ 2 小时内不要喝水；还要少吃利尿食物，如西瓜、冬瓜等。

当然，尿频也可能是某些疾病引起的，如膀胱内有炎症、尿路结石、妊娠糖尿病等。如果准妈妈出现尿急、尿痛、尿液混浊甚至血尿，就应该引起注意，及时就医了。

Message

到了孕晚期，准妈妈在大笑、咳嗽或打喷嚏时可能会出现漏尿现象，为避免感染，提醒准妈妈要勤于清洗内裤，保持外阴清洁。

084 准妈妈的眼睛会发生什么变化

1 眼睑水肿	2 屈光不正	3 干眼症
这是由于准妈妈体内孕激素分泌量增加及电解质不平衡引起的。这种现象一般在产后6~8周即恢复正常。	这是由于准妈妈眼角膜水肿、增厚，晶状体含水量增加而导致的眼角膜弧度改变，其可导致远视及睫状肌调节能力减弱，看近物模糊。	受孕期激素分泌的影响，准妈妈泪液膜的均匀分布遭到破坏。泪液膜量的减少及质的不稳定，很容易导致干眼症。建议准妈妈多摄入对眼睛有益的维生素A、维生素C等营养素。

085 防治胃灼热的小妙招

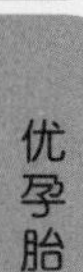

不少准妈妈在孕期会感觉胃部有烧灼感，究其原因，多是由于孕期某些激素分泌发生改变使食管括约肌松弛，导致胃液反流到食管下段，刺激其痛觉感受器官而引起的。这虽然不是病，但也同样令人坐卧难安。那么就试试以下几种方法来改善胃灼热吧。

优孕胎教育婴

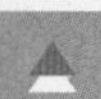

①一次不要吃太多，以免胃部过度膨胀，加重胃液反流。

②饭后半小时之内不要卧床；睡前2小时避免进食。

③睡觉时尽量将上半身垫高，以防胃液反流。

④避免吃过冷、过热及辛辣等容易对胃部产生刺激的食物。

⑤油炸或油腻的食物会引起消化不良，应尽量避免食用。

⑥使用药物中和胃酸，但是一定要在医生的指导下进行。

幸“孕”链接

有些准妈妈会有胃部寒凉感，这是胃寒的表现。胃寒的准妈妈要少吃多餐，多吃粥、汤之类的流食，少吃绿豆等性寒食物以及生冷食物。

086 小腿抽筋怎么办

准妈妈很容易发生小腿抽筋，以下几种方法可用来预防和处理小腿抽筋的情况。

①一旦发生抽筋，立即站在地面上蹬直患肢；或是坐着，将患肢蹬在墙上，蹬直；或请身边亲友将患肢拉直。总之，使小腿蹬直、肌肉绷紧，再加上局部按摩小腿肌肉，即可以缓解抽筋甚至使抽筋立即消失。

②为了避免腿部抽筋，应多吃含钙质的食物，如牛奶、鱼骨、孕妇奶粉等，还要合理搭配其他五谷、蔬菜、肉类等。并且要适当进行户外活动，接受日光照射。必要时，准妈妈可遵医嘱加服钙剂和维生素D。

③需注意不要使腿部的肌肉过度疲劳，不要穿高跟鞋。

④睡前可对腿和脚进行按摩。

087 肚皮瘙痒难忍，一抓就“花”

怀孕时肚皮瘙痒普遍是妊娠纹所致。

正常情况下，人体腹部的皮肤弹性纤维与腹直肌有一定的弹力，并可在一定限度内自由伸缩。但是当准妈妈怀孕超过3个月时，增大的子宫突出于盆腔，向腹腔发展，腹部开始胀大，皮肤弹性纤维与腹部肌肉开始拉伸，当拉伸超过一定限度时，皮肤弹性纤维就会发生断裂，腹直肌腱也会发生不同程度的分离，这时，皮肤弹性纤维断裂的地方就会出现瘙痒，甚至疼痛感。当皮肤弹性纤维断裂程度加深时，就会出现淡红色或紫红色的不规则纵形裂纹，即妊娠纹。

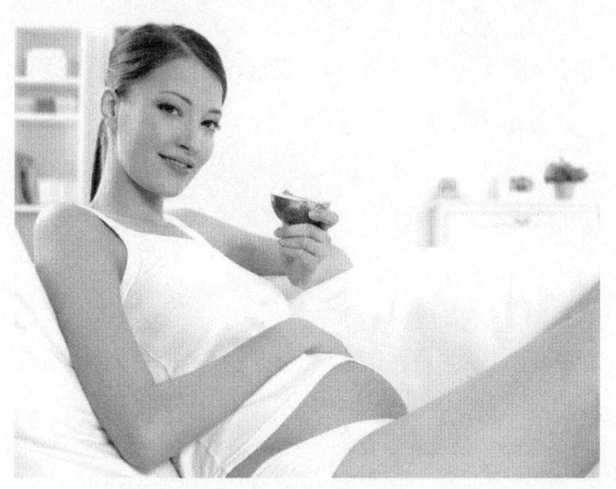

Message

肚皮瘙痒时，千万不要用手抓挠，因为一旦抓破，就可能导致感染，可以涂抹润肤霜或橄榄油来缓解不适；饮食忌多油、多糖。如果除瘙痒外，准妈妈皮肤上还出现红色丘疹、荨麻疹、红斑和水疱等，就要怀疑是肝内胆汁液淤积症，应及时就医。

Part 1 怀孕篇

088 缓解准妈妈腰酸背痛的小技巧

出现腰背疼痛时，准妈妈可以使用以下方法来缓解。

①适当做一些能够加强背部力量的运动，如散步、体操等。

②穿着舒适合脚的鞋子，不要穿高跟鞋。

③使用腹带，使腹部得到承托，从而减轻腰背部的压力。

④局部热敷，可以放松肌肉、促进血液循环。

⑤躺下时将两腿垫高，可放松腹肌，帮助血液循环。

⑥睡觉时采取侧卧位，以减轻腰部压力。

⑦适度按摩可舒缓腰背疼痛，但不要进行推拿治疗，以免施力不当造成不良后果。

089 怀孕身体笨，站坐讲姿势

1 站立时，两脚稍微分开并保持两腿平行，将重心置于脚心处；长时间站立时，可一脚在前、一脚在后，将重心放在后脚上，隔一会儿交换两脚位置。

2 坐下时，先将手支撑在大腿或椅子扶手上，然后再慢慢坐下，臀部完全坐在椅子上，后背挺直靠在椅背上，髋关节和膝关节呈直角，大腿与地面保持平行。

3 由坐位、蹲位改为站位时，动作要缓慢，并尽可能扶住身旁的牢固物体。

4 行走时要抬头、挺直后背、绷紧臀部，前一只脚踩实后再迈另一只脚。

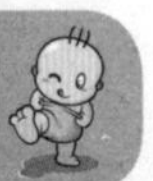

090 好习惯帮助消除水肿

避免出现水肿，准妈妈要在日常生活中养成下列好习惯。

①避免久坐久站。要经常改换坐立姿势；坐着时应放个小凳子搁脚，促进腿部的血液循环通畅；每隔半小时就要站起来走一走；站立一段时间之后就应适当坐下休息；步行时间也不要太久。

②保持侧卧睡眠姿势，抬高下肢，这可以最大限度地减轻早晨的浮肿；每天卧床休息至少8小时，中午最好能躺下休息1小时。

③给自己选一双好鞋。具体的选择标准，可以参考第五章的“什么样的鞋适合准妈妈”。注意不要穿太紧的衣物，以免阻碍血液循环。

④适当运动也是消除浮肿的好方法。如散步、游泳等都有利于小腿肌肉的收缩，使静脉血顺利地返回心脏，减轻浮肿。

爱心提示

咸蛋咸肉类食品含盐量高，会使水分、盐分超出肾脏排泄能力而潴留在体内，导致身体水肿，准妈妈要少吃。

091 学上一招，赶走腿部水肿

①屈膝坐在地上或椅子上，用两只手捏住左脚，两个大拇指并齐触到脚背，沿两根脚趾骨的骨缝向下按摩。按摩2～3分钟后换另一只脚。

②盘腿坐在地上或椅子上，抬起左脚，将右手除大拇指外的4根手指从左脚的脚底方向全部插进脚趾缝里，然后拔出，以刺激脚趾缝。如此反复约1分钟，换另一只脚。

③双手握住脚踝，用手掌从下向上按揉小腿。

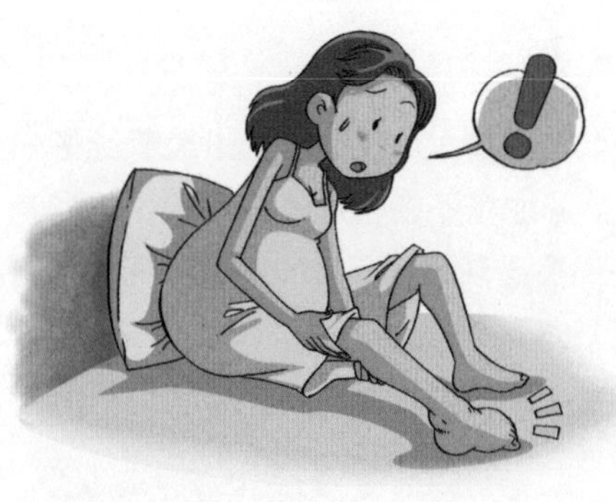

幸“孕”链接

适当食用红豆、洋葱、茄子、芹菜、冬瓜、西瓜、梨等利尿消肿的食物，可帮助身体排出多余水分，消除水肿。

092 晚上入睡难，睡前准备很重要

①创造良好的睡眠氛围，如隔绝噪音、调暗灯光等。

②晚饭不要吃得过饱，饭后散散步或听听音乐。

③睡前不要做剧烈运动或者看令人兴奋的电影、电视剧或图书。

④缩短看电视的时间，每天定时上床睡觉。

⑤睡前喝一杯温牛奶。

⑥洗个温水澡或用热水泡脚以放松身体。

⑦少喝水，以免半夜起来上厕所，影响睡眠。

Message

准妈妈在孕期要注意调整睡姿，养成侧卧的习惯，这样可以促进血液回流，减轻心脏负担，从而提高睡眠质量。

093 肚大睡难安，靠垫来帮忙

大大的肚子常常会令准妈妈辗转难眠，仰卧对胎宝宝和准妈妈都会产生不良影响，而侧卧会因肚子下面没有支撑而悬空，让准妈妈感到非常不舒服。这时，小小的靠垫就派上用场了。

靠垫要选择质地柔软且弹性好的，不要选择硬质海绵靠垫，因为它的变形度小，和准妈妈身体及腹部曲线的贴合度比较差，用起来不舒服。侧卧时，将靠垫放置于肚子下，长度最好是能够包覆整个腹部，这样就可以分散腹部重量，以减轻背部的负担；同时，可以在背后也放置一个靠垫，用来调整侧卧时不安定的睡姿。

准妈妈可以自己动手制作一款适合自己身体尺寸的靠垫，还可以选择自己喜欢的花色和面料，让孕期生活变得更加有趣味。

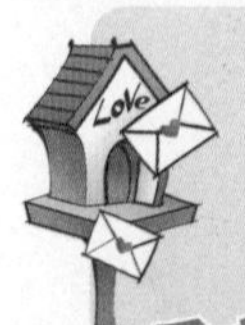

准妈妈睡眠不好还可能和枕头有关。快看看自己的枕头是否已失去弹性，并有凹凸不平、结块及异味。如果是，就务必要换枕头了。

爱心提示

094 不让静脉曲张爬上美腿

妊娠后，盆腔血液回流到下腔静脉的血流量增加，增大的子宫压迫下腔静脉影响血液回流，致使出现下肢及外阴静脉曲张。轻度静脉曲张不会引起任何症状，但当其加重时，会出现沉重感和疲劳感。有 1/3 的准妈妈会出现程度不等的下肢静脉曲张或微血管扩张。孕期静脉曲张怎么办呢？

1. 每天适度温和地运动，并保持适当的体重。不要提过重的物品。
2. 尽量避免长期采用坐姿、站姿或双腿交叉压迫。休息的时候可将双腿抬高，帮助血液回流。
3. 睡觉时尽量取左侧卧位，避免压迫到腹部下腔静脉，减少双腿静脉的压力。建议睡觉时脚部垫枕头抬高。

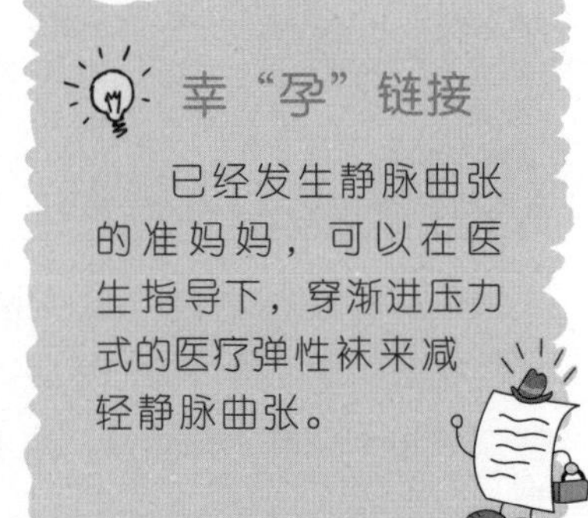

幸“孕”链接

已经发生静脉曲张的准妈妈，可以在医生指导下，穿渐进压力式的医疗弹性袜来减轻静脉曲张。

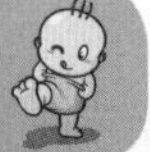

095 孕后期如何避免尿失禁

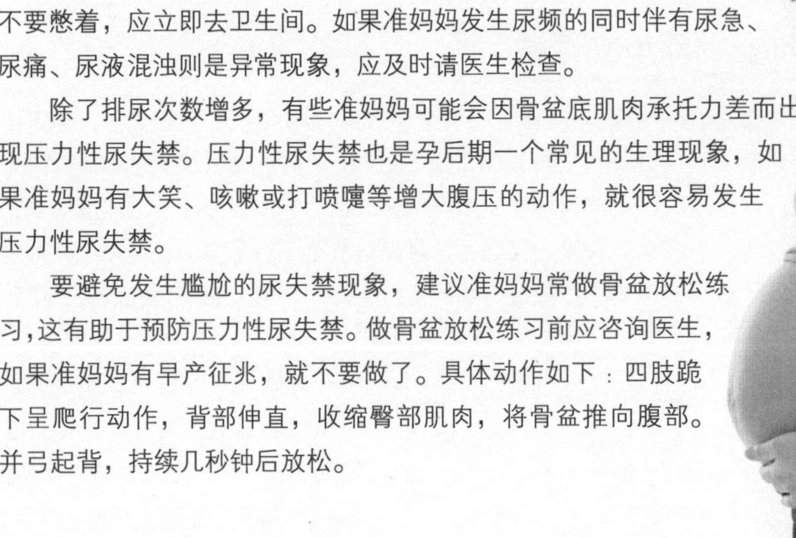

孕后期尿频是正常的生理现象。在尿频的时候，准妈妈千万不要憋着，应立即去卫生间。如果准妈妈发生尿频的同时伴有尿急、尿痛、尿液混浊则是异常现象，应及时请医生检查。

除了排尿次数增多，有些准妈妈可能会因骨盆底肌肉承托力差而出现压力性尿失禁。压力性尿失禁也是孕后期一个常见的生理现象，如果准妈妈有大笑、咳嗽或打喷嚏等增大腹压的动作，就很容易发生压力性尿失禁。

要避免发生尴尬的尿失禁现象，建议准妈妈常做骨盆放松练习，这有助于预防压力性尿失禁。做骨盆放松练习前应咨询医生，如果准妈妈有早产征兆，就不要做了。具体动作如下：四肢跪下呈爬行动作，背部伸直，收缩臀部肌肉，将骨盆推向腹部。并弓起背，持续几秒钟后放松。

妊娠安全常识

096 哪些准妈妈需要进行额外的产前咨询

1. 对胎宝宝的生长发育有任何疑问或发现任何异常现象的准妈妈。

2. 高龄准妈妈，即 35 岁以上的准妈妈。

3. 曾有过病毒感染、弓形虫感染，或接受大剂量放射线照射、接触有毒有害农药或化学物质、长期服药等情况的准妈妈。

4. 已生育过先天愚型儿或其他染色体异常儿的准妈妈。

5. 有糖尿病、甲状腺功能低下，患有肝炎、肾炎等疾病的准妈妈。

097 及早发现宫外孕

宫外孕指受精卵在宫腔外着床发育，以输卵管妊娠最多见。发生宫外孕的准妈妈,一般会在怀孕 6~8 周（不知道自己怀孕的，一旦出现长时间的停经，也应注意宫外孕的可能）出现不规则阴道流血，血量可多可少，同时伴有下腹一侧隐痛或胀痛现象，有排便感，疼痛为阵发性或持续性时，应立即送医院救治。

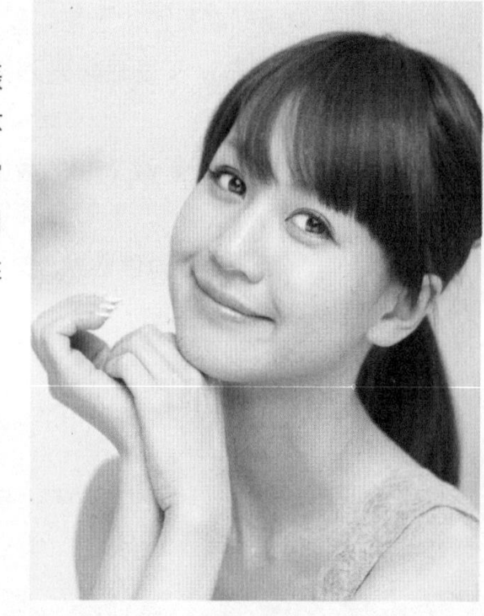

准妈妈如果以前就发生过宫外孕，在彻底治愈后必须坚持避孕一段时间，待医生检查认为一切正常后方可考虑怀孕，以免再次引发危险的宫外孕。

爱心提示

098 及早发现葡萄胎

葡萄胎是一种妊娠期的滋养叶细胞肿瘤，是胚胎的滋养细胞绒毛水肿增大，形成大小不等的水泡，相连成串，像葡萄一样，故称葡萄胎。

发生葡萄胎的准妈妈，一般表现为停经后不规则阴道流血，最初出血量少，为暗红色，后逐渐增多或继续出血。可伴有阵发性下腹痛，腹部呈胀痛或钝痛，一般能忍受，常发生于阴道流血前，也可伴有严重的妊娠呕吐。

患有葡萄胎的准妈妈，多在孕早期就有妊娠高血压综合征征象，如高血压、下肢水肿和尿中有白色絮状沉淀。在妊娠 4 个月左右，葡萄胎组织有时可以自行排出，但排出前和排出时常伴有大量出血。一旦发现以上症状，应及时将准妈妈送医就诊。

Message

葡萄胎一旦确诊后应及早手术，以求保留子宫，避免其发生恶变，给治疗带来一定的困难。

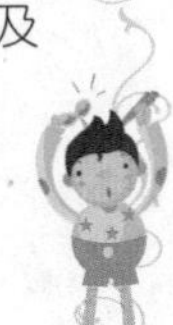

099 保护胎儿，远离流产

流产指妊娠不足 28 周，胎儿体重不足 1000 克就终止妊娠。胚胎发育不正常，准妈妈患有贫血、心脏病、子宫畸形、阴道炎等疾病，受高温、噪音或有毒环境的影响等情况都有可能导致流产，但有些流产是因日常生活中不注意而造成的。

保护好胎宝宝，避免流产，准妈妈要做到：

①避免劳累，注意休息，保证营养。

②避免剧烈运动及使腹部紧张或受到压迫的动作，如弯腰、搬重物、伸手到高处取东西等；同时也不要长时间蹲着。

③避免骑自行车，不要乘坐剧烈摇晃的交通工具，坐汽车时尽量坐在中间位置。

④孕早期和孕晚期要避免性生活；孕中期的性生活要注意体位和时间。

⑤调整好情绪，避免过度紧张、兴奋及悲伤。

⑥加强孕期检查。

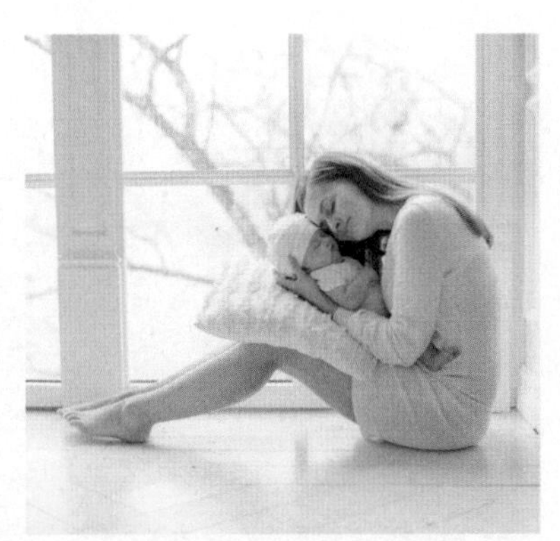

100 宝宝早产的预防和应对

妊娠不足 37 周的分娩叫作早产。约有 15% 的早产儿在新生儿期死亡，即使存活，其体质、智力等一般情况也比不上足月儿。因此，准妈妈要积极预防早产。

1. 少吃生冷食物、隔夜饭，减少外出就餐以避免肠道感染；保持阴部清洁，避免生殖系统感染。

2. 多吃含膳食纤维丰富的蔬菜、水果等，防止便秘，避免因排便过于用力而诱发早产。

3. 避免剧烈活动及增加腹部压力的动作，如弯腰。

4. 睡觉时，取左侧卧位，以增加胎盘血流量，减少宫缩。

5. 孕 32 周以后要避免性生活，以防子宫受到刺激而产生宫缩。

6. 如果出现下腹部反复变软变硬、阴道出血及早期破水等早产征兆时应马上卧床休息并及时就医。

101 怎样避免胎宝宝变成“巨大儿”

4公斤?

体重等于或大于4000克的足月新生儿称为“巨大儿”。准妈妈营养过剩或患有妊娠糖尿病是产生“巨大儿”的两个常见原因。

巨大儿由于体积过大、头部很硬，在顺产时往往会引起难产，即使能够顺产，也可能出现锁骨骨折、颅内出血等损伤。而且，巨大儿更易发生心脏畸形，长大后也会成为肥胖症、糖尿病、高血压等疾病的易患人群。

因此，准妈妈一定要改变“胎宝宝越胖越好”的认识，要适度地进行活动，不要整天坐着或躺着，并合理地补充营养，减少高热量、高脂肪、高糖分食品的摄入，保持自身体重和胎宝宝体重的匀速增长。密切关注胎宝宝的生长发育进程，当发现胎宝宝增长过快时，应该及早去医院向产科医生做营养咨询，合理调整饮食，避免隐性糖尿病的发生。

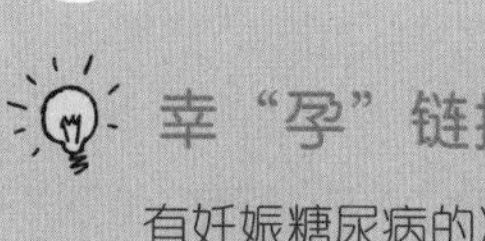

幸“孕”链接

有妊娠糖尿病的准妈妈，应在孕中期为胎宝宝做一次心脏B超检查，及早明确胎宝宝有无先天性心脏畸形，以便进行早期干预。

102 胎动异常怎么办

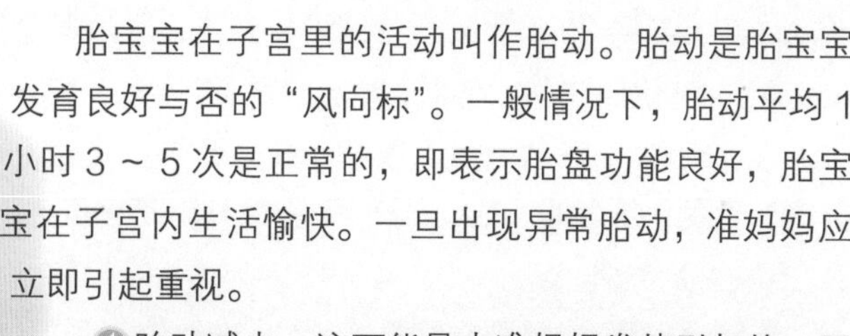

胎宝宝在子宫里的活动叫作胎动。胎动是胎宝宝发育良好与否的“风向标”。一般情况下，胎动平均1小时3～5次是正常的，即表示胎盘功能良好，胎宝宝在子宫内生活愉快。一旦出现异常胎动，准妈妈应立即引起重视。

①胎动减少。这可能是由准妈妈发烧引起的。因此，准妈妈要注意休息，多喝水，保持室内空气流通，避免感冒引起发烧。

②胎动突然加快。准妈妈受到严重的外力撞击时会引起剧烈胎动，甚至造成早产、流产。准妈妈要减少大运动量的活动，少去人多的地方，以免被撞到。

③胎动加剧后又很快停止。准妈妈有高血压、严重外伤、短时间子宫压力减小及胎宝宝脐带绕颈或打结时会出现这种状况。

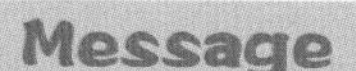

Message

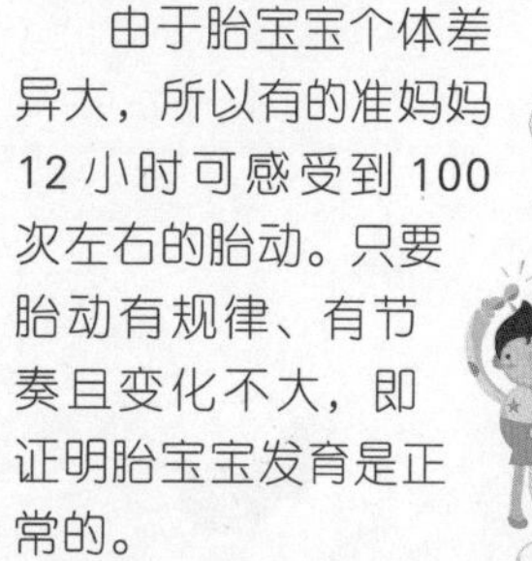

由于胎宝宝个体差异大，所以有的准妈妈12小时可感受到100次左右的胎动。只要胎动有规律、有节奏且变化不大，即证明胎宝宝发育是正常的。

103 胎宝宝脐带绕颈有危害吗

脐带一端连接于胎宝宝的腹壁脐轮处，另一端连接着胎盘，胎宝宝通过脐带血循环从准妈妈那里获得氧气以及各种营养物质，同时排出体内的废物。

由于脐带太长或胎宝宝活动过于频繁，经常会发生脐带缠绕胎宝宝颈部的情况。脐带绕颈时，准妈妈不必过于担心，因为胎宝宝是很聪明的，一般情况下，当脐带缠绕较紧，使他感到不适时，他就会向周围运动，寻找舒适的位置，主动摆脱窘境。只有在缠绕圈数过多、过紧，胎宝宝自己无法挣脱的时候，才有可能引起胎宝宝宫内窘迫。同时，临产时胎头下降将绕颈的脐带拉紧时，也会给胎宝宝带来危险。

准妈妈要做好孕期检查，定期监测脐带的情况，并且要学会数胎动，一旦发现异常，应及时去医院检查。

一般情况下，脐带绕颈没有办法进行人为纠正，但准妈妈可以通过减少震动及保持左侧卧位来避免脐带绕颈更严重。

优孕胎教育婴

104 胎位不正该怎么调节

胎宝宝在子宫内的位置叫胎位。正常的胎位是胎头朝下在骨盆入口处，胎宝宝身体俯屈，脊柱略前弯，下颌贴近胸部，四肢屈曲交叉于胸腹前，整个胎体呈椭圆形，胎宝宝面向母体，称为枕前位。除此外，其余的胎位均为异常胎位。胎位不正在 28 周之前可能通过胎宝宝自身的活动转正，如果 30 周之后胎位还没有转正，准妈妈可用两种体操来纠正胎位。

① 仰卧位纠正法：仰卧，臀部抬高 30 厘米（可在臀部下方垫个靠垫），保持 10 ～ 15 分钟。

② 膝胸位纠正法：排空膀胱，解开裤带。双膝着地，胸部紧贴于地面，双臂伸直或屈曲放于头的两侧，头偏向一侧，臀部尽量抬高，不可压在小腿上，大腿与地面垂直。每日 2 次，每次 15 ～ 20 分钟。

连续做一周，然后到医院复查胎位。做胎位纠正操一定要量力而行，不可勉强，如果感到不适，应立即停止。

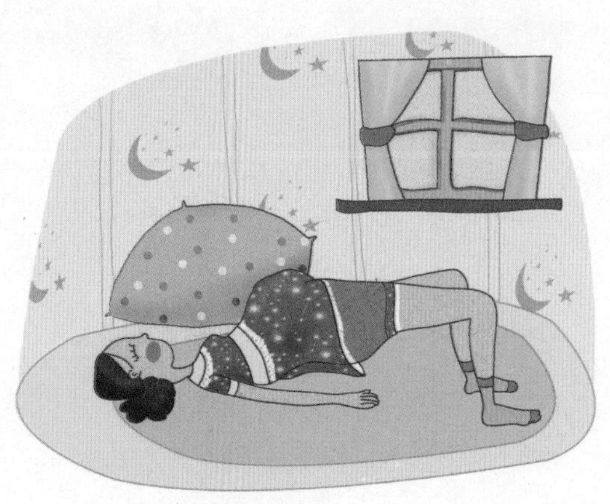

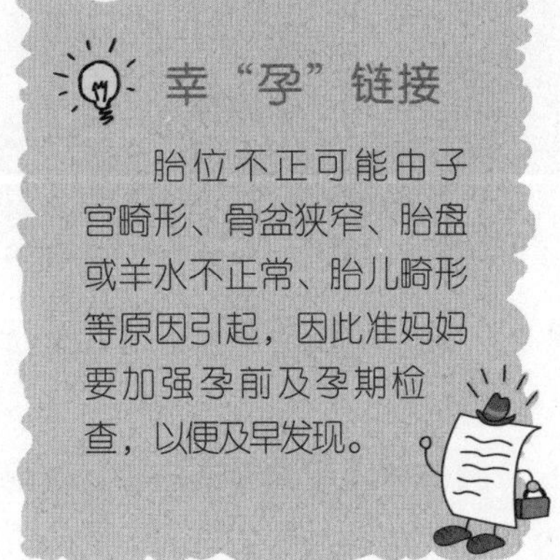

幸“孕”链接

胎位不正可能由子宫畸形、骨盆狭窄、胎盘或羊水不正常、胎儿畸形等原因引起，因此准妈妈要加强孕前及孕期检查，以便及早发现。

105 怎么预防过期妊娠

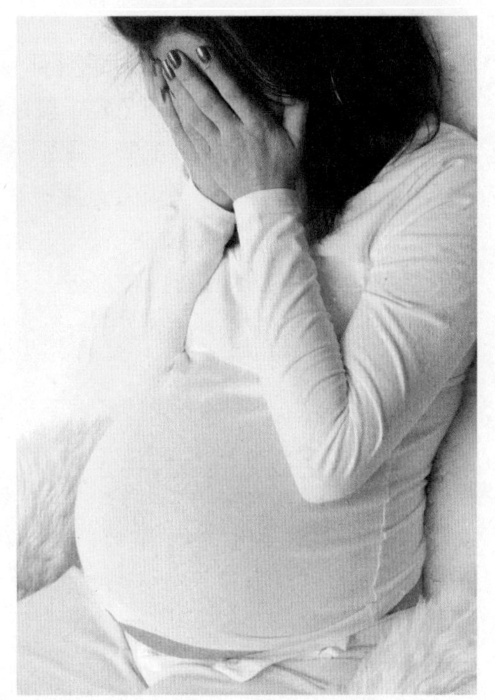

正常的妊娠期约为 40 周，当妊娠达到或超过 42 周尚未临产，称为过期妊娠。妊娠过期后胎盘会老化、羊水变少，供给胎宝宝的营养和氧气减少，胎宝宝停止发育，严重时可能会造成胎宝宝宫内窘迫而胎死腹中。

准妈妈应做到以下几个方面来积极预防过期妊娠：

❶按时做孕期保健检查，听从医生给予的建议。

❷核对末次月经及以往月经周期是否规律，以准确计算胎龄及预产期。

❸孕 36 周之后要适当地运动，多做一些对分娩有利的准备练习。

❹预产期过期 1 周应入院待产，对胎儿在宫内健康状况、胎盘功能进行监测，必要时进行引产。

106 过了预产期还不生产怎么办

凡孕周达到或超过 41 周时应及时结束妊娠。

❶如果经过检查，发现胎盘功能减退、胎儿宫内窘迫、头盆不称、巨大儿等，应采取剖宫产，尽快结束妊娠。

❷如果可以顺产，则要采取各种办法来催生。

运动催生

散步可以松弛骨盆韧带，帮助胎头下降，可以每天 2 次，每次 30 分钟左右；爬楼梯可以锻炼大腿及臀部的肌肉群，帮助胎儿入盆。

药物催生

如果运动及饮食等方法都不能使准妈妈出现临产征兆，则有必要使用催产素进行催生。

107 什么是前置胎盘

在正常情况下，胎盘附着于子宫体部的后壁、前壁或侧壁，如果胎盘在孕 28 周后附着在子宫下段，或者覆盖在子宫颈内口处，比胎宝宝的先露还要低，就是“前置胎盘”。

前置胎盘最主要的表现是在妊娠晚期或临产时，发生无痛性、反复阴道出血。如果处理不当，将会危及母子生命安全，需格外警惕。如果准妈妈有人工流产、刮宫等引起的子宫内膜损伤的病史一定要格外注意。

Message

前置胎盘是妊娠晚期阴道出血的常见原因之一，是妊娠期的严重并发症，处理不当会危及准妈妈及胎宝宝的生命安全。

108 警惕胎盘早剥

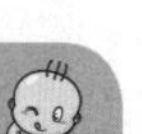

妊娠 20 周后或分娩期，正常位置的胎盘在胎宝宝娩出前，部分或全部从子宫壁剥离，叫作胎盘早剥。其主要表现为剧烈腹痛、腰酸背痛、子宫变硬，可伴少量阴道出血。剥离面出血过多时，还会出现恶心、呕吐、面色苍白、出汗、血压下降等休克征象。这是一种严重的妊娠并发症，起病急，如果不及时处理，会危及母子生命，因此要引起重视。

为了预防胎盘早剥的发生，准妈妈应注意充分休息，并保证充足的营养，同时还应坚持产前检查。如果是高危妊娠更应重视定期复查，积极防治各种并发症。尽量少去拥挤的场所，避免猛蹲猛起、长时间仰卧等。

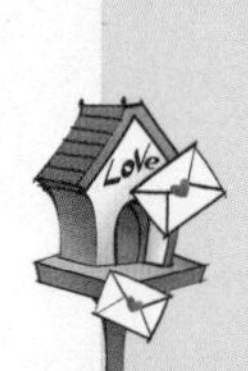

爱心提示

妊娠晚期阴道出血，除胎盘早剥外，还有前置胎盘、子宫破裂及宫颈病变出血等原因，应加以鉴别，尤其应与前置胎盘及子宫破裂进行鉴别。无论哪种情况，都应及时就医。

109 羊水过多或过少都不利于妊娠

羊水是胎宝宝的摇篮，它能稳定子宫内的温度，保护胎宝宝不受伤害，并有轻度的溶菌作用。它还可使羊膜保持一定的张力，防止胎盘过早剥离。临近分娩时，羊水可明显缓解子宫收缩导致的压力，保护胎宝宝娇嫩的头颈部免受挤压。羊水的量必须适度，过多或过少均会出现问题。

羊水量超过 2000 毫升，称为羊水过多。其中 30% ~ 40% 的患者是不明原因的，另外一部分则可能是合并有胎宝宝畸形或者是多胎妊娠，通过 B 超检查可以进一步明确原因。一旦诊断为羊水过多，则必须对母体和胎儿做广泛性的检查，以确定具体的病因，进行相应治疗。

羊水量少于 300 毫升，称为羊水过少。在过期妊娠或者胎宝宝畸形时可能发生，对胎宝宝影响较大，甚至发生死胎，所以要十分重视。

孕期疾病护理常识

110 预防孕期感冒的重要法则

1. 多吃含锌食物，如海产品、花生米、葵花籽等，可提高呼吸道的防御能力。

2. 每天清晨用淡盐水漱口，不但可预防感冒，还有保护牙龈的作用。

3. 用冷水洗脸，尤其是用冷水擦鼻部。

4. 经常开窗换气，保持室内空气流通。

5. 尽量不去或少去人群密集的公共场所，以免被传染。

6. 坚持锻炼，提高自身抗病能力。

7. 多喝白开水，可以加速新陈代谢，预防感冒。

8. 如果受凉或有感冒先兆时，可以喝一碗热的红糖姜水。

111 预防鼻炎有高招

①**局部热敷**：用湿热的毛巾捂住鼻子和嘴，利用热气可以让肿胀的鼻腔黏膜渐渐消肿。

②**吸入湿热的蒸气**：呼吸沸水的水蒸气或浴室中的热蒸气。

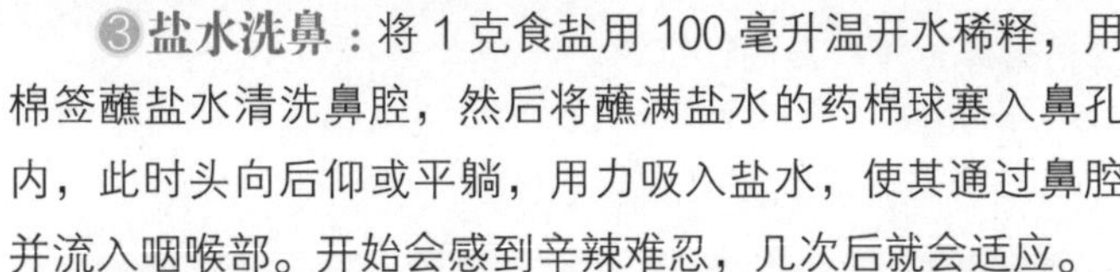

③**盐水洗鼻**：将 1 克食盐用 100 毫升温开水稀释，用棉签蘸盐水清洗鼻腔，然后将蘸满盐水的药棉球塞入鼻孔内，此时头向后仰或平躺，用力吸入盐水，使其通过鼻腔并流入咽喉部。开始会感到辛辣难忍，几次后就会适应。

④**穴位按摩**：用食指按揉迎香穴（鼻翼根部正侧方的小凹陷处）200 下；用双手食指外侧上下搓鼻梁两侧 200 下。

Message

预防鼻炎，准妈妈要注意常为居室通风换气，少去人员密集的公共场合，尽量不要养宠物，天气转凉时及时添衣保暖。

112 科学护理，防治妊娠牙龈炎

预防牙龈炎等口腔疾病，除了要做好孕前口腔检查外，还要学会科学地护理口腔。

1. 每日三餐后要刷牙，认真清理牙缝，不要让食物残渣嵌留，如有必要，可以使用牙线；刷牙时要顺着牙缝刷，尽量不要损伤牙龈。

2. 刷牙时也要刷舌头，因为口腔中的大部分细菌沉积在舌头上，所以清洁舌头是口腔清洁的关键之一。

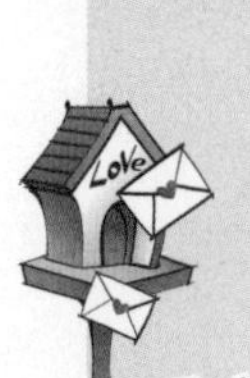

洗牙是一种专业且相对有效的洁牙方式，它可以去除牙齿表面的细菌、牙结石、色素等牙垢，还能够减轻牙龈炎、牙周炎的症状。

爱心提示

3. 少吃硬的食物，尽量挑选质软、不需要用牙齿用力咀嚼的食物，以减少对牙龈的损伤。

4. 避免饮食过冷或过热，以免对牙龈及牙齿造成刺激。

5. 多吃富含维生素 C 的蔬菜水果或口服维生素 C 制剂，以降低毛细血管的通透性，防止牙龈出血。

113 预防尿路感染

在妊娠期，4% ~ 6% 的准妈妈会发生尿路感染。尿路感染往往会引起头痛、恶寒、发热等全身中毒症状，且病毒易通过血液危害胎宝宝，引起早产，甚至造成胎宝宝死亡。此外，治疗尿路感染的用药会通过胎盘对胎宝宝造成不同程度的影响，甚至可引起畸形及其他先天性疾病。

因此，准妈妈要积极预防尿路感染，不要憋尿，多喝水，以发挥水对尿道的“冲洗”作用，避免细菌繁殖；多吃新鲜水果和蔬菜，避免食用油腻辛辣的食物；穿棉质宽松的内裤，每天换洗，保持会阴部清洁；避免过度疲劳和长期精神紧张；坚持锻炼身体，提高抵抗力。

幸“孕”链接

女性的尿道口离阴道和肛门都很近，容易被阴道分泌物及粪便所滋生的细菌感染，因此，便后要用卫生纸由前至后将外阴、尿道口及肛门都擦干净。

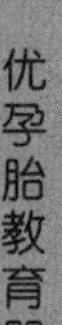

114 有阴道炎的准妈妈须知

常见的阴道炎有霉菌性阴道炎、滴虫性阴道炎和细菌性阴道炎。准妈妈怀孕后由于激素水平升高，阴道酸碱度改变，分泌物多，外阴湿润，导致大量细菌繁殖，所以很容易患阴道炎。

阴道炎不仅使准妈妈产生阴部瘙痒、灼痛等，还会对胎宝宝产生不利影响。病菌可穿过胎膜感染胎宝宝，引起胎膜早破、早产、流产等，还有可能使胎宝宝出生后患鹅口疮、外阴炎。提醒有阴道炎的准妈妈注意以下生活细节。

①穿棉质透气宽松的内裤，并单独手洗，不要用洗衣机洗。

②保持阴部清洁，用医生建议的护理液清洗外阴。

③避免使用护垫。长期使用护垫容易使阴部透气不良，滋生病菌。

④避免性生活或注意性生活卫生，防止炎症加重。

Message

此外，准妈妈还应控制血糖，糖分摄入过多会使阴道糖原含量和酸度增高，霉菌易于侵入，患上阴道炎。

115 贫血准妈妈，补铁很重要

贫血是多数准妈妈孕期都会遇到的情况，最常见的是由于怀孕导致机体铁的需求量增加而摄入不足引起的缺铁性贫血。

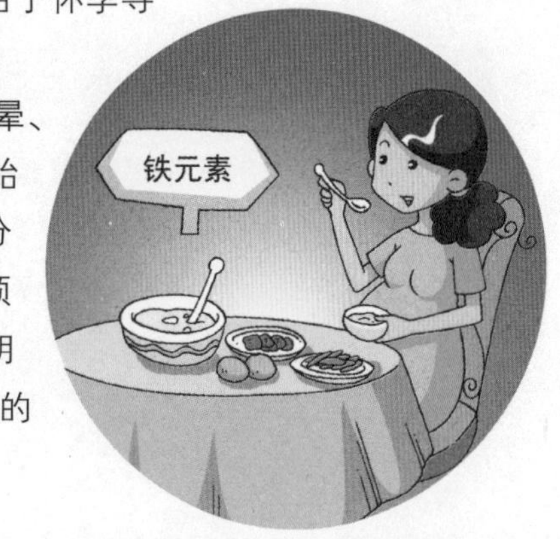

缺铁性贫血虽然不会遗传，但会使准妈妈产生疲倦、眩晕、脑力和体力下降等症状，严重时会导致胎盘供氧不足，使胎宝宝宫内发育迟缓或引起早产。因此，贫血的准妈妈要充分补充铁质，以改善贫血状况，不贫血的准妈妈也要补铁，预防贫血。准妈妈可以多吃富含铁的食物，如蛋黄、牛肉、胡萝卜等，除了从饮食中摄取铁外，准妈妈还可以服用专门的补铁剂来保证铁的摄入和吸收量。

116 准妈妈防止便秘有妙招

妊娠期间，准妈妈体内分泌大量的孕激素，同时不断增大的子宫压迫胃肠道，因此使得胃肠道肌张力减弱、肠蠕动减慢从而导致便秘。准妈妈可采取以下方式预防便秘。

①每天起床后空腹喝一杯淡盐水，有刺激肠蠕动的作用。

②多食用富含膳食纤维的瓜果、绿叶根茎蔬菜以及谷薯类，如猕猴桃、香蕉、梨、葡萄、菠菜、海带、黄瓜、芹菜、白菜、红薯、玉米等，膳食纤维可促进肠道蠕动，软化粪便。

③适当进行体育锻炼，如散步等，刺激肠胃蠕动。

④养成按时排便的习惯，注意规律饮食，如果便秘症状严重就要及时咨询肛肠科医生。

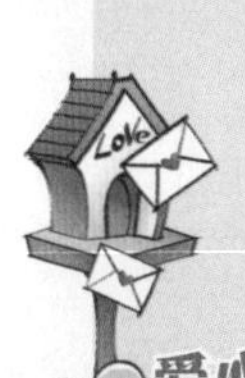

爱心提示

排便不可过度用力，否则会使血压急剧升高，心脏负荷加大，伤害心脑血管；同时还有可能引发急剧宫缩，从而导致早产。

117 学会缓解情绪，告别孕期抑郁

怀孕后，准妈妈除了生理上会发生变化，心理也会发生微妙的变化，如果一些负面情绪得不到及时的纾解，就有可能患上孕期抑郁症，危害准妈妈和胎宝宝的健康。因此，准妈妈要通过各种方式排解不良的情绪，避免孕期抑郁。

①适时表达情绪：当产生担忧或者恐惧感时，向家人或者朋友倾诉，以获得他们的精神支持及心理安慰，不要让自己觉得孤独无助。

②和配偶多交流：保证每天有充足的时间和准爸爸在一起，并保持亲昵的交流，了解彼此的想法和感受，让彼此的感情更加牢固深厚，让他做自己坚强的后盾。

③丰富生活内容：培养一些动手动脑的小爱好，如编织、折纸，还可以看看演出、听听音乐会，或者参加准妈妈培训班，这些活动都会充实孕期生活，降低产生抑郁情绪的概率。

118 皮肤过敏不可乱用药

准妈妈皮肤过敏通常是受激素变化的影响，一般不会对胎宝宝产生影响。虽然皮肤过敏后瘙痒、红肿都会让准妈妈感觉很不舒服，但切不可因此擅自使用药物，不论是口服还是外搽药物。因为某些药物成分是会通过皮肤、血液进入胎盘，影响胎宝宝的生长发育。准妈妈可以通过调整饮食或改善生活习惯来预防和治疗皮肤过敏。

Message

小麦、燕麦、荞麦、粟米等能健脾胃、清热、除湿和提高机体免疫力。

如果准妈妈以往在吃某些食物的时候发生过皮肤过敏，那么在孕期这些食物就不要再吃了，也不要吃过去从未吃过的食物或霉变的食物。如果在食用某些食物后出现全身发痒、气喘或腹泻等情况，应马上停止食用这类食物。不要过度使用化妆品及化学洗涤剂，洗澡时也不要用太烫的水。

优孕胎教育婴

119 什么是妊娠高血压综合征

妊娠高血压综合征是怀孕5个月后出现高血压、水肿、蛋白尿等一系列症状的综合征，严重时会出现抽搐、昏迷甚至死亡。

轻度子痫前期：此时准妈妈无异常感觉，只是血压升高。如果准妈妈体重增加异常，即妊娠中晚期每周体重增加0.5千克以上或出现不易消退的水肿，应及时就诊。化验时若发现血小板进行性减少、低蛋白血症，都要提高警惕。

重度子痫前期：具体症状为头痛、头晕、眼花、胸闷、烦躁等。一旦确诊子痫前期，医生通常会选择安全有效的抗高血压药物。若病情严重，则应立即中止妊娠。

子痫期：症状表现为出现全身抽搐、眼球固定、头向后仰、牙关紧闭、四肢强直、双手紧握等现象。若不及时治疗，则可发生心力衰竭、肾功能减退、脑溢血等。

幸"孕"链接

当准妈妈的收缩压在131～139毫米汞柱（1毫米汞柱=0.133千帕）、舒张压81～89毫米汞柱时，就应警惕妊娠高血压。

120 正确饮食防治妊娠高血压综合征

①控制食盐的摄入量，每天限制在4克以内，酱油不宜超过10毫升；同时要避免摄入含盐量高的食物，如咸菜、腌肉、咸蛋等。

②少吃高热量的食物，如糖果、蛋糕、饮料、油炸食品等。

③增加蛋白质的摄入量，多吃禽类、鱼类、蛋类、豆类及豆制品。但肾脏功能异常的准妈妈要控制蛋白质的摄入量，以免加重肾脏负担。

④摄入足量的钙质，每天喝牛奶，多吃大豆及海产品，孕晚期加强补充钙剂。

⑤每天摄入新鲜蔬菜水果500克以上，并注意种类搭配。

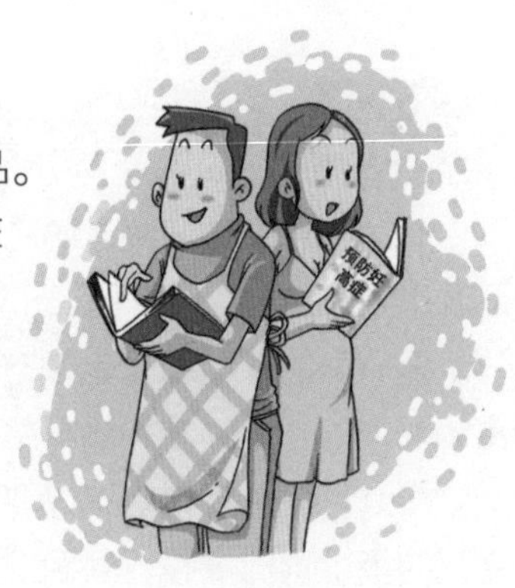

121 什么是妊娠糖尿病

妊娠糖尿病是临时形成的糖尿病，是怀孕期间体内不能产生足够水平的胰岛素而使血糖升高的现象，可能导致胎宝宝先天性畸形、新生儿血糖过低及呼吸窘迫综合征、死胎、羊水过多、早产、准妈妈尿路感染、头痛等，不但影响胎宝宝发育，也危害准妈妈健康。

有糖尿病家族史、过于肥胖、过去有不明原因的死胎或新生儿死亡、前胎有巨婴症、羊水过多症的准妈妈，以及年龄超过30岁的准妈妈，都属于妊娠糖尿病的高发人群。建议这些准妈妈重视妊娠期间糖尿病的筛检。

妊娠糖尿病的筛查一般在妊娠第24～28周，因为此时胚胎开始生长，大量激素可以抵抗胰岛素的分泌等。这种类型的糖尿病在大龄准妈妈中更普遍，大多数在分娩后消失。

> 妊娠糖尿病只要被有效控制，对于准妈妈和胎宝宝来说都是没有危险的。
>
> **爱心提示**

122 血糖较高的准妈妈的饮食注意事项

①保持少量多餐的进食方式，每天可以分三大餐和三小餐，同时避免晚餐与隔天早餐时间相距过久，晚上睡觉前最好能够补充一些含糖量少、易消化的食物。

②严格控制单糖的摄入量。蜂蜜、葡萄糖、麦芽糖等都属于单糖。

③主食宜选择纤维含量高的食物，如糙米、五谷饭、全麦面包等，同时搭配一些根茎类蔬菜，如土豆、芋头、山药等。

④加大蛋白质的摄入量，每天以100～110克为宜。多吃鸡蛋、瘦肉、鱼类、豆制品等。

⑤多吃富含维生素的蔬菜水果，但要控制含糖量高的水果的摄入量，如香蕉、葡萄等。

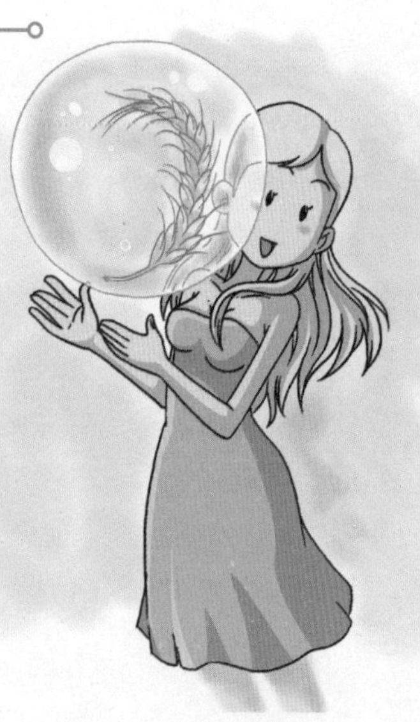

123 血糖较高的准妈妈的起居注意事项

❶ **规律作息**：每天的吃饭时间、每次进食量及进餐次数应大体相同；每天工作和学习的时间及工作量大体相同；保证充足的睡眠，每天的作息时间应大体相同。

❷ **适度的运动**：运动可以增加准妈妈身体对胰岛素的敏感性，促进葡萄糖利用，降低游离的脂肪酸。建议准妈妈孕早期和孕中期每天到户外进行简单的散步，呼吸新鲜空气。

❸ **注意定期检查**：孕期血糖高的准妈妈应该经常到医院进行血糖监测，适时调整饮食和生活习惯。同时要按时到医院进行孕期常规检查，这样对一些疾病防治也有助益作用。

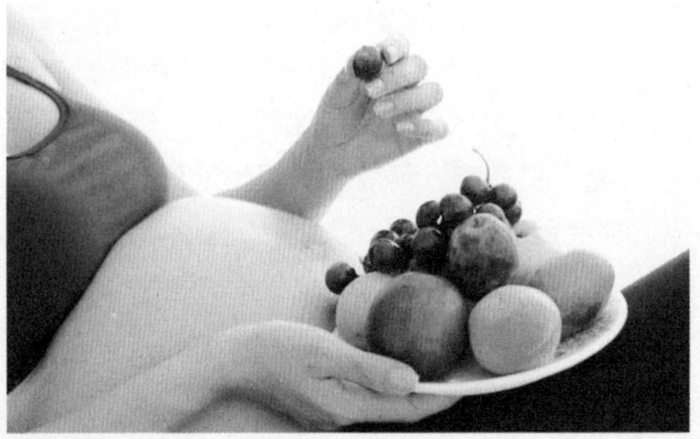

爱心提示

很多准妈妈都会把血糖偏高和糖尿病相混淆，其实孕期血糖偏高并不等于糖尿病。血糖偏高的准妈妈只要注意控制饮食，及时调整饮食结构就不会发展成糖尿病。

124 太胖的准妈妈该怎么吃

准妈妈过于肥胖可导致分娩巨大胎宝宝，并引发妊娠糖尿病、妊娠高血压综合征等并发症。太胖的准妈妈，不能通过药物来减肥，可在医生的指导下，通过调节饮食和适量运动来减轻体重。

1 既要控制热量摄入，又要保证营养均衡。要注意饮食有规律，按时进餐，在睡觉前3个小时内不再进食。可选择热量比较低的水果作零食，不要选择饼干、糖果、瓜子仁、油炸土豆片等热量比较高的食物作零食。

2 避免吃油炸、煎、熏的食物，多吃蒸、炖、烩、烧的食物，少食面制品、甜食、淀粉含量高的食物。主食和脂肪进食量减少后，往往饥饿感较严重，可多吃一些蔬菜水果，注意要选择含糖分少的水果，既缓解饥饿感，又可增加维生素和有机物的摄入。

幸"孕"链接

建议太胖的准妈妈平时要注意锻炼身体，休息时间不宜过长。做到起床后和餐后室外活动20分钟以上，并进行一些力所能及的体力活动。

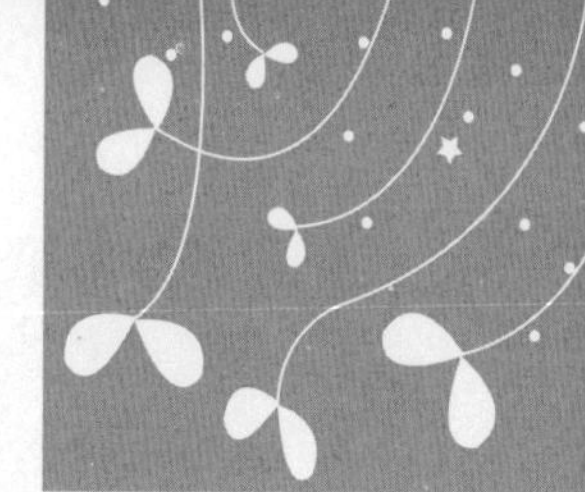

第四章

准妈妈营养新知快递

孕期关键营养素

125 维生素A：打造漂亮胎宝宝

维生素 A 有维护细胞功能的作用，可保持皮肤、骨骼、牙齿、毛发健康生长，还能促进视力和生殖机能良好发展。

● **准妈妈对维生素 A 的需求量**

建议准妈妈每日摄入维生素 A 的量为孕初期 0.8 毫克，孕中期和孕晚期 0.9 毫克，不可过量摄入，长期大剂量摄入维生素 A 可导致中毒，对胎儿也有致畸作用。

● **缺乏维生素 A 对准妈妈和胎宝宝的影响**

准妈妈孕期缺乏维生素 A 可导致流产、胚胎发育不良或胎宝宝生长缓慢，严重时还可引起胎宝宝多器官畸形。

Message

富含维生素 A 的食物有：动物肝脏、鱼肝油、鱼卵、全奶、奶油、禽蛋、芒果、柿子、杏以及胡萝卜、菠菜、豌豆苗、辣椒等黄绿色蔬菜。

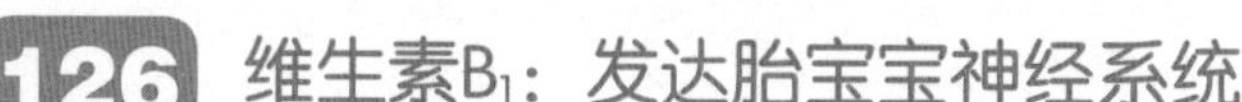

126 维生素B_1：发达胎宝宝神经系统

维生素 B_1 是人体内物质与能量代谢的关键物质，具有调节神经系统生理活动的作用，可以维持食欲和胃肠道的正常蠕动以及促进消化。

准妈妈对维生素 B_1 的需求量	缺乏维生素 B_1 对准妈妈和胎宝宝的影响
准妈妈适当地补充维生素 B_1，可以缓解恶心、呕吐、食欲不振等妊娠反应。每日推荐摄入量为 1.5 毫克。	准妈妈缺乏维生素 B_1，会出现食欲不佳、呕吐、呼吸急促、面色苍白、心率快等症状，并可导致胎宝宝低出生体重，易患神经炎，严重的还会患先天性脚气病。

127 维生素B_2：细胞发育不可少

维生素 B_2 在氨基酸、脂肪和碳水化合物的代谢中起重要作用；可促进细胞发育再生；维持皮肤、毛发、指甲的正常生长；帮助消除口舌炎症以及增进视力等。

● **准妈妈对维生素 B_2 的需求量**

建议准妈妈的维生素 B_2 摄入量为每日 1.7 毫克。

● **缺乏维生素 B_2 对准妈妈和胎宝宝的影响**

准妈妈孕早期缺乏维生素 B_2 会加重妊娠呕吐，影响胎儿神经系统的发育，造成神经系统畸形及骨骼畸形；孕中晚期则容易发生口角炎、舌炎、唇炎等，并可导致早产。

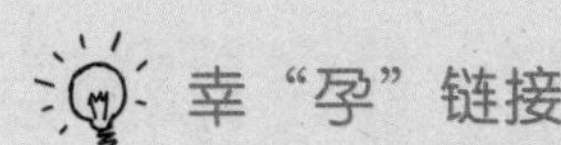

维生素 B_2 广泛存在于奶类、蛋类、各种肉类、动物内脏、谷类、新鲜蔬菜与水果等动植物食物中。只要不偏食、不挑食，准妈妈一般就不会缺乏维生素 B_2。

128 维生素B_6：缓解妊娠反应显功劳

维生素 B_6 主要参与氨基酸的合成和分解，可以调节体液，稳定神经系统，维持骨骼肌肉的正常功能，并有利尿作用。

● **准妈妈对维生素 B_6 的需求量**

建议准妈妈的维生素 B_6 摄入量为每日 1.9 毫克。如长期过量服用维生素 B_6 会使胎儿产生依赖症，出生后容易出现兴奋、哭闹不安、眼球震颤，甚至惊厥。

● **缺乏维生素 B_6 对准妈妈和胎宝宝的影响**

准妈妈孕期适量服用维生素 B_6 可以有效缓解妊娠呕吐，控制浮肿；缺乏维生素 B_6 则会引起神经系统功能障碍、脂溢性皮炎等；并会导致胎宝宝脑结构改变、中枢神经系统发育延迟等。

129 维生素B_{12}：准妈妈不贫血，胎宝宝没缺陷

作为人体重要的造血原料之一，维生素 B_{12} 可促进红细胞发育成熟，预防恶性贫血，并可维护神经系统正常功能，有消除烦躁不安、集中注意力、提高记忆力的作用。

● **准妈妈对维生素 B_{12} 的需求量**

准妈妈每日摄入维生素 B_{12} 的推荐量为 2.6 微克。

● **缺乏维生素 B_{12} 对准妈妈和胎宝宝的影响**

准妈妈缺乏维生素 B_{12} 会导致精神忧郁、头痛、记忆力减退、牙龈出血，严重时可导致妊娠巨幼红细胞性贫血，这种疾病可对胎儿和母亲产生非常不利的影响。

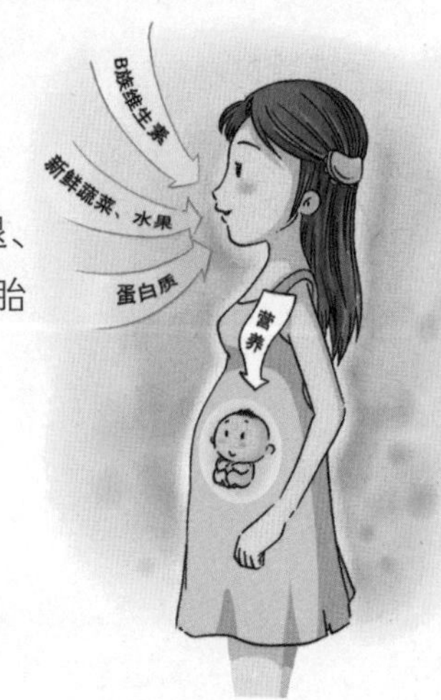

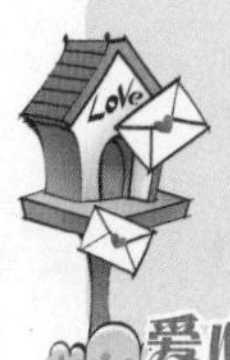

维生素 B_{12} 相当特别，几乎不存在于植物性食物中，只有紫菜和海藻中含有少量，因此素食者最易缺乏维生素 B_{12}。

爱心提示

优孕胎教育婴

130 维生素C：让胎宝宝大脑反应灵敏

维生素 C 又名抗坏血酸，可以促进伤口愈合，增强机体抗病能力，对维护牙齿、骨骼、血管、肌肉的正常功能有重要作用。

● 准妈妈对维生素 C 的需求量

准妈妈孕早期每日应摄入 100 毫克维生素 C，孕中期和孕晚期均为每日 130 毫克，可耐受最高摄入量为每日 1000 毫克。

● 缺乏维生素 C 对准妈妈和胎宝宝的影响

维生素 C 可以提高胎宝宝的脑功能敏锐性，并对胎宝宝的骨骼和牙齿发育、造血系统的健全和机体抵抗力的增强都有促进作用。如果准妈妈孕期严重缺乏维生素 C，则易患坏血病，还可引起胎膜早破、早产、新生儿体重低及增加新生儿死亡率等。

131 维生素D：强健骨骼，健全牙齿

维生素 D 是钙磷代谢的重要调节因子之一，可以提高机体对钙、磷的吸收，促进生长和骨骼钙化，健全牙齿，并可防止氨基酸通过肾脏流失。

● 准妈妈对维生素 D 的需求量

建议准妈妈的维生素 D 摄入量，孕早期为每日 5 微克，孕中期和孕晚期为每日 10 微克，可耐受最高摄入量为每日 20 微克。

● 缺乏维生素 D 对准妈妈和胎宝宝的影响

准妈妈缺乏维生素 D，可导致钙代谢紊乱，骨质软化，胎儿及新生儿的骨骼钙化障碍以及牙齿发育缺陷，并可引发细菌性阴道炎，从而导致早产；严重缺乏时，会使胎宝宝出生后发生先天性佝偻病、低钙血症，或导致胎宝宝牙釉质发育差，易患龋齿。

132 维生素E：养颜又安胎

维生素 E 是一种很强的抗氧化剂，可以改善血液循环、修复组织，对延缓衰老、预防癌症及心脑血管疾病非常有益；另外它还有保护视力、提高人体免疫力、抗不孕等功效。

● 准妈妈对维生素 E 的需求量

准妈妈每日应摄入 14 毫克维生素 E。

● 缺乏维生素 E 对准妈妈和胎宝宝的影响

维生素 E 对准妈妈的主要作用是保胎、安胎、预防流产。缺乏维生素 E 会造成准妈妈流产及早产，使胎宝宝出生后发生黄疸，还可导致准妈妈及胎宝宝贫血；严重时可引发眼睛疾患、肺栓塞、中风、心脏病等。

133 维生素K：止血功臣

维生素K对促进骨骼生长和血液正常凝固具有重要作用。它可以减少生理期大量出血，防止内出血及痔疮，还可预防骨质疏松。

● **准妈妈对维生素K的需求量**

准妈妈每日应摄入14毫克维生素K。

● **缺乏维生素K对准妈妈和胎宝宝的影响**

维生素K缺乏与机体出血或出血不止有关，有"止血功臣"的美称。缺乏维生素K会引起凝血障碍，发生出血症；准妈妈缺乏维生素K易导致流产、死胎，或引起胎宝宝出生后先天性失明、智力发育迟缓及出血疾病。

134 蛋白质：降低流产风险，促进胎宝宝发育

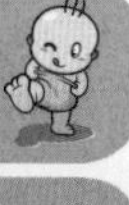

蛋白质是生命的物质基础，大脑、血液、骨骼、肌肉、皮肤、毛发、内脏、神经、内分泌系统等都是由蛋白质组成的，对修补机体组织、维持机体正常代谢、提供热能等有非常重要的作用。

● **准妈妈对蛋白质的需求量**

准妈妈在孕早期（1～3个月）对蛋白质的需要量为每日75～80克，孕中期（4～7个月）为每日80～85克，孕晚期（8～10个月）为90～95克。

● **缺乏蛋白质对准妈妈和胎宝宝的影响**

准妈妈缺乏蛋白质容易流产，并可影响胎宝宝脑细胞发育，使脑细胞分裂减缓、数目减少，并可对中枢神经系统的发育产生不良影响，胎宝宝出生后会发育迟缓、体重过轻，甚至影响智力。

135 脂肪：全面建设胎宝宝心血管和神经系统

脂肪具有为人体储存并供给能量，保持体温恒定及缓冲外界压力、保护内脏等作用，并可促进脂溶性维生素的吸收，是身体活动所需能量的最主要来源。

● **准妈妈对脂肪的需求量**

脂肪可以被人体储存，因此，准妈妈无须刻意增加摄入量，只需要按平常的量摄取即可，每日大约为60克。

● **缺乏脂肪对准妈妈和胎宝宝的影响**

准妈妈需要在孕期为胎宝宝的发育储备足够的脂肪，如果缺乏脂肪，准妈妈可能发生脂溶性维生素缺乏症，引起肝脏、肾脏、神经和视觉等方面的多种疾病，并可影响胎宝宝心血管和神经系统的发育和成熟。

136 碳水化合物：平衡血糖，保肝解毒

碳水化合物是人体能量的主要来源。它具有节省蛋白质、维持脑细胞正常功能、为机体提供热能及保肝解毒等作用。

● 准妈妈对碳水化合物的需求量

碳水化合物一般不易缺乏，但由于孕早期妊娠反应致使能量消耗较大，则应适量地摄入。每日摄入量为 500 克左右。

● 缺乏碳水化合物对准妈妈和胎宝宝的影响

准妈妈缺乏碳水化合物会导致全身无力，疲乏，产生头晕、心悸、脑功能障碍、低血糖昏迷等，同时会引起胎宝宝血糖过低，影响其正常生长发育。

爱心提示

富含碳水化合物的食物有：大米、小米、小麦、玉米、燕麦、高粱、甘蔗、甜瓜、西瓜、香蕉、葡萄、核桃、榛子、胡萝卜、红薯、蜂蜜等。

137 膳食纤维：帮助消化，让准妈妈轻松排便

膳食纤维可以清洁消化壁和增强消化功能，同时可稀释和快速移除食物中的有毒和致癌物质，保护消化道，预防结肠癌；并可将血液中的血糖和胆固醇控制在理想水平。

● 准妈妈对膳食纤维的需求量

准妈妈孕期容易便秘，应多摄入膳食纤维，每日需求量为 20 ~ 30 克。

● 缺乏膳食纤维对准妈妈和胎宝宝的影响

准妈妈缺乏膳食纤维不利于肠胃对营养物质的消化吸收，容易引发便秘和痔疮，使毒素在体内堆积，影响胎宝宝的良好发育。

Message

膳食纤维分可溶性和不溶性两类。可溶性膳食纤维主要在豆类、水果、紫菜、海带中含量较高；而谷类、豆类的外皮、植物的茎叶以及虾皮等多含不溶性膳食纤维。

138 叶酸：胎宝宝发育期，数它最重要

叶酸是一种重要的 B 族维生素，可促进骨髓中幼细胞的成熟。另外，叶酸有杀死癌细胞的作用，是一种天然的抗癌维生素。

● 准妈妈对叶酸的需求量

准妈妈对叶酸的需求量平均每日 0.4 毫克，且在孕前 3 个月就应开始补充。

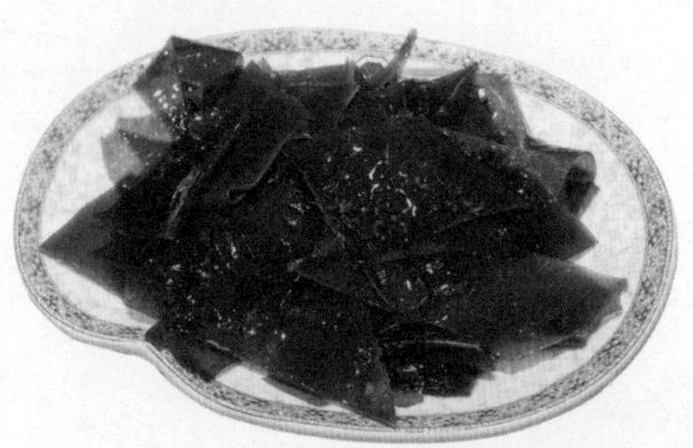

● 缺乏叶酸对准妈妈和胎宝宝的影响

准妈妈缺乏叶酸不仅易患妊娠高血压综合征，还可引起巨幼红细胞性贫血，并导致胎盘发育不良、胎盘早剥，使自发性流产率增高。胎宝宝缺乏叶酸除易导致神经畸形外，还可导致发育迟缓、早产、低出生体重等，其出生后身体发育、智力发育都会受到影响。

幸“孕”链接

富含叶酸的食物有：动物肝肾、鸡蛋、豆类、绿叶蔬菜、水果及坚果类。必要时，准妈妈可服用专用的叶酸制剂以保证充足的摄入量。

139 钙：让准妈妈和胎宝宝骨骼更强壮

钙是构成人体骨骼和牙齿硬组织的主要元素，除可以强化牙齿及骨骼外，还可维持肌肉神经的正常兴奋、调节细胞和毛细血管的通透性和强化神经系统的传导功能等。

● 准妈妈对钙的需求量

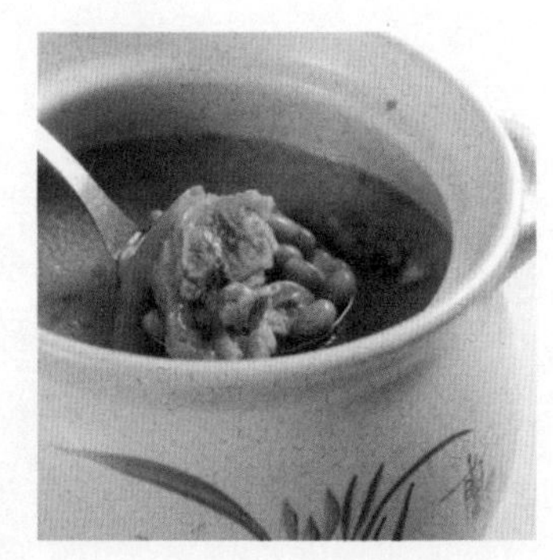

准妈妈要足量地摄取钙，每日 1000~1500 毫克为宜；摄入过量会使胎宝宝头颅发育太硬，自然分娩时头部不易通过产道，导致难产。

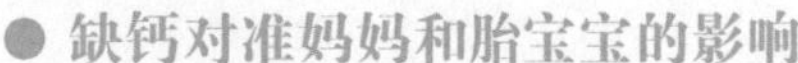

● 缺钙对准妈妈和胎宝宝的影响

准妈妈缺钙可导致小腿痉挛、腰酸背痛、关节痛、水肿，并诱发妊娠高血压综合征；如果严重缺钙，可致骨质软化、骨盆畸形，从而诱发难产。胎宝宝则容易在出生后发生骨骼病变、佝偻病以及新生儿脊髓炎等。

140 铁：准妈妈血气充足，胎宝宝发育更好

铁是构成血红蛋白和肌红蛋白的原料，在红细胞生长发育过程中构成细胞色素和含铁酶，参与氧的运输及能量代谢。

● 准妈妈对铁的需求量

铁在人体中的吸收率较低，因此准妈妈要补充大量的铁才能保证足够的需求量。建议准妈妈每日铁的摄入量为 25 ~ 35 毫克。

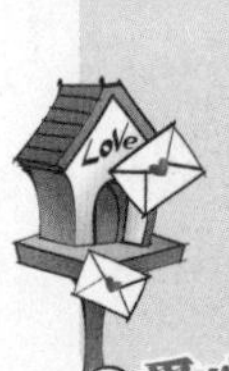

爱心提示

菠菜、瘦肉、蛋黄、鱼类以及动物肝脏、肾脏、全血等含铁量均较高，但因肝脏是毒素富集的部位，所以动物肝脏应尽量少吃。

● 缺铁对准妈妈和胎宝宝的影响

准妈妈缺铁易造成缺铁性贫血，会直接影响到胎宝宝的生长发育，易导致胎宝宝早产及低出生体重。

141 锌：增强食欲，提高免疫力

锌与蛋白质的合成，细胞生长及分裂、分化都有密切的关系，能够促进生长发育和组织再生，对促进性器官和性机能的正常发育、提高机体免疫功能及味觉发育均有重要作用。

● **准妈妈对锌的需求量**

推荐准妈妈的锌摄入量为每日 11.5~16.5 毫克。

● **缺锌对准妈妈和胎宝宝的影响**

准妈妈缺锌会使自身的免疫力降低，容易生病，且会造成味觉和嗅觉异常，食欲减退，消化和吸收不良；并影响胎宝宝的生长，使胎宝宝的心脏、脑、胰腺、甲状腺等重要器官发育不良。

142 碘：甲状腺的“保护神”

碘是人体必需的微量元素之一，能够调节蛋白质的合成和分解，促进糖和脂肪代谢；同时它还可以通过合成甲状腺素来调节机体生理代谢，从而促进生长发育，维护中枢神经系统的正常结构。

● **准妈妈对碘的需求量**

建议准妈妈每日摄入碘 16.5 毫克。

● **缺碘对准妈妈和胎宝宝的影响**

准妈妈缺碘可导致流产、死胎及甲状腺功能减退，并可影响胎宝宝中枢神经系统发育，引起先天畸形、甲状腺肿、克汀病、脑功能减退等。

各种海产品，如海带、紫菜、淡菜、海参、干贝、龙虾、海鱼等含碘量最丰富；碘盐的摄入是补碘的又一重要途径。补碘要注意适量，过量会引起甲亢。

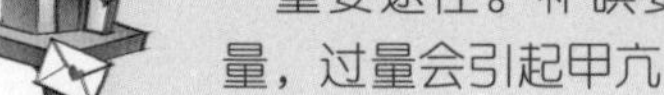

爱心提示

143 硒：降压消肿，防治妊娠高血压综合征

硒是一种微量矿物质，被称为人体微量元素中的“抗癌之王”。硒具有清除自由基、抗氧化、促进糖分代谢、降血糖、提高视力、防止白内障、预防心脑血管疾病、防癌、护肝等作用。

● **准妈妈对硒的需求量**

人体对硒的需求量很少，准妈妈每日只需摄入 50 ~ 200 微克即可。

● **缺硒对准妈妈和胎宝宝的影响**

硒可降低准妈妈的血压，消除水肿，改善血管症状，预防和治疗妊娠高血压综合征，抑制妇科肿瘤的恶变。准妈妈缺硒可引发克山病，诱发肝坏死和心血管疾病，还容易发生早产，严重缺硒时，可发生先兆子痫，导致胎儿畸形。

富含硒的食物有：猪肉、羊肉、鲜贝、海参、鱿鱼、龙虾、动物内脏、大蒜、蘑菇、金针菜、洋葱、西兰花、甘蓝、芝麻、酵母等。

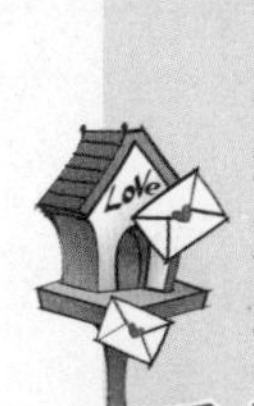

爱心提示

孕期饮食搭配黄金法则

144 孕早期饮食原则

❶饮食要清淡易消化，如馒头、面包、稀饭等，也可适量吃些瘦肉、鱼类、蛋类、面条、牛奶、豆浆、新鲜蔬菜和水果，避免吃油煎、炒、炸、辛辣刺激等不易消化的食物。

❷少量多餐，除3次正餐外，可另加2～3次辅食。晚上孕吐较轻时，可适当增加食量。

❸食物可以稍微放凉后再吃，因为冷食比热食气味小，避免加重孕吐。

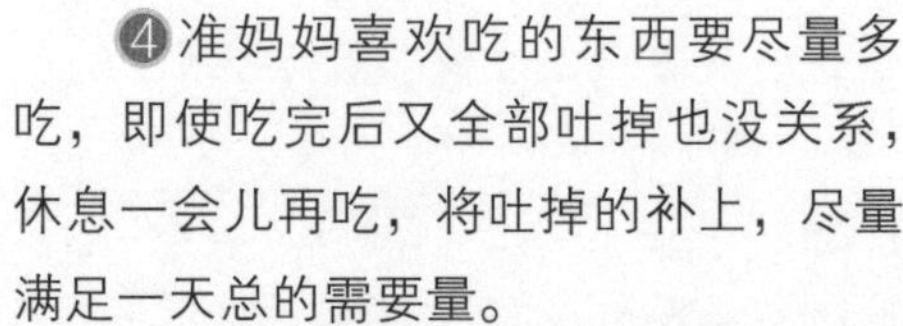

❹准妈妈喜欢吃的东西要尽量多吃，即使吃完后又全部吐掉也没关系，休息一会儿再吃，将吐掉的补上，尽量满足一天总的需要量。

❺早孕反应较轻的准妈妈也无须刻意吃太多，只要保证正常饮食即可，否则会使体重增长过快。

爱心提示

孕吐严重的准妈妈，可在医生指导下适当服用维生素B_1和维生素B_6，以增进食欲，缓解不适。

145 孕中期饮食原则

增加碳水化合物的摄入量：碳水化合物可以为胎宝宝的生长提供大量必需的热能，同时还可以节省蛋白质，经济而有效。

增加动物性食品的摄入：动物性食品含有丰富的优质蛋白质，是准妈妈和胎宝宝组织生长的物质基础，要加大摄入量；动物内脏，尤其是肝脏，含有丰富的铁质等维生素和无机盐，建议准妈妈每周食用一次。

增加植物油的摄入：植物油中的脂肪酸对胎宝宝的大脑发育十分有益，准妈妈要增加烹调用油量，如花生油、豆油、葵花子油、橄榄油等。

合理烹调，减少营养流失：对食材进行烹调时，避免温度过高、时间过长，以免维生素大量流失。

Message

孕中期的主要营养素为碘、锌、钙、维生素D，准妈妈要多吃动物性食品、牡蛎、口蘑、芝麻、虾米、海带、紫菜、豆腐、牛奶等，以满足营养需求。

146 孕晚期饮食原则

饮食原则一

补充足量的钙质和铁质，以助胎宝宝的牙齿、骨骼很好地钙化及预防准妈妈贫血，可以多吃海带、紫菜、虾米、芝麻、肉类、蛋类、鱼类等。

饮食原则二

增加植物性蛋白质的摄入量，如豆类及豆制品。

饮食原则三

减少含糖量高的食物的摄入量，如水果、白糖、蜂蜜等，以免胎宝宝长得过大，影响顺利分娩。

饮食原则四

多吃营养价值高的食物，如动物性食品；少吃营养价值低的食物，如油炸食品、膨化食品等。

幸“孕”链接

准妈妈在孕晚期多吃鱼可以促进胎宝宝的生长发育。

147 少吃多餐，均衡营养

怀孕后就不是只为一个人在吃了，而是要同时摄入可以满足两个人的营养，因此，准妈妈的饮食量势必要加大，但是准妈妈的肠胃功能相对较弱，再加上孕早期会有恶心、呕吐、食欲不振等妊娠反应，所以每顿饭更不能吃得太多，否则会因为消化不良而影响营养物质的吸收，还有可能加重妊娠反应。

因此，准妈妈首先要保证3顿正餐吃好，米、面、肉、蛋、奶、鱼、蔬菜等各类食物都要兼顾，在此基础上再适当增加2～3顿副餐，副餐的内容可以灵活安排，可以是水果，也可以是有营养的小点心。

148 荤素搭配，营养加倍

荤食是指鱼、肉、内脏、鸡蛋、牛奶、虾等动物性食物。荤食富含优质蛋白质、磷脂、无机盐等人体健康必需营养物质。但荤食含胆固醇也较多，长期大量摄入胆固醇容易引起动脉硬化，增加患心血管疾病的风险。

素食是指各种蔬菜、豆制品、谷类、水果等植物性食物。素食中的蛋白质多为不完全蛋白质，含量少、质量差，不能满足人体的需要。但素食中含有较多的维生素、纤维素、糖等，

Message

根据《中国居民膳食指南》，每日膳食结构为：谷物豆类、蔬菜水果类与肉食之比为5:2:1，归纳起来，植物性食物与动物性食物最佳比值为7:1。

这些又是荤食较缺乏的。纤维素有利于清除血管壁上的胆固醇，并促使肠蠕动，及时排除体内的废物。

因此，准妈妈的每日饮食要荤素搭配，做到营养互补。同时，荤素搭配还可以保证脂溶性和水溶性维生素摄入平衡与充足及钙磷处于最佳吸收比例。

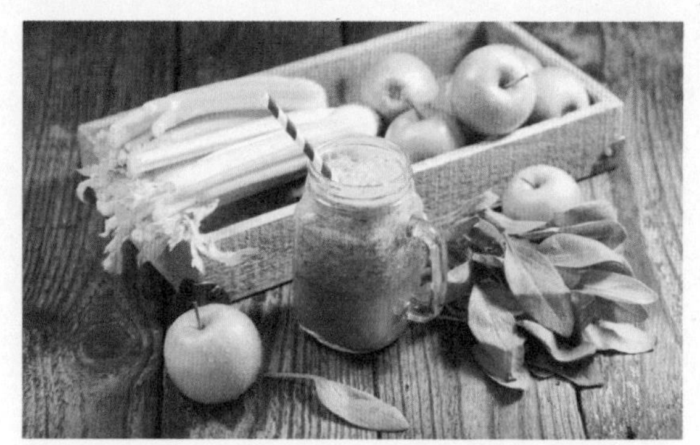

149 水果吃多少刚刚好

水果普遍含糖量较高，其中的葡萄糖、果糖经胃肠道消化吸收后可转化为中性脂肪，如果吃得太多，会导致准妈妈体重增长过快，胎宝宝过大，从而增加顺产的难度，同时还会使准妈妈体内糖代谢紊乱，患上妊娠糖尿病，危害准妈妈和胎宝宝的健康。

因此，准妈妈要控制水果的摄入量，每天不要超过500克，同时尽量选择含糖量较低的水果，如桃子、柚子、苹果、梨、橘子等，少吃或不吃含糖量高的水果，如猕猴桃、葡萄、熟香蕉等。同时还要适量运动，以加速体内糖代谢。

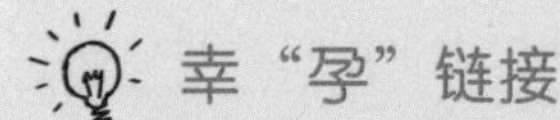

幸“孕”链接

吃水果的最佳时间是饭前1小时和饭后2小时，尽量不要在晚上睡觉前吃水果，以免充盈肠胃，影响睡眠。

150 粗细兼备，解“秘”又降糖

精米、精面从口味上来说要比粗粮好吃、可口，但从营养上来说粗粮的营养价值比精米、精面要高一些。

比如说，稻米和小麦的营养成分大部分集中在胚芽、糠麸中，而经过精细加工，营养素的损失很大，尤其是维生素 B_1 和维生素 E，这两种维生素对人体有相当重要的作用，是人体健康所必需的。还有些杂粮如玉米、小米、高粱等，虽然其蛋白质质量不如米、面，但含有较多胡萝卜素、维生素 B、多种矿物质等，这些营养素都是胎宝宝生长发育所不可或缺的。

另外，粗粮中还含有较多的纤维素，能吸收水分和肠道内的有毒物质，促进肠道蠕动，对缓解准妈妈便秘很有帮助。同时，粗粮中的纤维素在消化代谢过程中能使血糖波动较小，在一定程度上可以降低血糖。

过量食用粗粮会影响蛋白质、无机盐及某些微量元素的吸收，易导致心脏、骨骼等脏器功能及造血机能发展缓慢。粗粮与细粮的最佳比例是3∶2。

爱心提示

151 每日饮食，兼顾“五色”

所谓“五色”，是指白、黄、红、绿、黑五种颜色的食物。每日饮食尽量将五种颜色的食物搭配齐全，做到营养均衡。

白色食物 白色食物含纤维素及抗氧化物质，具有提高免疫力、防癌和保护心脏的作用。如大米、白面，以及白菜、白萝卜、冬瓜、菜花、竹笋、莴笋等蔬菜。

黄色食物 黄色食物含有丰富的胡萝卜素及维生素 C，具有健脾护肝、保护视力及美白皮肤等作用。常见的黄色食物有玉米、大豆、南瓜、柿子、黄花菜、橙子、柚子等。

红色食物 红色食物可减轻疲劳、稳定情绪、增强记忆，如红肉、红辣椒、胡萝卜、红枣、洋葱、番茄、草莓、苹果等。

绿色食物 绿色食物富含纤维素，堪称肠胃的“清道夫”。主要指各种绿叶蔬菜，还包括绿豆、茶叶等。

黑色食物 如黑豆、黑芝麻、黑糯米、黑木耳、香菇、乌鸡等。

Message

口味重的准妈妈，应少吃酱油、火腿、牛肉干等，避免钠摄入过多发生孕期细胞内脱水，出现口渴等症状。

152 精挑细选，只胖胎儿不胖妈

准妈妈的饮食需要精挑细选，选对食物既可以满足食欲、保证营养，又不会使体重增长太快。

低脂酸奶 酸奶富含钙和蛋白质，即便是患有乳糖不耐受症的准妈妈，也能够消化吸收，而且还可以润肠通便。

脱脂牛奶 因为滤去了脂肪，准妈妈不用担心会长胖，而且还可以满足对钙质的需求。

麦片 麦片富含维生素及膳食纤维，可以促进胃肠蠕动及降低胆固醇。以不含糖类或其他添加成分的天然麦片为佳。

柑橘 柑橘类的水果富含维生素 C、叶酸和纤维，而且含有大量的水分，能缓解因缺水造成的疲劳。

坚果 坚果可以迅速补充能量并让准妈妈饿得不那么快。坚果虽然含有较多的脂肪，但只要控制摄入量便没有问题，每天 28 克左右即可。

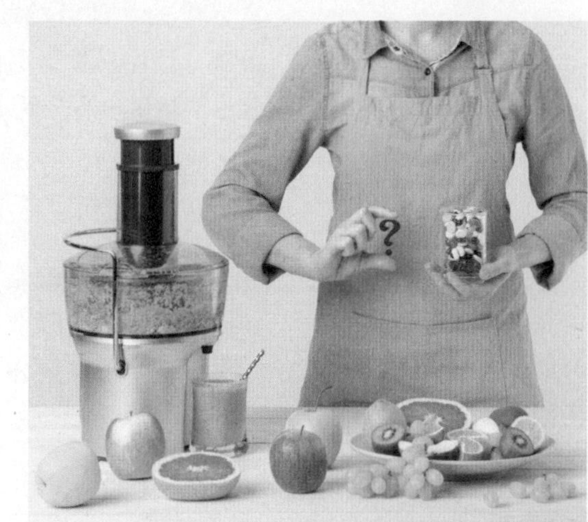

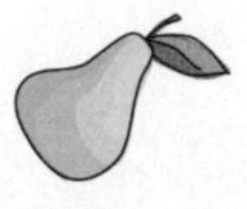
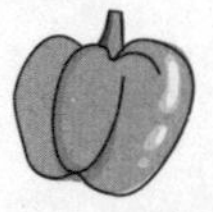
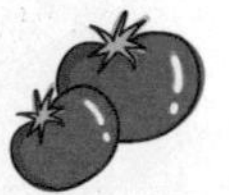

153 健康饮水，谨遵六条原则

❶ 不要等到口渴才喝水。口渴说明细胞脱水已经达到了一定程度，体内水分已经失衡，是缺水的结果而不是开始。

❷ 一次不要喝太多的水，否则会使胃液稀释，导致胃肠吸收能力减退。每隔 1 ~ 2 小时喝一次水，每次 200 毫升左右为宜。

❸ 不喝没有烧开的自来水。

❹ 不喝久沸或反复煮沸的水。这样的水中，亚硝酸根离子以及砷等有害物质的浓度很高。

❺ 纯净水是去除了对人体有益的微量元素和矿物质的水，不宜长期饮用。

❻ 在热水瓶中储存超过 24 小时的开水会产生大量对身体有害的亚硝酸盐，不宜喝。

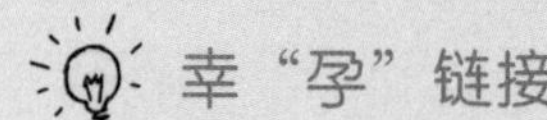

幸“孕”链接

早晨起床后喝一杯温开水，可以补充睡眠中流失的水分，还能降低血液黏稠度，使血管扩张以促进血液循环。

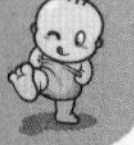

154 钙质“克星”，别让补钙成徒劳

有些食物会影响人体对钙质的吸收，准妈妈要认清并避开这些钙质的“克星”，以保全自己的补钙成果。

1 草酸：菠菜、竹笋等蔬菜中含有的草酸会与钙质结合形成不易吸收的草酸钙。食用这类蔬菜时，先用开水焯一下，去掉涩味后再烹调。

2 植酸：大米、白面中含有植酸，与钙质结合会形成植酸钙镁盐。温水浸泡可将大米中的大部分植酸分解；而面粉发酵后，其中的植酸也会分解。

3 磷酸：碳酸饮料、咖啡、汉堡、比萨饼、炸薯条等食物中所含的大量的磷会将钙质“挤”出体外。

4 盐：盐中所含的钠会影响钙质吸收，因此，准妈妈的饮食还是以清淡为宜。

5 脂肪酸：油脂类食物会使钙的吸收率降低。准妈妈要避免吃过于油腻的东西。

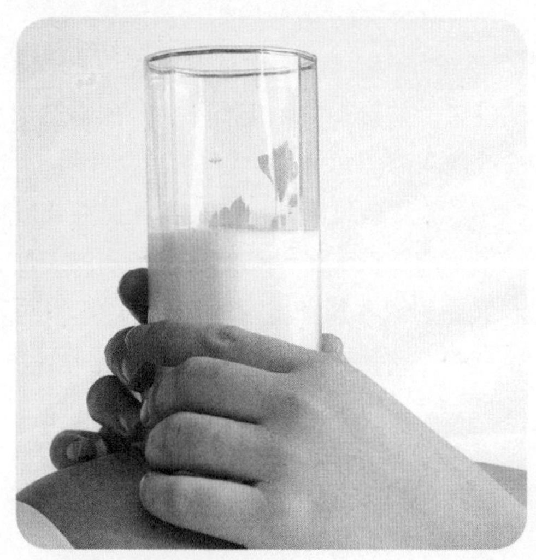

食补食疗常识

155 合理进补，重质别过量

有些准妈妈怀孕后怕胎宝宝得不到足够的营养，于是每天鸡鸭鱼肉、水果蔬菜没有节制地乱吃一气，这样做可能会适得其反。

吃得太多会加重肠胃的负担，引起各种肠胃不适，而且摄入和消耗的不均衡会使过剩的营养物质在体内堆积，导致肥胖。肥胖会使准妈妈患上妊娠高血压综合征、妊娠糖尿病等并发症的概率增加，而且还有可能导致胎宝宝过大，增加分娩的难度。

因此，准妈妈在孕期不可盲目进补，首先要弄清楚自己体内缺乏哪类营养物质，然后再相应地进行补充。比如说，准妈妈普遍会缺乏叶酸，那么富含叶酸的食物就可适当多吃。而对于孕前体形就偏胖的准妈妈来说，可能就不需要补充过多的脂肪。也就是说，准妈妈要根据自己的身体状况来制订合理的进补计划，不可盲目跟风。

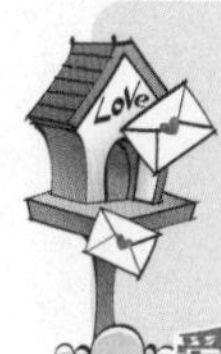

为了满足胎儿的生长需要，准妈妈每天的热量只需要比孕前增加1255.76千焦。25克主食、一个苹果、一个鸡蛋所含的热量均为376.73千焦。

爱心提示

156 准妈妈吃鱼有哪些讲究

鱼类含有丰富的蛋白质、维生素 A、维生素 D 及 DHA 等营养素，是准妈妈餐桌上必不可少的美味。但是，鱼要吃得既健康又营养，还是有讲究的哦。

鱼类选择 准妈妈可以选择石斑鱼、秋刀鱼、多宝鱼、鲫鱼、鲤鱼、鲢鱼等。

烹调搭配 鱼和豆腐搭配可以使两者的氨基酸互补，还可以使钙的吸收率提高 20 多倍；做鱼时加入大蒜和醋，可以杀死鱼皮上的嗜盐菌，并可软化骨刺，促进钙、磷的吸收。

另外，烹调淡水鱼时尽量采取水煮方式，同时要经常变换鱼的品种，不要在一段时间内只吃一种鱼，还要注意不要吃生鱼，以免鱼身上的细菌和寄生虫进入体内。

Message

买鱼时，要看鱼体颜色是否鲜亮、鱼鳃是否鲜红而清晰、肉质是否结实有弹性以及有无异味等，以免买到变质鱼。

157 补脑食物怎么吃

核桃

众所周知，核桃是补脑佳品，可以生吃，也可以和芝麻、白糖一同炒着吃，还可以捣碎了，在熬粥或炒菜时加入少许。但也不宜多吃，每天 3 ~ 5 个即可。

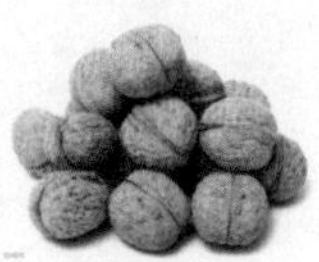

花生

花生具有补血、健脑的作用。最好的吃法是用水煮，这样可以最大限度地保留它的营养成分及药用成分。

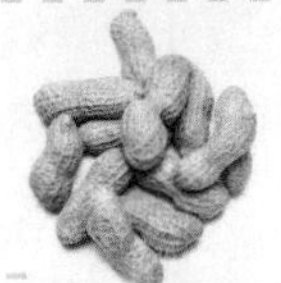

洋葱

洋葱可以改善大脑供血供氧状况，具有醒脑益智的功效。洋葱的吃法很多，可以作主菜也可以作配菜，可以炒也可以熬汤，但要注意不要做得太熟。

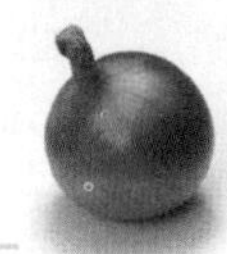

菠萝

菠萝含有丰富的维生素 C 和锰，可以提高记忆力。菠萝可以生吃，也可以入菜，还可以将芯掏空，填入糯米，制成菠萝饭。

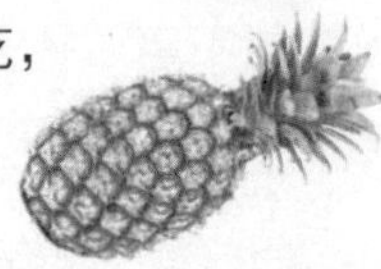

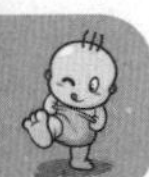

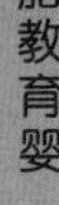

158 补品补药，遵医嘱服用更安全

有些准妈妈怕日常的饮食不能满足胎宝宝生长发育的需要，于是就通过各种各样的补品补药进行大补。这样的心情可以理解，但做法实在不可取。

对于身体健康、营养基本不缺乏的准妈妈来说，只要日常饮食能够做到全面均衡，就基本上可以满足胎宝宝的营养需求，如果不顾实际情况滥补，反而会影响正常饮食的摄取和吸收，甚至会引起整个机体的内分泌失调。另外，准妈妈如果服用了某些含激素较多的补品补药，就会干扰胎宝宝的正常发育进程，给胎宝宝带来不良影响，严重的还有可能危及生命。另外，像人参、桂圆、黄芪等甘温补品极易助火动胎，很可能造成早产。

因此，准妈妈千万不可滥用补品补药，如果觉得自己需要食用，应先向医生咨询，听从医生的建议。

幸“孕”链接

准妈妈在选择营养品时需十分谨慎，要选择权威机构专门向孕产妇推荐的科技含量高的营养品。

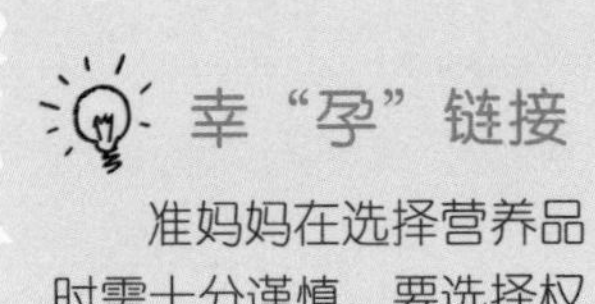

159 怎样选择叶酸补充剂

准妈妈应选择得到国家卫生部门批准的、预防胎宝宝神经管畸形的叶酸增补剂，每日推荐摄入量为 0.4 毫克。

叶酸片在饭后半小时服用最好。这时候肠胃的消化功能已经完全启动，人体对叶酸成分的吸收也更充分。

爱心提示

市面上售卖的叶酸增补剂因品牌、包装、制剂类型不同，每片叶酸含量也有所差异，应遵医嘱定时定量服用，切不可擅自增减剂量。长期大剂量服用叶酸片对准妈妈和胎宝宝会产生不良的影响。

160 准妈妈该怎样选择钙片

① 应该选择由国家卫生部门批准的、品牌好、信得过的优质钙产品。注意查看产品的外包装，主要查看生产日期、有效期限以及生产批号等。

② 钙片的体积不宜大，也不宜太小。准妈妈因为妊娠反应或者腹部逐渐增大会导致食欲下降，钙片太大则难以服下，过小又会增加服用次数，对肠胃都会造成刺激。

③ 在常见的几种钙制剂中元素钙的含量差别很大，依次为碳酸钙含 40%、碳酸氢钙含 23.3%、枸橼酸钙含 21%、乳酸钙含 13%、葡萄糖酸钙含 9%。

④ 研究表明，各种钙剂在人体的吸收率为 28% ~ 39%。如果厂商宣传吸收率过高，则是虚假的广告。

161 准妈妈服用补铁剂的注意事项

① **注意选择易吸收的补铁剂**。建议准妈妈选择硫酸亚铁、碳酸亚铁、富马酸亚铁、葡萄糖酸亚铁，这些铁剂属二价铁，容易被人体吸收。准妈妈需要在医生指导下正确服用铁剂。

② **铁剂对胃肠道有刺激作用**。铁剂会引起恶心、呕吐、腹痛等，应在饭后服用为宜。反应严重者可停服数天后，再由小量开始，逐渐增至所需剂量。若仍不能耐受，可改用注射剂。

③ **维生素 C 可以促进铁的吸收**。建议准妈妈在服铁剂时，补充适当的维生素 C，同时避免食用浓茶和中药煎剂等影响铁剂吸收的饮食。

Message

铁剂易与肠内的硫化氢结合成硫化铁，使肠蠕动减弱，引起便秘，并会致使患者排出黑色粪便，这些都是正常的，准妈妈不必紧张。

162 准妈妈应慎用中药进补

准妈妈应禁用和慎用的中药概括起来为：活血化瘀药、行气祛风药、苦寒清热药、凉血解毒药。准妈妈禁用的中药、中成药有：

中药：巴豆、牵牛、芫花、甘遂、商陆、大戟、水蛭、虻虫、莪术、三棱、大黄、芒硝、冬葵子、木通、桃仁、蒲黄、五灵脂、没药、苏木、皂角刺、牛膝、枳实、附子、肉桂、干姜等。

中成药：十枣丸、舟车丸、麻仁丸、润肠丸、槟榔四消丸、九制大黄丸、清胃和中丸、香砂养胃丸、大山楂丸、活络丸、天麻丸、伤湿止痛膏、囊虫丸、驱虫片、化虫丸、利胆排石片、胆石通、结石通、七厘散、小金丹、脑血栓片、云南白药、三七片、六神丸、牛黄解毒丸、败毒膏、消炎解毒丸、祛腐生肌散、疮疡膏、百毒膏、消核膏、白降丹等。

163 怀双胞胎的准妈妈该怎么吃

一般而言，怀双胞胎的准妈妈大约需比一般准妈妈增加 10% 的膳食摄入，包括主食、肉类和蔬果等。此外，双胞胎准妈妈还应注意以下营养补充：

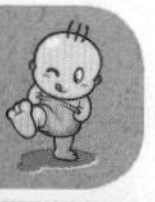

1 准妈妈一般都有生理性贫血，在双胎妊娠时更为突出。双胞胎准妈妈的血流量比平时高出 70% ~ 80%，双胎妊娠合并贫血发病率约为 40%，所以，双胞胎准妈妈尤其要注意多吃含铁较多的食物，如猪肝和其他动物血，以及白菜、芹菜等。

2 双胞胎准妈妈要多补钙。一个人吃、三个人补的双胞胎准妈妈，将需求更多的钙质来满足自己和两个胎宝宝的生长发育。准妈妈平时要多喝牛奶，多吃各种新鲜蔬菜、豆类、鱼类和鸡蛋等营养丰富的食物。

爱心提示

双胎妊娠时易患妊娠高血压综合征，因此，准妈妈平时在饮食上要适当控制食盐的摄入，并保障充分的睡眠和休息。

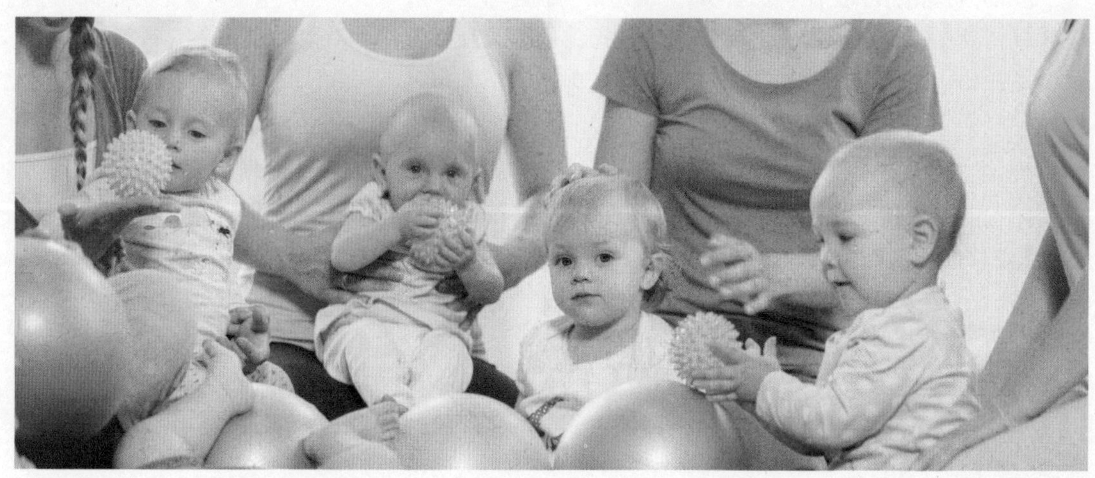

164 易便秘的准妈妈，吃啥能通便

易便秘的准妈妈可以适当吃一些富含膳食纤维的食物，促进肠道蠕动，缓解便秘，如蔬菜、粗粮等，另外还要多喝水。一些通便的食疗方法效果也不错，准妈妈值得一试。

牛奶鸡蛋饮：将一只鸡蛋打入250毫升牛奶中搅匀、煮沸，放置温热后加入少许蜂蜜。每日晨起后饮用。

土豆汁：新鲜土豆250克，洗净去皮后榨汁。每日晨起后空腹饮用15毫升。

蜂蜜盐水汤：蜂蜜30克、食盐6克，用温开水冲匀即成。每日早、晚各1次。

165 准妈妈发生水肿时可以吃哪些食物

冬瓜 冬瓜含有丰富的营养素和无机盐，可以清热泻火、利水渗湿。做成口味清淡的冬瓜海米汤、冬瓜丸子汤等，最适合准妈妈食用。

西瓜 西瓜具有清热解暑、利尿消肿的作用，准妈妈可以适量食用。不过西瓜含糖量高，因此有糖尿病的准妈妈要少吃。

鲫鱼 鲫鱼具有安五脏、利水湿等功效，可以改善血液的渗透压，合理调整体内水的分布。

红豆 红豆具有清热除湿、消肿解毒的功效，且钾含量高，可以降血糖、降血脂。准妈妈可以用红豆煮水或熬粥喝。

166 助产食物有哪些

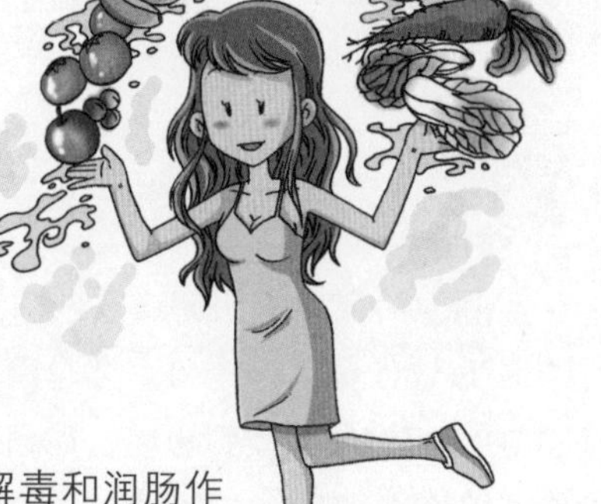

豆芽：黄豆芽、绿豆芽都可以，之所以被列入助产食物，是因为它能够发芽，贵在“生发”，其中所含多种维生素能够消除身体内的致畸物质，并且能促进性激素的生成。

海带：其中蕴含的胶质能促使体内的放射性物质随大便排出，从而减少诱发人体功能异常的物质的积累。

海鱼：含多种不饱和酸，不但能够增强身体的免疫力，还可以补脑益智。

畜禽血：鸡、鸭、鹅、猪等动物血液中含有一种具有解毒和润肠作用的物质，可与侵入人体的粉尘、有害金属元素发生化学反应，促进人体将不易被人体吸收的废物排出体外。

孕期食物宜忌常识

167 为什么准妈妈嗜酸

有研究表明，准妈妈嗜酸实际上是胎宝宝吸收营养的一种表现。

在怀孕 2 ~ 3 个月时，胎宝宝骨骼开始形成，构成骨骼的主要成分是钙，要使钙盐形成骨质，需要酸性物质的参与。铁是人体不可缺少的微量元素，是准妈妈、胎宝宝制造血红蛋白必需的原料，但铁元素只有在酸性环境下才能被吸收。人体吸收维生素 C 也需要酸来调剂，否则维生素 C 就会流失。而此时，却有不少准妈妈的胎盘会分泌出一种绒毛膜促性腺激素，这种物质能抑制胃液分泌，使胃液减少、消化酶活力降低。为了满足胎宝宝对钙、铁等营养素的需求，母体便通过嗜酸来增加这些营养物质的吸收，这就是准妈妈嗜酸的原因。

Message

准妈妈应尽量少吃米醋、腌制的酸菜及酸性较大的刺激性食物等，这些对准妈妈和胎宝宝的健康都不利。

168 准妈妈宜吃哪些酸味食物

酸味能刺激胃液分泌，提高消化酶的活性，促进胃蠕动，有利于食物的消化和各种营养素的吸收，所以怀孕后吃些酸味的食物有利于胎宝宝和准妈妈的健康。但并不是只要是酸味就一定是好的食物。

1. 最好选用一些带酸味的新鲜瓜果，这类食物含有丰富的维生素 C，维生素 C 可以增强准妈妈身体的抵抗力，促进胎宝宝正常生长发育。如西红柿、青苹果、橘子、草莓、酸枣、葡萄、樱桃、杨梅、石榴等都是不错的选择。
2. 可以多喝一些酸奶，酸奶富含钙、优质蛋白质、多种维生素和碳水化合物，还能帮助人体吸收营养，排出有毒物质，不但营养价值高，而且对厌食症状有一定的治疗作用。

169 为什么准妈妈不宜多吃辛辣食物

辛辣食物常常会引起正常人的消化功能紊乱，如胃部不适、消化不良、便秘、痔疮等。怀孕后随着胎儿的长大，准妈妈的消化功能和排便都受到影响，如果准妈妈始终保持着进食辛辣食物的习惯，那么一方面会加重准妈妈的消化不良和便秘或痔疮的症状，另一方面也会影响准妈妈对胎儿营养的供给，甚至增加分娩的困难。因此，在计划怀孕前3~6个月就应少吃辛辣食物。

幸“孕”链接

常见的辛辣食物，除了辣椒之外，还包括大蒜、胡椒、茴香、韭菜、甚至酒等，这些食物准妈妈都应少吃。

170 准妈妈每周宜吃2次海带

海带富含碘、钙、磷、硒等多种人体必需的微量元素，其中钙含量是牛奶的 10 倍，含磷量比所有的蔬菜都高。海带还含有丰富的胡萝卜素、维生素 B_1 等维生素，有防治肥胖症、高血压、水肿、动脉硬化等功效，故有“长寿菜”之称。

海带不仅是准妈妈最理想的补碘食物，还是促进胎宝宝大脑发育的好食物。这是因为准妈妈缺碘使体内甲状腺素合成受影响，胎宝宝如不能获得必需的甲状腺素，会导致脑发育不良、智商低下。即使出生后补充足够碘，也难以弥补先天造成的智力低下。

最适合准妈妈的海带吃法是与肉骨或贝类等清煮做汤，清炒海带肉丝、海带虾仁，或与绿豆、大米熬粥，还有凉拌也是不错的选择。

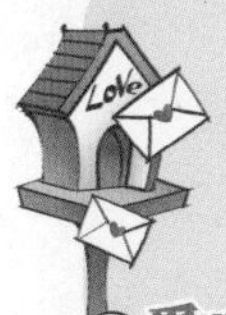

爱心提示

在用海带煮汤时需注意，海带要后放，不加锅盖，大火煮5分钟即可。炒海带前，最好先将洗净的鲜海带用开水焯一遍，这样炒出来的海带才更加脆嫩鲜美。

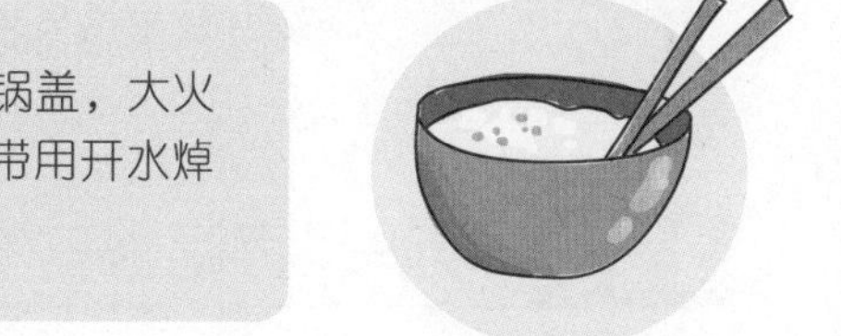

171 准妈妈宜吃哪些杂粮

小米 小米有滋阴补虚、健脾养肾、除湿利尿之用。孕吐时食用小米粥，对减轻恶心、呕吐非常有用。

糯米 糯米味甘性温，能暖补脾胃、益肺养气。糯米比大米性黏，消化得慢一些，因此脾胃虚弱者不宜多食，以免引起胃胀与消化不良。

燕麦 燕麦味甘性平，有健脾益气、补虚止汗、养胃润肠的功能，经常食用有降血脂、调节血糖、防止便秘的作用。

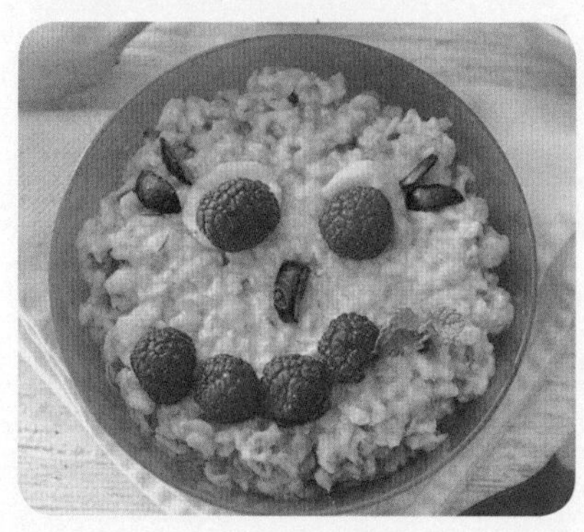

荞麦 荞麦味甘性凉，有开胃宽肠、下气消积的功效，可用于大便秘结、湿热腹泻等。建议用荞麦面代替一般面条，也可在早餐或加餐时将荞麦粉冲入牛奶中食用。

高粱 高粱性温味甘涩，有健脾胃、消积止泄之用。当准妈妈消化不良、脾胃气虚、大便偏稀时，可以适当食用。

红薯 红薯味甘性平，有补脾养心、益气通乳、去脏毒之用，能促进肠道蠕动，刺激排便。但红薯中糖类较其他粮食多，妊娠糖尿病患者不宜多食。

172 准妈妈宜吃哪些坚果

腰果

腰果的营养丰富，含蛋白质达21%，含油率达40%，各种维生素含量都很高。因此，准妈妈应每天摄入5～8粒(10～16克)的腰果。腰果对准妈妈具有补充体力和消除疲劳的良好功效，还能使干燥的皮肤得到改善。同时还可以为准妈妈补充铁、锌等。

核桃

核桃有补气养血、补肺润肠的作用。1千克核桃仁相当于5千克鸡蛋或9千克鲜牛奶的营养。核桃营养成分的结构对于胎宝宝的脑发育非常有利。准妈妈每天应吃2～3个核桃。

葵花籽

葵花籽富含亚油酸，促进脑发育，同时也含有大量维生素E，促进胎宝宝血管生长和发育，还有增强黄体酮的作用，有助于安胎。葵花籽还含有丰富的镁，对稳定血压和维持神经系统功能有重要作用，准妈妈每晚吃适量葵花籽可起到安眠的作用。

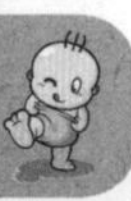

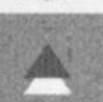

173 准妈妈宜吃哪些零食

谷类食物：如全麦面包或者燕麦片等，这是加餐的基础。

牛奶或酸奶：准妈妈每天可以饮用500毫升牛奶，建议分两次喝完。早上喝一杯，临睡之前喝一杯。

新鲜水果：准妈妈每天可食用的水果量以不超过500克为宜，并且应尽量少吃含糖量丰富的水果，以免肥胖。

坚果：坚果是准妈妈补充微量元素的良好食物。但不论哪种坚果，每天的进食量也不易过多。

174 准妈妈为什么不宜多吃盐

食盐的主要成分是氯化钠。钠是人体生命活动中不可缺少的物质，但摄入过量则会影响身体健康。

如果准妈妈多吃盐，就会加重水肿且使血压升高，甚至引起心力衰竭等疾病。由于钠离子是亲水性的，会造成体内水的潴留，导致准妈妈水肿。食用过多的钠会增加患妊娠高血压综合征的风险。

但是如果长期低盐或者不能从食物中摄取足够的钠时，就会使人食欲不振、疲乏无力、精神萎靡，严重时发生血压下降，甚至引起昏迷，还会导致体内水分减少，血液也会变得黏稠，流动缓慢，以致养料不能及时地输送到身体的各个部位，废物也不能及时地排出体外。时间一长，对身体有害。

175 为什么准妈妈不能喝含咖啡因的饮料

首先，从受孕角度来说，咖啡因能影响女性生理变化，改变女性体内雌、孕激素的比例，从而间接抑制受精卵在子宫内的着床和发育。

而对于孕期的准妈妈而言，咖啡因会减慢胎盘的血液循环，导致胎儿代谢异常。研究表明，如果准妈妈每日摄入咖啡因超过150毫克，会增加流产和婴儿体重不足的危险。所以，建议准妈妈整个孕期都要少喝或不喝含咖啡因的饮料，如咖啡、浓茶、可乐等。

Message

除了影响胎儿发育，咖啡因还会因为提神作用而使准妈妈的神经保持兴奋状态，容易导致准妈妈失眠。

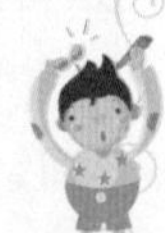

176 准妈妈不宜吃哪些鱼

❶稻田或者紧靠稻田的塘、堰养殖的鱼不要吃。稻田水中的农药或杀虫剂会潜入鱼体而蓄积起来。其中，鱼头的危险性最大，准妈妈更要避开。

❷矿厂尤其是化工厂附近水域里的鱼不能吃。工业废气、废水、废渣会使鱼肉中镉、铅、汞等重金属含量增加。

❸咸鱼。咸鱼蕴藏有大量的二甲基亚硝酸盐，进入体内可以转化成致癌性很强的二甲基亚硝胺，增加胎宝宝出生后的患癌危险。

❹出现腐败迹象的鱼类。一些鱼腐败后，会分解形成大量组胺，诱发强烈的变态反应。

❺避免吃鲭鱼、旗鱼及方头鱼，因为这三种鱼的汞含量可能会影响胎宝宝大脑的生长发育。

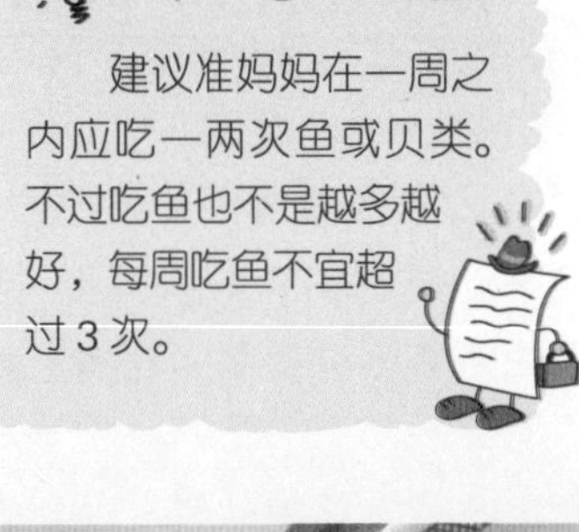

幸“孕”链接

建议准妈妈在一周之内应吃一两次鱼或贝类。不过吃鱼也不是越多越好，每周吃鱼不宜超过3次。

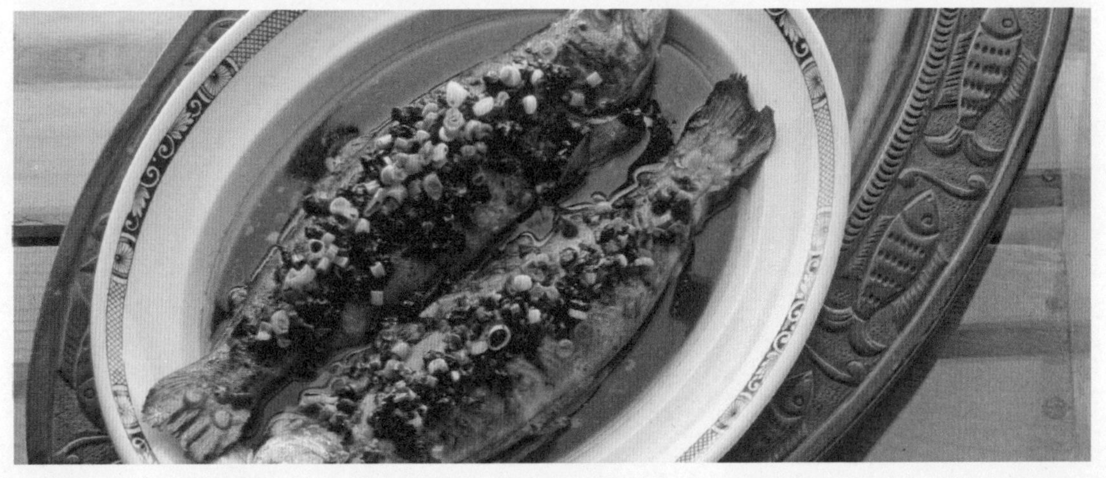

177 准妈妈宜吃哪些肉

鱼肉：鱼肉不仅含有优质蛋白质，适量的脂肪，丰富的维生素、无机盐，还含有多不饱和脂肪酸——二十碳五烯酸，对流产、早产和胎宝宝发育迟缓都有预防的作用。

鸡肉：鸡肉比较嫩，脂肪分布均匀，容易消化和吸收，味道也很鲜美，蛋白质含量高而且脂肪含量较低，仅为2.5%，因此，准妈妈可以多选择鸡肉，熬汤、炒菜都可以。

牛肉：牛肉中不仅含有丰富的蛋白质、铁和铜，而且B族维生素含量也很高，脂肪含量相对较低，因此也是准妈妈餐桌上不错的选择。

猪肉：猪肉富含优质蛋白质和脂肪酸，还可提供血红素和促进铁吸收的半胱氨酸，能改善缺铁性贫血。准妈妈可适量食用。

> 建议准妈妈少吃罐头肉、腌肉或是火腿、香肠。因为经过加工的肉类中B族维生素损失比较多，而且还可能含有亚硝酸盐，食入过多，会使组织缺氧，甚至中毒。
>
> **爱心提示**

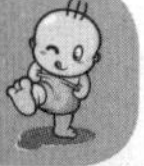

优孕胎教育婴

178 准妈妈应少吃哪些水果

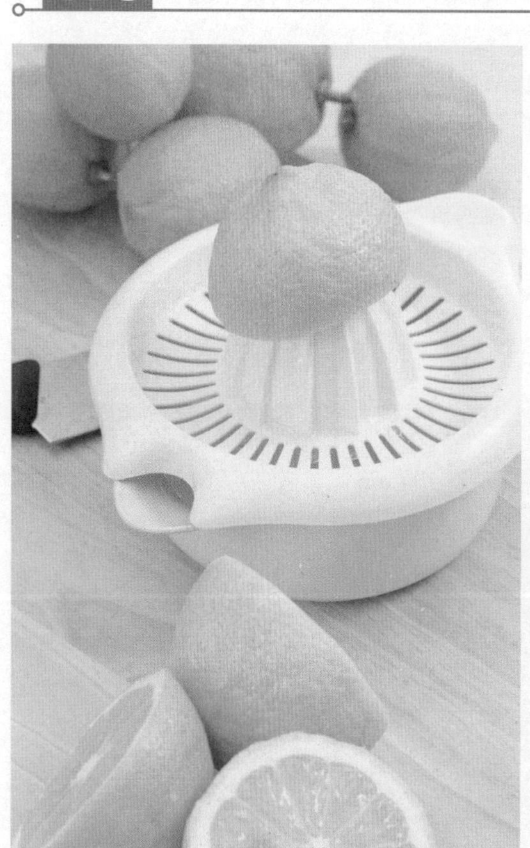

石榴和杏：如果准妈妈有贫血症状，应少吃这两种水果。

菠萝、香蕉、葡萄：这些水果含糖量都较高，比较胖或有糖尿病家族史的准妈妈要少吃。

荔枝、桂圆：荔枝和桂圆属于热性水果，准妈妈体质一般偏热，过量食用热性水果，容易产生便秘、口舌生疮等上火症状，还易引起胎动不安。

柑橘：柑橘性温味甘，补阳益气，过量容易引起燥热而使人上火，发生口腔炎、牙周炎、咽喉炎等。准妈妈每天吃柑橘不应该超过3个。

柿子：柿子性寒，有清热、润肺、生津、镇咳、祛痰等功效，适合妊娠高血压综合征患者食用。但多吃易引起大便干燥。

猕猴桃：猕猴桃性寒，脾胃虚寒、习惯性腹泻和尿频者不宜食用。如果准妈妈有先兆性流产症状，千万别吃猕猴桃。

179 准妈妈应少吃哪些调味料

少吃盐：孕期若过度摄入咸食，容易并发妊娠高血压综合征而危及母婴安全。专家建议孕期每日食盐摄入量应控制在6克以内。

少吃味精：味精主要成分是谷氨酸钠，血液中的锌与其结合后便从尿中排出，味精摄入过多会消耗大量的锌，不利于胎宝宝神经系统的发育。

少吃热性调料：如小茴香、大茴香、花椒、桂皮、辣椒、五香粉等热性香料，这些调料容易消耗肠道水分，使胃肠腺体分泌减少，造成便秘。

Message

建议准妈妈少吃油炸烧烤类食物，如炸薯条、烤鸡翅、羊肉串等。油炸烧烤食品吃多了容易引发高血压、糖尿病、肥胖及心脑血管疾病，还有可能致癌。

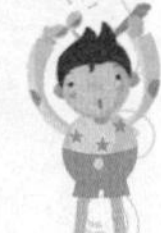

180 准妈妈不宜吃火锅吗

准妈妈可以适当吃火锅，但在吃火锅时，需要注意以下事项：

❶假如火锅的位置距准妈妈太远，不要勉强伸手夹食物，以免加重腰背压力，导致腰背疲倦及酸痛，最好请同桌人代劳。

❷避免生食与熟食用同一双筷子，这样容易将生食上沾染的细菌带进肚子里，造成腹泻及其他疾病。

❸最好自己在家煮火锅，食物卫生也是最重要的。

❹任何食物一定要煮至熟透，才可进食，特别是肉类食物，如牛肉、羊肉等，这些肉片中都可能含有弓形虫的幼虫。幼虫可通过胎盘感染到胎宝宝，严重的会导致胎宝宝小头、大头（脑积水）或无脑儿等畸形。

❺最好吃前先喝小半杯新鲜果汁，接着吃蔬菜，然后是肉。这样，才可以合理利用食物的营养，减轻肠胃负担。

幸“孕”链接

吃火锅时，准妈妈若胃口不佳，应减慢进食速度及减少进食分量，以免消化不良。

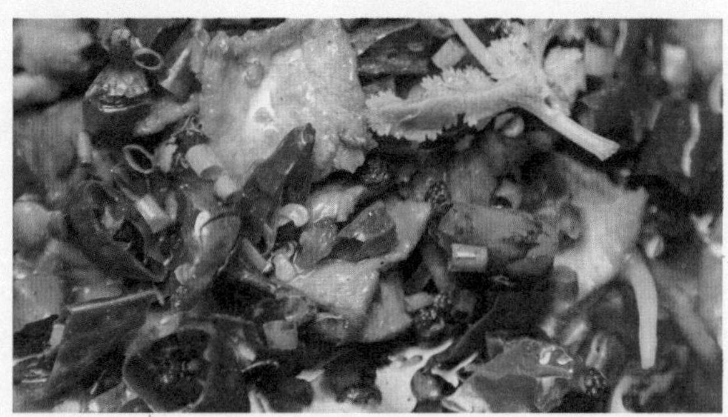

181 建议准妈妈不要吃的食物

山楂：山楂具有活血化瘀的作用，容易刺激子宫收缩，导致早产。准妈妈如果喜欢吃酸的，可选择西红柿、青苹果、杨梅等代替山楂。

薏米：薏米能够促进子宫收缩，易引发流产。

马齿苋：又名马齿菜、瓜仁菜，它既是草药又可做菜食用，其药性寒凉而滑利。实验证明，马齿苋汁对子宫有明显的兴奋作用，能使子宫收缩次数增多、强度增大，易造成流产。

螃蟹、甲鱼：性寒，能够活血化瘀，尤其是蟹爪和鳖甲，易造成流产。

如果准妈妈误食了这些食物，也不必过于紧张，只要身体没有发生异常反应即可。一旦有异常反应，应及时就医。

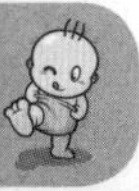

182 不能混合食用的食物

菠菜和豆腐：菠菜中的草酸会和豆腐中的氯化镁、硫酸钙结合形成难以被人体吸收的草酸镁和草酸钙，容易引起结石。建议先将菠菜焯水后再与豆腐烹煮。

萝卜和橘子：这两种食物混着吃容易诱发甲状腺肿大。

牛奶和巧克力：这两种食品看似天生一对，但实际上却有相克的作用，易导致腹泻。

鸡蛋和豆浆：鸡蛋和豆浆同吃，会降低蛋白质在人体中的吸收率。

西瓜和羊肉：两者同吃会使脾胃功能失调，伤元气。

牛肉和栗子：牛肉和栗子混着吃不易消化，而且还会降低栗子的营养价值。

Message

大量维生素C和虾同时食用，可能导致中毒。不过，一次性摄入50个苹果或10个橙子，或生吃1 500克以上的绿叶蔬菜，才算是大剂量摄入维生素C。因此，吃海产品的同时食用水果或青菜，一般是没有危险的。

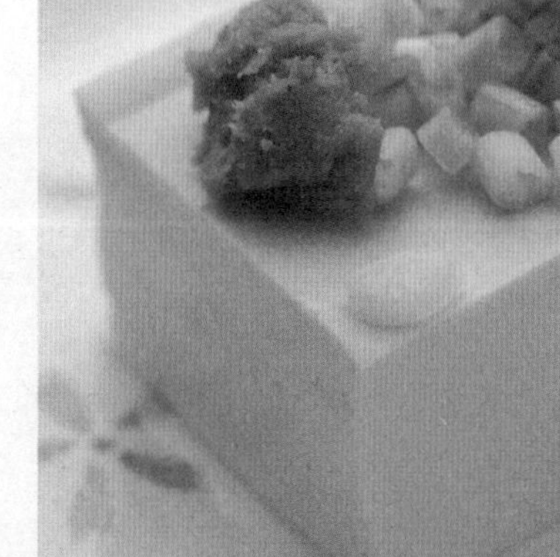

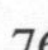

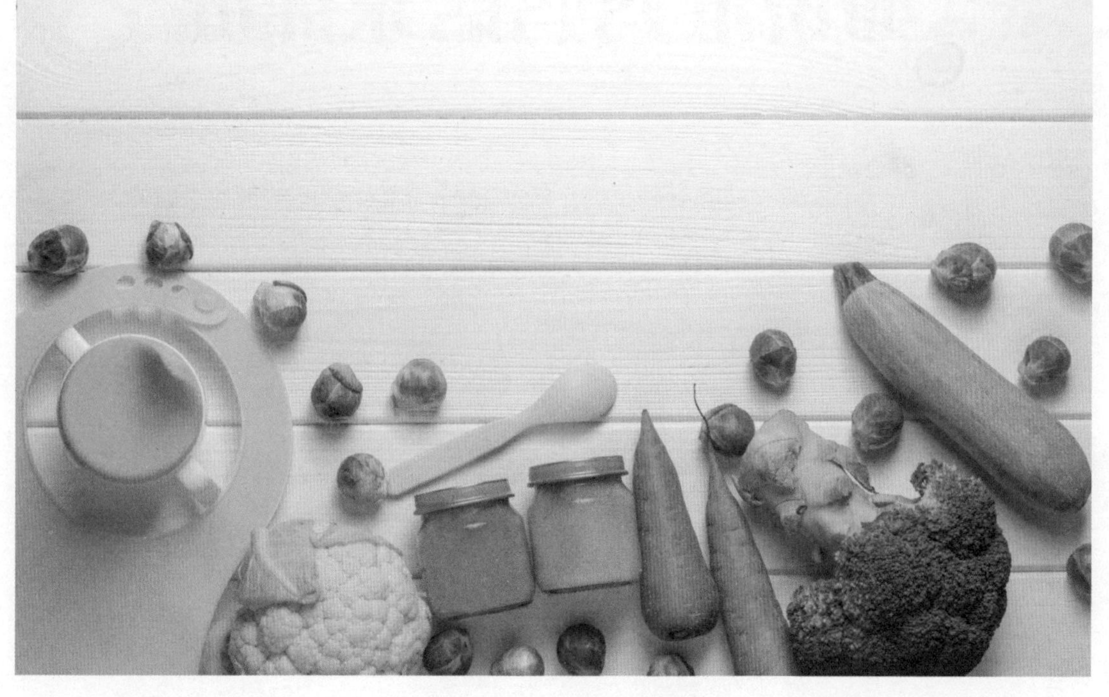

183 准妈妈不宜长期素食

有些准妈妈由于挑食、偏食或者为了保持体形而长期素食，再加上孕早期的妊娠反应，就更不想沾荤腥，这对胎宝宝的生长发育极为不利。

如果脂肪摄入不足，胎宝宝出生后容易出现体重偏低、抵抗力低下等现象，准妈妈也容易患贫血、水肿、高血压。蛋白质摄入不足，胎宝宝的脑细胞数量会减少，影响日后的智力发育，还有可能出现畸形或营养不良。并且荤食中含有人体自身合成量较少的牛磺酸，牛磺酸对胎宝宝的视力发育有着非常重要的作用。

因此，建议孕前习惯吃素食的准妈妈，怀孕后要调整饮食结构，适当吃一些鱼虾、鲜肉、鲜蛋、牛奶之类的荤食，不要因为自己的偏好和习惯而使胎宝宝的生长发育受到影响。

幸“孕”链接

如果准妈妈由于某种原因只能吃素食，那就要选择营养高的素食，如木耳、蘑菇、豆类等，同时要通过营养制剂来补充从素食中很难摄取到的营养素。

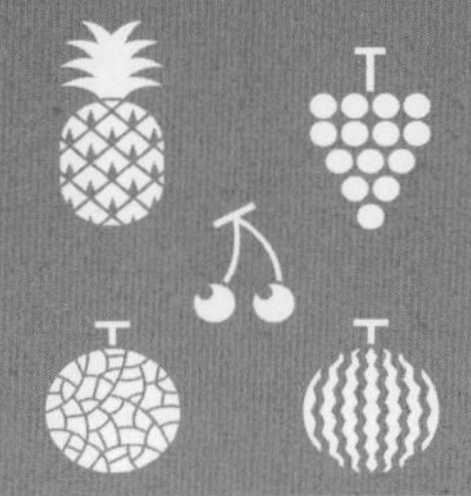

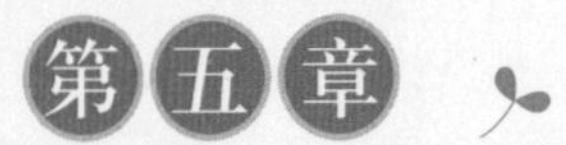

第五章 细说准妈妈居家保健

家居布置常识

184 新装修的新居不宜住

新装修好的房子，其装修材料和新家具中一般都含有苯、甲醛、铅、汞等对人体有害的化学物质，如果是劣质的装修材料和家具，其中的有害物质更是严重超标，这些化学物质均会不同程度地向空气中发散，人在这样的房子里待久了，就感到头晕、眼睛疼以及全身不适，严重的还会引发恶心、呕吐、过敏甚至中毒等症状。胎宝宝，尤其是孕早期的胎宝宝，正处在各器官分化的关键阶段，如果准妈妈在新装修的房子里居住，空气中的有害化学成分就会通过准妈妈的血液到达胎盘，影响胎宝宝的正常发育，严重的还可能导致胎宝宝畸形。

因此，准妈妈最好不要住新居，如果一定要居住，最好能够先请环保机构对新居内的空气质量进行检测，确定达到安全标准后再入住。

Message

国家标准规定，室内每立方米的甲醛含量不能超过 0.08 毫克，苯不能超过 0.087 毫克，氨不能超过 0.2 毫克。

185 远离有害辐射源

电磁炉：电磁炉是各种家用电器中产生电磁波较多的，做饭时最好使用可以盖住整个炉面的大锅，以阻隔电磁波发出的能量，用完之后先切断电源，然后再把锅拿开。

微波炉：质量好的微波炉只有在门缝周围有少量的电磁辐射，30 厘米以外就基本检测不到了。

手机：接听手机时尽量佩戴耳机并且长话短说。手机在拨出但还未接通时辐射最强，此时要使它远离身体。建议准妈妈在孕早期不要使用手机。

电视机：不要关灯看电视，与电视机距离不要少于 2 米，且不要连续看电视超过 2 小时。

电脑：身体与电脑屏幕保持 30 厘米以上的距离，避免在电脑背面作业。

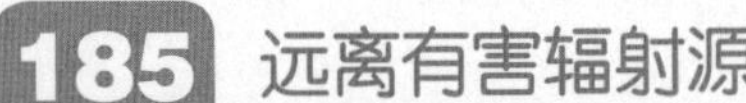

幸"孕"链接

海带、紫菜、青菜、萝卜、猪皮、黑木耳、橘子等食物具有清除体内有害放射性物质的作用，准妈妈可以多吃一些。

186 噪音影响，不可小觑

首先，噪音容易使准妈妈的内分泌功能紊乱，脑垂体分泌的催产激素过剩，从而引起子宫强烈地收缩，容易诱发流产、早产。其次，胎宝宝的耳蜗还未达到结构和功能上的成熟，听力系统非常敏感，极易受到损伤。外界的噪音可通过腹壁传入子宫，胎宝宝的内耳受到噪音的刺激，易使大脑部分区域受损，严重的还会影响智力发育。研究发现，曾经接受过 85 分贝（重型卡车的声响是 90 分贝）以上噪音干扰的胎宝宝，其听觉敏锐度在出生前就已受损。

因此，准妈妈要有意识地避开 KTV、建筑工地等噪音强度大的场所，看电视时也要将音量适当调小，过年时要同持续震耳的鞭炮声保持距离。

特别提醒长期在噪音环境中工作的准妈妈，最好能和单位领导申请在这个特殊的时期给予一定的照顾，暂时换到远离噪音的环境中工作。

爱心提示

187 准妈妈喜欢偏冷色调

准妈妈怀孕后，尤其是在孕 7 月以后，会对色彩产生极其敏感的反应，表现为尤其偏爱某些颜色而讨厌另一些颜色。

一般来讲，准妈妈会比较偏爱柠檬黄和冷色系中的淡蓝、淡绿、淡紫等颜色，因为这类颜色的光波弱、缓，较为柔和，对准妈妈的感觉器官没有多大刺激，会使准妈妈心境平和、宁静，有助于减轻早孕反应，让准妈妈能够较好地休息，并能减轻生理性头痛和呕吐症状。而对那些感染力强或对视觉产生较大刺激的颜色，准妈妈则会比较反感。如鲜艳的红色会使准妈妈血压突然升高，脉搏明显加快，产生兴奋、激动等心理反应；若看到大面积的黑色，准妈妈的瞳孔会自然散大，随之出现心慌、气短、出虚汗等现象，胎动也会明显增加。

Message

准妈妈可用一些柔和的色调布置家居，如将窗帘、床单、沙发罩换成鹅黄、嫩粉、淡绿、粉蓝等颜色，这在一定程度上可调节准妈妈的心理状态，保持情绪稳定。

188 注意调节室内温度和湿度

一般来讲，居室的温度最好控制在 20 ~ 22℃，超过 25℃易使人感到烦躁不安、精神不振、头昏脑涨；低于 10℃则会使准妈妈懒于活动，出现精神低迷，不利于胎宝宝生长发育。在夏季可以使用电风扇或空调调节室温，但不要忘记定时给居室开窗换气。

准妈妈居室最适宜的湿度为 50% 左右。若相对湿度太低，准妈妈会口干舌燥、喉痛、

幸“孕”链接

有些准妈妈在夏天喜欢整晚开着空调，这样做很伤身体。可以在睡前将空调设定 1 ~ 2 个小时后自动关闭或者调到睡眠模式，温度也不宜太低，26℃左右即可。

流鼻血或便秘等；湿度太高则衣被易发潮，可引起皮肤过敏、肢体关节酸痛、水肿，甚至还会出现消化功能失调。在空气干燥的秋冬季节，可在室内放一盆水或不时在地上洒点水，也可使用空气加湿器。湿度太高时，可打开门窗通风换气以散发潮湿气体，并移去室内潮湿的东西。

189 室内不宜摆放的花草

产生气味的花草：松柏类、丁香、接骨木、兰花、百合、茉莉等散发的气味会让人气喘烦闷、恶心、食欲不振，或使人过度兴奋而导致失眠。

耗氧性花草：如丁香、夜来香等花草在进行光合作用时会消耗大量的氧气，从而影响人的身体健康。

易使人过敏的花草：五色梅、天竺葵、洋绣球、报春花等花草散发出的微粒容易使人发生皮肤过敏。

有毒花草：一品红、黄杜鹃、夹竹桃、水仙、郁金香等都具有毒性，长时间接触会使人中毒。

Message

有些花草摆放在居室里不但不会对人体有害，还能起到净化空气、杀灭病菌的作用，如吊兰、龟背竹、菊花、米兰、石竹、紫罗兰等。

190 准妈妈做家务时需注意哪些细节

❶准妈妈擦家具和扫地、拖地时要注意不可劳累，不可长时间弯腰压迫到腹部。孕晚期更不可弯腰干活。打扫卫生时也要避免使用冷水，拖地板不可用力过猛。

❷准妈妈拿取高处的物件或者晾晒衣物时，注意不可登高，也不要勉强踮脚取高处物件。这种危险动作还是请准爸爸来完成较好。

❸洗衣服时不要把手直接浸入冷水中，尤其在冬春季节更应注意。准妈妈着凉、受寒有诱发流产的危险。洗衣时不要压迫腹部。手洗时建议使用性质温和的洗衣液。

❹将放在地上的东西拿起或放下时，注意不要压迫腹部。要屈膝落腰、完全下蹲、单腿跪下，拿住东西，伸直双膝缓慢站起。

洗涤剂中的某些化学物质有致胎宝宝畸形的危险。准妈妈应注意自我保护，尽量减少接触化学品的机会。使用清洁用品时戴上橡胶手套。

爱心提示

穿衣打扮常识

191 暂时把化妆品封存起来吧

化妆品主要是由化学用品合成的，多多少少都会对人体产生一些毒害。如一些祛斑霜、隔离霜、粉底等，其中含有铅和汞，长期接触这两种化学物质会严重危害人体的神经、消化道及泌尿系统等；口红是由各种油脂、蜡质、颜料和香料等成分组成，其中的羊毛脂具有很强的吸附力，将空气中的尘埃、细菌及一些重金属离子吸附在嘴唇黏膜上，还有可能吸附如大肠杆菌之类的病毒，准妈妈在喝水、吃东西时易将附在口红上的有害物质带入体内，危害胎宝宝的健康。

因此，准妈妈在孕期尽量不要化妆，要尽量避免使用含有激素、维生素 K、维生素 A 及其他衍生物的护理产品和美白、防皱的功能性产品。

Message

准妈妈可以用一些纯植物的护肤品或者婴儿油、婴儿霜及不含皂基的洁面产品，这类护肤品相对比较温和，准妈妈可以放心使用。

192 胎宝宝杀手——香水

香水中一般含有人工麝香等大量的化合物。人工麝香作为一种高级香料，具有扰乱人体内分泌及影响激素正常发挥作用等不良反应；同时，准妈妈由于体内激素的变化，更容易对香水过敏，而且其中的化合物还有可能影响胎宝宝日后的生育能力，增加患不孕不育症的危险。准妈妈如果使用香水，其中的化学物质极容易通过皮肤，被处在重要生长发育过程中的胎宝宝吸收，对胎宝宝造成极其不良的影响，严重的还有可能导致流产。

因此，准妈妈尽量避免使用香水，最好能在孕前一段时间就停止使用。同时还要注意避免“二手香水”，尽量避开喷涂香水的人。

193 准妈妈要谨慎使用精油

精油不但气味芳香迷人，而且还有缓解身体各种不适及美容美体的医疗效用。健康的普通人一般可以放心地使用，但是准妈妈如果要使用，就一定要小心谨慎了。

高纯度的精油其分子极其微小且一般具有轻微的毒性，经皮肤渗入体内，很容易伤害到代谢系统和吸收系统敏感的准妈妈及胎宝宝。而且有些精油具有活血通经的疗效，如鼠尾草、薰衣草、玫瑰、洋甘菊、茉莉、薄荷、迷迭香、马郁兰等，如果准妈妈使用了这类精油，就很有可能导致流产。因此，准妈妈在使用精油前，最好向专业人士咨询各种精油的功效、使用禁忌及安全剂量，以免因使用有误而引起不良后果。准妈妈也可以使用小麦胚芽油、酪梨油、杏仁油等来进行按摩，这些油里不含精油，相对比较安全。

幸“孕”链接

准妈妈一般可以使用的精油有：橙花、橘子、柠檬、天竺葵、茶树、葡萄柚、针叶松等。

194 准妈妈别涂指甲油

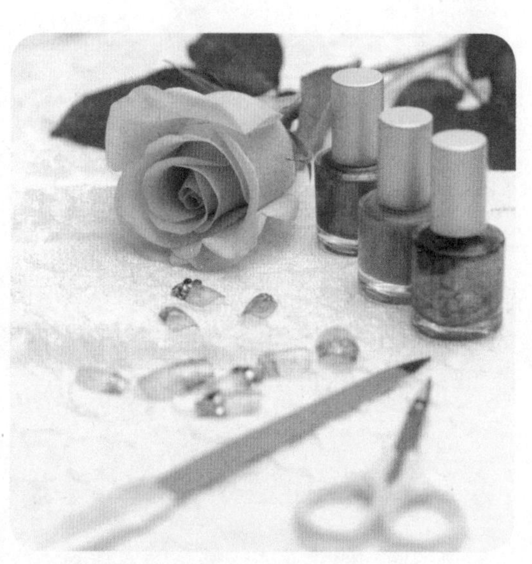

指甲油中含有高浓度的甲醛、苯二甲酸酯、钛酸酯及化学染料等有害的化学物质，长期使用会使指甲变薄、变脆、发黄、凹陷，还有可能引起皮肤过敏，甚至可能致癌。而且指甲油刺鼻的气味还有可能导致人头晕、恶心、呕吐、食欲不振、肠胃不适，引起慢性中毒。如果准妈妈使用了指甲油，其中的挥发性有害物质很容易穿透甲层，进入皮肤及血液，对胎宝宝产生不利的影响，有可能导致流产或者胎宝宝畸形。

因此，为了胎宝宝的健康，准妈妈不要涂指甲油。从事美甲行业的女性如果准备怀孕，也要提前一段时间离开美甲行业。

195 拒绝染烫发，自然才最美

绝大多数染发剂都含有硝基苯、苯胺等有毒的化学物质，经皮肤吸收后会对人体产生危害。如果长期使用染发剂，其中的化学物质与某些细胞结合，细胞核内脱氧核糖核酸受损，引起细胞突变，轻者会引起皮肤过敏，重者可能诱发皮肤癌、膀胱癌、淋巴癌、白血病等。

有的染发剂还含铅，铅进入人体不易被排出，造成蓄积中毒，会出现头昏、头痛、四肢麻木等症状。而烫发所用的冷烫精，其中的有害化学物质容易通过头皮渗入体内，损害胎宝宝的健康，还有可能对胎宝宝的大脑神经系统造成不良影响，而且，它刺鼻的气味也会让准妈妈产生不适。

爱心提示

洗发之后，准妈妈可以涂抹一些橄榄油来对头发进行养护，可以使头发变得柔顺有光泽，重要的是，对准妈妈来说这很安全。

196 什么样的鞋适合准妈妈

怀孕了，准妈妈需要换下各式各样漂亮的高跟鞋，穿上适合自己的鞋子。通常来讲，准妈妈选鞋应该注意以下几点。

❶鞋跟的高度：多数准妈妈都认为平底鞋是最佳选择，实则不然。平底鞋不能维持足弓吸收震荡，容易引起肌肉和韧带的疲劳及损伤。鞋子最好稍微有点跟，适宜高度为 2 ~ 3 厘米，最好是坡跟样式。

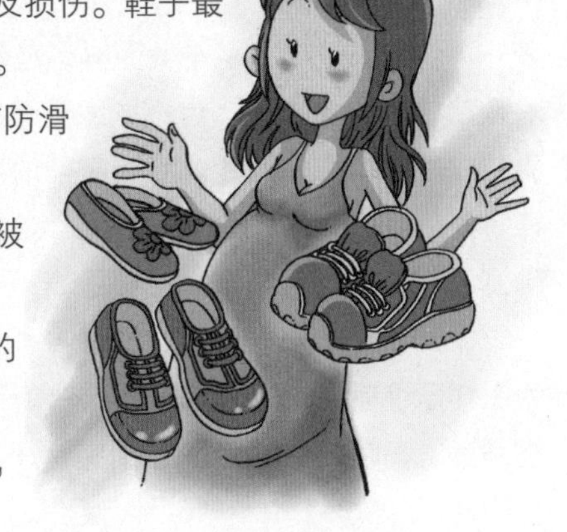

❷鞋底的防滑性能：鞋底需是先进的防滑材料且配有防滑纹，以确保行走安全。

❸稳定性：鞋子的大小松紧要合适，足跟部要适度被包裹，以确保稳定性。

❹透气性：准妈妈的汗腺旺盛，因此要选择透气性好的鞋子，以免因脚部潮湿而造成细菌感染或其他皮肤问题。

❺方便性：由于腹部隆起，准妈妈不方便弯腰穿鞋，最好选择“一脚蹬”的鞋子，尽量避免需要系带的鞋子。

197 如何选购胸罩内裤

购买胸罩时，一看面料，要选择柔软、透气、吸汗且弹性好的；二看肩带，尽量选择肩带宽一点的，以免其勒入皮肤，减轻脊背、胸部的负担；三看罩杯，带钢托的为宜，可以更好地承托整个乳房的重量，同时，罩杯要尽量大一些，以免压迫乳头、乳腺，引起发炎。另外，前扣型的胸罩便于穿脱及产后哺乳，准妈妈可以尝试穿着。

选择内裤时，主要看面料，因为准妈妈在孕期阴道分泌物会增加，所以内裤面料要柔软、透气、吸汗，最好是棉质的，不容易引起皮肤过敏；同时，内裤边缘不能太紧，以免紧勒下腹部及大腿根部，引起血流不畅。

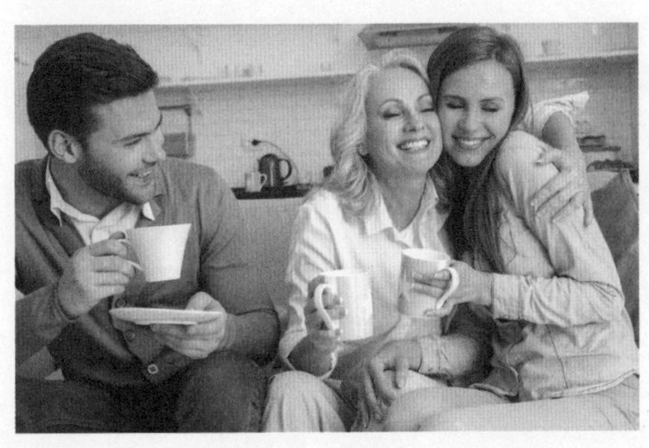

Message

胸罩最好用手清洗，不宜用洗衣机；悬挂晾干时要用衣夹夹住罩杯底部钢托的两侧或肩带与罩杯的连接处，不可将肩带直接挂在衣架上，以免变形。

198 孕妇装该怎么挑选

一款合适的准妈妈装，不但不会让准妈妈显得臃肿，而且还会看起来更精神、可爱、“孕味”十足。下面就来看看该如何挑选准妈妈装吧。

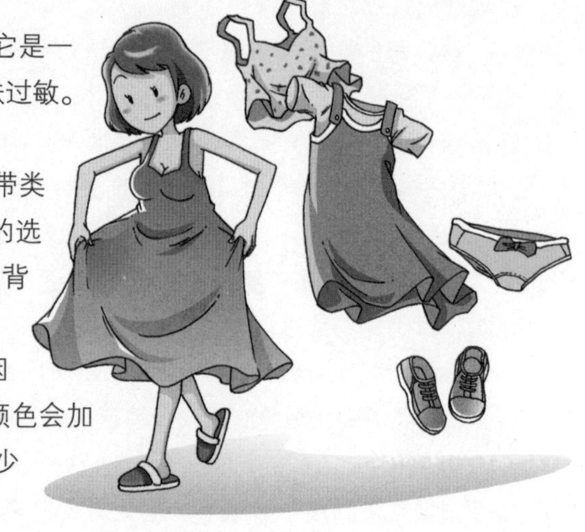

纯棉面料的准妈妈装应是准妈妈的首选，因为它是一种天然的材质，吸汗好，透气好，也不容易引起皮肤过敏。另外，雪纺、绒布、平布类面料也是不错的选择。

款式不要太夸张，也不要太紧贴在身体上。背带类的款式既穿着方便又能够减轻腹部的压力，是不错的选择。此外，一些腿、脚踝等怕凉的准妈妈最好选择背带裤等可以遮盖受凉部位的衣服。

在颜色的选择方面，柔和一点的颜色会更好。因为在怀孕晚期，一些准妈妈会比较烦躁，太耀眼的颜色会加重刺激，而浅淡素雅的颜色则有利于平静心情，减少压抑感。

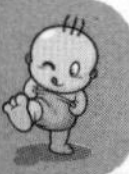

199 防辐射服穿着三要点

有些准妈妈自从怀孕后就天天防辐射服不离身，生怕胎宝宝受到辐射伤害。事实上，防辐射服的作用目前还没有得到确切的证明，因此，准妈妈不可盲目穿着防辐射服，应该注意以下三个要点。

1 有需要时再穿。如果经常处于微波环境或者存在强大的电磁辐射时，那么就可以穿着防辐射服。

2 及时脱换。准妈妈穿上防辐射服后，胎宝宝就像被关在了一个没有窗户的黑屋子里，时间长了也不利于胎宝宝的健康成长。因此准妈妈要注意穿着时间，在脱离辐射环境后，尽量脱下防辐射服，让肚子里的胎宝宝“透透气”。

3 晒太阳时不穿。晒太阳是很好的补钙方式，可以防止准妈妈患上骨质疏松、胎宝宝将来得佝偻病。因此，各位准妈妈要谨记晒太阳前一定要将防辐射服脱下。

每日起居常识

200 选对睡姿，安心入眠

孕早期(1～3个月):胎宝宝和子宫都不大,外力或自身压迫都不重,因此准妈妈可以仰卧、侧卧。趴着或搂着东西睡觉等不良睡姿应该改掉。

孕中期（4～7个月）：此时胎宝宝和子宫都明显增大，宜采取侧卧位，左侧及右侧都可以。

孕晚期（8个月以后）：此时宜采取左侧卧位，这样可纠正增大子宫的右旋，减轻子宫对腹主动脉和髂动脉的压迫，改善血液循环，增加对胎宝宝的供血量。不宜采取仰卧位，因为仰卧时，巨大的子宫会压迫下腔静脉，使心脏血液回流量及输出量减少，易使准妈妈出现头晕、心慌、恶心、憋气、四肢无力、出虚汗等不适。

Message

准妈妈不宜睡太柔软的床垫或过于富有弹性的席梦思床，这样容易使腰肌疼痛或劳损，应选择加强型的床垫，使床具有一定的硬度。

201 布置卧室，让睡眠更舒心

一个舒心的卧室，会让准妈妈有更好的睡眠欲望，也会让准妈妈睡得更加安心。布置准妈妈卧室的窍门如下。

将明亮耀眼的聚光灯换成柔和的或可以调档的灯，营造出昏黄、温馨的卧室气氛，有助于睡眠。

卧室要选择采光、通风较好的地方，床铺要放在远离窗户、相对背光的地方，因为在窗户下睡觉容易着凉，从窗户照进来的太亮的光线也会影响睡眠。

床上用品的选择也很重要。要选棉麻织品的床单和被套。床单、被套与人的皮肤直接接触，必须要符合卫生舒适的要求，要有较好的透气性和吸湿性。枕头内的填充品和枕头的高低要适合，一般认为荞麦皮枕芯无论冬夏都适合，不会成为过敏源，可以大胆选用。

202 选择性地做家务

准妈妈适当地做一些力所能及的家务也是一种锻炼，只是做家务要有所选择，并且不能太劳累。

一般来说，需要肢体活动量及活动范围小的家务，准妈妈可以适当做一点，如洗菜、择菜、做饭、用洗衣机洗衣服、叠衣服、擦桌子等；而一些需要耗费力气或者需要伸展肢体及弯腰、下蹲之类的家务，准妈妈要尽量避免，如搬运提拿重物、扫地、拖地、擦玻璃、从高处拿东西或晾晒衣物等，以免腹部受到压迫或牵扯而对胎宝宝造成伤害。

总之，准妈妈在做家务时要遵循“能坐不站、能躺不坐”的原则，同时动作要尽量缓慢，还要降低清洁标准以及对自己的要求，不要把做家务当成一件必须完成的任务。

爱心提示

当准妈妈做家务而站立一段时间后，要停下来休息一会儿。可以坐下来将双腿伸直平放在椅子或沙发上，并将小腿适当垫高，以缓解疲劳。

203 准妈妈该如何洗浴

与孕前相比，准妈妈的汗腺和皮脂腺分泌会更加旺盛，因此，准妈妈应该经常沐浴，以保持身体清洁。但是，沐浴时的一些细节问题，准妈妈要特别注意。

❶洗澡时间不宜过长。洗澡时，由于浴室通风不良，空气混浊且湿度大，加上热水的刺激，准妈妈很容易出现头昏、胸闷等缺氧症状。因此，准妈妈洗澡时间最好控制在 15 分钟以内。

❷水温不宜过高。水温过高可能会影响宫内供氧情况，从而影响胎宝宝的大脑发育。水温调节到和体温差不多或准妈妈感到不凉即可。

❸避免坐浴。怀孕期间，准妈妈的阴道及子宫很容易受到细菌的感染，而坐浴时下半身浸泡在水中，水里的细菌极易进入阴道或宫颈，从而引发炎症。

❹注意防滑。准妈妈身体比较笨重，洗澡时可以坐在椅子上或者在浴室里铺上防滑垫，以免滑倒摔伤。

Message

准妈妈洗澡时最好不要用太多的洗发水和沐浴乳，洗完澡后可以在身上涂抹橄榄油或婴儿润肤霜，以保持皮肤滋润。

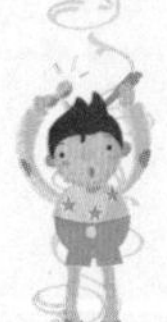

204 准妈妈看电视的注意事项

❶看电视时要距离电视机 2 米以上，且要保持室内空气流通，以降低电视机电磁波辐射对胎宝宝的伤害。

②连续看电视的时间不要超过 2 小时，以免眼睛过度疲劳。有妊娠高血压综合征的准妈妈更应该注意。

③忌看恐怖、紧张、悲剧性电视节目，这些节目会影响准妈妈的情绪，使胎宝宝出现不安。

④晚上看电视不要看得太晚，要保证充足的睡眠，尽量在 22：00 ~ 23：00 就寝。

⑤饱餐后马上看电视或边看电视边吃零食会使血液集中在脑部，影响肠胃的正常消化吸收。

⑥电视音量不宜过大，以免对胎宝宝正在发育中的耳蜗造成伤害。

205 准妈妈遭蚊虫叮咬怎么办

准妈妈由于怀孕后体内激素的变化，汗腺和皮脂腺分泌旺盛，皮肤出汗、出油较多，因而会滋生大量的细菌，加上呼出的气体中含有多种不同的化学物质，因此，特别容易成为蚊虫进行攻击的首选对象。

准妈妈一旦遭蚊虫叮咬后，不要用手抓挠，以防感染，可在被咬处涂抹一点肥皂水，最好不要使用花露水或风油精，因为花露水中含有冰片和麝香，而风油精中含有樟脑，这些成分都有可能造成流产。

另外，准妈妈防止蚊虫叮咬可以使用蚊帐或在居室里安装灭蚊灯，最好不要使用杀虫喷雾剂和蚊香（包括电蚊香片和电蚊香水），同时要注意经常清理存水的花盆、下水道、地漏等容易滋生蚊虫的地方；穿浅色的衣服也可在一定程度上降低遭蚊虫叮咬的概率。

幸“孕”链接

蚊香在燃烧时会形成微粒，刺激人的呼吸道。而且蚊香的成分比较复杂，燃烧时形成的烟雾也对健康不利。

206 可以畅快地吹空调吗

准妈妈的体温比普通人偏高，夏天的时候很容易热。空调虽然具有快速而良好的降温效果，但是准妈妈在使用空调时还需要注意以下几点。

准妈妈对冷刺激较敏感，空调温度调得过低或直接对着风口，易引起头痛、头晕、疲乏无力等不适，还可能使表皮毛细血管收缩，动脉血压暂时升高，从而加重心脏负担。同时，空调的冷风会侵入因出汗而张开的毛孔，引起准妈妈受凉感冒，轻者流涕、鼻塞、周身不适，重者发热、呼吸道感染。

准妈妈吹空调时一定要注意不要将温度调得太低，26℃左右为宜，也不要直接对着风口。关空调后不要马上走出空调房，等室温稍稍回升，身体相对适应后再出去。

207 打麻将影响胎宝宝

迷恋麻将对人有百害而无一利，准妈妈如果有这个嗜好，则一定要戒掉。

打麻将时，准妈妈往往会处于大喜大悲、患得患失、惊恐无常的心境中，神经高度紧张，会导致体内激素分泌异常；而且麻将牌经过多人的手，会沾染大量的致病菌，加上打麻将的场所往往空气流通欠佳，特别是在冬春季，门窗紧闭，室内人多，又恰逢是呼吸道传播疾病的高峰季节，准妈妈一旦染病，将对胎宝宝产生极为不利的影响。同时，打麻将时准妈妈会长时间坐着不动，易引发神经衰弱、头晕失眠、消化性溃疡、泌尿系统疾病、下肢血管病变、痔疮甚至心脑血管等种种疾患；而且来自坐位的压迫，可妨碍子宫的血液循环，影响胎宝宝大脑发育，以致造成出生后智力低下和精神障碍等。

Message

建议准妈妈多尝试象棋、围棋、五子棋等动脑娱乐活动，既可以打发时间，又能起到健脑效果。

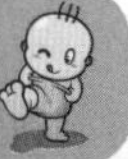

208 厨房不宜久逗留

厨房是人们生活中的重要场所，不过对于准妈妈来说，下厨房似乎就不那么安全了。

煤气或液化气的成分都很复杂，燃烧后会产生二氧化碳、二氧化硫、二氧化氮、一氧化碳等有害气体，加之煎炒食物时产生的油烟，使厨房污染严重。更为有害的是，在同时释放的粉尘和煤烟中，均含有强烈的致癌物——苯并芘。这些有害物质会经呼吸进入准妈妈的体内，并通过血液进入胎盘，影响胎宝宝组织和器官的正常发育。同时，厨房的水龙头上附着有大量的大肠杆菌、金黄色葡萄球菌等致病菌，准妈妈由于体质原因，更容易受到这些病菌的感染。

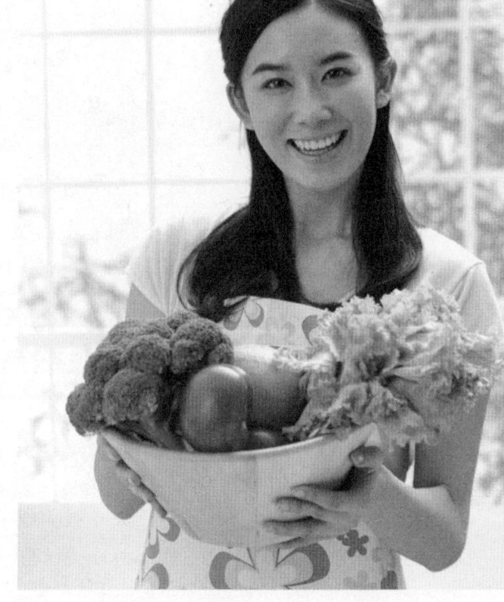

爱心提示

厨房的抹布中藏有弧形杆菌、沙门氏菌等多种致病菌，应定期对其消毒，有效的方法是用消毒液浸泡20～30分钟或用沸水煮40分钟。

日常用品常识

209 慎用含氟牙膏

目前市场销售的牙膏，绝大多数都含氟。氟是人体必需的一种微量元素，如果人体缺氟，会出现龋齿（也叫蛀牙）与骨质疏松的症状，但如果长期过量摄入氟元素，就有可能导致人体氟中毒，主要症状为牙齿变黄、变黑、腿呈X形或O形、弓腰驼背或者手臂只能弯不能伸等，中毒轻者造成氟斑牙，重者出现氟骨症，甚至完全丧失劳动和生活自理能力。准妈妈摄入过量的氟，可能会影响胎宝宝的大脑神经元的发育。中国某些地区属于高氟地区，如华北、西北、东北和黄淮海平原等地区，其水源中含氟量较高，如果在这些地区使用含氟牙膏，不但起不到防龋齿的作用，反而会增加人体摄入氟的概率。

Message

准妈妈一定要慎用含氟牙膏，每次的使用量约为1克，即挤出的膏体约占牙刷头的1/3或1/4即可。

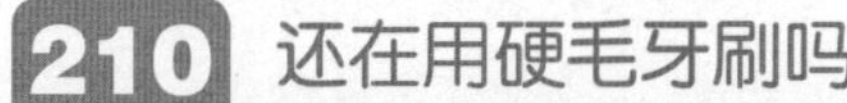

210 还在用硬毛牙刷吗

硬毛牙刷对牙齿的清洁效果较好，但对牙齿的磨损和牙龈的损伤也较大，尤其是准妈妈牙龈部位的毛细血管通透性较强，较为脆弱，如果使用硬毛牙刷，则很容易损伤牙龈，引起疼痛、出血，严重的还会引发牙龈炎，影响进食，如果用药的话，还有可能对胎宝宝造成伤害。而软毛牙刷既可以进入龈缘以下及邻面间隙去除牙菌斑，还可以减轻对准妈妈牙龈的伤害。同时，因为软毛牙刷的刷毛弹性好、易于弯曲，所以更容易清洁牙垢。

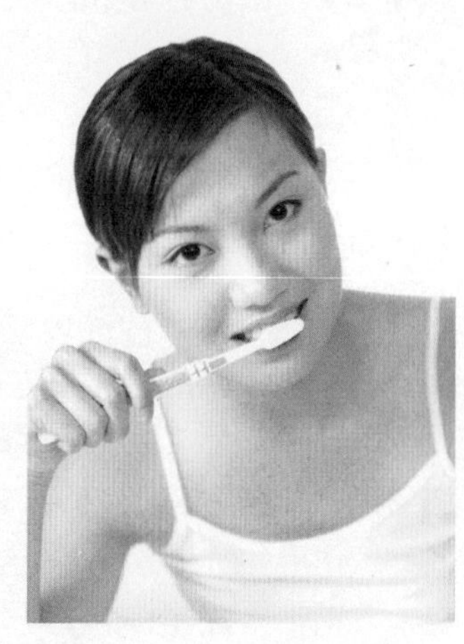

挑选牙刷时，要看刷毛是否光滑、富有弹性以及有无经过磨圆处理，以免刺伤或擦伤牙龈，且毛束排数最好不要超过4排。

211 换掉你的梳子

常梳头，不仅可以健发，而且还能活血通络、清醒头脑、放松精神。而一把好的梳子，可以将这些功效更好地发挥。准妈妈，看看你的梳子是否符合以下标准。

1. 梳子材质要坚固耐热，柔软有弹性，不扎手，适宜选择木梳或牛角梳。
2. 梳头时不会产生静电。塑料梳子较易产生静电，最好不要使用。
3. 梳齿头要圆润平滑，否则容易损伤头皮及发丝。

④ 梳齿不要过密，否则很容易使头发受到拉扯而发生断裂。

准妈妈在选择梳子时可以参考以上原则，在手背上用平时梳头的力度进行试验，如果有尖锐或疼痛感，则不要选择。同时要多备几把不同款式的梳子，以便梳理不同发式。

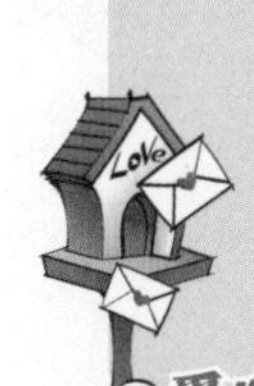

爱心提示

梳子要经常保持清洁，可以将梳齿浸在温热的肥皂水中轻摇数分钟，以去除附着在上面的油垢，然后擦去多余水分并自然风干。木梳不要长时间受潮或浸水，以免变形断裂。

212 该选什么样的洗浴用品

准妈妈皮脂腺和汗腺分泌旺盛，需要经常洗浴来保持身体清洁，且准妈妈的皮肤较为敏感，因此，应该慎重选择洗浴用品。

首先应该选择对皮肤刺激较小的中性沐浴用品，不要使用碱性沐浴用品，如香皂，因为其中的碱性成分会大量去除皮肤表面的油脂，使皮肤失去必要的保护，从而加重皮肤干燥或敏感现象。其次，洗浴用品不要有过于浓烈的香味，味道太浓的洗浴用品往往是加入了过多的香料等化学用品，不但闻起来不舒服，还可能会伤害皮肤。再次，要选择添加了天然成分的具有保湿功效的洗浴用品，这可以在一定程度上缓解皮肤过敏的症状。另外，不要使用从来没有用过的品牌，可以使用婴儿专用的洗浴用品，因为婴儿用品的化学添加剂少，相对来说比较安全。

幸“孕”链接

准妈妈在洗浴时，不要将用于身体的洗浴用品用来清洗阴部，因为其中的碱性成分会破坏阴道的弱酸环境，使致病细菌趁机侵入。

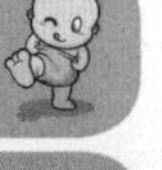

213 洗涤剂不宜多用

在日常生活中洗衣服、洗碗时，准妈妈会不可避免地使用到洗涤剂，但是这类洗涤剂，如洗洁精、洗衣粉等，其主要成分是烷基磺酸钠，它不仅具有协同致癌作用，还对胎宝宝有潜在的致畸作用。即使是相对安全的中性洗涤剂，长期大剂量使用也会危害身体健康。双手经常接触洗涤剂，其有害的化学成分可经皮肤渗透或进食时随食物进入体内。

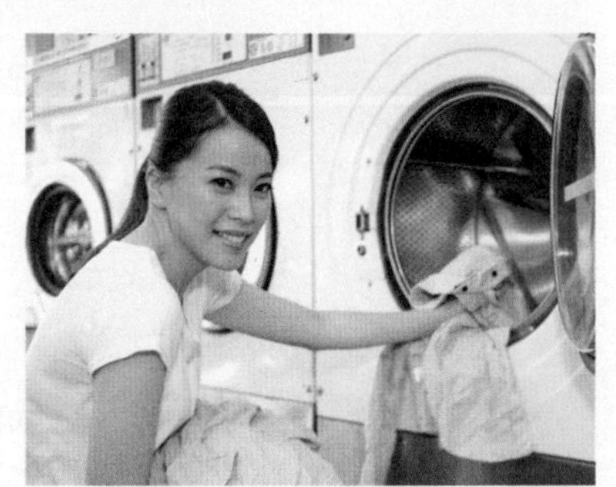

因此，准妈妈在清洗衣物及餐具时，尽可能使用少量的洗涤剂，并带上橡胶手套，避免洗涤剂直接接触到皮肤。同时，用洗涤剂清洗过的衣物、餐具，要用清水多冲洗几遍，减少其中的有害化学成分的残留物，还要将双手彻底洗干净。另外，在购买洗涤剂时，最好打开盖子闻一闻，气味清淡的为佳，如果气味刺鼻，则尽量不要选择。

214 选择消毒卫生纸

准妈妈的阴部较为敏感脆弱，易被细菌感染，因此对卫生纸的要求比较高。

质量最好的卫生纸是由原生木浆制造而成，纸质柔软、吸水性好、含菌量少。而劣质的卫生纸多是由回收废纸再生而成，生产过程中，脱墨、洗浆、漂白、消毒等都难以达到卫生标准，长期使用这样的卫生纸，则很有可能感染病菌。

准妈妈在选择卫生纸时，一要看产品包装是否标明卫生许可证号，是否印有厂名、厂址和有无执行标准及保质期；二要看纸的色泽，纯木浆制纸因无任何添加剂，颜色应为自然的象牙白，纹理相对均匀，如果颜色惨白，则说明添加了荧光增白剂；三要看价格，市场零售价过低的卫生纸一般不可能含有纯木浆。

Message

准妈妈可以选择婴儿及妇女专用的卫生纸。大小便后要从前向后擦拭，避免将肛门附近的细菌带入阴道。

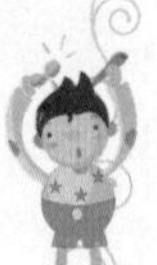

215 隐形眼镜，最好暂时不戴

怀孕期间由于激素的变化，会引起准妈妈的眼角膜轻度水肿，使得角膜的厚度增加，而隐形眼镜会阻隔角膜与空气的接触，加重角膜的缺氧程度，降低角膜敏感度，容易诱发急性角膜损伤，出现眼睛干涩、疼痛、怕光、流泪、有异物感等症状。同时，准妈妈的泪液分泌减少，眼球表面的润滑度降低，长时间佩戴隐形眼镜，眼睛黑白交接处可能会产生新生血管，衍生出“眼球血管增生症”。

因此，有佩戴隐形眼镜习惯的准妈妈，孕早期可以适当佩戴，但要减少佩戴时间，每天佩戴不超过6小时；孕中期和孕晚期最好不要佩戴，换成框架眼镜。

准妈妈要谨慎使用眼药水，因为多数眼药水的主要成分为氯霉素，其对骨髓有严重的抑制作用，容易影响胎宝宝的生长发育。

爱心提示

216 摘掉这些首饰吧

有一种传统的说法是“准妈妈要戴金”，不仅美观而且可以避邪，但事实上这是不科学的。

准妈妈经常佩戴首饰，对健康是不利的。因为怀孕后准妈妈的新陈代谢会发生改变，手指、胳膊、下肢等部位容易出现水肿，而戒指、手镯等首饰的圈形大小一般都是固定的，手指、胳膊变粗后就会使戒指、手镯变紧，从而影响肢体血液循环。而且准妈妈体温较高，容易出汗，金属首饰如耳环、项链、手镯中所含的镍、铬会溶于汗水，并渗入皮肤内，从而引起接触性皮炎，甚至诱发全身性过敏反应而导致胎宝宝发育不良或流产。同时，首饰中的重金属及矿石（如钻石）都会有微量的辐射。因此，准妈妈应少戴首饰，尤其不要戴着首饰睡觉。

217 给电话机消消毒

有资料显示，黏附在电话机上的细菌和病毒有 480 种以上，而公用电话上黏附的细菌和病毒则更多。人们打电话时，会将口腔中潜藏的病菌随着唾液喷到话筒上。准妈妈在使用话筒时往往会忽略这一点，讲话时总是离话筒很近，有的准妈妈还喜欢一边打电话一边吃东西，这样更容易使病菌进入口腔和鼻孔中，引发上呼吸道感染等多种疾病，从而影响胎宝宝的生长发育，甚至可能导致流产、早产。

因此，准妈妈要定期给固定使用的办公电话及家庭电话消毒，可以用市售的电话消毒膜（片）消毒，也可用 75% 的酒精来擦拭电话机的外壳部分，但因为酒精容易挥发，所以要经常擦拭。

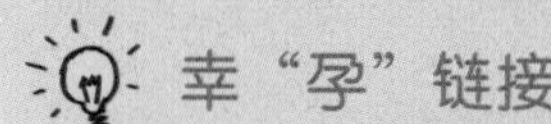

准妈妈尽量不要用公用电话，不得已使用时，尽量与话筒保持远一点的距离，只要对方能听见即可，并在使用后马上洗手。

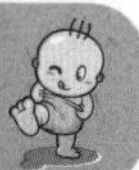

218 常用电吹风对胎宝宝不利

准妈妈可别小看了小小的电吹风，它可是家用电器中的“辐射大王”呢。

电吹风在运作时产生的辐射量非常大，尤其是在开启和关闭的瞬间，且功率越高辐射也越大。家庭用的电吹风，功率一般都可以达到 750 ~ 1 000 瓦，对准妈妈和胎宝宝来说，其产生的辐射量已经是很大了。电吹风在使用时离头部较近，长期使用会引起准妈妈中枢神经和精神系统的功能障碍，主要表现为头晕、疲乏无力、记忆力衰退、食欲减退、失眠、健忘等亚健康症状。而对于胎宝宝来说，电吹风的辐射更是不能承受的，尤其是在孕早期，这时的胎宝宝正处在重要的分化阶段，如果长期接受大量的辐射，很有可能会引起发育畸形，而且电吹风发出的噪音也可能影响胎宝宝的听力发育。

准妈妈洗头后要尽量将头发擦干，然后再用干毛巾将头发包起来，这样既可以加速头发变干，又可防止受凉。

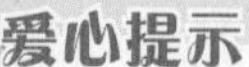

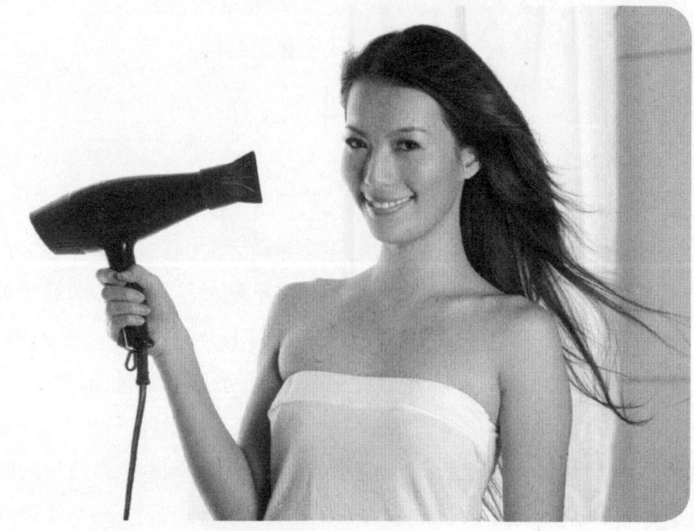

219 科学使用电热毯

准妈妈使用电热毯取暖时应注意以下几点。

① 电热毯不要与人体直接接触，可以在电热毯上面铺一层毛毯或床单。电热毯下不可有尖锐突起的硬物。

② 电热毯应避免在同一位置反复折叠，以防电热丝因折叠而断裂，造成火灾隐患。

③ 入睡前开半个小时，被褥温热后关闭并切断电源，切忌彻夜使用。

④ 经常使用电热毯者，应适量增加饮水。

Message

使用电暖气取暖时，要尽量离得远一些，并在室内放置水盆或加湿器，以免空气过于干燥而产生不适。

220 好睡眠，从床上用品开始

要保证良好的睡眠，选择好的床上用品很关键，应从以下 4 个方面来考虑。

铺：准妈妈适宜睡木板床，铺上较厚的棉絮，避免因床板过硬，缺乏对身体的缓冲力而使准妈妈转侧过频，多梦易醒。床垫过软会使身体深陷其中，醒来后容易产生疲劳感。

枕：以 9 厘米（平肩）高为宜。枕头过高迫使颈部前屈而压迫颈动脉，会使大脑血流量过低而引起脑缺氧。

被：理想的被褥是全棉布包裹棉絮。不宜使用化纤混纺织物作被套及床单，因为化纤布容易刺激皮肤，引起瘙痒。

帐：蚊帐的作用不只是避蚊防风，还可吸附灰尘，起到过滤空气的作用。使用蚊帐有利于准妈妈安然入眠，并使睡眠加深。

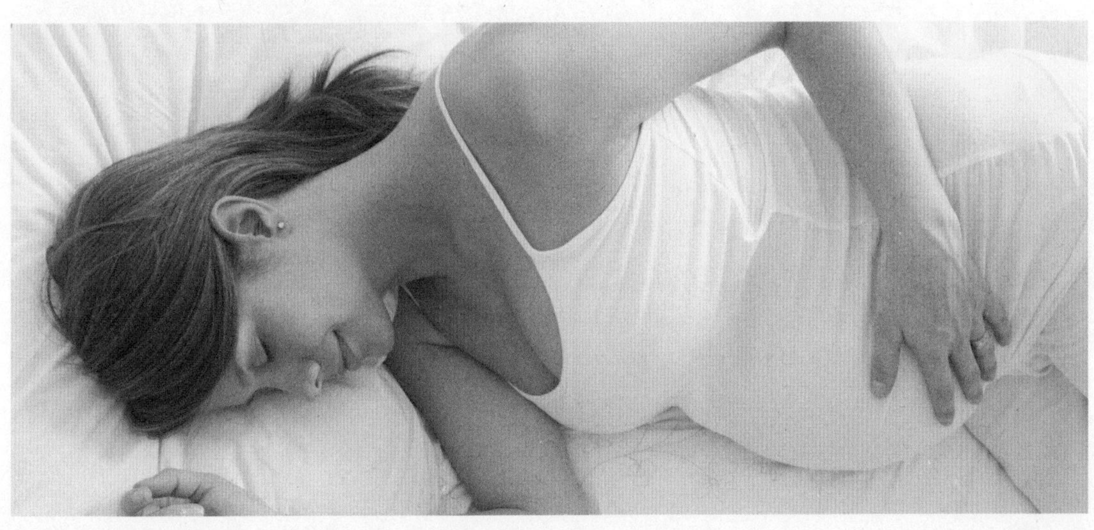

身体护理常识

221 清爽准妈妈，从“头”开始

一头漂亮飘逸的长发总能够让人心头一动，相信许多准妈妈也喜欢自己长发飘飘的样子，但是怀孕后，至少是在孕晚期，最好还是把头发剪短，这样打理起来更方便。

首先，准妈妈的汗腺和皮脂腺分泌旺盛，皮肤爱出汗，这样就容易造成头皮容易出油，如果不及时清洗，就会头皮发痒，产生不适感，给准妈妈的生活带来小小的不便，如果是夏天，这种情况会更加严重。

其次，头发的生长需要营养，而准妈妈的孕期是最容易缺乏各种营养素的时候，如果头发太长，就有可能因营养供给不足而出现枯黄、分叉、没有光泽、难以梳理等情况，影响美观。

再次，宝宝出生后准妈妈会没有时间护理太长的头发，且宝宝有拉扯别人头发的习惯，长发会更有这方面的困扰。

222 清洁嘴唇，好看更好“吃”

空气中不仅有大量的尘埃，而且还混杂着不少的有毒物质，如铅、氮、硫等元素，它们落在准妈妈身上的同时也会落在脸上以及嘴唇上。准妈妈外出的时候通常会很注意，不随便用手拿东西吃，或者从外面一回到家就马上去洗手，可是很少会想到嘴唇也应该经常“做清洁”。空气中的有害化学物质及病原微生物落在准妈妈的嘴唇上，准妈妈在喝水或者吃东西的时候会把这些有害物质一同带入口腔及体内，增加了准妈妈染病的风险，同时也会影响到十分敏感的胎宝宝。

因此，准妈妈要记得经常做好嘴唇的清洁工作，不要经常舔嘴唇，每次吃东西前要用消毒湿巾擦拭或用清水清洗嘴唇。

223 呵护乳房，为哺乳做准备

乳房是母乳喂养成功的基础，准妈妈应该从得知怀孕的那一刻起就开始保养自己的乳房，为以后的哺乳做好准备。保护乳房，准妈妈应注意以下几点。

①不要用香皂清洗乳房。准妈妈皮脂腺与汗腺分泌物的增加会使乳头角质层被软化，如果用香皂去除这些角质层细胞，就会导致乳房尤其是乳头部分的皮肤干燥、粗糙。

②洗浴后正确按摩乳房。每次清洗乳晕和乳头后，用热毛巾敷盖乳房并用手轻轻地按住，热敷后将乳房擦净，涂上一点橄榄油，用手指从乳房四周由内向外轻轻按摩或用指腹在乳房周围以画圈方式轻轻按摩。

③如果乳头上有硬痂样的东西，不要生硬去掉。睡前可在乳头上覆盖一块蘸满橄榄油的纱布，第二天早晨起床后再把硬痂样东西擦掉。

224 准妈妈也可以拥有好皮肤

孕期准妈妈的面部皮肤容易出现粗糙、敏感等现象，产后也可能出现松弛、黑斑或皱纹。积极预防这些情况的发生，准妈妈可以经常自己做面部按摩，打造出光泽有弹性的好皮肤。

额头的按摩：将双手的中指及无名指放在额头上，分别自额心向左右两边以画圈方式做按摩，一共按摩6圈，到两边太阳穴时轻轻地压一下，来回共做3次。

眼角的按摩：用两手的手指自两边眼角沿着下眼眶按摩6小圈，然后绕过上眼眶，回到眼尾处轻轻地按一下。

眼睛周围的按摩：用手指沿着眼睛四周做绕圈按摩，按摩6圈后在太阳穴轻轻压一下。

鼻头的按摩：用手指自太阳穴沿额头、鼻梁滑下，在鼻头两侧做小圈按摩，共按摩8小圈，由上向下按摩。

唇部按摩：双手无名指放在唇上做8小圈的按摩。

Message

按摩时，准妈妈可以在脸上涂一点橄榄油或婴儿油，按摩的力度要轻柔，以免过度牵扯皮肤从而造成损伤。

225 暂停药物脱毛

长在手臂、腿部及腋下的黑黑的毛发确实在一定程度上影响了美观，但是为了胎宝宝的健康，准妈妈还是不要太过在意它们，不要试图拔除它们，尤其是不要使用药物脱毛膏。

药物脱毛膏大多含有硫、氨的化合物，既然是化学物质，肯定会对皮肤造成一定程度的伤害。它的原理是使毛囊开放，然后将药物渗透到开放毛囊中，杀死毛囊组织，从而达到脱毛的目的。这种方法对皮肤刺激很大，最容易导致皮肤红肿过敏。准妈妈的皮肤耐受性原本就较差，如果在孕期使用药物脱毛膏，其造成的损伤比没有怀孕时更大。而且准妈妈的皮脂腺和汗腺分泌旺盛，如果毛囊组织遭到破坏，会影响汗液等分泌物的顺利排出，从而引起皮肤感染。

226 监测阴道分泌物

准妈妈的阴部较为敏感脆弱，一旦受到细菌感染，则会带来不小的麻烦，不但治疗起来比较棘手，而且还会使胎宝宝受到影响。因此准妈妈要注意观察阴道分泌物的状况，如有异样，则应立即就医。

准妈妈孕期阴道分泌物增多属于正常现象，如果没有恶臭，没有引起瘙痒，没有特别的颜色（如红色、咖啡色或黄绿色），则无须特别处理。如果白带较多、气味难闻或阴部瘙痒，就应该怀疑是否被细菌感染。一般来说，如果感染了白色念珠菌，白带量多且呈乳酪状，并伴有阴部剧烈的瘙痒；而滴虫感染会出现带有恶臭的水状白带，阴部也会瘙痒或疼痛；感染衣原体后，白带会呈脓样且气味难闻。

准妈妈最好穿着浅色内裤，以便正确判断分泌物的颜色及状态，及时发现异常情况。

227 给双脚做个安全的“SPA”

被称为人体第二心脏的脚，在准妈妈怀孕后的负担可不轻，它要支撑起准妈妈全身的重量，因而常常会酸痛、肿胀。因此，对足部的保养就显得尤为重要。

适当的足腿部按摩能够令准妈妈精神放松，舒缓怀孕时的紧张和不适，但一定要在专业人士指导下选择合适的手法和部位，不主张对准妈妈的足部反射区进行按摩。

每天晚上，准妈妈要用温热的水泡脚，可以稍稍加入一点适合准妈妈用的浴盐，以起到清洁、舒缓紧张、促进血液循环的作用。洗完后用毛巾将脚上的水分轻轻擦干，然后涂上润肤乳，并轻轻按摩以促进吸收。还要定期给双脚去角质，热水泡脚后，用浮石轻轻摩擦足跟部及侧面，注意力度要适中，以免擦伤皮肤，一周一次即可。

228 消除妊娠纹有秘诀

❶从怀孕初期即可选择适合体质的乳液、按摩霜，在身体较易出现妊娠纹的部位，如腹部、乳房、大腿内侧，勤加按摩擦拭，以增加皮肤、肌肉的弹性以及血流的顺畅。

❷怀孕期间注意多吃一些富含胶原蛋白和弹性蛋白的食物，如猪蹄、动物蹄筋和猪皮等，也有一定的预防效果。

❸怀孕 3 个月之后，要每天坚持涂抹妊娠霜、橄榄油或者含有维生素 E 的婴儿油。

❹使用专业的托腹带承担腹部的重力负担，以减轻对皮肤的过度延展拉伸。

229 对妊娠斑说“NO”

妊娠斑，也叫黄褐斑或蝴蝶斑，是因孕期脑垂体分泌的促黑色素细胞激素增加，以及大量孕激素、雌激素的作用，使皮肤中的黑色素细胞的功能增强并产生了沉淀。产后数月皮肤上的色素沉着颜色会变浅，并最终消失，也有可能会消退不全而遗留淡淡的茶色痕迹。预防或消除妊娠斑，准妈妈可采用以下方法。

❶不要服用安眠药，这样会导致面部出现黄褐斑。

❷怀孕期间坚持体育锻炼，增加皮肤弹性，良好的皮肤状态将有助于承受孕期的变化。

❸洗脸时，冷水和热水交替使用，以促进面部血液循环，降低妊娠斑出现概率。

❹多吃富含维生素 C 的蔬菜水果，如番茄等。

❺夏季外出时，要戴上遮阳帽或涂抹相对安全的物理防晒霜，避免阳光直射面部，加重妊娠斑。

带“球”运动 “孕味”十足

运动安全常识

230 孕期坚持运动有什么好处

❶适当的、合理的运动能促进消化、吸收，增强准妈妈的胃口。

❷怀孕期间进行适当的运动，可以促进血液循环，消除身体的疲劳和不适，保持精神振奋和心情舒畅。

❸孕期运动能刺激胎儿的大脑、感觉器官、平衡器官以及呼吸系统的发育。

❹适当运动可以促进母体及胎儿的新陈代谢，既增强了准妈妈的体质，又提高胎儿的免疫力。

❺运动让准妈妈肌肉和骨盆关节都得到了锻炼，也为日后顺利分娩创造了条件。

幸“孕”链接

在怀孕第4~7个月是准妈妈最适合运动的时期。一般来说运动只能做到孕中期即孕7月前，而且运动的时间要越来越短，动作要越来越轻柔。

231 孕早期可以做运动吗

孕早期(1～3个月)，由于胚胎刚刚种植到宫腔中，胎盘尚未完全形成，所以胎宝宝和准妈妈的连接还不稳定，这时候比较容易发生流产，因此，这个阶段的准妈妈应该注意休息，避免剧烈的运动，但并不是说这个阶段的准妈妈就不能活动了，适当的运动对准妈妈还是很有好处的。

但在胎宝宝还不稳固的孕早期，不论是做家务还是运动，准妈妈都应该以轻松、缓慢的方式进行，要尽量避免激烈的运动，如跳跃、扭转、快速旋转等。建议准妈妈在这个阶段不要再骑自行车，也不要再做拉伸背部的动作，以免影响胚胎着床。

孕早期的运动还必须本着循序渐进的原则，和缓地进行，最后慢慢平静地结束。保持可以边运动边说话的程度即可。

232 哪些准妈妈不适合带“球”运动

准妈妈做运动对胎儿有好处，但并不是所有的准妈妈都适合做运动。

一般来说，有哮喘病、心脏病、糖尿病或妊娠高血压综合征、怀孕期间阴道出血、曾经早产或有流产的迹象、肾脏有疾病、怀有多胞胎、超声波扫描显示胎盘位置偏低、孕前体质过差、经妇科医生证实患有子宫颈松弛的准妈妈都不适合在孕期做运动。

如果准妈妈体质良好而且没有上述不适合运动的情况的话，可以适当做些孕期运动，但最好能先向医生详细咨询，在保证安全的前提下，选择做一些柔和的、适合准妈妈的运动。若第一次运动后，有轻微腹痛或者阴道出血，准妈妈应停止运动并马上到医院检查。

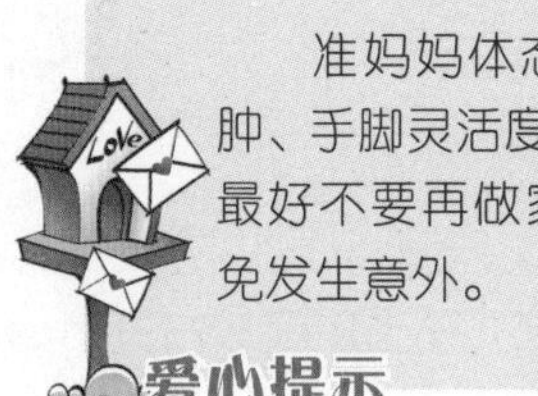

准妈妈体态较为臃肿、手脚灵活度较差时，最好不要再做家务，以免发生意外。

爱心提示

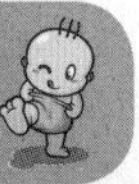

优孕胎教育婴

233 准妈妈运动前的准备

准妈妈在运动前最好先向医生了解一下自己的身体情况，并进一步了解自己适合做哪些运动，便于做一个孕期运动计划。

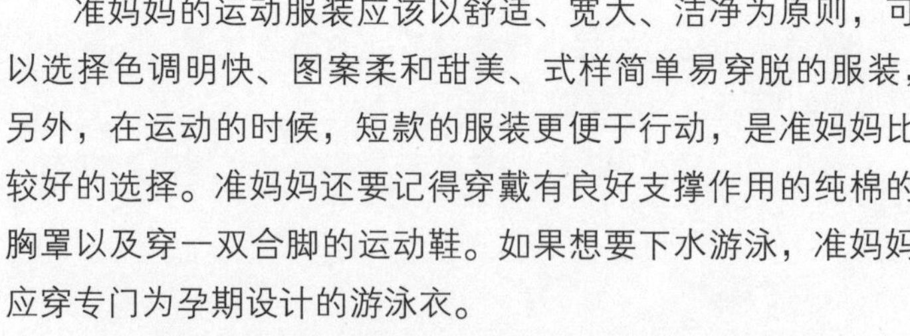

Message

准妈妈不妨在选好的运动地点先进行10分钟左右的散步运动，既可以活动开手脚，也能顺便观察一下周围的地形和路线，运动中出现不便才不至于慌乱失措。

准妈妈的运动服装应该以舒适、宽大、洁净为原则，可以选择色调明快、图案柔和甜美、式样简单易穿脱的服装，另外，在运动的时候，短款的服装更便于行动，是准妈妈比较好的选择。准妈妈还要记得穿戴有良好支撑作用的纯棉的胸罩以及穿一双合脚的运动鞋。如果想要下水游泳，准妈妈应穿专门为孕期设计的游泳衣。

运动前最好先排大小便，挑选一个空气流通的地方，在正式开始运动前还应先做热身运动，活动一下脚部、腿部和手部等，使全身关节和肌肉活动开。

234 准妈妈运动项目黑名单

快跑：剧烈地快跑不仅会让准妈妈全身肌肉紧张，对胎儿的舒适感也很有影响。剧烈地快跑还可能造成孕早期意外流产。

负重登山：负重太多、路程过远地登山运动会让准妈妈感觉疲惫，而且出汗过多或者不慎摔跤也是非常危险的。不过，慢慢地、在不感觉疲惫的情况下登山，对准妈妈来说是有益的。

滑雪：温度过低，而且下身要负担沉重的滑雪工具，还要应对不断变化的坡度，即使对一般人来说，都有发生意外的可能，更不必说是准妈妈了。

骑马：动物的习性很难完全掌握，在没有马夫牵马的情况下，让准妈妈一个人骑马是很冒险的。

快速爆发类运动：打羽毛球、网球等。

孕期禁忌的运动项目还包括蹦极、潜水、单双杠、跳高、跳远、滑冰、拔河、篮球、足球等。

幸"孕"链接

一般来说，适合健康准妈妈的运动项目有游泳、瑜伽、散步等。

235 准妈妈运动期间要注意饮水

准妈妈在运动期间应注意饮水，这样活动时出汗就多，体热散得快，体温就不会过高。

由于水分从摄取到被人体吸收，一般需要 20 ~ 30 分钟的时间，因此一次喝下大量的水会使胃部集中过多的水分，不能真正达到补充水分的目的。

运动饮水应该分为前、中、后三阶段，运动前 15 ~ 30 分钟补充 200 ~ 500 毫升的水，运动中每 10 ~ 15 分钟间断补充 100 ~ 150 毫升的水，在大量运动后，不能马上饮用大量的水，最好先休息一下，喝水最好加点食用盐，补充因出汗而流失的电解质。

236 准妈妈运动时需要注意哪些问题

不要过热

准妈妈不要运动到身体过热，也就是说不宜做出汗过多的运动。准妈妈身体过热对胎儿不利，尤其是在孕早期，准妈妈体温过高会对胎儿发育造成影响。所以，天气热时不要活动过度，炎热的夏天从上午 10 点到下午 3 点尽量避免在户外活动。

不要过度疲劳

准妈妈在运动中的一个大忌是疲劳，同时，不要选在自己已经有点疲劳的时候进行运动。

要有限度

以浑身发热、微微出汗为佳，不要运动到上气不接下气的程度。对于准妈妈来说，运动的限度以不累、轻松舒适为宜。

怀孕超过 4 个月后，应避免仰卧姿势的运动，运动时还应注意测量脉搏，准妈妈运动的强度应控制在每分钟脉搏 150 次以内。另外准妈妈还要注意运动后及时穿衣保暖，以免着凉。

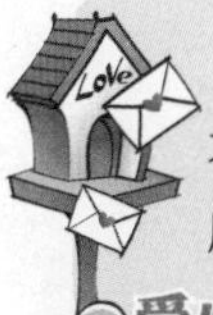

爱心提示

如果在运动中连话也说不出，说明准妈妈运动过猛，应尽量避免。

237 准妈妈运动之后的注意事项

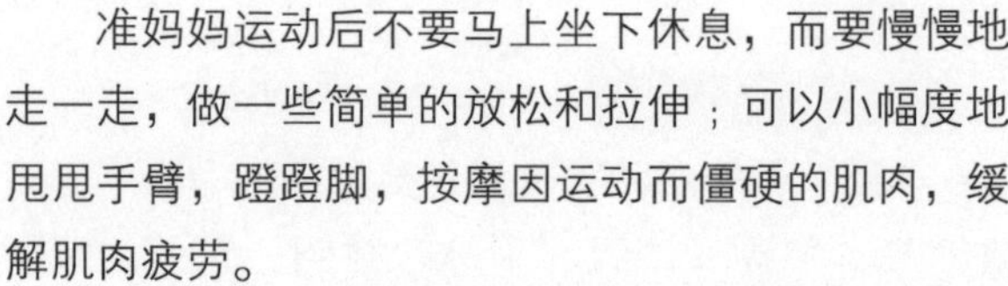

Message

运动过后，准妈妈心跳加速，因此心理也需要放松，准妈妈不妨找一个安静的地方，坐下来闭上眼，做深呼吸。

准妈妈运动后不要马上坐下休息，而要慢慢地走一走，做一些简单的放松和拉伸；可以小幅度地甩甩手臂，蹬蹬脚，按摩因运动而僵硬的肌肉，缓解肌肉疲劳。

运动后至少休息 30 分钟，准妈妈才可以用沐浴方式洗个温水澡，对缓解疲劳、放松全身很有帮助。洗头发时，可以请准爸爸帮助清洗，但要采用头往前倾的姿势。

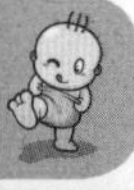

238 运动前后该如何进食

准妈妈不要空腹运动或刚吃完东西就运动，运动前半小时最好吃少量食物，以免发生低血糖。但是要避免食用难以消化的食物，比如油炸食品等，最好食用谷类、水果等，这些食物很容易消化，又能提供糖类作为运动时的能量来源。

运动后的进食要科学地搭配，令身体的支出与摄入达到平衡，从而达到运动的真正目的。准妈妈应保证每天至少一餐有肉或鱼，同时也不能单以高营养的食物为主，水果和蔬菜也是每天都不可缺少的。

运动后体内的糖、脂肪、蛋白质会大量分解而产生较多的乳酸，使肌肉酸痛，准妈妈会感觉疲劳倦怠。若是吃肉类等酸性食品，会增加血液的酸度，从而加重肌肉的酸痛程度，使疲劳无法及时消除。

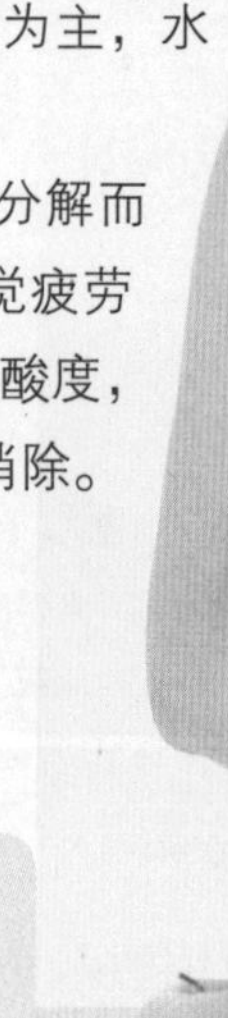

饭后半小时到幽静的小道上散散步也是适合准妈妈的活动方式。

爱心提示

运动项目，因人而异

239 散步，要天时地利人和

准妈妈活动的最佳方式是散步，不仅有助于呼吸新鲜空气、调节情绪，还可以提高准妈妈的神经系统和心肺功能。长期坚持，对胎儿的发育大有好处。不过准妈妈散步也有窍门。

散步地点：尽量选择空气新鲜、人流量不多、尘土少、噪音小的地点，比如小区花园等，有条件的准妈妈也可以去公园、植物园等绿树成荫、花草茂盛的地方散步，但应尽量少去商场、影院等人流量大、空气污浊的地方。

散步时间：一般日出之后散步比较合适，日出前空气中的有害物质较多，晚上则在7点以后较好，此时路上车辆相对较少。散步的时间长短要根据准妈妈的个人感受来决定，但每天散步最好不要超过1小时。

准妈妈最好和准爸爸一起去散步，可以边散步边聊天，既能解除疲劳，又能增进感情。

幸“孕”链接

准妈妈在散步的过程中，速度不要过快，以免发生意外。

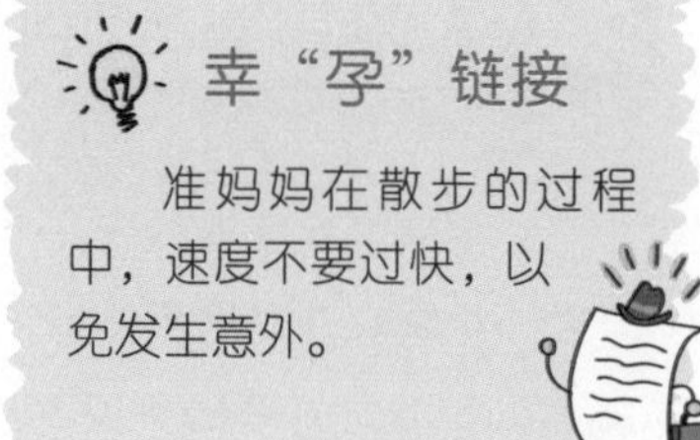

240 孕期游泳有哪些好处

①游泳让全身肌肉都参加了活动，促进血液流通，能让胎宝宝更好地发育。游泳消耗能量较大，准妈妈可通过游泳来控制增长过快的体重。

②水的浮力能够减轻身体负担，从而缓解或消除孕期常有的腰背痛症状，并促进骨盆内血液回流，消除瘀血现象，有利于减少便秘、痔疮、四肢浮肿和静脉曲张等问题的发生。

③孕期经常游泳还可以改善情绪，减轻妊娠反应，对胎宝宝的神经系统有很好的影响。

④游泳还可以锻炼准妈妈的肺活量，让准妈妈在分娩时能长时间地憋气用力，缩短产程。

注意：准妈妈游泳应在医生和专业人员指导下进行。

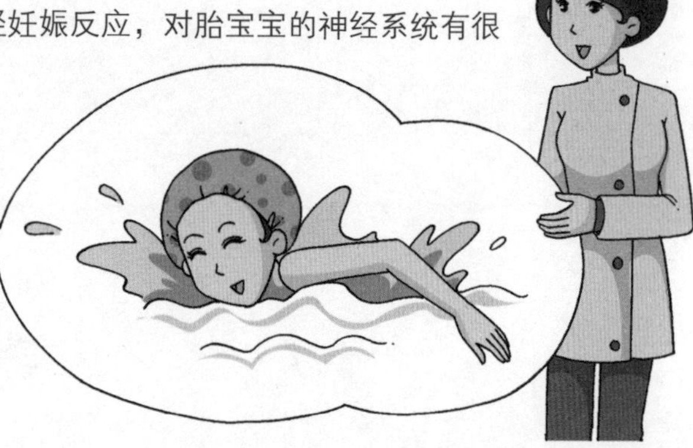

241 哪种泳姿最适合准妈妈

在诸多泳姿中，蛙泳是准妈妈的最佳选择，不需要太多技巧，也比较省力。另外，仰泳也是准妈妈比较好的选择，可以减轻水的重力对身体产生的影响。

不过怀孕未满 4 个月或怀孕 8 个月以上的准妈妈不适合游泳，有过早产、流产史或其他并发症的准妈妈也是不适合游泳的。准妈妈最好事先征询医生自己是否适合游泳，并在医生的指导下制订游泳计划。

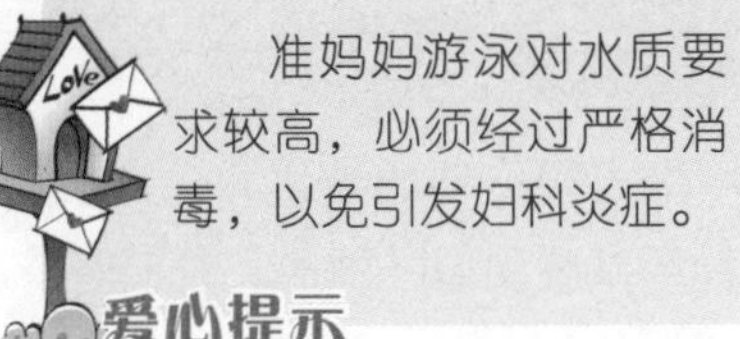

爱心提示

准妈妈游泳对水质要求较高，必须经过严格消毒，以免引发妇科炎症。

242 准妈妈的游泳注意事项

1. 选择卫生条件好、人少的游泳池。最好能选择室内恒温泳池，水温在 29 ~ 31℃为宜，并能避开阳光的直射。

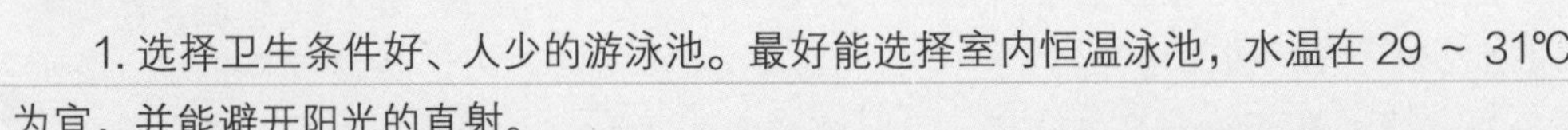

2. 下水前先做热身，下水时先用一点冷水打湿身体，待适应后再慢慢下水；游泳时要戴好泳帽、泳镜等防护用具；上岸后及时擦干身体，以防感冒。

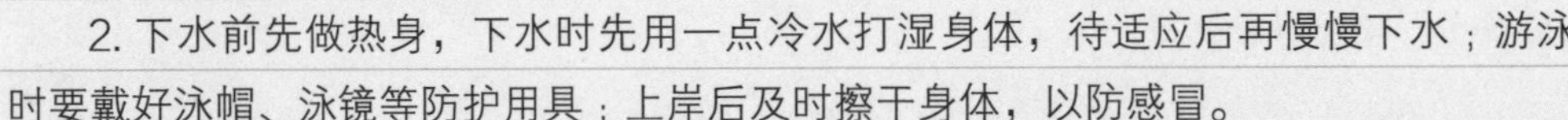

3. 游泳前要做好充分准备，不要跳水。游泳时动作不宜剧烈，时间也不要过长，一般不宜超过 1 小时，运动量以活动时心跳每分钟不超过 130 次，运动后 10 分钟内能恢复到锻炼前的心率为限。

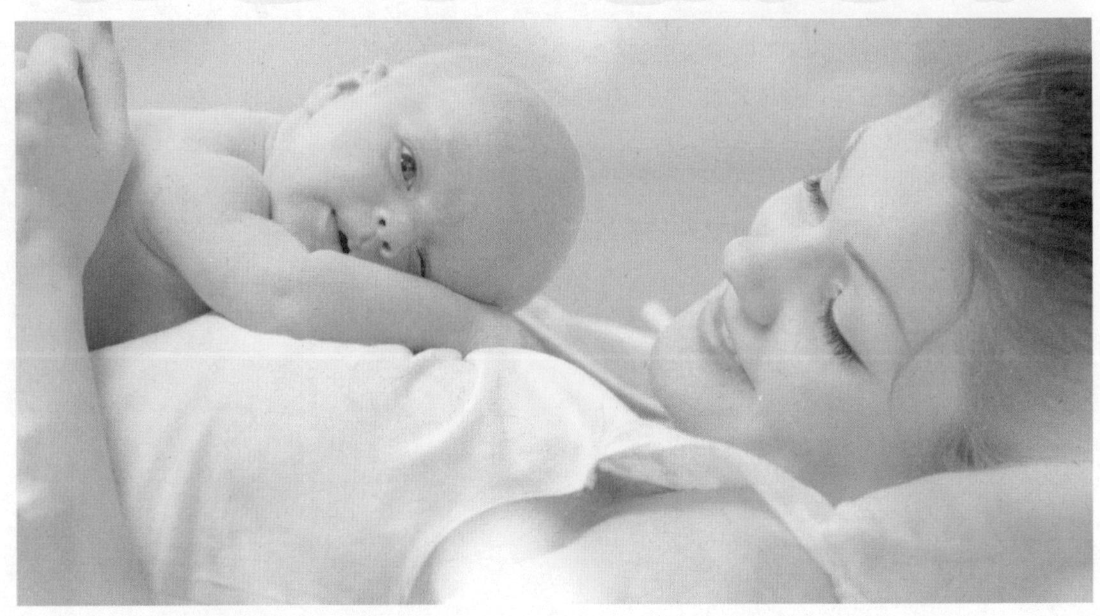

243 不是每个准妈妈都适合瑜伽

准妈妈练习瑜伽有不少好处。温和的瑜伽可以增强准妈妈的心肺功能，促进血液循环及新陈代谢，减少怀孕期的疲倦感。瑜伽的重点在下背、脊椎的活动，除了能舒缓孕期腰背酸痛外，也能锻炼下腹及大腿的力量，有助于生产。瑜伽还有益于改善睡眠，形成积极健康的生活态度。

不过并不是所有的准妈妈都适合练习瑜伽。孕早期和孕晚期及有流产史或其他并发症，如前置胎盘、高血压等的准妈妈不宜练习瑜伽。孕早期胎儿不稳定，容易造成流产；孕晚期，准妈妈体重增加较多，行动不便，注意不要做幅度较大的动作。

幸“孕”链接

瑜伽的练习因人而异，在整个妊娠过程中，准妈妈可以在专业人员的指导下，根据自己的需要和实际情况来练习不同的瑜伽姿势，练习时如有不适感，应立即休息。

244 轻松跳舞，有益身心

怀孕期间跳舞，就如瑜伽和散步一样，能够给准妈妈和胎儿带来很多益处。

❶妊娠期间，虽然肚子会变大，但是由于卵细胞激素的作用，准妈妈的身体会令人意外地变得更柔软，因此，准妈妈愉快地活动身体跳舞，会分泌令人快乐的激素，并通过胎盘感染宝宝。

❷准妈妈可以配合旋律，使手、脚、腰等部位自然摆动，让肌肉充分伸展、放松，以达到运动的目的。

❸跳舞还有助于提高分娩前、分娩中和分娩后的耐力，减短产后恢复所需的时间等。

❹跳舞使得准妈妈拥有愉悦的心情，增强迎接新生命的信心。

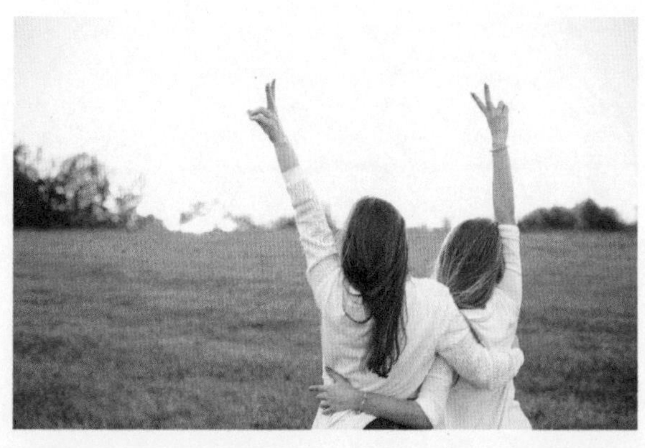

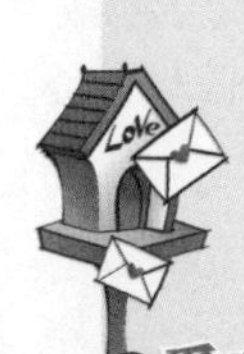

爱心提示

准妈妈不必担心自己不会跳舞，只要按照自己的感觉跟着旋律自然运动，感觉快乐就好。

特殊运动，让分娩更顺利

245 锻炼骨盆肌肉组织的运动

骨盆底的肌肉是支撑直肠、膀胱以及子宫的肌肉，怀孕后这些肌肉会变得柔软且有弹性，由于胎儿的重量压迫，准妈妈会感到沉重并且不舒服。到了怀孕后期，甚至会有漏尿症状，因此，为了分娩更顺利，准妈妈应该经常锻炼盆底肌肉。下面的运动方法可以提供参考。

1 侧卧在床上，右臂屈肘支撑上身抬起，右腿向内屈膝，左手臂自然地放在胸前，左腿伸直并抬起。心里默数到 10 秒并深呼吸，复原。反向侧卧，做同样的动作。

2 侧卧，右手臂平放在地毯上并伸直，头枕于上，右腿向前屈膝弓起，左手臂屈肘自然地放在胸前，手掌着地，左腿抬起伸直，保持腿部肌肉的张力和弹性，并使骨盆得到活动。

246 爬行运动，增强腹肌力量

准妈妈怀孕期间经常会感到腰背疼痛，这与盆骨及韧带放松有关，勤做产前运动可以改进整体关节及韧带的松紧度，令生产更容易，这对自然生产尤为重要。

爬行是适合准妈妈进行产前运动的不错方式，准妈妈进行适度的爬行运动可以增强腹肌力量，有助于顺利分娩，另外产后爬行还有利于子宫复旧。

准妈妈在床上的时候，可以从床的这头爬到另一头，不过在肚子比较不方便的时候要格外小心不要翻下床来。如果是在地毯上运动，则要穿宽松、舒适的衣物，为了保护膝盖可以戴上护膝，爬速要慢一点，爬幅宜小，来回爬 2 ~ 3 次即可，每次间歇 20 ~ 30 秒为好。

Message

提前两到三个月进行助产运动练习，换取生产时的顺利，对准妈妈来说是值得的。

247 孕期体操，帮助顺利分娩

准妈妈坚持做准妈妈操，有助于顺利分娩。

孕期体操能帮助准妈妈更好地控制自己的身体，还可以增加腹肌、腰背肌和骨盆底肌肉的张力和弹性，使关节、韧带松弛柔软，有助于分娩时肌肉放松，减少产道的阻力，使胎儿能较快地通过产道。孕期体操还可以缓解准妈妈的疲劳和压力，增强自然分娩的信心。

孕期体操可以分为孕中期操、孕晚期体操、产后体操三个部分，准妈妈可以根据自己所处的阶段选择适合自己做的体操，应尽量选择柔和的动作，一般健康的准妈妈在怀孕3个月后可以每周做一次。

248 准妈妈做体操的特别叮咛

❶ 训练的前一阶段以盘腿运动、骨盆运动为主，后一阶段重点练习呼吸运动。

❷ 每天训练10分钟左右，在不感到身体疲劳的前提下练习，也可只练习其中一两个运动，训练时最好铺上地毯。

❸ 训练时注意动作缓慢、轻柔，强度要适度，最好在舒缓的音乐伴奏下进行训练。训练开始前注意排空膀胱，不宜在餐后进行，禁止过度训练。

❹ 所有的运动进行完毕，不要马上躺下休息，可在原地踱步以放松身体，然后坐在椅子上安静地休息片刻。

❺ 如果准妈妈患有心肺疾病，或既往出现过流产征兆，如先兆流产、早产、羊水过多、前置胎盘、阴道流血、子宫颈提前开口等，不宜进行训练，以防发生意外。

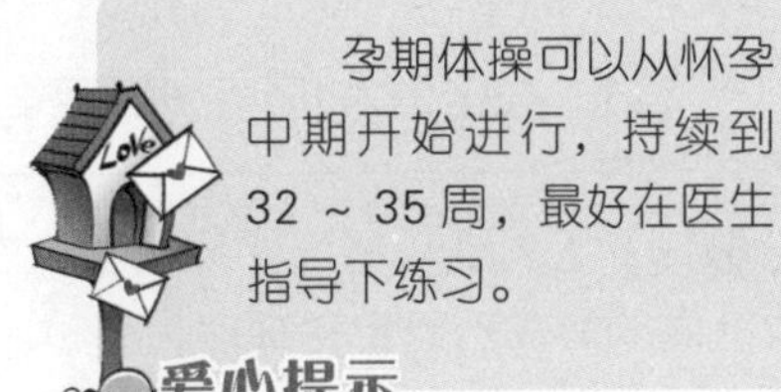

孕期体操可以从怀孕中期开始进行，持续到32～35周，最好在医生指导下练习。

249 孕期体操：增强肩臂肌肉力量的运动

❶ 盘腿或取舒适姿势坐在地毯上，面向前方；两只手臂向上屈肘，两只手的五指并拢，然后两手放在肩上。

❷ 两肘向前抬高，两手的手指略弓，手腕用力，稍加用力按压肩部。配合深呼吸保持10秒，两手恢复原状。

❸ 盘腿或取舒适的姿势坐在地毯上，面向前方。左手臂屈肘、前臂着地，上身向左侧弯曲，同时右手臂向上、向右伸展。配合深呼吸保持10秒，身体恢复原状。同样的步骤做右侧动作。

250 孕期体操：增强臀腿肌肉力量的运动

❶取舒适的姿势端坐在地毯上，两只手臂自然地放在身体两侧，两只手掌着地，两腿向前平伸；然后稍稍屈膝，脚跟着地，脚趾向上用力翘起，保持小腿、脚踝、脚趾用力状态。配合深呼吸保持10秒。

❷保持端坐姿势，两腿向前平伸，脚跟着地，脚尖回勾，绷紧小腿、大腿肌肉。配合深呼吸保持10秒，然后身体恢复原状。

251 孕期体操：增强腰背肌肉力量的运动

❶以舒适的姿势侧卧在地毯上，右手臂自然地放在身上，左手臂屈肘枕于头下，左腿伸直，右腿屈膝并放在一个枕头上。配合深呼吸保持 10 秒，身体恢复原状。反方向做同样动作。

❷跪在地毯上，两只手撑地，不要塌腰，两只手臂与大腿平行，两条小腿着地。配合深呼吸保持 10 秒，身体恢复原状。

❸保持上一个动作的姿势，将头慢慢地低下，让下颌尽量靠近锁骨。配合深呼吸保持 10 秒，身体恢复原状。

252 孕期体操：增强骨盆肌肉力量的运动

❶以舒适的姿势侧卧在地毯上，右手臂屈肘，前臂着地支撑上身抬起，右腿屈膝稳定身体重心，左手臂自然地放在胸前，左腿伸直并抬起。配合深呼吸保持 10 秒，身体恢复原状。反方向做同样的动作。这个动作可以增加大腿牵引力。

❷以舒适的姿势侧卧在地毯上，右手臂屈肘枕于头下，右腿屈膝，左手臂置于胸前，掌心着地，稳定身体重心，左腿抬起伸直，保持腿部肌肉的张力和弹性，并使骨盆得到活动。反方向做同样的动作。

❸取舒适的姿势端坐地毯上，左腿屈膝盘起，右腿向前伸直，右手臂自然地放在右腿外侧，左手臂自然地放在右腿内侧，头、颈、背部保持同一直线向前倾，至腰背部有拉伸感即可。配合深呼吸保持 10 秒，身体恢复原状。反方向做同样的动作。这个动作可以伸展脊柱，活动骨盆底肌肉和髋关节。

253 锻炼腰部，减轻准妈妈的“负担”

以下动作可以帮助准妈妈增加腰部力量，缓解腰部的酸痛。

❶站在椅子后面，双手扶椅背，慢慢吸气的同时使身体的重心集中在双手上，踮起脚尖，抬高身体，腰部挺直，下腹部靠住椅背，然后慢慢呼气，手臂放松，脚还原。每日早晚各做 5~6 次，可减轻腰部的酸痛。

❷仰卧，双膝弯曲，双手抱住膝关节下缘，头向前伸尽量让额头靠近膝盖，使脊柱、背部及臂部肌肉成弓形，伸展脊椎然后再放松。怀孕 4 个月后开始做，每天练数次，可缓解腰酸背痛，但应注意腹部明显隆起后，应避免做此动作。

❸跪在床上，双手撑地，手臂与大腿平行，利用背部与腹部的摆动活动腰背部肌肉。在怀孕 6 个月后开始做，可放松腰背肌肉。

254 拉梅兹呼吸法，顺产的良方

准妈妈可以取舒适的姿势坐在地毯上或床上，室内播放一些舒缓的音乐，在音乐声中，准妈妈先让自己的身体完全放松，眼睛平视前方，按照以下步骤进行练习。

拉梅兹呼吸法

◆ 第一阶段——胸部呼吸法

在分娩开始的时候，准妈妈可以感觉到每 5 ~ 20 分钟子宫收缩一次，每次宫缩持续 30 ~ 60 秒，此时宫颈口开大 3 厘米左右，所采用的呼吸方式是缓慢的胸式呼吸。

经鼻深吸一口气，再缓慢地经口吐出，随着子宫收缩就开始吸气、吐气，反复进行，直到阵痛停止才恢复正常呼吸。

◆ 第二阶段——嘻嘻轻浅呼吸法

宫颈口开大至 3 ~ 7 厘米时，子宫的收缩变得更加频繁，每 2 ~ 4 分钟就会收缩一次，每次持续 45 ~ 60 秒，这个时候胎儿一边转动，一边慢慢下降。当子宫强烈收缩时，准妈妈可以采用嘻嘻轻浅呼吸法，宫缩减缓时恢复深呼吸。

让自己的身体完全放松，眼睛注视着同一点，用嘴吸入一小口空气，保持轻浅呼吸，让吸入及吐出的气量相等，完全用嘴呼吸，保持呼吸高位在喉咙，就像发出“嘻嘻”的声音。

练习时由连续 20 秒慢慢加长，直至一次呼吸能达到 60 秒。

◆ 第三阶段——喘息呼吸法

当宫颈口开大至 7 ~ 10 厘米时，准妈妈感觉到每 60 ~ 90 秒子宫就会收缩一次，每次宫缩维持在 30 ~ 90 秒，这已经到了产程最激烈、最难控制的阶段了，胎儿马上就要出生了。此时，准妈妈可以采用喘息呼吸法。

准妈妈先将肺部空气排出后，深吸一口气，接着快速做 4 ~ 6 次的短呼气，感觉就像在吹气球，比嘻嘻轻浅式呼吸还要更浅，也可以根据子宫收缩的程度调节速度。练习时由一次呼吸持续 45 秒慢慢加长至 90 秒。

◆ 第四阶段——哈气呼吸法

进入第二产程的最后阶段，准妈妈想用力将胎儿从产道送出，但是此时医师要求不要用力，以免发生阴道撕裂，等待宝宝自己挤出来。此时准妈妈就可以用哈气呼吸法。

准妈妈先深吸一口气，接着短而有力地哈气，如浅吐 1、2、3、4，接着大口吐出所有的“气”，就像在吹一样很费劲的东西。准妈妈应学习快速、连续以喘息方式急速呼吸，直到不想用力为止，练习时每次需达 90 秒。

◆ 第五阶段——用力推

此时宫颈口开全了，助产士也要求产妇在即将看到婴儿头部时，用力将婴儿娩出。准妈妈此时要长长吸一口气，然后憋气，马上用力。

准妈妈下巴内收，略抬头，保持原有姿势，把气呼出，马上吸满一口气，紧闭嘴巴用力，直到宝宝娩出。当胎头已娩出产道时，准妈妈可使用短促的呼吸来减缓疼痛。

每次练习时，呼吸至少要持续 60 秒。

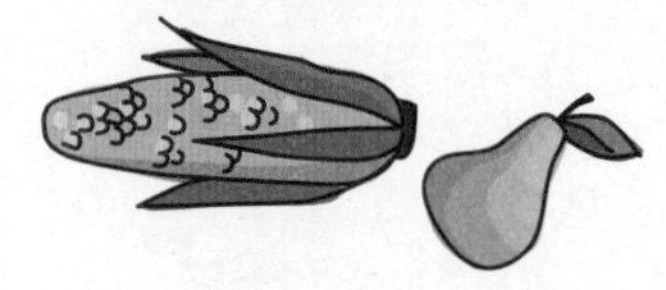

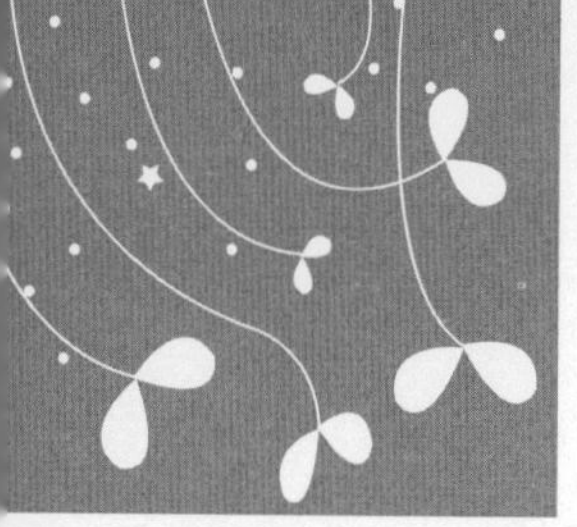

第七章 幸"孕"40周 做快乐"老妈"

乐享甜蜜性事

255 准妈妈进行性生活安全吗

按照传统的说法，准妈妈怀孕期间是不宜过性生活的，但实际上在怀孕期间，很少有夫妻真正停止过性生活。

其实，有的准妈妈因为担心性生活对胎宝宝不利而不敢过性生活，以及认为性生活对胎宝宝没有影响的想法都是片面的。

如果性行为对胎宝宝产生不利影响的话，那大多是因为准妈妈或准爸爸有疾病。对于大部分的夫妻来说，在怀孕期间进行性生活都是安全的，虽然性高潮和乳房的刺激可能会引起子宫收缩，但是只要采取相应的措施，掌握分寸，一般是不会有问题的。

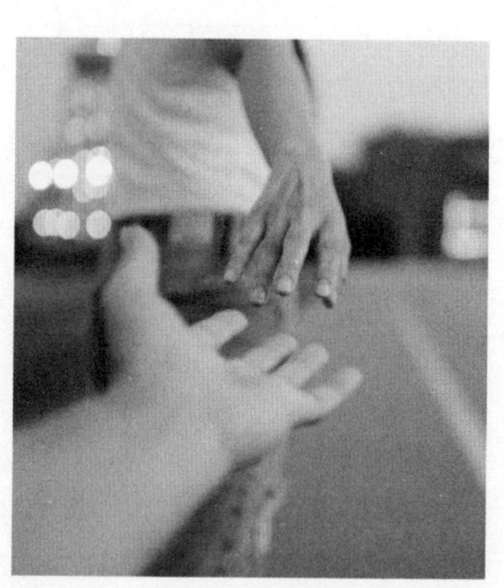

256 孕期性生活，优势不少

一方面，怀孕后准爸爸准妈妈再也不必为了担心不小心怀孕而感到紧张焦虑，从而提高了性感受。另一方面，由于怀孕后激素水平的变化，使得准妈妈对性刺激更加敏感，部分准妈妈在怀孕期间的性要求也会表现得比非孕期更强烈一些，性感受也会明显高于非孕期。

孕期，准妈妈的阴道比较容易润滑，性唤起会更容易，所以对绝大多数夫妇而言，孕期的性生活反而更加和谐。

幸"孕"链接

妊娠头 3 个月及最后 3 个月需禁房事。同时需要注意，孕期性生活也必须使用避孕套，并且尤其要注意性生活的卫生，以免发生交叉感染。

257 哪些情况下不适合过性生活

❶准妈妈过去曾有流产的经历。这类准妈妈怀孕前几个月最好禁止性生活，直到流产的危险期过去为止。

❷准妈妈已有流产的威胁存在时。如果性交中出现阴道流血的情形，或有下腹疼痛的现象，应去医院检查一下，若有流产的迹象，应暂时停止性生活。

❸准爸爸患有性病。彻底治愈之前，应禁止性生活。

❹准妈妈阴道发炎。彻底治愈之前，应禁止性生活。

❺胎盘有问题时。性交可能会导致流产，应暂时停止性生活。

❻子宫收缩太频繁。为了避免发生早产，要停止性生活，并进行检查。

❼子宫闭锁不全。随时都有流产的危险，应避免性生活。

❽胎膜早破。因保护胎宝宝的羊膜已破裂，病菌感染胎宝宝概率高，此时应避免性生活。

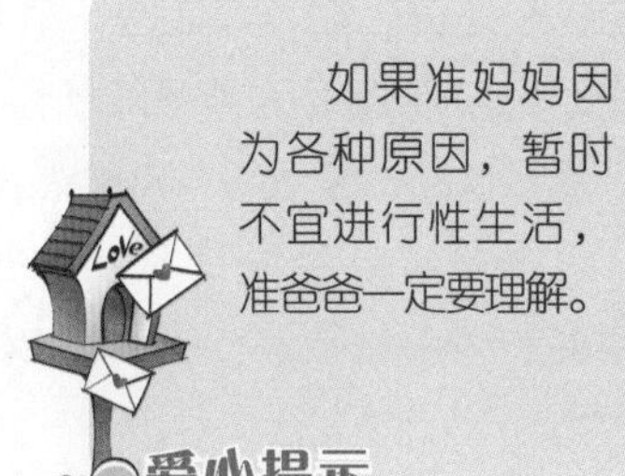

如果准妈妈因为各种原因，暂时不宜进行性生活，准爸爸一定要理解。

258 准妈妈“性”趣不高，准爸爸理解为重

准妈妈在怀孕期间，性欲有时会大大减弱，特别是在怀孕的头三四个月内，对任何性接触都表现出冷淡或强烈的反感。尽管有些准妈妈性欲未减，但一到晚上，她们会感到特别劳累，以致对性生活失去了足够的反应。

对此，准爸爸对准妈妈应有足够的理解，可以尝试采用各种各样的方式来进行补偿，如帮助准妈妈多干一些家务，或陪准妈妈散散步、帮准妈妈按摩等。

受到内分泌的影响，准妈妈的乳房对爱抚的反应更加强烈，虽然这种变化对性生活有提升作用，但容易引起子宫收缩，从而造成流产或早产，因此准爸爸不要过度抚摸。

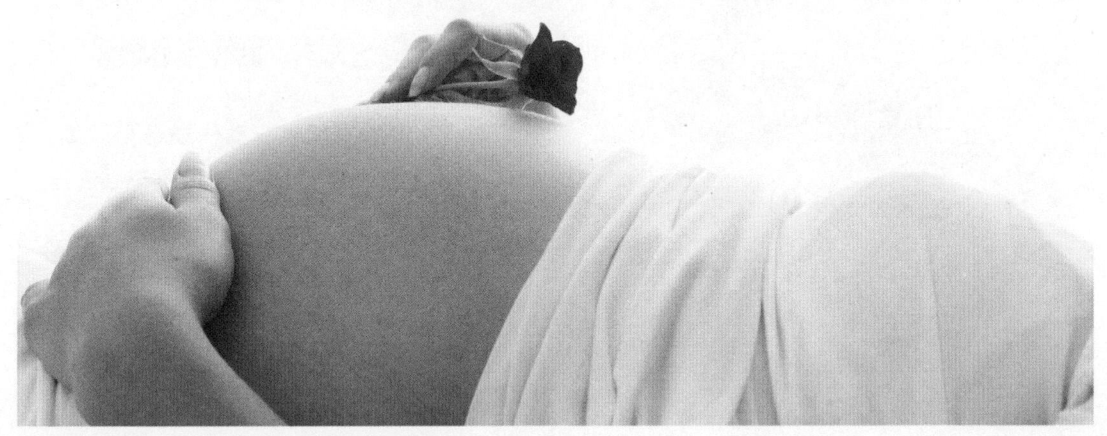

259 选对时间，孕期性事也安全

一般来说，准妈妈过性生活对胎宝宝的影响，主要表现在孕期的前 3 个月和最后 3 个月，其余时间过性生活对胎宝宝的影响不会太大。

孕期的前 3 个月过性生活容易导致准妈妈流产，而孕期最后 3 个月过性生活则常常导致准妈妈早产。妊娠初期，胚胎正处在快速发育阶段，胎宝宝与母体的连接还不十分紧密，外界刺激如性生活等容易诱发子宫强烈收缩而导致流产。在妊娠后期，尤其是怀孕 36 周以后，随时可能出现分娩征象，性生活时阴茎对子宫颈的刺激以及精液内的前列腺素会造成子宫收缩，从而易引起早产、子宫出血或感染。

妊娠的其余月份是可以进行性生活的，但是性生活的频度和强度也要有所节制，以每周 1 次为宜。

幸“孕”链接

性生活前要认真进行局部的清洁工作，避免诱发阴道和宫腔感染，危害准妈妈和胎宝宝的健康。

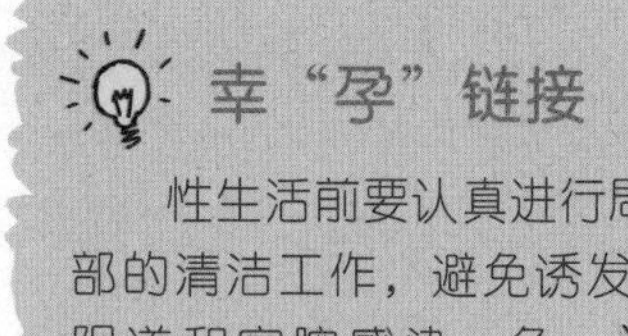

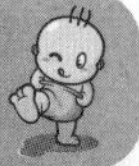

优孕胎教育婴

260 注意事项，准爸妈瞧仔细

要做好个人卫生

1

不注意卫生容易引发细菌感染，尤其是手部的卫生，如果不清洁的手与性器官接触，也会导致细菌感染，要充分对手掌以及指甲进行清洗，并且要养成勤剪指甲的习惯。

前戏不要过于激烈

2

过度刺激乳头会引发强烈宫缩，要尽量避免过度抚摩胸部。另外，还要尽量避免过于激烈地爱抚阴道。

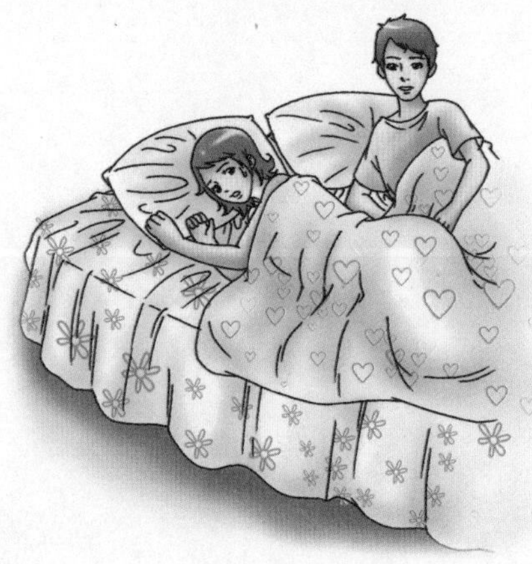

选择不压迫腹部的体位

3

准爸爸的性交动作要尽量温柔，准妈妈感到压迫时，千万不要强迫自己忍耐。

如果性交感到十分疼痛，应立即停止。

261 孕期性生活也要使用避孕套

孕期过性生活最好使用避孕套。这是因为，精液中的前列腺素被阴道黏膜吸收后，可促使子宫发生强烈的收缩，不仅会引起腹痛，还易导致流产、早产。戴避孕套时，需要注意以下事项。

1. 必须在性交开始前戴上，套上前应捏瘪避孕套顶端供储存精液用的小气囊，以防止气囊中的空气遇热膨胀促使射精时精液向阴茎根部溢出。

2. 避孕套不宜事先展开，而应在阴茎勃起后自龟头顺势向下展开，保证避孕套套住整个阴茎。

3. 避孕套只能使用水基润滑剂。液状石蜡、凡士林、食用油、搽脸油等均可在短时间内增加避孕套的脆性，加速其破裂。

4. 射精后应在阴茎疲软前以手指按住避孕套底部连同阴茎一起抽出，每个避孕套只能使用一次，用过的避孕套应装入塑料袋扔进垃圾桶。

262 产后享性事，至少六周后

通常，妈妈产后 6 周经检查恢复正常后，就可以进行夫妻生活。但是，如果产后恶露持续时间较长，节欲时间也要相应延长。

无论自然分娩还是剖宫产，生完宝宝后，子宫及产道都需要从极度扩张的状态逐渐收缩回来，恢复以前的状态至少需要 6 周的时间。

产后 10 天左右，宫颈口才开始关闭，而胎盘附着处的子宫内膜在正常情况下需要 6 ~ 8 周才能完全长好、愈合。此外，产后阴道壁黏膜脆弱，过早进行性生活容易造成损伤，如果存在会阴裂伤、阴道裂伤及宫颈撕裂等，性生活时会发生疼痛、不规则出血等问题，从而影响伤口愈合。

因而，产后 6 周之内应严格禁止行房。

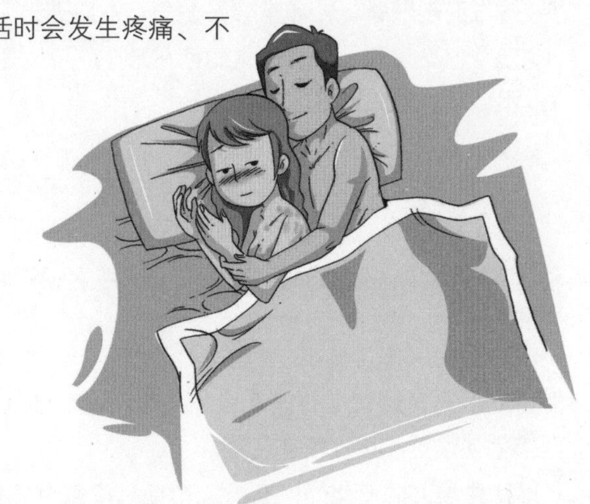

爱心提示

虽然自然分娩会使阴道稍微松弛，但其敏感度并未降低，血流经过盆骨反而能增加妈妈产后“性趣”。

调节情绪，摆脱孕期抑郁

263 准妈妈情绪好，胎宝宝更健康

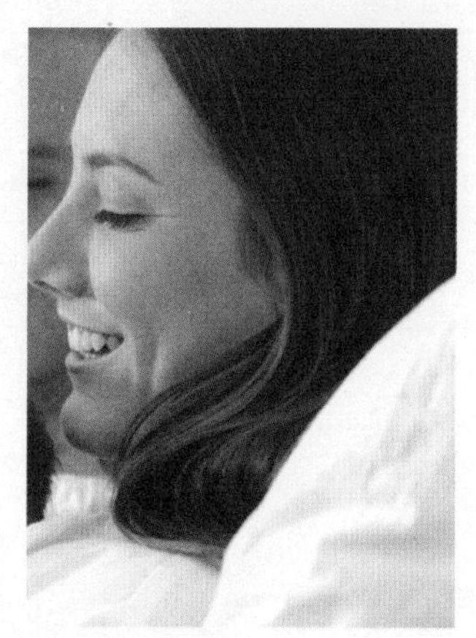

一个幸福美满的家庭主要是因为具有良好的心态和融洽的感情，这也是准妈妈达到优孕优生的重要条件。

准妈妈心态良好，受精卵才会“无忧无虑”地在子宫内发育和成长，生下的宝宝才更加健康和聪慧。健康向上、愉快乐观的情绪能使血液中有利于健康发育的化学物质增加，不仅能促使胎宝宝正常发育，还能使分娩更顺利；反之，不良的情绪会使血液中对神经系统和其他组织器官有害的物质剧增，并通过胎盘影响胎儿发育，导致胎动异常、早产、胎儿畸形、胎儿智力低下、未成熟儿等。

孕期准妈妈的心理状态，如恐惧、紧张、悲伤、忧愁、抑郁、狂喜等均在一定程度上影响胎儿的正常成长和健康发育。

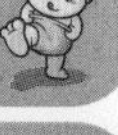

264 准妈妈，你的情绪OK吗

如果在两周内出现以下四种及以上症状，则说明准妈妈可能已患有孕期抑郁症。如果其中的一种或两种情况在近期特别严重，则必须引起高度重视，需及时就医治疗。

◆ 注意力无法集中，记忆力减退
◆ 总是感到焦虑、迷茫
◆ 脾气变得很暴躁，非常容易生气
◆ 非常容易疲劳，或有持续的疲劳感
◆ 不停地想吃东西或者毫无食欲
◆ 睡眠质量很差，爱做梦，醒来后仍感到疲倦
◆ 对什么都不感兴趣，懒洋洋的，总是提不起精神
◆ 持续地情绪低落，莫名其妙地想哭
◆ 情绪起伏很大，喜怒无常

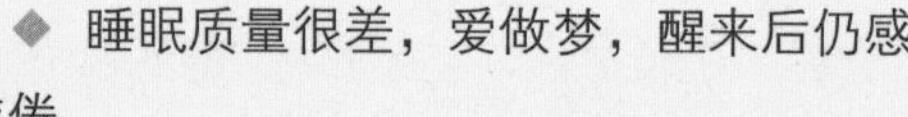

265 角色转换调节好，情绪问题不来扰

在中国的风俗习惯里，打从准妈妈怀孕开始，就会被周围人高高供起，准妈妈的任何要求都能得到满足，这对准妈妈来说是一个考验，如果准妈妈因此而将自己特殊化，那么一旦出现心理落差就很可能爆发情绪问题。

除了生理上的变化外，准妈妈的社会角色也发生了改变，周遭的家人和朋友，对准妈妈的态

度也发生了微妙的转变。如果准妈妈们无法在短时间内适应这些外部情境的转变，并很好地处理这些变化，那么准妈妈的情绪问题就会随之而来了，严重的甚至会转化成孕期抑郁症，导致很多极端的后果。

准妈妈的情绪与宝宝将来的行为和情绪存在着微妙的联系，因此准妈妈应该尽量地将自己的角色转换调节妥当，保持一个好情绪。

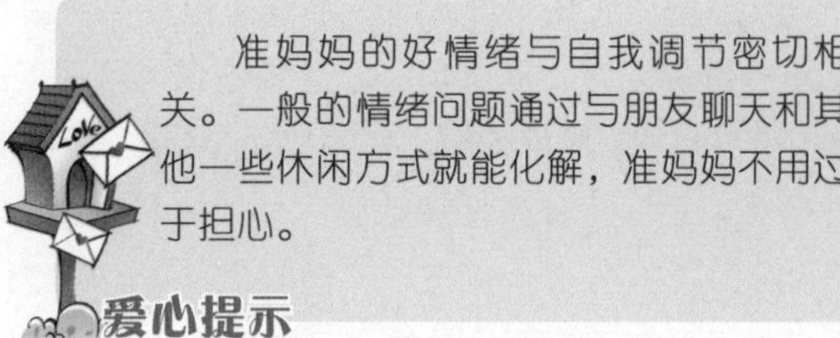

准妈妈的好情绪与自我调节密切相关。一般的情绪问题通过与朋友聊天和其他一些休闲方式就能化解，准妈妈不用过于担心。

266 面对孕期抑郁，准妈妈要学会“减负”

❶ 尽量放松自己。放弃那种想要在宝宝出生前把一切打点周全的想法，尽量多做一些使自己感觉愉快的事情，照顾好自己，是孕育一个健康可爱宝宝的前提。

❷ 和准爸爸多多交流。保证每天有足够的时间和配偶在一起，并保持亲密的交流，如果身体允许，可以考虑一起外出度假，有准爸爸做坚强的后盾，可以让准妈妈更安心。

❸ 把情绪表达出来。在怀孕的非常时期，准妈妈需要爱人和朋友的精神支持，而只有当准妈妈表达出自己的感受时，他们才能给予最有效的安慰。

❹ 和压力做斗争。不要让生活充满挫败感，时时注意调节情绪，深呼吸，保证充足的睡眠，多做运动，注意休息。

267 准妈妈调节情绪的6个妙招

告诫法：在孕期要经常告诫自己不要生气、不要着急，想象宝宝正在看着自己。

转移法：消除烦恼的最好办法是离开使人不愉快的环境。

释放法：这是相当有效的情绪调剂方法，设法使烦恼烟消云散，得到令人满意的“释放”。

社交法：闭门索居会使准妈妈郁郁寡欢，要将自己置身于乐观向上的人群中，充分享受友情的欢乐。

协调法：每天抽出30分钟，到附近草木茂盛的宁静小路上散散步、做做体操，心情会变得非常舒畅。

美容法：经常改变一下自己的形象，如变一下发型，换一件衣服等，让自己保持良好的心境。

Message

准妈妈不要过多地食用肉、鱼和巧克力等甜食，过量地食用这些食物可使体液酸性化，血液中儿茶酚胺水平增高，从而出现烦躁不安、爱发脾气、容易伤感等消极情绪。

268 深呼吸法，帮准妈妈“减负”

正确的深呼吸方法对准妈妈稳定情绪和集中注意力非常有效。

在进行呼吸法时，准妈妈可以选择任何场所，可以在床上，也可以在沙发上，要尽量使腰背舒展，全身放松，双目微闭，手可以放在身体两侧，也可以放在腹部。衣服尽可能穿宽松一些。

准备好以后，用鼻子慢慢地吸气，以5秒钟为标准，在心里一边数“1、2、3、4、5”一边吸气。肺活量大的准妈妈可以选择6秒钟，感到困难的话可以选择4秒钟。吸气时，准妈妈要让自己感到气体被储存在胸腔中，然后慢慢地将气呼出来，用嘴或鼻子都可以。总之，要缓慢、平静地呼出来。呼气的时间是吸气时间的两倍。也就是说，如果吸气是5秒钟的话，呼气就是10秒。就这样，反复呼吸1～3分钟，准妈妈就会感到心情平静，头脑清醒。

实施呼吸法的时候，尽量不去想其他事情，要把注意力集中在吸气和呼气上。一旦习惯了，注意力自然就会集中了。

Message

准妈妈可以在每天早上起床时、中午休息前、晚上临睡时，各进行一次这样的呼吸法，这样，妊娠期间动辄焦躁的精神状态可以得到改善。

269 消除准妈妈的致畸幻想

许多准妈妈都会忧虑胎宝宝的健康问题，比如发育得是否健康，器官是否健全，是否有比较严重的疾病，等等，内心无比忧虑。心理学家认为，这是典型的“致畸幻想”的表现。

其实造成胎宝宝畸形的原因主要有两种，一种是遗传基因缺陷导致胎宝宝畸形，近亲婚配或有家族遗传性疾病者最易发生此类问题；另一种是非遗传性基因缺陷导致胎宝宝畸形，往往是由于准妈妈在怀孕期间对致畸因素忽视所致。常见的致畸因素包括微生物（如病毒）、药物和某些化学制剂、某些金属和放射性物质等。

所以，如果准妈妈在孕前都进行了优生咨询和体检，确认没有致畸因素的威胁，完全没有必要担心胎宝宝的健康问题。

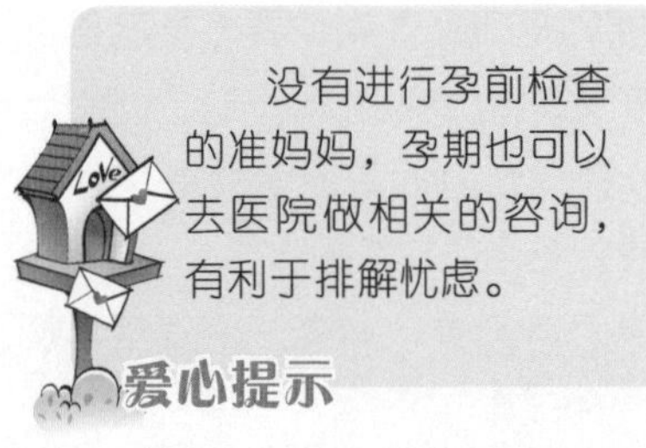

没有进行孕前检查的准妈妈，孕期也可以去医院做相关的咨询，有利于排解忧虑。

爱心提示

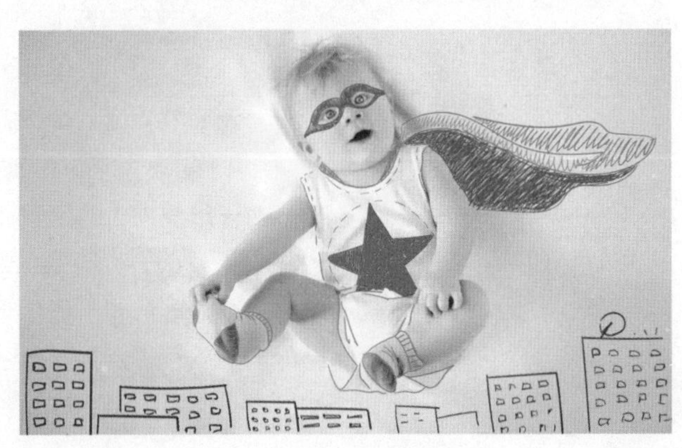

270 安定心神，准妈妈不妨多冥想

怀上宝宝以后，有的准妈妈会感觉到压力，甚至担心胎教问题，因此情绪变得更差了，准妈妈不妨将冥想与胎教结合，对调节情绪有很好的帮助。

在悠扬的音乐声中，准妈妈可以坐在安静的屋子里，闭上眼睛，想象宝宝的样子，并想象自己正在和宝宝交流，试着在心里和宝宝讲一讲自己的感想，甚至也可以和宝宝讲讲自己现在的苦恼，这个方法能有效地帮助准妈妈平复情绪、减轻压力，使身体和心灵都归于平和。

准妈妈随时都可以进行冥想来帮助稳定心境。冥想实际上是瑜伽的一种重要方式，瑜伽这种古老而温和的运动，可以帮助准妈妈保持心神安定。

幸“孕”链接

快乐的准妈妈会更美丽。因为，当人们开心的时候，肌肤自然地释放出一种名为恩多芬(Endorphin)的化学物质，它能刺激肌肤细胞，直接影响肌肤的品质。因此，快乐的人经常容光焕发，肌肤显得更有活力。

271 加入准妈妈俱乐部

准妈妈俱乐部所服务的对象是准妈妈，在网络上和现实生活中都有，网络上主要以论坛的方式组织，现实生活中则以普通俱乐部的形式组织，有点类似于培训班。

准妈妈俱乐部里一般都有关于如何怀孕、孕期保健等怀孕知识和准妈妈知识。准妈妈可以通过俱乐部了解孕期保健知识、自然食物均衡营养的摄取、新生儿护理、准妈妈孕期常见的心理问题，甚至还有新生儿期和婴儿期早教的理念、方法，有助于准妈妈愉快地度过这个特殊的时期。

在俱乐部里，准妈妈怀胎十月里的每一个细微变化与感受都会有分享者，积极参与准妈妈俱乐部活动，广交朋友是调节情绪的好方法。

Message

准妈妈有时间可以适当地上网，看育儿、早教频道，到论坛上去逛一逛，多认识一些准妈妈，可以与她们交流怀孕心得。

272 准妈妈唠叨点，心情也会好一点

一般来说，女性喜欢跟丈夫或好友倾诉内心的痛苦和烦恼，这是有利于健康的，相反，若以酗酒、吸烟等方式来疏解压力，均会不同程度地导致情绪低落、神经衰弱等。可见唠叨对于调节情绪是比较有效和健康的。

此外，爱撒娇和唠叨的女性血液中血清素、乙酰胆碱的含量会相对高一些，这使得她们性格温柔、待人和气、不易发脾气，也较少发生身心疾病。

准妈妈不用担心天天唠叨会使周围的人听烦了而造成新的人际问题，在周围每一个人眼里，准妈妈都是可爱和值得谅解的，当然在职准妈妈在上班时例外。

爱心提示

女性怀孕以后，因为各种原因情绪和压力会变得更大，因此在生活中，准妈妈不妨试试唠叨宣泄法，尽量让自己的不良情绪发泄出来，有烦恼就倾诉，让紧张情绪及时得到释放。

273 不要远离朋友同事

准妈妈不要因为怀孕而把自己隔离起来，要与同事朋友保持联系，分享一些感受和体会，必要的时候也要多找自己信任、知心的朋友倾诉，让朋友一起分担一些不良情绪。

倾诉是一种很好的减压方式，准妈妈不要觉得找朋友倾诉是一种无能的表现，如果心理压力大又远离朋友同事，时间长了很容易导致心理上的诸多问题，身体上的食欲不振、睡眠不好等诸多毛病。

准妈妈置身于人群中不会有孤独感，敞开心扉向人倾吐时，内心会感到非常愉悦，不但能够释放自己的情绪，而且更容易找到问题与困惑的原因，同时还可以得到朋友良好的建议。

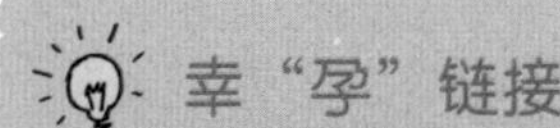

幸“孕”链接

当出现不良事件、面临压力时，准妈妈要把自己的感受与家人、朋友、同事多交流，感觉有人在意自己、陪伴自己，能增加渡过难关的勇气。

274 准妈妈倾诉对象也需挑一挑

准妈妈找人倾诉时，应该选择一个适合的对象，如果倾听者也有同样的困扰，不但提供不了积极的解决方法，而且还会使双方的负面情绪互相影响，事情反而会向着消极的方向发展。

假如准妈妈最近工作不顺，找朋友倾诉，可那个朋友这段时间做事也老是不顺，没有心情听人诉说，聊过之后，准妈妈的心情不但不会好转反而会越来越糟。所以找人倾诉最好选择积极乐观的家人、朋友，这样对方才会认真倾听并提供好的建议，使准妈妈尽快从苦闷中走出来。

找准妈妈的好朋友也比较好，但是好朋友也分很多种，有情绪要倾诉最好找比较懂事理的朋友，这些朋友懂得比较多，也许平时不一定表现出来，但是在准妈妈倾诉烦恼时反而会给出很不错的建议。

Message

建议准妈妈不看恐怖、紧张、色情的电视、电影和小说，不要让胎儿受到任何不良刺激，使其一直在温馨的环境中生长发育，这对宝宝未来的性格形成有着良好的作用。

275 给居室换装，给自己换心情

居室环境可以直接影响准妈妈的心情，准妈妈如果看腻了现在的居室设置，那不妨自己动脑想一想怎么给居室换换装饰，如果喜欢，还可以展现一下自己的奇思妙想，将自己的想法变成现实，装点一下居室。

居室可以用艺术作品来加以装点，如果居室小，东西多，使人感到拥挤和压抑，不妨用优美宜人的风景图片、油画来开阔视野，帮助准妈妈忘记紧张和疲劳，解除忧虑和烦恼。另外，活泼可爱的娃娃照也有助于联结起准妈妈与胎宝宝之间的感情纽带，从而使准妈妈心情更为舒畅。

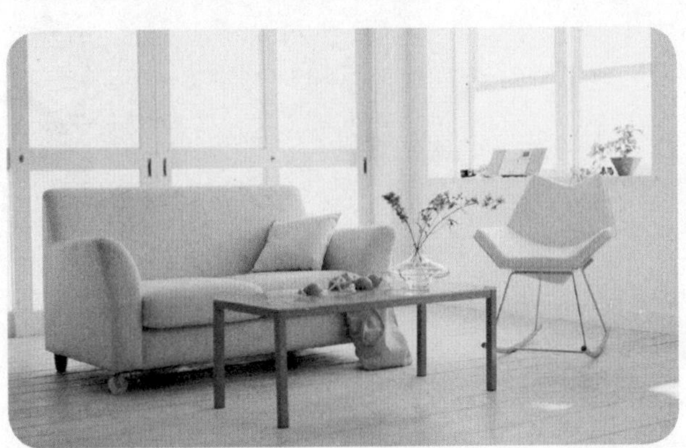

挂一些准妈妈喜欢的精美的图画、照片，摆放一些鲜花和小工艺品，可以使准妈妈感到优美、和谐、充满生机和温馨。

276 颜色也可以影响准妈妈的情绪

色彩对人的心理有明显的暗示作用，从而能影响到情绪，红色和强烈刺激的色调容易刺激人的情绪，使人情绪易激动或者易怒，对准妈妈和胎儿有不利的影响；而黄色则是一种快乐的颜色，是属于太阳的颜色。在准妈妈心情有些灰暗的日子里，不妨在花瓶中插上黄色的花朵，或者使用黄色的枕头、靠垫或者桌布，它们有着神奇的魔力！当准妈妈的眼睛饱览了欢快的颜色，心情自然也就开心起来。

在家居色彩上，建议准妈妈多使用绿、浅蓝等使人感觉宁静的颜色，而把深红、橙色等艳丽的色彩作为客厅、餐厅等地方的小小点缀。

爱心提示

妊娠期的不同阶段，准妈妈对同种的色彩也会有不同的感觉。准妈妈可以选择自己喜爱的颜色来装饰居室，让自己心情舒畅。

277 孕期日记——一份好心情带来的见面礼

准妈妈每天坚持记孕期日记，不仅可以方便产科大夫查看准妈妈的日常行为，还有利于准妈妈宣泄心中的不良情绪。

记孕期日记很方便，可以每天都记，也可以两三天或四五天记一次，随准妈妈的喜好来就好，至于日记的内容则可随心所欲地发挥，什么都可以写，可长可短，比如早孕反应怎么开始和结束的，什么时候听到胎心音了，哪一天感觉到胎动了，等等，这对产科医生了解准妈妈的孕期情况也是很有帮助的。

怀胎十月里，准妈妈的身心感受、胎宝宝的成长状况都会发生一系列的变化，所以准妈妈可以写的内容是很丰富的。

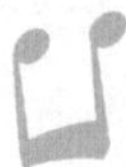

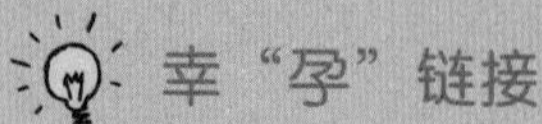

幸“孕”链接

准妈妈可以不定期地让准爸爸给自己拍一些照片，贴在日记里面，让孕期日记图文并茂，并可以把这份珍贵的日记作为永久的纪念。

278 接受音乐的洗礼

优美的音乐能使准妈妈获得美感，陶冶准妈妈的情操，让准妈妈有一个好心情。

其实，准妈妈听音乐不只是为了培养胎宝宝的音乐素养，更多的是愉悦准妈妈的心情。在乐曲的选择上，建议准妈妈选择一些名曲中舒缓、轻柔、欢快的部分或者是动听悦耳的轻音乐，可以调节情绪，还能给胎宝宝安宁感，使胎宝宝心律平稳。

要是准妈妈不喜欢古典音乐，那么任何可以令心情放松的音乐——除了摇滚和重金属音乐以外都可以。如果准妈妈选择录制一盘包含了多位音乐家作品的歌碟，要尽量让前一首曲子和后一首曲子间的转变较平缓和自然，不要因为自己营造出来的气氛让情绪变差。

Message

要使准妈妈获得良好的情绪和心情，主要不是靠音乐，而要靠准妈妈自己的主动调节，以及最亲近的人给予的理解、关心、爱护和体贴。

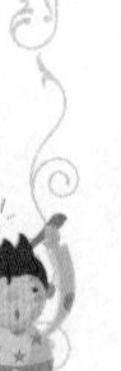

279 通过阅读平稳心绪

在所有放松活动中，阅读舒缓心情的效果最佳。心理学家认为，阅读时人们的思绪会集中在文字上，进入文学世界，紧张的身体和大脑可以因此得到放松，从而可以抚平凌乱的心绪。

书上的文字能够激发准妈妈的想象力，从而进入另一种状态，如读小说能让准妈妈从日常生活的压力中暂时逃离；看杂志甚至菜谱能令人感到安慰。阅读是一种放松大脑的好办法，可以将大脑从不良情绪中解脱出来。

因此，准妈妈平时不妨多读书，还可以准备一些怀孕、生产方面的书籍，让准妈妈心情放松、情绪状况稳定，这也是为腹中宝宝进行“胎教”的方法之一。

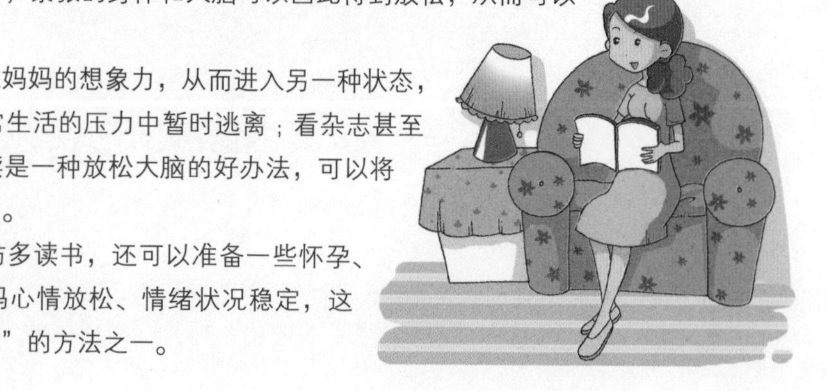

职场准妈妈好“孕”常识

280 职场准妈妈享有哪些权利

《中华人民共和国妇女权益保障法》明确规定：任何单位不得以结婚、怀孕、产假、哺乳等为由，辞退女职工或单方面解除劳动合同。

另外，女职工在医疗期、孕期、产期和哺乳期内，劳动合同期限届满时，用人单位不得中止劳动合同。劳动合同的期限应自动延续至医疗期、孕期、产期和哺乳期满为止。

此外，准妈妈还享有以下权利：

◆ 准妈妈享有不被降低工资的权利。

◆ 女职工在孕期禁止从事危险劳动。

◆ 女职工生育享受 90 天产假，难产的增加产假 15 天，多胞胎生育的，每多生育一个婴儿，增加产假 15 天。

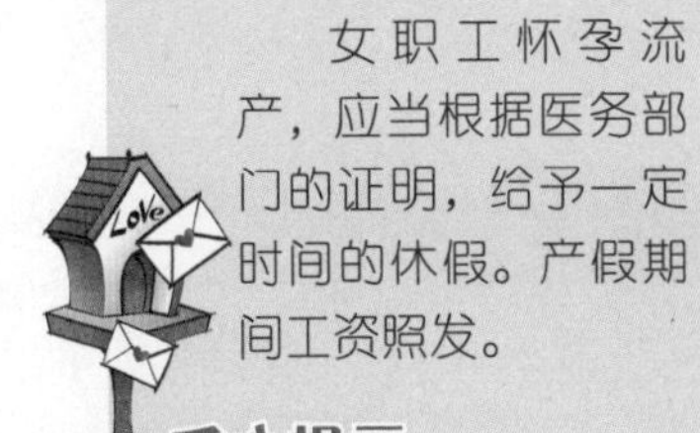

爱心提示

女职工怀孕流产，应当根据医务部门的证明，给予一定时间的休假。产假期间工资照发。

281 工作餐一样吃得营养丰富

1 对待工作餐要秉持“挑三拣四”的第一原则，建议准妈妈少吃或不吃以下食物：油腻的食物、刺激性的食物、生冷食物、不新鲜的食物、过度加工的食物、含咖啡因的食物等。

2 注意食物种类要丰富。准妈妈应该讲究五谷杂粮、平衡膳食，不能再由着性子爱吃什么就吃什么，而应该从营养的角度出发来选择食物，降低对口味的要求。

3 自备些零食，如水果、面包、坚果、牛奶等，以便随时补充能量。

幸“孕”链接

即使工作再忙，也不要边工作边进食，这样不仅工作无法专心，还会降低身体的消化吸收功能。吃饭要细嚼慢咽，这样食物比较容易消化。

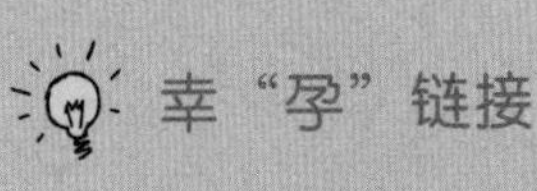

282 职场良方——沟通与和解

Message

在沟通与和解时，准妈妈也要换位思考，站在企业的立场上看问题，看看自己这样做是否合适，这样的思维能使准妈妈在沟通中取得有利地位。

在现实生活中，若员工搬出法律条文抵抗企业的决定，往往会遭遇软暴力，比如孤立、不安排具体工作、开会不通知等。职场准妈妈遇到这样的情况，可以先尝试与企业沟通，或采取和解、调解、向劳动行政部门投诉等方式，最好能通过这些方式解决纠纷。

如果准妈妈的劳动权利受到了侵犯，也可先向本单位劳动争议调解委员会申请调解；调解不成，可以向劳动争议仲裁委员会申请仲裁。若对仲裁裁决不服，再向人民法院提起诉讼。

283 做职场准妈妈，好处多多

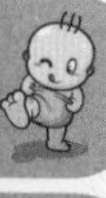

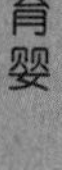

一边怀孕一边工作其实并不是有些妈妈想的那样无可奈何，做职场准妈妈也有不少好处。

减少“致畸幻想”：有些准妈妈会有“致畸幻想”，担心孩子生下来兔唇、斜颈等，而忙碌会冲淡这样的担忧。

增大运动量：在怀孕6个月以后，如果没有外出工作的机会，人会变懒，觉得一动就吃力，这将导致体重激增和难产概率增加。

汲取更多育儿经验：那些作为过来人的女同事，能提供相当多的育儿经验供借鉴，可以体会到别样的温暖。

返岗恐惧小：竞争压力大，一旦放假松懈下来，对重返高强度的工作节奏会心生畏惧。身体状态良好的准妈妈，甚至可以一直坚持工作到预产期前的3～5天。

爱心提示

工作也使准妈妈的接触范围扩大，众人友善的态度对准妈妈保持乐观的情绪十分有益。

284 对准妈妈和胎宝宝不利的工作因素

电话

电话是最容易在写字楼里传播疾病的办公用品，准妈妈最好能拥有一部独立的电话机，并经常清洁自己所使用的电话。

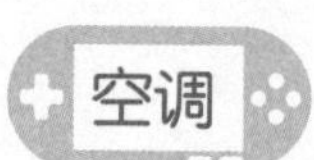

空调

写字楼里的中央空调人工制造了一种凉爽宜人的环境，但在里面待久了容易患上空调病。在空调环境中工作的准妈妈一定要注意补充水分，并注意增加衣物，以防感冒。

复印机

由于复印机的静电作用，空气中会产生出臭氧，使人头痛和晕眩，启动时，还会释放一些有毒的气体，建议准妈妈尽量减少与复印机的亲密接触。

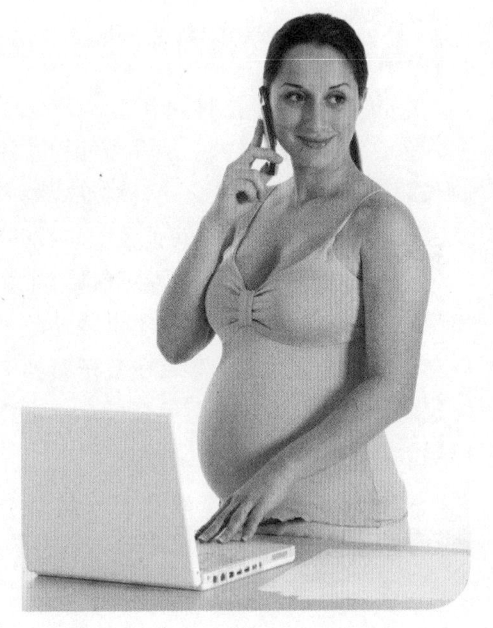

电脑

电脑开启时，显示器散发出的电磁辐射，对细胞分裂有破坏作用，在怀孕早期会损伤胚胎的微细结构，在怀孕3个月以前，准妈妈应尽量少接触电脑，上机时应与屏幕保持一臂的距离，时间尽量缩短。

285 如何应对工作中的妊娠反应

恶心、呕吐等妊娠反应也许会影响工作，准妈妈可以事先做好准备。

首先，要随身携带着毛巾和漱口用品，办公室里要储备一些呕吐袋，同时可以申请让自己的工位离洗手间近一些。上下班时注意沿途的公用设施，随时计算去卫生间的最短路程。

如果呕吐的情况持续较久，而且比较严重，要及早告知单位，以免影响单位整体的工作安排，也便于得到同事的理解和体谅，并提前做好孕期工作计划。妊娠反应通常会在怀孕3个月后终止，准妈妈应根据实际情况估计自己的承受能力和可能遇到的困难，尽量把工作安排好。

286 如何安度忐忑不安的上下班高峰时段

搬到单位附近住 如果单位到家的路程实在太长，而打车也要花一大笔费用的话，不如在公司旁边租房，这样还可以把路上的时间争取为休息时间。另外，最好步行就可以上班，既锻炼身体，又不迟到。

寻找顺风车 上下班的时间其实也是最难打到车的时段，如果有朋友或同事和准妈妈住得比较近，可以搭他们的顺风车，并分担油钱，互惠互利，皆大欢喜。

Message

准妈妈可以早点出门坐车，既可以避开拥堵的交通，又不会迟到，还能呼吸到新鲜空气，一举多得。

287 准妈妈开车要注意什么问题

1. 准妈妈不宜长时间开车。开车时长期处于单一姿势，坐的时间过久会使准妈妈腰部受力太久，致使腹压过大，从而可能引发流产。而且，开车时长期处于震动和摇晃之中，对准妈妈来说过于疲劳，胎宝宝长时间处于颠簸状态可能会引起不正常的胎动和腹痛。

2. 开车时一定要系上安全带。准妈妈宜将安全带的肩带置于肩胛骨的地方，而不是紧贴脖子。肩带部分应该以穿过胸部中央为宜，腰带应置于腹部下方，不要压迫到隆起的肚子。身体姿势要尽量坐正，以免安全带滑落压到胎宝宝。

3. 避免在凹凸不平或弯曲的路面上行驶。更不要快速行驶，以防紧急刹车碰撞腹部。

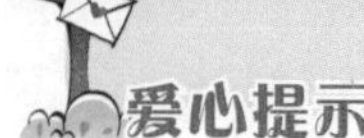

爱心提示

怀孕期间应尽量避免驾车。因为，体内激素的变化，准妈妈心理状态不稳定，注意力容易分散，也容易困倦，对于需要精神高度集中的开车来说是不适合的。

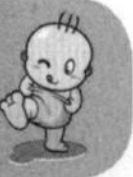

288 脚垫得高一点，让水肿离得远一点

孕中期的职场准妈妈容易发生腿部水肿，尤其是经常坐着办公的准妈妈，更容易水肿，并且不易消肿。建议准妈妈垫高脚部，以减轻水肿。

准妈妈不妨为自己买个小凳子放在桌子的下面，如果感觉小凳子不舒服，可以找个矮些的小箱子放在桌子下。每隔 1 小时左右，将自己的脚放在小凳子或小箱子上面休息一段时间，以促进血液循环，缓解脚部的疲劳。

每工作一段时间，准妈妈应该起身活动一下，可以站起来去倒一杯水，或是起身整理一下散落在桌面上的文件。但是，准妈妈的活动不能剧烈，要禁止在办公室急走。

爱心提示

如果这些方法对减轻水肿没有什么效果，而且水肿更加严重了，那准妈妈一定要立即到医院进行专业检查，避免造成严重后果。

289 准妈妈应多多争取“办公室日光浴”

充足的光照是准妈妈机体合成维生素 D 的重要条件，而维生素 D 又是促进钙质吸收的营养素，所以，接受一定的日光照射可以帮助准妈妈的身体更好地吸收钙质，避免出现牙齿松动、指甲变薄、变软及梦中盗汗、小腿抽筋等缺钙症状。

常坐办公室的准妈妈，座位所处位置最好有充分

Message

办公室人来人往、办公人员又较多，空气容易变污浊，准妈妈要注意经常打开办公室的窗户通通风，保持室内空气的流通。

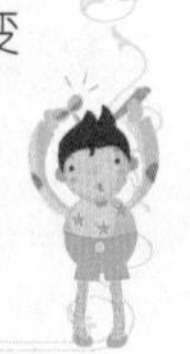

的阳光。照射不到阳光的准妈妈，可以向单位申请调换一个能接收到阳光的窗边的座位，以争取能尽量多地晒晒太阳。

注意，准妈妈在享受日光浴的时候一定要做好防晒工作，以免皮肤受到阳光的伤害。建议准妈妈选择 SPF 值在 30 左右的防晒霜。此外，防晒产品要比较温和，这样不容易对胎宝宝产生影响。

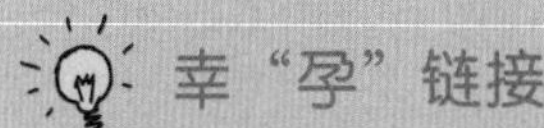

幸“孕”链接

如果在办公室能接受到阳光照射的时间较短，准妈妈可以在每天中午休息时，到室外有阳光照射的相对安静的地方散散步，时间最好控制在1小时左右。

290 保持良好的职场形象的4条妙计

❶让领导成为第一个知道你怀孕消息的人，并且将自己的孕期工作计划合理安排，与领导和同事积极沟通。

❷尽量少在办公室内跟同事诉苦，以免同事认为你以准妈妈自居，把工作当成次要的负担。

❸在穿着上也不要太过随便。建议准妈妈选购一些适合准妈妈穿的职业装，或者漂亮的准妈妈裙。出席重要场合时，可以化个淡妆。

❹当要休产假时，确定手边的事情都已告一段落了，并且可以完美地将工作交接给其他同事。

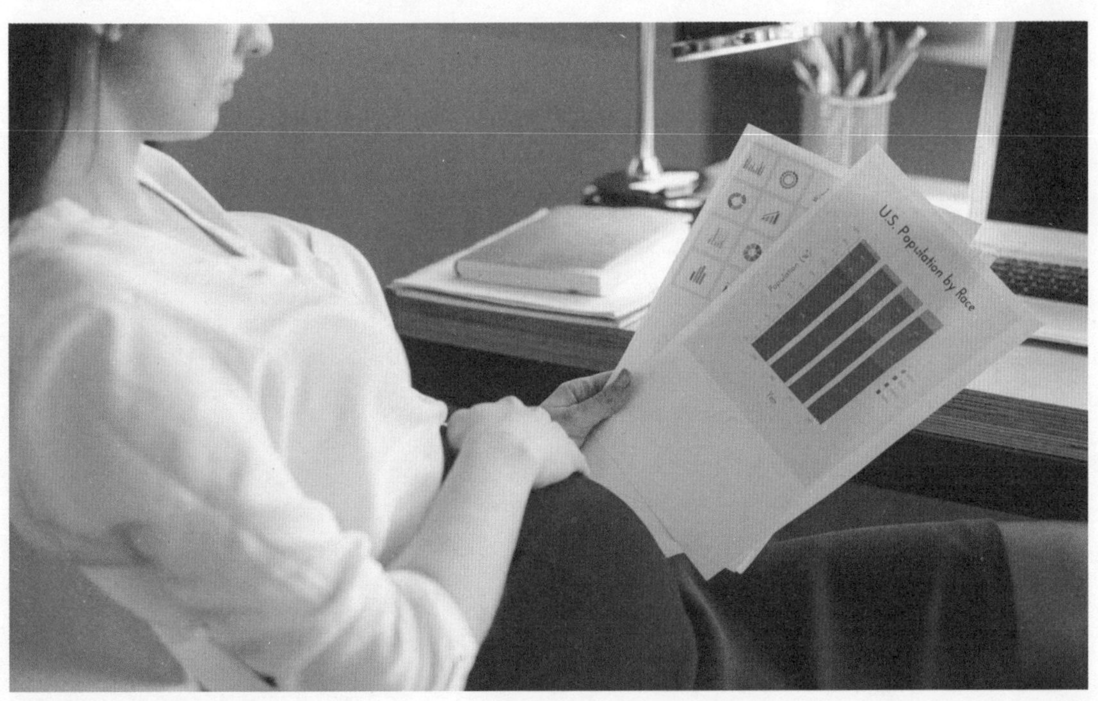

291 职场准妈妈能否出差

妊娠是一种正常生理状态，健康的上班族准妈妈不必禁止出差，但是在以下情况时，准妈妈要慎重。

❶ 怀孕 3 个月以内，这段时期，准妈妈最好不要长途出差，因为胎盘未完全建立，一直到孕 12 周才能成为一个完整器官，它对维持日后胎儿的正常生长发育很重要。

❷ 孕晚期，这个阶段准妈妈定期产前检查时间缩短而且行动不便，此时准妈妈最好待在熟悉的地方以便及时发现异常情况并进行处理。尤其是孕期最后 1 个月，这期间随时会临产，因而不宜出差。

❸高原地区，准妈妈出差不宜去，因为气压、氧分压均低，易导致人体缺氧。

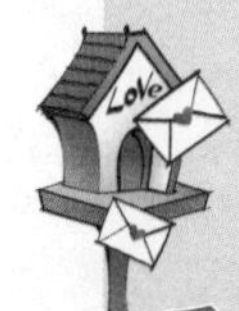

爱心提示

准妈妈最适宜出差或旅游的时间应该是在孕中期，但过多的活动、旅途疲劳也对准妈妈和胎宝宝不利，即使是必要的、短期的出差，也应根据准妈妈的具体情况来决定。

292 准妈妈停止工作的最佳时间

如果工作环境相对安静清洁，危险性比较小，或是长期坐在办公室工作，同时身体状况良好，那么准妈妈可以在预产期的前一周或两周回到家中静静地等待宝宝的诞生。

如果工作性质是饭店服务人员、销售人员，或每天至少需要行走 4 小时以上的工作，建议准妈妈在预产期的前两周半就离开工作回到家中待产。

如果工作中需要长期使用电脑，或需要经常在工厂的操作间中工作，或是要在暗室等阴暗嘈杂的环境中久待，那么建议准妈妈应在怀孕期间调动工作或选择暂停工作待在家中休养。

如果工作运动性相当大，建议准妈妈提前一个月开始休产假，以免发生意外。

Message

准爸爸也应与自己的老板谈谈即将出生的孩子，并把自己需请的陪产假计划告诉老板，以便让公司妥善安排工作日程。

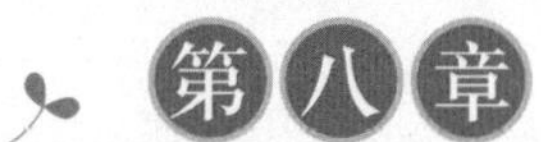

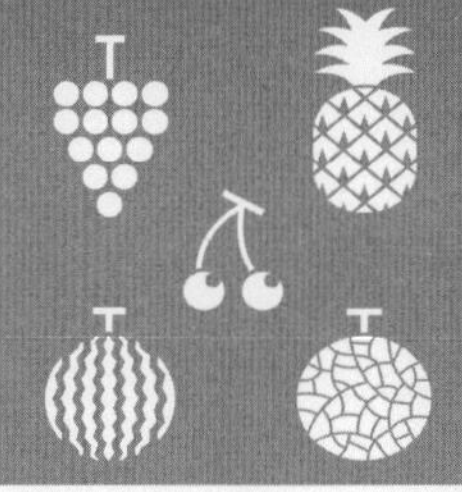

幸福三人行 准爸也同行

妈妈怀孕，爸爸的陪伴很贴心

293 陪准妈妈定期到医院做孕检

准爸爸应该尽量抽时间陪准妈妈去做每一次孕检，这不仅能给准妈妈最大的支持，而且还能一起感受小生命的变化。

准妈妈的每一次产前检查中，胎儿的发育程度如大小、身长等都会被测量。从孕中期开始，听宝宝胎心就是常规的检查项目了，准爸爸准妈妈听到宝宝强有力的心跳声，能够更真实地感受到宝宝的存在，这是一件令准爸爸准妈妈兴奋的事情。

在陪准妈妈孕检的过程中，准爸爸有机会参与对胎儿的超声波检查，可以从屏幕上看到还未出世的宝宝打呵欠、翻身的动作，这对准爸爸来说恐怕会成为终生难忘的经历。

294 陪准妈妈学习孕期知识

学习一些必要的孕期常识和分娩知识不仅是准妈妈的事，准爸爸也有必要参与进来，与准妈妈一起学习。

首先，准爸爸可以帮准妈妈挑选合适的关于孕期知识的书籍，有时间的时候读给准妈妈听，或者是一起看。此外，准妈妈不方便上网查找资料的时候，准爸爸可以代劳，并将资料整理归纳出来给准妈妈看。

现在很多医院都开设有“准妈妈学校”或“准爸爸学习班”，全面教授孕期及产后的育儿知识，准爸爸在课堂里可以学到很多关于怀孕和分娩的必要知识，如果有兴趣准爸爸可以陪准妈妈去参加。

幸“孕”链接

在陪准妈妈学习的过程中，无论准爸爸学习孕期知识扎不扎实，这种“同学”的交流对准妈妈来说都是很大的心理支持。

295 陪准妈妈做运动

孕期适当活动好处多多，能促进机体新陈代谢与血液循环，增强心、肺功能，助消化，增强全身肌肉力量，还可加强胎宝宝的脂肪代谢，防止胎儿巨大。

所以，准爸爸要注意引导和陪同准妈妈做运动，最好能一起去室外活动，这样可以呼吸新鲜空气，并获得充足阳光照射，有利于胎宝宝的生长发育，也可防止准妈妈骨骼软化。

在怀孕早、中期，准妈妈身体尚灵活，准爸爸可以根据准妈妈的身体素质和爱好，陪她适当地参加一些太极拳、散步、准妈妈体操等运动。

哪怕工作再忙，准爸爸也要争取每天抽出时间陪准妈妈散散步等，这些亲密小举动将会永远保存在准妈妈的甜蜜回忆里。

爱心提示

准爸爸是准妈妈最好的运动监督者和指导老师，一个贴心的准爸爸应该熟知孕期运动的注意事项，保证准妈妈能安全地进行身体锻炼。

296 和准妈妈一起制定孕期日程表

准妈妈怀孕以后，为了宝宝和自身的健康，在日常生活和产前检查等方面都会有一些需要格外注意的地方，在怀胎十个月的时间里，这些每天都可能需要做的事情会显得有些烦琐，准妈妈一不小心就容易忘记或忽视，因此准爸爸要帮助准妈妈制定一张孕期日程表，以提醒准妈妈需要做些什么。

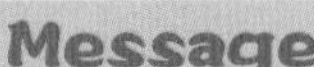

在整个孕期，准妈妈要经历各种大大小小的检查项目，建议准爸爸在孕期日程表中将进行各种产检的日期突出标示，以提醒准妈妈按时产检。

297 陪准妈妈参加社交活动

准妈妈怀孕期间，情绪会比非孕期差，找朋友聊天是个不错的排解方式。

但是，到了怀孕后期，准妈妈的出行成了一个大问题，活动量会减少，除了必须要做的事，比如上下班，其他的外出活动就能少则少了。可是这样每天局限在家里，面对的只有准爸爸或其他家人，缺少了以前的社交活动，准妈妈难免会觉得生活乏味，情绪低落。

准爸爸这时应该承担起“司机”和“护花使者”的责任，陪准妈妈去参加社交活动，让准妈妈的这种状况得以改变。在有朋友聚会的时候，准爸爸应事先打听好聚会环境是否适合准妈妈，如果适合就积极陪同准妈妈去参加。周末有空，还可以带准妈妈去看看朋友，尤其是去有孩子的朋友家做客，让准妈妈和自己都能实地感受一下家有“小天使”的氛围。

298 和准妈妈一起进行胎教

在一般人的观念中，总以为胎教是准妈妈一个人的事，但要提醒的是，准爸爸也要积极参与胎教才行。

胎宝宝对准爸爸低频率的声音比对准妈妈高频率的声音还要敏感。因此，宝宝虽然是在准妈妈的肚子里孕育长大的，可还是会与准爸爸有着一种很自然的亲密关系。准爸爸可以陪同准妈妈一起和胎宝宝“玩耍”，给胎宝宝讲故事，描述每天的工作和收获。如果准爸爸能经常这样对宝宝进行胎教，可以增进其与胎宝宝之间的感情。

准爸爸和准妈妈一起进行胎教，能让准妈妈感觉受到重视与疼爱，胎宝宝也能感受到准妈妈愉快的心情，这对宝宝以后的情绪培养有帮助，因此准爸爸在胎教中所扮演的角色非常重要。

准爸爸不仅应该积极地配合准妈妈进行胎教，还应该让自己成为胎教的主力军。

爱心提示

299 为准爸爸参与胎教支一招

很多准爸爸可能会认为工作那么忙，哪里还有时间来进行胎教？其实胎教并不费时间，最重要的是坚持。

准爸爸应提前进入角色。每天早晨起来，都跟准妈妈肚子里的胎宝宝打声招呼，下班回来后第一件事情就是问候准妈妈和胎宝宝；吃饭的时候也可以跟胎宝宝说说今天吃了些什么，怎么吃才营养等。

只要坚持做，胎宝宝就能感应到。准爸爸应该坚信虽然是隔着准妈妈的腹部和胎宝宝交流，但胎宝宝是有感应的，每次胎动很厉害的时候，准爸爸可以把手轻轻放在准妈妈的腹部，和胎宝宝说话，比如“要乖啊，不然妈妈会很累的”，胎宝宝可能会安静下来。

Message

准爸爸不要以为每天对着准妈妈的肚子“叽哩呱啦”没什么用，而应该调整好心态，很投入地进行胎教活动。

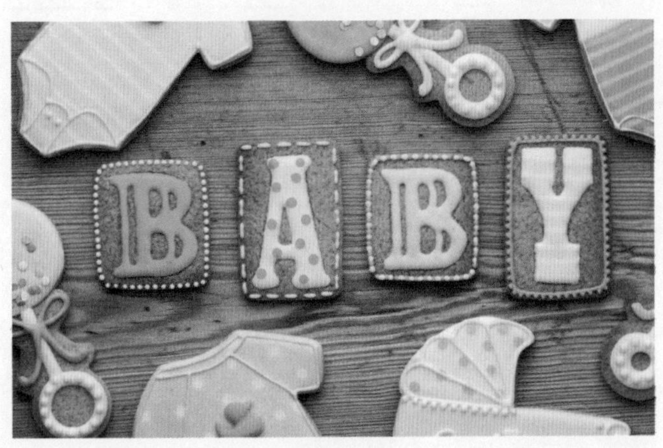

300 和准妈妈一起替未来宝宝取名字

对宝宝进行语言胎教时，不妨先给宝宝起个乳名，并时时呼唤。此外在宝宝出世前准爸爸准妈妈也可以一起发挥自己的聪明才智，给未来宝宝取好名字。

虽然宝宝出世以前并不知道是男孩还是女孩，但是这并不妨碍准爸爸准妈妈给宝宝取个中意的名字，反而还能让准爸爸准妈妈对宝宝的未来充满期待，激发他们的慈爱之心。

301 和准妈妈一起购买婴儿用品

在怀孕中后期，宝宝离出生越来越近，准爸爸准妈妈应该提前做好准备，将宝宝出生后需要的东西买好，避免到时准备不周，手忙脚乱。

买婴儿用品前，准爸爸要多与准妈妈商讨，以确定买些什么和什么时候去买等，越到后期，准妈妈的行动会越来越不便，因此，准爸爸最好是能陪同准妈妈一起前去购买。

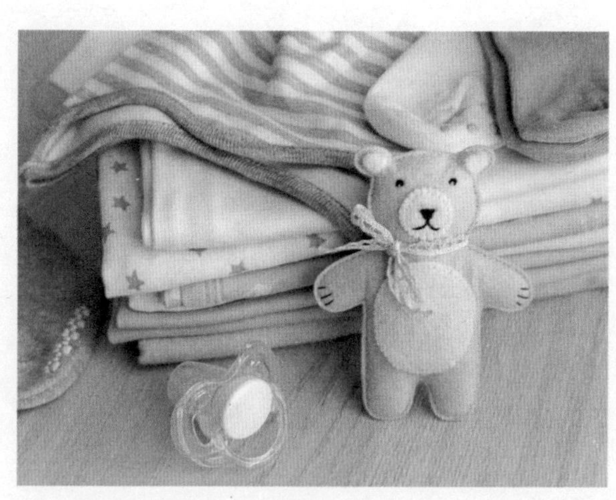

另外，准爸爸可以不时去逛逛商店，考察一下，看看哪家商店比较适合准妈妈去买东西，以后需要买的时候可以直接陪准妈妈过去。

买东西前，准爸爸要先问问医院配备了什么东西，以免买重了，一般医生会对需要买的东西给出建议。

302 准爸爸买婴儿用品的“经济法则”

1 **打探市场行情**。在选择婴儿用品之前，准爸爸最好打探一下市场行情，了解各类商品的价格，货比三家不吃亏，多走几家商店比较同型商品的质量和价格，不要急着下决定。

2 **资源回收**。奶瓶、尿布等消耗品，是在宝宝出生前必须准备好的用品，其余像婴儿床、婴儿车等单价高的物品使用期限也长，可以回收亲戚朋友家里闲置的婴儿床、婴儿车等用品，注意要彻底清洗消毒。

3 **适量选购**。第一次购买婴儿用品，最好酌量选购。许多准爸爸准妈妈习惯一次大量购买婴儿用品，然而这种做法往往在无形中浪费了资源，有时候东西太多也容易弄丢。

303 和准妈妈一起布置婴儿房

在布置婴儿房时，应注意以下家居要点。

居室环境：婴儿居室应选择向阳、通风、清洁、安静的房间。新生儿体温调节中枢尚未发育成熟，体温变化易受外界环境的影响，故选择能使新生儿保持正常体温，又耗氧代谢最低的环境很重要。婴儿居室的室温在 18 ~ 22℃为宜。

室内湿度要适宜 过于干燥的空气使婴儿呼吸道黏膜干燥，抵抗力下降，可发生上呼吸道感染，故需注意保持室内适宜湿度，湿度在50%~60%为佳。加湿方法，如有空气加湿器更好，也可在房间里放一盆水。

居室的装修布置：婴儿居室的装修、装饰，要简洁、明快，可吊挂一个鲜艳的大彩球及一幅大挂图，以促进婴儿的视觉发育，但勿将居室搞得杂乱无章，使婴儿的眼睛产生疲劳。不能让婴儿住在刚粉刷或刚油漆过的房间里，以免中毒。

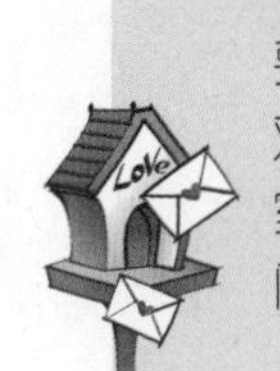

爱心提示

夏季炎热时，婴儿房可使用电风扇和空调，但要注意，电风扇不要直接对着婴儿吹，空调不宜将室内温度制冷太低或长时间开放。

304 准爸爸陪产，准妈妈更坚强

准爸爸进产房陪产，有以下好处。

1. 能给准妈妈精神支持，有效地消除准妈妈的恐惧、紧张等情绪，帮助准妈妈树立分娩的信心。

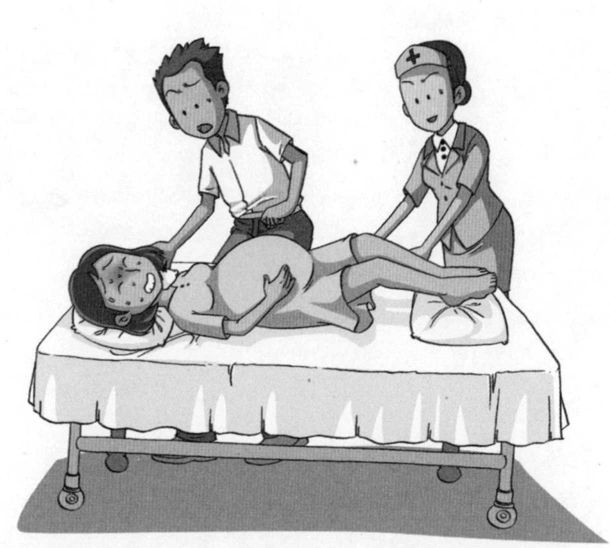

2. 在准妈妈阵痛时，可以为其按摩，减轻阵痛的不适。同时还可以给准妈妈以精心的照顾：喂饭、擦脸、按摩、讲故事、唱歌、放音乐等，减轻准妈妈的痛苦。

不过有的爸爸陪产后有心理障碍，不愿进行性生活，因为看到了妻子分娩的痛苦，所以产后再进行性生活时就会联想到受孕、分娩，有些爸爸会感到内疚、恐惧甚至不由自主地厌恶性交，从而出现心因性的勃起功能障碍。所以，要不要进产房陪产，要看准爸爸个人的承受能力。

参与胎教，小家庭其乐融融

305 树立正确的胎教观

准爸爸准妈妈对宝宝寄予了美好的希望，这是很正常的。但不可对胎教抱有不切实际的幻想。要知道，胎教的目的只是使未出世的胎儿具有良好的遗传素质，为出生后的发展提供良好的条件。

胎教不是孤立的，而是受诸多因素的影响和制约的。每个人的身体各有差异，自身修养的水平不同、环境因素的影响不同，以及对胎教实施的程度不同等，这些都将导致胎教的不同结果。

现代医学为胎教提供了可行的依据，也有诸多实验、实例证明了胎教的可能，我们应以科学的态度审视胎教，这便是：相信科学的胎教，但绝不神化胎教；肯定胎教的结果，但绝不夸大胎教的作用；可以保留对胎教的认识，但不拒绝对胎教的尝试。总之，以科学的态度看待胎教，科学地实施胎教，从而收获胎教的硕果，这就是我们所倡导的科学的胎教观。

306 实施胎教“三注意”

准爸爸准妈妈在胎教实施过程中，要注意以下事项。

❶要适时适量地胎教。准爸爸准妈妈应该学会观察和了解胎宝宝的活动规律，一定要选择胎宝宝清醒时（也就是有胎动时）进行胎教，并且每次胎教时间最好不超过 10 分钟。

❷要有规律性地胎教。每天给胎宝宝进行胎教的时间最好能固定，这样可以让胎宝宝养成规律生活的习惯，同时也利于胎宝宝出生后习惯的养成，可以为其他认知能力的发展奠定基础。

❸要有情感地进行胎教。在胎教过程中，准爸爸准妈妈应集中注意力，全情投入，与胎宝宝共同体验，达到与胎宝宝的身心共振共鸣，建立起最初的亲子关系。

总之，胎教的过程不仅是一个语言、音乐学习的过程，也是加深准爸爸准妈妈与胎宝宝情感的过程。

幸“孕”链接

准妈妈的情绪可以直接影响到胎宝宝的生长发育。所以，准爸爸若能对准妈妈体贴入微，准妈妈情绪好，也是很有效的胎教方法。

307 音乐胎教有讲究

音乐可直接引起大脑的反应，比语言引起的反应，有时更加直接和迅速，因此音乐在胎教中成为主要工具是顺理成章的，不过在进行胎教时一定要讲究方法才能获得更好的效果。

在妊娠后期，即准妈妈怀孕第 25 ~ 40 周的时候，可以选择一些低频音乐在离准妈妈腹部

2～5厘米的地方，用耳机对胎宝宝进行刺激，每次持续时间为5～10分钟。

音乐的内容、节奏、旋律应当视情况不同而做不同的选择。

胎宝宝活泼好动，胎动就频繁且较剧烈，最好给他听一些节奏缓慢、旋律柔和的音乐，以免胎动更剧烈。

如果胎宝宝很文静，则可以给他听一些节奏明快、跳跃性强的音乐，但不宜过于强烈、杂乱，以免胎宝宝体能消耗过大。

Message

给胎宝宝听音乐时，不要将录音机等贴近准妈妈的腹部，以免胎宝宝受到磁场辐射的伤害。

308 哪些音乐适合做胎教

世界名曲中的一些舒缓、轻柔、欢快的乐段很适合拿来做胎教音乐，但悲壮、激烈、亢奋的乐段不适合做胎教，会影响胎宝宝的正常发育。

准妈妈应该经常听一些节奏柔和舒缓的轻音乐，像一些节奏起伏比较大的交响乐，尤其是摇滚乐、迪斯科舞曲等刺激性较强的音乐，都不适合准妈妈听。

作为胎教音乐的曲子应该在频率、节奏、力度和混响分贝范围等方面，尽可能与准妈妈子宫内的胎音合拍、共振，胎教音乐的音频应该保持在2000赫兹以下，不要超过60分贝。给胎宝宝听的音乐最好是选择经过医学界优生学会审定的胎教音乐，经过专业选择和设计的音乐对胎宝宝的伤害可以控制到最低。

309 光照胎教促进胎宝宝视力发育

在胎儿期适时地给予胎宝宝光刺激，可以促进他的视网膜光感受细胞的功能尽早完善，光照对胎宝宝视网膜以及视神经有益无害。

孕5个月以后，准爸爸可以每天用手电筒（4节1号电池的手电筒）照射准妈妈的整个腹壁，光线不要太强，每次持续5分钟左右。然后，反复关闭、开启手电筒数次。同时准妈妈应注意把自身的感受详细地记录下来，如胎动的变化是增加还是减少等。

通过一段时间的训练和记录，准爸爸准妈妈可以总结出胎宝宝对刺激是否建立起特定的反应或规律。

爱心提示

不要在胎宝宝睡眠时施行光照胎教，这样会影响胎宝宝正常的生理周期，而应该在能感受到胎动的时候进行。

310 光照胎教的注意事项

❶进行光照胎教的时候，准妈妈应注意把自身的感受详细地记录下来，如胎动的变化是增加还是减少，是大动还是小动，是肢体动还是躯体动。通过一段时间的训练和记录，可以总结一下胎宝宝对刺激是否建立起特定的反应或规律。

❷切忌强光照射，同时照射时间也不能过长。

❸应在有胎动的时候进行光照胎教，而不要在胎宝宝睡眠时进行光照胎教，以免打乱宝宝的生物钟。

❹和其他胎教一样，光照胎教要取得预期的效果，就必须持之以恒、有规律地去做，这样才能使胎宝宝领会其中的含义，并积极地做出回应。

311 经常跟胎宝宝说说话

在胎儿期间，胎宝宝就产生了最初的意识。准爸爸准妈妈多和宝宝朗读一些优美的诗歌，或者是多跟胎宝宝聊天都会对胎宝宝的智力发育有促进作用。

准爸爸可以面对准妈妈的腹部和胎宝宝进行“对话”，比如，先用亲切的语调呼唤胎宝宝的名字，夸胎宝宝一下，如“晓晓真听话！”等，以此逐步刺激胎宝宝的听觉，经常这样抚慰可以增进一家三口的亲情。

准爸爸还可以在陪伴准妈妈散步时，把所看见的景色悉心描述给胎宝宝听，让胎宝宝领略一下大自然的美好。就寝前，准爸爸可以一边爱抚准妈妈的腹部，一边跟胎宝宝道晚安等，话题可以随心所欲。

准爸爸准妈妈与胎宝宝对话可以随时进行，但每次时间不宜过长，一般3～5分钟最好。

幸“孕”链接

跟胎宝宝对话的内容不限，可以问候，可以聊天，可以讲故事、朗诵诗词、唱歌等，但应以简单、轻松、明快为原则。

312 让胎宝宝多听听准爸爸的声音

胎宝宝不仅喜欢准妈妈的声音，对准爸爸低沉宽厚的声音更是情有独钟。

随着胎宝宝渐渐长大，他能听见子宫外的声音，准爸爸准妈妈说话的声音是最常听到的，并且因为羊水传递低音域的男性声音的效果比传递高音域的女性声音的效果好，所以，胎宝宝比较听得清楚准爸爸的声音。

如果准爸爸经常同腹中的胎宝宝说话，宝宝出生后往往很快会对准爸爸的声音产生反应，可见，准爸爸的声音深深烙印在了宝宝的脑海中。因此，经常让胎宝宝聆听准爸爸的声音，必然会使他精神安定，为出生后形成豁达开朗的性格打下心理基础，还能增进亲子关系。

313 抚摸胎教：让胎宝宝感受爱

抚摸胎教就是准妈妈或者准爸爸用手在准妈妈的腹壁轻轻地抚摸胎宝宝，引起胎宝宝触觉上的刺激，以促进感觉神经及大脑的发育。

抚摸胎教能使胎宝宝神经系统活动更加旺盛，从而通过分泌激素让他情绪放松，内心安定，加速生长发育速度。出生后，也更容易拥有乐观和自信的生活态度，能自然融入新环境，适应各种情绪变化。同时，还可增进胎宝宝在子宫里的活动能力。

在给胎宝宝进行抚摸胎教的时候，准爸爸准妈妈如果心里怀着能让胎宝宝长得更好的期望去做，会更激发自己的慈爱之心，能使胎宝宝感到舒服和愉快。

如果胎宝宝在子宫中活动较强，出生6个月后，要比活动较差的小宝宝动作发育快，在站立、爬行、行走等运动方面的能力，要比一般宝宝的发育超前，手脚较灵活，步履也更稳健。

爱心提示

314 抚摸胎教的8个小常识

①进行抚摸胎教之前，准妈妈最好能排空大小便。

②进行抚摸胎教之前，应先将室内清理一下，开窗透透气，并将温度调整一下。

③抚摸胎宝宝时，准妈妈要避免情绪不佳，应保持稳定、轻松、愉快、平和的心态。

④进行抚摸胎教时，最好能配合对话胎教和音乐胎教等方法，使效果更好。

⑤抚摸胎教应有规律性，坚持在固定的时间进行，每天2次，每次时间不要太长，5 ~ 10分钟即可。

⑥曾有过流产、早产、产前出血等不良产史的准妈妈，不宜进行抚摸胎教，可用其他胎教方法替代。

⑦有不规则子宫收缩、腹痛、先兆流产或先兆早产的准妈妈，也不宜进行抚摸胎教，以免发生意外。

⑧孕早期以及临近预产期不宜进行抚摸胎教。

幸“孕”链接

抚摸胎教可以和语言胎教、音乐胎教一起进行，会使胎宝宝神经系统活动旺盛，分泌出各种激素，让胎宝宝情绪放松，内心安定，加快生长发育速度。

315 与胎宝宝一起“看图说话”

准妈妈准爸爸用富于想象力的大脑将图画中的幻想世界放大后传递给胎宝宝，能够很好地促使胎宝宝的心灵健康成长，最常见的方式是看画册。

在看画册的时候，既要欣赏画册的美，也要把画册的内容或小知识讲给胎宝宝听。在讲的时候，如果对植物了如指掌，可以多讲讲植物；如果对美术造诣较深，不妨介绍美术；若是擅长绘画和写作，可以将图画赏析讲给胎宝宝听。

选择画册时，准爸爸准妈妈应尽量找一些色彩丰富、内容愉快、富于幻想、情节独特的画册，如能唤起人幻想、幸福和希望的幼儿画册等。最好将那些描绘残酷和恐怖场面的画页删除。

Message

准妈妈还可以自己绘制一些图画。绘画也是一种修身养性、陶冶身心的方式，还可以培养自己的美学修养，一举两得。

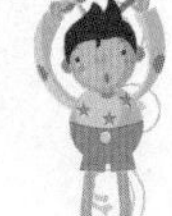

316 给胎宝宝讲个声情并茂的故事

如果准爸爸准妈妈定时念故事给胎宝宝听，可以让胎宝宝有一种安全与温暖的感觉，尤其是如果一直反复念同一则故事给胎宝宝听，会令其神经系统对语言更加敏锐。

那些读来非常有意思，能够使人感到身心愉悦的儿童故事、童谣、童诗等都是准爸爸准妈妈的最佳选择，准爸爸准妈妈可以轮流将作品中的人事物详细、清楚地描述出来，比如，太阳的颜色、家的形状、主人公穿的衣服等，让胎宝宝融入故事所描绘的世界中去。

准爸爸准妈妈可以想象胎宝宝正在身边聆听故事，根据故事情节的变化，变化多种音调。还可以发挥自己的创造力，以周围常见的事物为题材，自编童话故事，并带感情地讲给胎宝宝听。

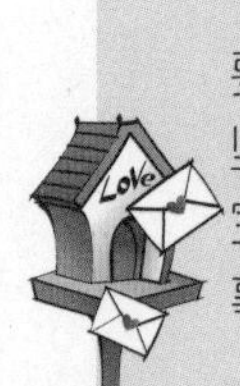

爱心提示

给胎宝宝讲的故事只要简单、温馨即可。长期坚持讲这个故事的话，宝宝出生之后也会对这个故事有反应。

317 给胎宝宝讲故事的7个要点

1 故事要避免暴力的主题和太过激情、悲伤的内容。

2 不仅要读出故事书上的文字，同时还要告诉胎儿，书上画了些什么样的画。

3 在念故事前，最好先将其内容在脑海中形成影像，以便传达给胎宝宝更加生动形象的故事。

4 在讲故事的时候，声音要富有感染力，音调要有起伏变化，以达到更好的胎教效果。

5 保持愉悦的心情和注意力的集中，以使感觉与思考能和胎宝宝进行最充分的交流。

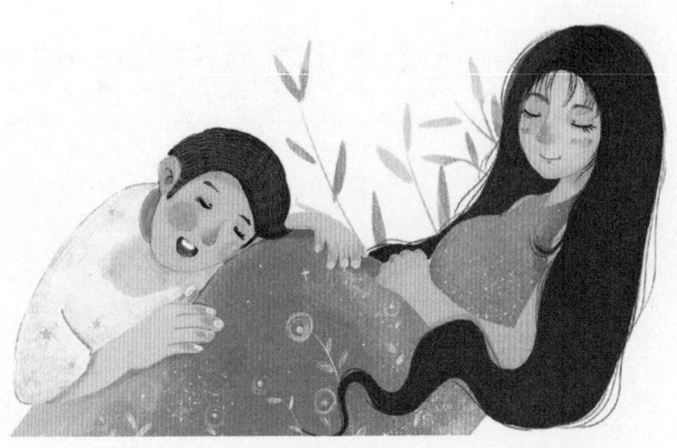

6 讲故事的方式可以根据具体情况而定。可以读故事书，也可以是随意编就的故事。

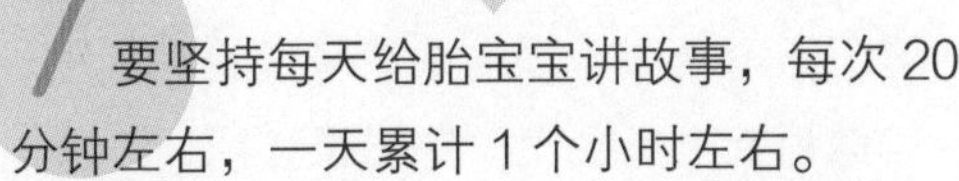

7 要坚持每天给胎宝宝讲故事，每次 20 分钟左右，一天累计 1 个小时左右。

318 准爸爸给胎宝宝唱儿歌

爸爸为我听胎心，
爸爸耳朵有本领，
为我学着当医生。
隔着妈妈的肚子，
认真细心听胎心。
爸爸听了呵呵笑，
越听感到越高兴。
爸爸请你告诉妈妈，
我一切正常可放心。

未来的小天使，
像恬静的睡莲，
像戏水的小鸭，
像闪烁的星星，
像艳丽的鲜花，
像补天的女娲，
像闹海的哪吒，
不管是女娲还是哪吒，
欢迎你和我们见面吧。
未来的小天使！

我呀，未来的好爸爸
锅铲子唱歌嚓嚓嚓，
水龙头唱歌哗哗哗，
谁在那儿忙？
我呀，我呀，未来的好爸爸。
为了宝宝和他的妈，
爸爸我，辛苦一点不算啥！
像医学博士顶呱呱，
像幽默大师乐哈哈，
谁的本领大？
我呀，我呀，未来的好爸爸
为了宝宝和他的妈，
爸爸我，要叫干啥能干啥！

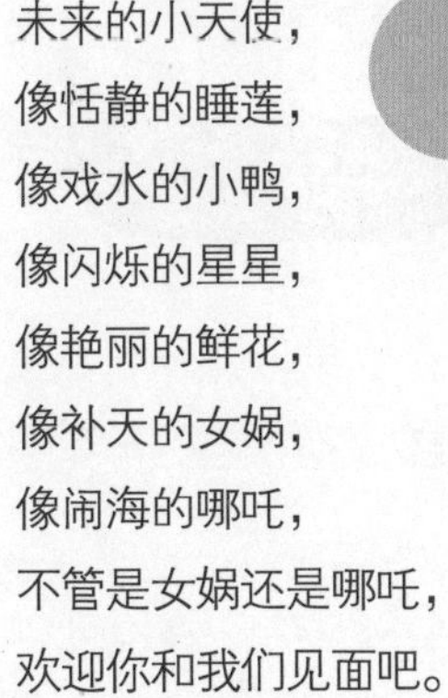

爱心提示

也许在不经意的某一天，准爸爸会发现胎宝宝在准妈妈的肚子里面“做运动”，开始能切切实实地感觉到胎宝宝的存在，而且胎宝宝在用独有的方式跟你打招呼。小小的生命也将开始帮你建立起“已为人父”的概念，这个时候多和胎宝宝进行“交流”是非常重要的，唱歌、说话、讲故事等都可以。

当好后勤部长，做万全准备

319 向当爸爸的同事、朋友汲取经验

准妈妈怀孕意味着准爸爸要“升格”做爸爸了。这个新角色对年轻准爸爸来说是完全陌生的，遇到很多以前从来没有经历过的事情是肯定的，当然也就难免会犯一些错误。所以，准爸爸最好在准妈妈怀孕期间了解一下哪些是新爸爸应该做和应该避免的，从准爸爸顺利晋升为一个合格的新爸爸。

准爸爸可以通过很多途径学习孕期经验，向同事和朋友交流是最直接有效的方式。同事和朋友是准爸爸比较熟悉的群体，他们中当爸爸的人往往能提供十分有价值和中肯的信息，同时，作为过来人，他们还可以帮助准爸爸规避一些在孕期很容易犯的小错误，另外同事和朋友的经验要比从网络和书本上看到的更鲜活、更具有操作性，印象也更深一些，不容易忘记。

Message

从老公到准爸爸再到爸爸的角色转变认知，对准爸爸自己以及小家庭来说都十分重要。以一种为人父的成熟心态和责任感来对待孕育，可以让小家庭更加和睦与团结。

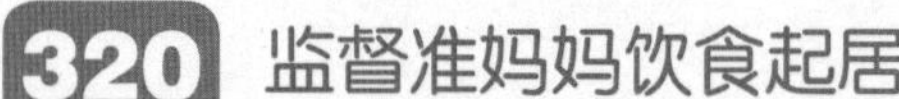

320 监督准妈妈饮食起居

怀孕生子不是准妈妈一个人的事，准爸爸除了挣钱养家，还应该与准妈妈一起享受这段美好的历程，同时也要担负起家庭的细节工作和监督准妈妈饮食、体重、情绪、健康等的工作。

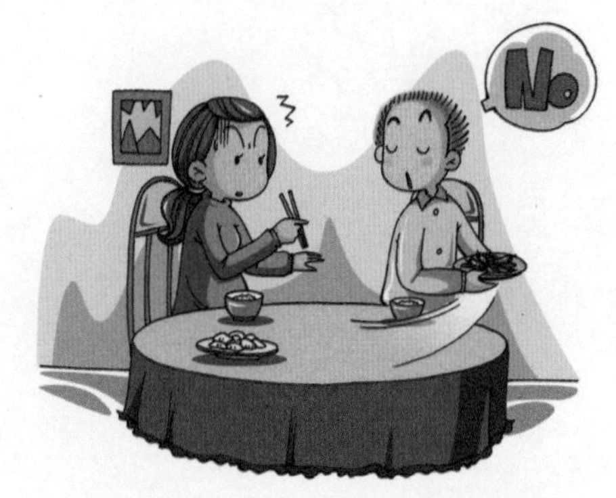

准妈妈的饮食、生活习惯会在某种程度上影响胎宝宝。因此，准爸爸的一个重要任务就是提醒准妈妈摒除一些饮食起居中的坏习惯。怀孕以后，准妈妈可能会变得越来越挑食、偏食等，这时准爸爸应该发挥自己的监督和辅助作用，例如准妈妈不爱吃核桃的话，可以将核桃磨成粉，加在准妈妈喜欢喝的豆奶或者其他饮料中，这样就不会引起准妈妈的排斥心理了。

准妈妈在孕期的饮食起居方面要注意的事情很多很烦琐，准爸爸的监督和帮助能使准妈妈更安全更轻松地度过孕期。

幸“孕”链接

准爸爸不妨将孕期需注意的事项列一个清单，提醒自己和准妈妈时刻记住这些事项，以免记不清楚。

321 营造干净温馨的居室环境

为准妈妈营造一个温馨、健康的家居环境，是准爸爸当仁不让的责任。要保持一个适合孕育的良好家居环境，需要注意以下事项。

保持室内通风：在天气晴朗的时候，准爸爸要注意多开窗通风，保持空气的流通，保持适当的温度和湿度。如果空气过于干燥，可采用加湿器加湿，或是在室内放置两盆水。

去蟑灭螨：蟑螂能携带的细菌病原体有40多种，螨虫的分泌物可引起多种疾病，准爸爸要定期用药物或者其他手段清除蟑螂和螨虫，此外一定要注意清洁地毯或者干脆暂停使用，因为螨虫通常栖息于此。

购买环保家具：孕期购买新家具，准爸爸应尽量选择真正的木制品家具。在家具外面喷一层密封胶，可以防止甲醛的散发。

营造温馨卧室：卧室要保持良好的采光、通风，床铺要放在远离窗户、相对背光的地方，以免准妈妈睡觉的时候吹风着凉，从窗户照进的光线太亮也会影响睡眠。

> 从实施怀孕计划的最初，准爸爸就应牢记，不要在孕期装修房子，以免装修材料中的不良物质影响准妈妈的健康。
>
> 爱心提示

322 承担家务，避免准妈妈过度劳累

一般家庭里，家务活都主要由女性来承担，准妈妈怀孕期间适当做些家务是没有问题的，而且有利于胎宝宝的生长发育，如买菜、洗菜、做饭、用洗衣机洗衣服等都是可以的。

但准妈妈不宜拖地，地滑的话准妈妈容易摔倒。容易磕碰到肚子的家务活准妈妈也不适合做，像往高处晾晒衣物或者从高处拿东西或挂东西等都是不适合的。此外，准妈妈也不宜抬重物、提拉重物或者弯腰拿东西，如果要拿低处的东西，最好是先蹲下来，再侧身拿，尤其要注意不能压到肚子。

所以，在孕期，准爸爸应该主动承担一些准妈妈不适合做的家务，有时间的时候更应该多做点，以免准妈妈过于劳累。还要注意保护准妈妈的安全，避免准妈妈遭受外伤。

> Message
>
> 准妈妈做一些力所能及的家务时，建议准爸爸给准妈妈打打下手，以免准妈妈乏味，还可以增进感情，何乐而不为呢？

323 给准妈妈按摩的注意事项

在对付妊娠纹、下肢水肿等不良妊娠反应时，准爸爸可以做的事有很多，按摩就是帮助准妈妈缓解这些症状的好方法之一。

按摩不一定非得有什么专业手法，只要让准妈妈感觉舒适即可。不过，给准妈妈做按摩时，有诸多的注意事项。

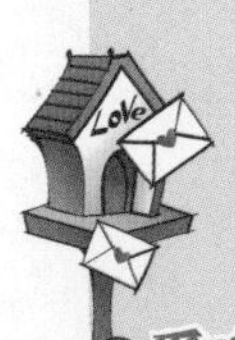

如果准爸爸的手比较粗糙，可以在按摩的时候准备一瓶按摩油或者润肤油。

爱心提示

❶在按摩前，准爸爸应先去掉戒指或手表等饰物，并搓暖双手。

❷按摩时，要轻轻按摩，逐渐增加力量，但要保证让准妈妈感到舒服，而且动作一直要慢。

❸准妈妈的合谷穴（虎口）、三阴交穴（足内踝上缘四横指处）、肩井穴位（两侧乳头正上方与肩线交接处）是不能承受强刺激的，按摩这些穴位易导致流产。

324 协助准妈妈做好孕期自我监测

准爸爸是辅助准妈妈进行自我监测的最佳帮手。家庭自我监测的内容包括：

数胎动：利用胎动次数可以监测胎宝宝的状况。胎动的计数一般应在28周开始，每天早、中、晚3次固定时间数1小时，3次总数乘以4就是12小时的胎动数，正常胎动次数每天约30～40次，存在个体差异。

听胎心音：观察胎心率变化是最简单实用的自我监测方法。准爸爸应每天听胎心音1～2次，每次1～2分钟。正常胎心120～160次/分钟，范围之外表示胎心异常。

测宫底高度：宫底高度可以了解胎儿在子宫内生长的情况。一般怀孕5个月达到脐平，怀孕9个月时在剑突下三横指，8个月时在脐和剑突连线的中点上。宫底高度可以每周测量一次。

幸“孕”链接

如果准爸爸和准妈妈能掌握足够的自我监测知识，就可以做到临危不乱，还能及时发现妊娠并发症，预防早产，减少难产的发生率，从而保障母婴的健康和安全。

325 学做孕期营养餐，为准妈妈加油

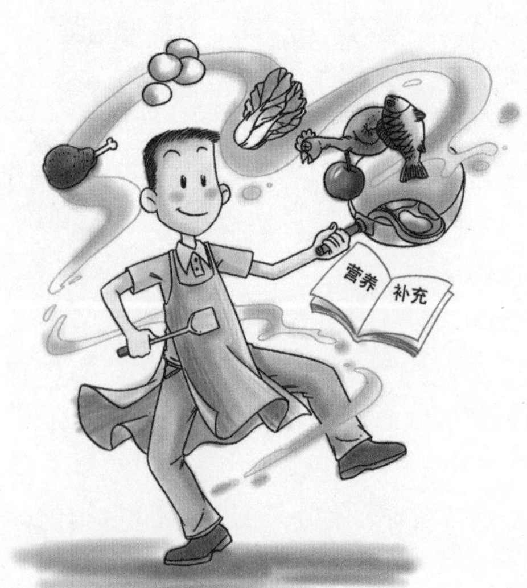

有健康的准妈妈，才有健康的胎宝宝，充足、均衡的营养是胎宝宝能否健康发育的重要因素之一，因此准妈妈吃得营养和均衡，为胎宝宝成长所需提供充足的养分，才能为胎宝宝造就先天的好体质。

准爸爸可以为准妈妈开通私人专用的营养菜单，学着做孕期营养餐，原则上以“大众菜、大众饭”为主，既要色、香、味俱全，也要注意合理的营养搭配，还应做到粗细搭配、荤素搭配。尤其是在准妈妈发生早孕反应的孕早期，清淡可口而且营养丰富的食物，对准妈妈的营养补充来说，是十分重要的。

但千万不能胡乱给准妈妈进补，尤其是不要乱用中药材进补，以免损害准妈妈的健康。

326 为准妈妈准备舒适的衣服、鞋子

准妈妈到怀孕后期，对衣服和鞋子的要求是要尽可能地舒服和容易穿脱，而孕期十个月相对而言还是一个比较长的周期，尤其是到了后期准妈妈买衣服鞋子都会稍有不便，此时，准爸爸就要帮准妈妈准备了。

舒适应该是选择准妈妈衣服最优先考虑的因素。一般说来，宽松的服饰会舒适许多，如果只考虑在家里穿，准爸爸不妨买稍大号的准妈妈装，这样不但在任何时期都会舒服一些，而且不必担心肚子渐大后穿不下。

另外，准妈妈穿的鞋也要跟以前有些不同，不然很容易使腿脚部的水肿加剧，因此一旦准妈妈觉得脚部有不舒服的感觉，准爸爸就应该尽快准备一双稍大的、跟高不超过2厘米的舒服的鞋子。

327 学会倾听与赞美，为准妈妈舒压

因为孕育新生命，准妈妈会失去之前的美丽与苗条，有些准妈妈还会承受越来越大的压力，比如担心胎宝宝的成长，担心自己的形象，担心分娩的剧痛，担心产后恢复困难，等等，如果准妈妈的压力得不到舒缓，会使准妈妈和胎宝宝的健康受到影响。

准爸爸应学会发现并赞美准妈妈的美，准妈妈在怀孕后通常都会变得更可爱，她们有一种慈爱之心，准爸爸如果能对准妈妈的这些魅力加以赞美，会令整个家庭氛围变得积极温馨。

准妈妈心情低落的时候，准爸爸不妨多加开导，让准妈妈说出自己的苦闷，并认真倾听。准爸爸少说多倾听，不仅有利于准妈妈情绪的宣泄和调节，还能增进夫妻间的感情。

328 帮助准妈妈排解不良情绪

准妈妈在孕期的情绪容易变差，准爸爸要及时采取措施，帮助准妈妈调节情绪，以便以良好的心态度过整个孕期。

排遣准妈妈的不良情绪，作用最大、效果最好的莫过于准爸爸的影响和调节，准爸爸的体贴能使准妈妈得到宽慰。

当准爸爸发现准妈妈出现担心、紧张、抑郁或烦闷的情绪时，可以引导准妈妈做一件高兴或喜欢的事，如浇花、听音乐、欣赏画册、阅读或去郊游等。自然美感引起的情感，会使准妈妈对生活重新充满信心。准爸爸也可鼓励准妈妈把烦恼向密友倾诉，或写信、写日记，或者让准妈妈换一个发型等，都会给准妈妈带来一种新鲜感，从而改变沮丧的心情。

幸“孕”链接

如果准妈妈比较爱美，准爸爸可以悄悄地买上几件漂亮的准妈妈装送给准妈妈，给准妈妈一个惊喜，这绝对是非常值得一试的方法。

329 学习孕产知识，做好科学育儿准备

据不完全统计，准爸爸们自认为的那些育儿词汇的含义，70% 是错误的，比如很多准爸爸以为脐带是连接准妈妈肚脐和胎宝宝肚脐的带子，而事实上脐带是将胎宝宝肚脐与胎盘相连的血管束，而准妈妈的肚脐并没有与胎宝宝的任何内脏器官相连。

Message

准妈妈产后的一个月内需要安心休养，可能无法全力照顾新生儿，准爸爸一定要提前做好心理准备，并安排好月子里的诸多繁杂事项。

因此，在准妈妈们努力学习孕期知识的同时，准爸爸们最好也能同样努力地学习一下，这样才不至于在必要的时候出现差错，也有助于准爸爸合理地安排孕期时间和帮助准妈妈。

准爸爸可以同准妈妈一起阅读一些孕产期保健及育婴方面的书籍，有条件的话还可以参加准爸爸学习班，了解相关的孕期保健及育儿新知识，学习一些基本的保健及宝宝护理方法，比如为宝宝洗澡、学习做宝宝辅食等。

330 入院前，准备好分娩必需品

一般来说，准妈妈都需要事先住进医院等待分娩，从分娩、出生到产后的护理，大约需要1个星期的时间，很多医院会准备一些必要的物品，但是对于准妈妈来说这是不够的，还需要根据实际的情况准备一些住院用品和婴儿用品。

在确定分娩医院后，准爸爸需要事先确认医院里有哪些必备用品，除此之外的东西准爸爸要悉心准备并整理好，放入旅行袋或者准妈妈的专用包中备用。合适的衣服和实用的物品能够让准妈妈更舒心地度过分娩期，准爸爸入院前的准备是很有意义的。

因此在分娩前，准爸爸要做好经济上、物质上的充分准备，检查准妈妈用品和宝宝出生后的用品是否齐全，不够的要及时补全。

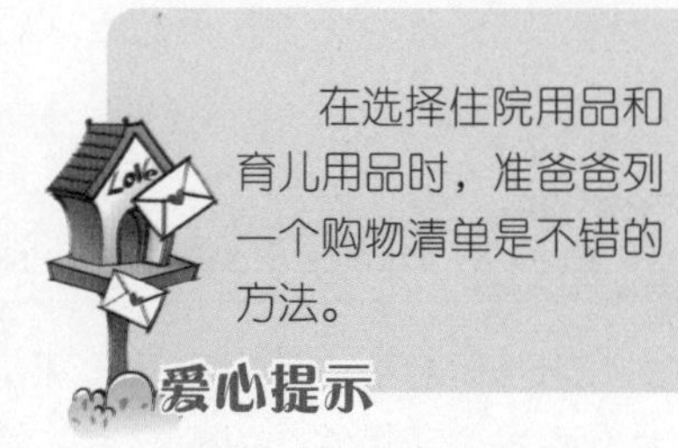

在选择住院用品和育儿用品时，准爸爸列一个购物清单是不错的方法。

爱心提示

331 准妈妈入院待产前应准备的物品清单

证件 准妈妈和准爸爸的身份证、户口本，准妈妈的保健手册、病历本等。

现金 办住院手续时需要用的钱款。

卫生巾及护理垫 日用、夜用多准备几包，要勤更换。

衣物 2～3 套睡衣，方便更换；拖鞋 1 双；舒适的帽子 1 顶；防止乳汁渗漏乳垫 2 副；哺乳胸罩 2 个；一次性纸内裤 1 包。

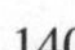

洗漱用品 牙刷、牙膏、毛巾、脸盆等。毛巾至少3条，洗脸、擦身、洗下身各1条；脸盆至少2个，洗脸、擦身各一个。

日用品 饮水杯、饭盒等。

食物 待产的过程有时是漫长的，要准备些食物补充能量，可准备巧克力、果汁（配上弯曲的吸管，可以方便喝水）。

宝宝用品 小毛巾、纸尿裤、湿纸巾、婴儿包被等。

哺乳用品 吸奶器、奶瓶、奶粉、奶嘴、奶瓶消毒锅、消毒钳、宝宝专用电暖水壶。

其他 准爸爸也要准备一些自己的必需物品。还可以准备好相机，拍摄宝宝出生后的珍贵照片。

Message

最晚在预产期一个月前就要把入院用品准备齐全，打包好行李，这样即使提前临产，也不会太过惊慌。

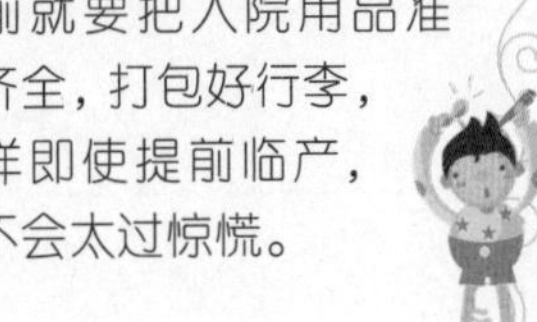

332 做好准备，随时待命

到了孕期的最后一个月，准爸爸应该随时处于待命状态，保证准妈妈随时可以找到准爸爸。如果准爸爸因为工作原因需要暂时离开本地，也可以委托亲友或请假来陪伴准妈妈。

建议准爸爸把紧急时需要拨打的电话号码和住所等资料做成一览表贴在电话机旁，以便准妈妈在遇到紧急情况时不至于惊慌失措，内容如下。

联系人	电话号码	地址	备注
住院的医院			（休假日、夜间就诊情况）
丈夫公司			（常去的地方、饭店等）
娘家			
婆家			
兄妹			
好友			
出租汽车公司			

333 给准妈妈准备临产食物

临产期间，由于宫缩的干扰及睡眠的不足，准妈妈胃肠道分泌消化液的能力降低，蠕动功能也减弱，吃进的食物从胃排到肠道的时间（胃排空时间）也由平时的4小时增加至6小时，极易积食。因此，最好不吃不容易消化的油炸或肥肉类油性大的食物。

建议准爸爸给准妈妈准备一些富含糖分、蛋白质、维生素，易消化的食物。根据准妈妈自己的爱好，可选择蛋糕、面汤、稀饭、肉粥、藕粉、点心、牛奶、果汁、苹果、西瓜、橘子、香蕉、巧克力等多样饮食。每日进食4~5次，少吃多餐。

身体需要的水分可由果汁、水果、糖水及白开水补充。注意既不可过于饥渴，也不能暴饮暴食。若准妈妈发生恶心、呕吐、进食过少时，应及时报告医生。

第九章 产后恢复 做超级妈妈

产后饮食，恢复体形的保障

334 蔬菜水果必不可少

产后，新妈妈仍然会被便秘所困扰。因为新妈妈在分娩过程中体力消耗大，腹部肌肉松弛，加上长时间卧床，运动量减少，肠蠕动变慢，容易导致便秘。加之新妈妈分娩后代谢机能旺盛，出汗量和尿量增多，如果不吃蔬菜水果或吃得太少，则会由于得不到充足的膳食纤维和水分，更会使大便干燥、秘结而不易排出。

蔬菜和水果富含维生素、矿物元素和膳食纤维，可以促进新妈妈胃肠功能的恢复，增进食欲，促进糖分和蛋白质的吸收利用。同时，适当进食蔬菜水果还有助于改善乳汁质量，有利于宝宝的健康。

因此，新妈妈的每日饮食中，蔬菜水果一定不能缺席。但要注意不能太凉，不要吃从冰箱里拿出来的水果，还要注意清洗干净，以免引起腹泻。

335 产后滋补不宜过量

新妈妈在分娩后，为了补充营养及分泌充足的乳汁，都会非常重视饮食滋补，几乎天天鸡鸭鱼肉，顿顿蛋奶肉汤。其实，这样过量的滋补不但没有效果，反而会为新妈妈及宝宝的身体健康埋下隐患。

首先，新妈妈滋补过量容易导致肥胖。肥胖会使体内糖和脂肪代谢失调，引发各种疾病，如糖尿病、高血压、冠心病等，且发病率是普通人的2~5倍。

其次，新妈妈营养过剩就会使乳汁中的脂肪含量增多，如果胎宝宝肠胃能够吸收，就会因为摄入过多脂肪而肥胖；若宝宝消化能力较差，不能充分吸收，就会出现脂肪泻、长期慢性腹泻等，从而造成营养不良。

新妈妈在产后前3天吃一些清淡且易消化的食物，3天后恢复正常饮食即可，不必大补特补。

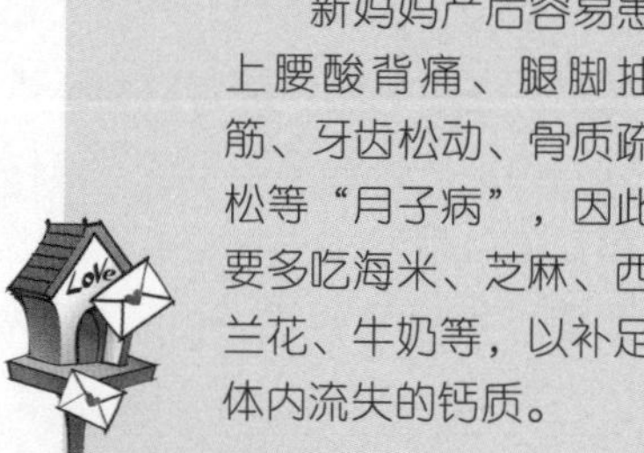

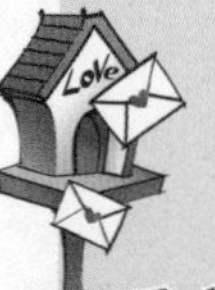

爱心提示

新妈妈产后容易患上腰酸背痛、腿脚抽筋、牙齿松动、骨质疏松等“月子病”，因此要多吃海米、芝麻、西兰花、牛奶等，以补足体内流失的钙质。

336 中药食疗要对症

某些中药虽然对新妈妈的身体恢复具有补益作用，但新妈妈也要根据自己的身体状况“对症下药”，切不可盲服乱补。

气虚畏寒等阳虚的新妈妈，可以选择一些温性的药物来服用，如红参具有益气养血、健脾暖胃、驱散风寒等作用。生化汤可以治疗产后小腹冷痛、加速恶露排出，但是新妈妈如果产后有血热且瘀滞的现象，则不适合服用。用鲫鱼加当归、黄芪炖汤，可以补血活血、去淤生新、促进平滑肌收缩，使肠道蠕动正常，预防便秘，还能够补气、抗菌、增强免疫力，并加速伤口愈合，最适合自然分娩的新妈妈食用。

另外，有些中药可以滋阴养血、活血化瘀，但同时具有回奶的作用，如大黄、炒麦芽、逍遥散、薄荷等，新妈妈在哺乳期间要慎重食用。

幸“孕”链接

银耳红枣莲子汤可以败心火、养心气、解烦助眠，新妈妈在产后食用可以改善睡眠，尽快恢复元气。

337 寒凉辛辣仍是禁忌

新妈妈产后的饮食同孕期一样，仍然要避免食用生冷、辛辣的食物。

辛辣温燥的食物可助内热，容易使新妈妈上火，从而引起口舌生疮，大便秘结，或痔疮发作。同时，新妈妈内热，可通过乳汁让宝宝内热加重，从而引发宝宝厌食、轻度发热、大便干结，进而导致生病。因此，新妈妈在 1 个月内应禁食韭菜、大蒜、辣椒、胡椒、茴香、酒等。

生冷、坚硬的食物易损伤脾胃，引起消化不良，同时，生冷的食物还容易致使瘀血滞留，引起产后腹痛、恶露不尽等。进食坚硬的食物还容易使牙齿松动、疼痛。

因此，新妈妈的饮食宜清淡，尤其在产后 5~7 天，应以米粥、软饭、面条、蛋汤等为主，不要吃过于油腻的食物。

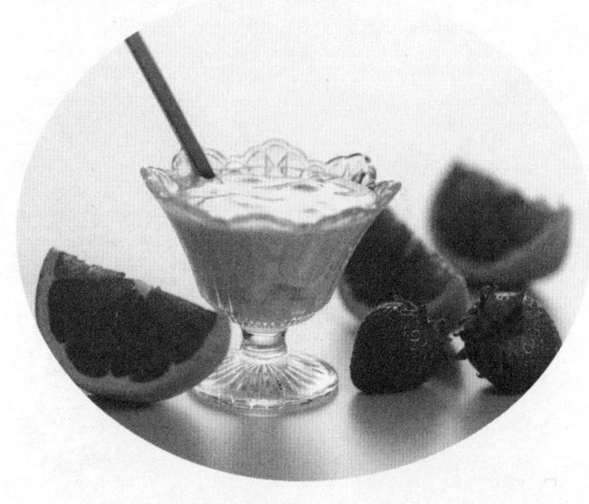

Message

新妈妈常吃卷心菜、萝卜、菠菜、青椒、番茄、草莓、柚子、豆制品、海产品及橄榄油等，可以防止乳腺癌。

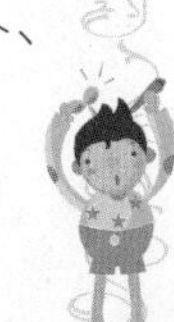

338 饮食误区，适得其反

误区1 姜水红糖，多多益善

生姜性温热，可以促进恶露排出，但同时也有促进血液循环的作用，食用过多会增加血性恶露，使恶露排不尽，子宫内膜修复不好，造成贫血。新妈妈食用姜汤或姜醋，应等到恶露颜色转为淡黄或白色时。同样，红糖具有活血作用，食入过多易增加阴道出血，产后食用 10 天左右即可。

误区2 老母鸡汤可促进乳汁分泌

恰恰相反，新妈妈如果喝太多老母鸡汤，反而会缺奶。因为母鸡体内的大量雌激素会抑制催乳素的分泌，从而影响乳汁的分泌。准妈妈多食用大公鸡汤或肉，其雄性激素可对抗雌性激素，增加乳汁分泌。

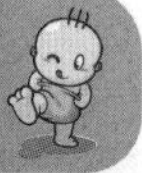

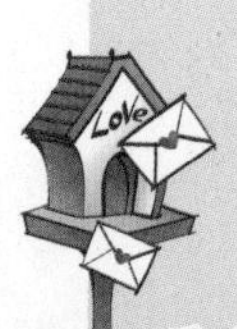

爱心提示

新妈妈的饮食中不宜加入味精，因为味精中的谷氨酸钠会随乳汁进入宝宝体内，与宝宝血液中的锌结合成难以被身体吸收的锌化合物，导致宝宝缺锌。

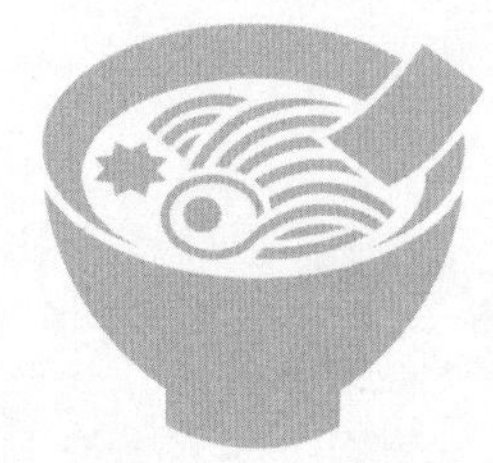

优孕胎教育婴

339 产后前三天，适当补点盐

食盐中所含的钠离子是人体不可缺少的，钠可以维持体内水和电解质的平衡。如果体内缺钠，就会出现头晕眼花、恶心、呕吐、乏力、无食欲等症状。新妈妈由于在生产时和产后多会大量流汗，这样就会导致体内缺水、缺盐，如不及时充分地补充，就会影响体内钾、钠离子的平衡，出现低血压、四肢无力、食欲不振等症状，不但妨碍产后恢复状况，而且若新妈妈是亲自哺乳，对宝宝的生长发育也不利。且新妈妈在产后恢复期，常有食欲不佳的现象，如果饮食平淡无味，新妈妈吃饭时将会很没胃口，从而影响营养物质的摄入。

因此，准妈妈在产后前 3 天要适当地摄入盐分，每日 6~7 克为宜。之后就可恢复到低盐水平。

幸“孕”链接

孕期患有妊娠高血压综合征的新妈妈，产后还是要尽量控制盐分的摄入，以便尽快使血容量恢复正常，改善浮肿和蛋白尿现象。

340 鸡蛋吃太多增加肠胃负担

有些新妈妈为了补充营养，每天吃很多鸡蛋，有的甚至多达十几个，这种做法实在不可取。因为鸡蛋中含有大量的胆固醇，吃得过多，会增加新妈妈的胃、肠负担，不利于消化吸收，其蛋白质分解代谢产物还会增加肝脏的负担，在体内代谢后所产生的大量含氮废物，还要通过肾脏排出体外，又会直接加重肾脏的负担。而且摄入的热量过多，还会导致肥胖。

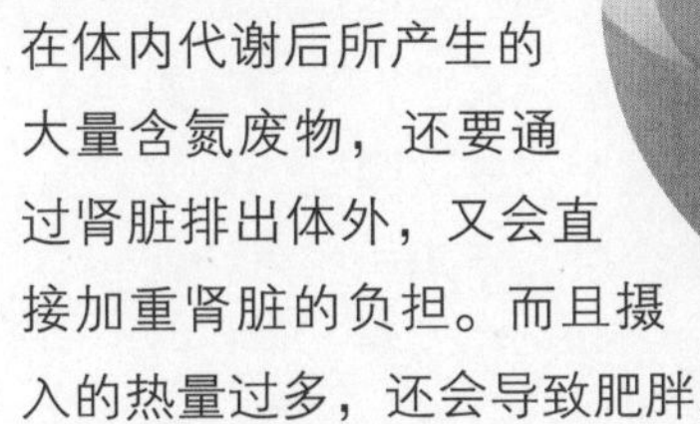

Message

生鸡蛋中含有的沙门氏菌等致病菌会影响人体健康，因此，新妈妈要吃充分熟透的鸡蛋。打蛋时也要注意不要让蛋液沾染到蛋壳上的污物。

鸡蛋虽然营养丰富，但毕竟没有包括所有的营养素，不能满足孕妇在整个孕期对多种营养素的需求，吃得太多，其他食物的摄入量就会相应减少，容易造成体内营养素的不平衡。

所以，新妈妈每天只需吃 3~4 个鸡蛋就足够了。

341 产后饮食新观点：喝点葡萄酒

葡萄酒含有人体所需的 8 种氨基酸及原花青素和白黎芦醇等。原花青素有保卫心血管的作用，而白黎芦醇则可以杀死癌细胞，有效地预防乳腺癌、胃癌等疾病，对人体有很好的保健作用。

新妈妈由于产后大量失血，身体会很虚弱，而优质的红葡萄酒中含有丰富的铁，可以起到补血的效果。且适量的红葡萄酒还可以健脾暖胃、活血化瘀，有利于促进新妈妈子宫的收缩及恶露的排出。同时，其中的抗氧化剂还可以防止体内脂肪的氧化堆积，对新妈妈恢复身材很有帮助。

葡萄酒虽然对准妈妈有很多益处，但毕竟还是含有一定量的酒精，过量饮用会造成准妈妈身体不适，不利于哺乳。因此，准妈妈喝葡萄酒一定要适量，每天喝大约 50 毫升即可。

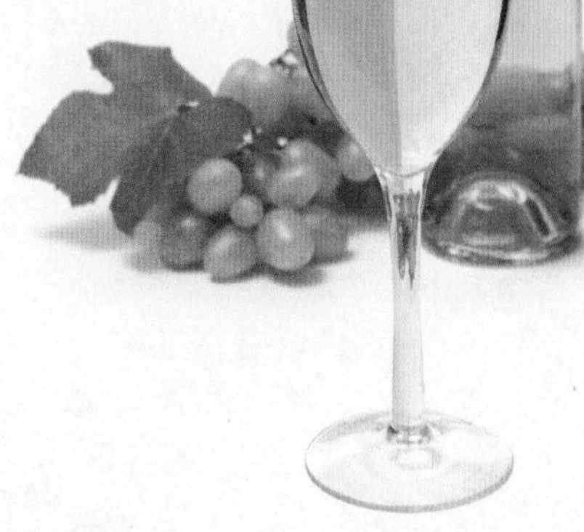

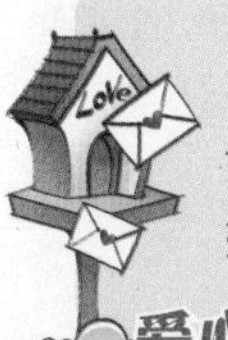

优质的葡萄酒完全由葡萄发酵而成，味道甘酸、微甜，不含任何添加剂。那种喝起来比较甜的葡萄酒一般都加入了很多糖，不要选购。

爱心提示

塑身复型，风姿依旧

342 产后恢复黄金期

产后的两三个月至半年内，新妈妈的体内脂肪还处于游离状态，尚未形成包裹状态的难减脂肪，是新妈妈修复身材的最好时机。这段时间减肥，皮肤弹性的修复难度会比较小。而且，产后两三个月，新妈妈的月经就会恢复正常，内分泌及新陈代谢逐渐趋于平衡，这个时候选择正确的减肥方法，不仅不会影响哺乳，还会让乳汁分泌更通畅。

但新妈妈一定要注意，减肥塑身的时间不可过早，在产后的两三个月开始就可以，如果在月子里就减肥，对新妈妈和宝宝的身体健康都会有影响。

Message

新妈妈减肥不能只关注体重是否下降，还要关注脂肪量，只有脂肪下降才表示减肥成功。新妈妈最好准备一台专业测脂仪来检测脂肪率的变化，以了解减肥方式是否有效。

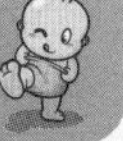

343 母乳喂养有助于新妈妈身体恢复

母乳喂养不仅能给宝宝带来好处，对新妈妈的身体恢复也是益处多多。

❶有助于新妈妈子宫复旧。分娩后 30 分钟之内让宝宝吸吮乳头会引起子宫收缩，减少出血。宝宝的吸吮动作刺激催产素的分泌，可促进子宫恢复到孕前的大小。

❷帮助新妈妈恢复体型。哺乳可以改变新妈妈的新陈代谢，消耗体内额外储存的脂肪，有助于新妈妈恢复正常的体型。

❸保护新妈妈不受一些疾病的侵扰。哺乳可以帮助新妈妈疏通乳腺，减少患乳腺癌的概率。同时还可预防卵巢癌、尿路感染。

❹令新妈妈身体放松、心情愉快。母乳中含有一种天然促进睡眠的蛋白质，能让宝宝安然入睡；而宝宝的吸吮动作也会使新妈妈体内分泌有助于放松的激素，消除疲劳。

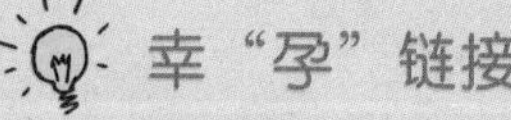

幸“孕”链接

乳房形状的改变不是由哺乳造成的，而是怀孕造成的。即使新妈妈不为宝宝哺乳，到了一定年龄，乳房依然会下垂。

344 新妈妈何时可以开始运动

一般说来，产后运动分为 2 个阶段。

第一阶段：从产后 3 天到 3 个月，主要做一些轻松简单的动作。

运动项目：骨盆腔底部肌肉训练、腹部肌肉运动、腿部肌肉运动、胸部运动等。建议新妈妈最好在床上做，从最简单的运动做起，根据自己的身体状况决定运动量的大小，以不累不痛为原则。如果新妈妈是剖宫产，则需要推迟运动的时间，一般根据医生的指示，在伤口愈合良好之后再进行适量的运动。

第二阶段：产后 3 个月到 6 个月，可开始增加运动量。

运动项目：最好进行全身肌肉力量的恢复训练，并加强腹部和骨盆腔底部肌肉锻炼，运动量还是根据个人体能而定。

345 产后运动的三大原则

❶避免剧烈运动。剧烈的运动很容易使人感觉疲劳，还可能影响子宫的康复并引起出血，严重时还会使生产时的手术创面或外阴切口再次遭受损伤。

❷选择轻、中等强度的有氧运动，并做到持之以恒。这样有利于减重，并能有效防止停止减重后体重反弹。有氧运动包括慢跑、快走、游泳、登山、骑脚踏车、有氧舞蹈等，且进行的时间至少要持续 15 分钟以上，若要有效燃烧脂肪，应持续进行 30 分钟以上，或是一天之内累积到 30 分钟以上才有效果。

❸切忌急功近利心态和懒惰好逸心态的交替。产后运动需持之以恒，不能半途而废；同时不要急于成功，要注意循序渐进。

346 睡前运动减掉小肚腩

抽出睡前的一点时间来做做减掉小肚腩的运动吧，长期坚持，就会收获意想不到的效果。

步骤一：身体放松，面朝上平躺在地板上或床上，膝盖微微弯曲抬起。这时，大腰筋处于松弛状态，脊椎骨则处于拉伸的状态。

步骤二：大腿和膝盖用力，并拢两腿。一边慢慢吐气，一边将膝盖接近胸部。这时大腰筋收缩的重点是要运动骨盆、拉伸后背。

步骤三：脚尖回勾，向腹部、臀部、大腿和膝盖内侧用力，保持这个姿势约 5 秒钟。

步骤四：一边吸气一边慢慢让腿回到步骤二的状态，最后再恢复到最初的位置。

Message

腹部按摩也可减小肚腩。双手叠加置于腹部，顺时针和逆时针划圈按摩各 100 下，不但可以加速脂肪燃烧，而且还能促进肠胃蠕动，缓解便秘哦。

347 长期用腹带收腹不可取

有的新妈妈为了快速恢复体形，在月子里就带上束腹带，认为这样就可以把腰腹部的赘肉和撑开的胯骨收回去。其实，过早使用腹带对新妈妈的健康是不利的。

腹部是人体大血管密集的地方，把腹部束紧后，静脉就会受到压力而引发下肢静脉曲张或痔疮，还会使肠道受到较大的压力，饭后肠蠕动缓慢，出现食欲下降或便秘等。同时，紧束腹部会造成腹压增高，盆底支持组织和韧带的支撑力下降，从而引起子宫脱垂、子宫后倾后屈、阴道前壁或后壁膨出等症状，并且容易诱发盆腔静脉瘀血症、盆腔炎、附件炎等妇科病。

因此，使用腹带要适时适度，使用一两个小时后就应解开，让腰腹放松一会儿。剖宫产的新妈妈可以在术后 7 天内使用腹带以促进伤口愈合，但是拆线后就不要再长期使用。

幸“孕”链接

购买腹带时，要注意挑选材质柔软、透气性强的产品。尤其是在夏天，一定要经常松开腹带，让皮肤透气。

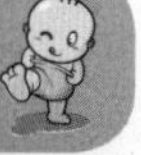

优孕胎教育婴

348 阴道及盆底组织如何恢复

产后阴道及盆底组织的恢复状况，影响着将来夫妻生活的质量。以下 3 种锻炼方法可以使阴道及盆底组织尽快地恢复。

卧式锻炼

先坐在床边，臀部靠近床沿，然后上半身躺下，双腿伸直抬起悬空，不要着地，双手抓住床沿，以防下滑。双腿合拢，慢慢向上举起，双膝伸直向上身靠拢，当双腿举至身躯的上方时，双手扶住双腿，使之靠向腹部。双膝保持伸直，然后慢慢放下，双腿恢复原来姿势。如此反复 6 次，时间 10 ~ 15 分钟。

立式锻炼

站立，双腿微分开，收缩两边外侧臀部肌肉，使之相挟，向大腿部靠拢，膝部外转，然后收缩肛门括约肌，使阴道向上提。

骨盆练习操

两膝微屈半蹲，两足分开 60 厘米左右，两手叉腰。吸气，将骨盆前推；呼气，将骨盆拉回，同时臀部尽量向后撅起。反复做 10 次。

349 小方法轻松应对皮肤松弛

生产后，新妈妈往往会出现皮肤松弛的现象，尤其是腹部，松弛现象更加严重。这是因为怀孕期间日益隆起的腹部迫使皮肤组织被长时间过度拉伸，从而失去弹性，产后无法立刻回弹而形成的。那么，想要改变皮肤松弛状态，新妈妈可以按照以下方法来做。

①不要长期卧床，多走动走动，无论是在室内还是室外。

②早晨起来后先喝一杯温水，刺激肠胃蠕动，使内脏尽快进入工作状态。同时，水分充盈细胞可加速皮肤恢复弹性。

③从产后第二周或第三周开始，新妈妈可以用一些温和的按摩油，如杏仁油、荷荷巴油等，按摩腹部、大腿及手臂等处的皮肤，以打圈形式由下至上轻轻按摩约 15 分钟，有微热感最好。注意按摩腹部时一定要轻柔。

④新妈妈可在平时有意识地深呼吸收紧腹部，以锻炼腹部肌肉。

350 鸡蛋清巧除妊娠纹

Message

取鸡蛋清时，可用针在蛋壳两端各扎 1 个孔，蛋清会从孔中流出来，而蛋黄仍留在蛋壳里；也可用纸卷成漏斗状，把鸡蛋倒进漏斗里，蛋白会从漏斗口流出。

鸡蛋清具有促进组织生长、伤口愈合、美白紧致肌肤等作用，同时对于消除或者减轻产后妊娠纹，也具有良好的功效。具体做法如下。

方法一： 洗净腹部后按摩 10 分钟，把鸡蛋清敷在肚子上，10 分钟后擦掉，再做一下腹部按摩，这样可以让皮肤吸收更好一些。同时还可以加入一些橄榄油，其中的维生素 E 对促进皮肤胶原纤维的再生很有好处，维生素 A、维生素 C 对防皱也有一定的作用。

方法二： 晚上睡觉前在腹部妊娠纹处敷好鸡蛋清后，用纯棉的白条布裹好，第二天再进行更换。

351 乳房恢复、哺乳两不误

新妈妈在哺乳期体力消耗大，体内储备的脂肪会逐渐减少，如果产后卵巢功能恢复得较慢，新妈妈的激素分泌就会减少，再加上不注意哺乳后的乳房保护，乳房就容易出现萎缩的情况。用以下 3 种方法来护理乳房，不但不影响哺乳，还可让新妈妈拥有完美的胸型。

临睡前或起床前按摩乳房： 将一只手的食指、中指及无名指并拢，放在对侧乳房上，以乳头为中心，顺时针由乳房外缘向内侧画圈，两侧乳房各做 10 次。

哑铃恢复操： 双手拿哑铃，膝盖微弯做半蹲状，上身稍前倾，同时双手向两侧抬高与肩同宽，然后收回身体两侧。如此反复做 10 次，休息 1 分钟后再做 10 次。

食用可以丰乳的食物： B 族维生素和维生素 E 是促进和调节雌激素分泌的重要物质，因此，要多吃富含这类营养物质的食物，如蛋、奶、豆类、瘦肉、葡萄、莲藕、芝麻等。

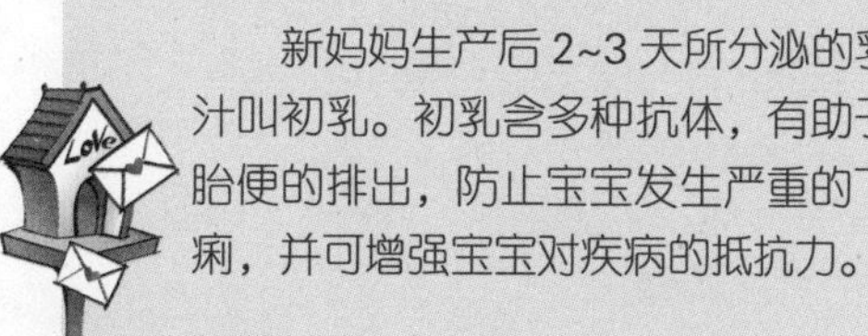

新妈妈生产后 2~3 天所分泌的乳汁叫初乳。初乳含多种抗体，有助于胎便的排出，防止宝宝发生严重的下痢，并可增强宝宝对疾病的抵抗力。

爱心提示

心理重建，做快乐新妈妈

352 情绪自测

很多新妈妈都会经历产后情绪上的波动，只是程度各不相同。新妈妈可以根据以下题目进行情绪自测，如果自己的状况符合其中5项且这种状态持续了2周的时间，则要怀疑是患了产后抑郁症。

- 白天情绪低落、昏昏欲睡；夜晚情绪高涨，睡眠质量不佳或严重失眠。
- 时常感到疲惫不堪，对任何事情都提不起兴趣，感到生活索然无味。
- 心烦气躁，坐立不安；容易伤感落泪或无端地放声大哭。
- 精神焦虑不安或呆滞，常为一点小事而恼怒，或者几天不言不语、不吃不喝。
- 思想不能集中，语言表达紊乱，缺乏逻辑性和综合判断能力。
- 有明显的自卑感，常常不由自主地过度自责，对任何事都缺乏自信。
- 对未来不抱任何希望，常因绝望而感到痛不欲生。
- 食欲大增或大减，体重变化较大。
- 时常有自杀的想法或企图。

幸“孕”链接

产后抑郁多在产后3天内出现，持续7天左右，之后症状可逐渐减轻或消失，但也有的症状持续较长时间，并可诱发精神疾病。

353 全职太太更易抑郁

当个全职太太，安安心心相夫教子，不再在压力巨大的职场中“摸爬滚打”，这是不少职场女性的梦想。但是研究发现，全职太太应对逆境的能力远不如职业女性，更容易患上抑郁症、焦虑症。

全职太太脱离社会的时间比较长，人际交往圈越来越狭窄，难以得到多支点的社会评价，更无法从中感知自己的变化和成长，变得敏感和缺乏自信。此外，由于缺少竞争对手、上下级等“外力”刺激，尽管她们拥有大把时间和精力，却难以积极发展兴趣爱好和一技之长，只能被永远做不完的家务所淹没，从而陷入心理困境。

全职太太应该积极发挥自己的一技之长，不要埋没才华，同时稳固朋友圈，为自己提供各种信息和心理支持，并通过运动、旅游等丰富多彩的文体活动改变生活节奏。

Message

全职太太要通过多种方式培养或增加自己的兴趣爱好，如看书、画画、交朋友等，避免因孤独产生抑郁情绪。

354 新爸爸要做好新妈妈的“心理咨询师”

对新妈妈来说，新爸爸是她最亲密、最值得信赖的人，是她生活及精神上的支柱及坚强后盾。因此，新爸爸对新妈妈及时进行心理疏导，对防治新妈妈产后抑郁有非常积极的作用。

新爸爸要经常注意新妈妈的情绪变化，及时帮助她找到宣泄口，解除思想上的负担。当新妈妈情绪不好时，新爸爸要引导她说出心中的不快或担忧，并认真地聆听，认同她的感受，避免指责教育。新爸爸还要清楚新妈妈的特殊心理，用宽广的胸怀包容新妈妈的任性、不讲理、坏脾气，用自己的温柔体贴帮新妈妈重建生活的信心。

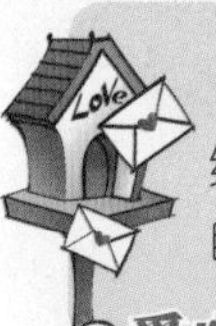

爱心提示

焦虑、抑郁等情绪会传染，如果新妈妈长期情绪低落，新爸爸也会受到影响，产生焦虑、失眠、自责等症状，患上产后抑郁症。

355 疲倦，产后抑郁的主要因素

因为要照顾刚出生的宝宝，新妈妈在月子期间往往睡不好觉，身心俱疲。而疲倦，正是造成产后情绪低落与抑郁的主要原因。

新妈妈在分娩时，体力耗费相当大，加之出血，身体就会很虚弱。这时候，充足的休息是十分必要的。原则上，新妈妈每天应安静地睡 8 ~ 10 个小时，但是每天需要不定时地给宝宝喂奶、换尿布、哄他睡觉，往往让新妈妈手忙脚乱、疲惫不堪。因为休息不好，极度的疲乏就会使新妈妈感到生活没有乐趣，前途迷茫。长此以往必将导致新妈妈产生抑郁情绪。

因此，新妈妈要千方百计地寻找空闲时间来休息，可以配合宝宝的作息时间，宝宝睡觉的时候，新妈妈也可以睡一会儿或听听音乐，让自己放松下来。

356 找个好帮手，让自己不再手忙脚乱

新妈妈可以请自家的长辈来帮忙，如自己的妈妈或婆婆，毕竟她们都是过来人，育儿的经验比新妈妈要丰富得多，而且，作为亲人，她们对新妈妈和宝宝的关心肯定是发自内心的，一定会照顾得细致周到。

如果让亲人来帮忙有一定的不便，新妈妈还可以选择月嫂。月嫂经过专门的训练，掌握的知识往往更专业，同时也有较为丰富的“实战”经验，可以让新妈妈的月子期过得更轻松省心。需要注意的是，选月嫂除了要看重技术外，还要注重人品和性格。

357 多吃鱼预防产后抑郁

新妈妈在分娩后，体内的激素水平迅速下降，这种突然的失衡会造成内分泌发生急剧变化从而诱发产后抑郁症状。鱼类中富含一种叫作“Ω-3脂肪酸”的物质，它是大脑构建的关键材料，食物中缺乏Ω-3脂肪酸，大脑中一种叫血清素的化学物质也会相应减少，血清素含量少会引起或加重抑郁症状。因此，日常饮食中适量地摄取鱼类，可以很好地平衡新妈妈体内的激素分泌，预防抑郁症状的发生。

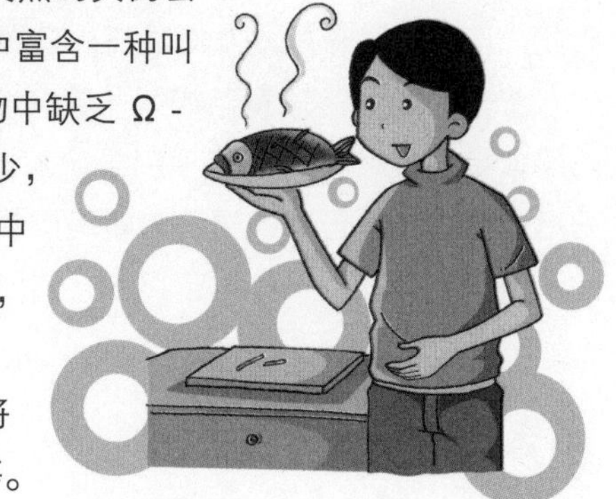

一些海鱼中含有丰富的Ω-3脂肪酸，新妈妈可以将它们列入自己的食谱中，如秋刀鱼、鲭鱼、鲑鱼、石斑鱼等。

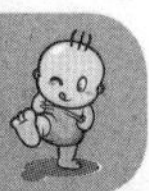

358 增加户外活动

新妈妈由于长时间不活动，血流速度缓慢，肌肉容易感到疲劳，情绪也会随之低落。而运动，可以驱散抑郁状态下释放的激素、葡萄糖和油脂，提高肾上腺髓质分泌儿茶酚胺的能力，而儿茶酚胺的增多能缓解抑郁症状，还可通过释放一种叫作β-内啡肽的化学物质，改善人体中枢神经的调节能力，并提高机体对有害刺激的耐受力，从而令人感到镇静和快乐。

同时，运动可以转移注意力，让新妈妈不再专注于自身的不良感觉，从而能够减轻原来的精神压力和消极情绪。

Message

新妈妈可以经常到室外走走或借助体育器材做一些简单的肢体活动，但一定要有人陪伴，以免发生意外。

359 给自己留点时间

宝宝的降生使新妈妈多了一份责任，突然增加的这名家庭小成员有时会让新妈妈无法适应角色上的转变，再加上每日需要照顾宝宝的吃、喝、拉、撒、睡，新妈妈常常会忙得不可开交、无所适从，精神压力大到濒临崩溃的边缘。这时，准妈妈就需要找到一种方法来适时地排解不良的情绪，否则，长此以往，新妈妈会不可避免地患上产后抑郁症。

从宝宝的啼哭声中脱离出来，回到自己的世界，是新妈妈暂时摆脱烦恼的有效途径，这和瑜伽中的“冥想”有异曲同工之效。也就是说，新妈妈可以在适当的情况下给自己找个独处的时间。可以选择天气好的一天，将宝宝交给新爸爸照顾，穿上自己喜欢的衣服，化个淡淡的妆，自己一个人逛逛商场，或者去书店、咖啡店坐坐，不去考虑宝宝或其他让自己烦恼的事情，这或许会让新妈妈的心情变得轻松平静。

Part 2

胎教篇

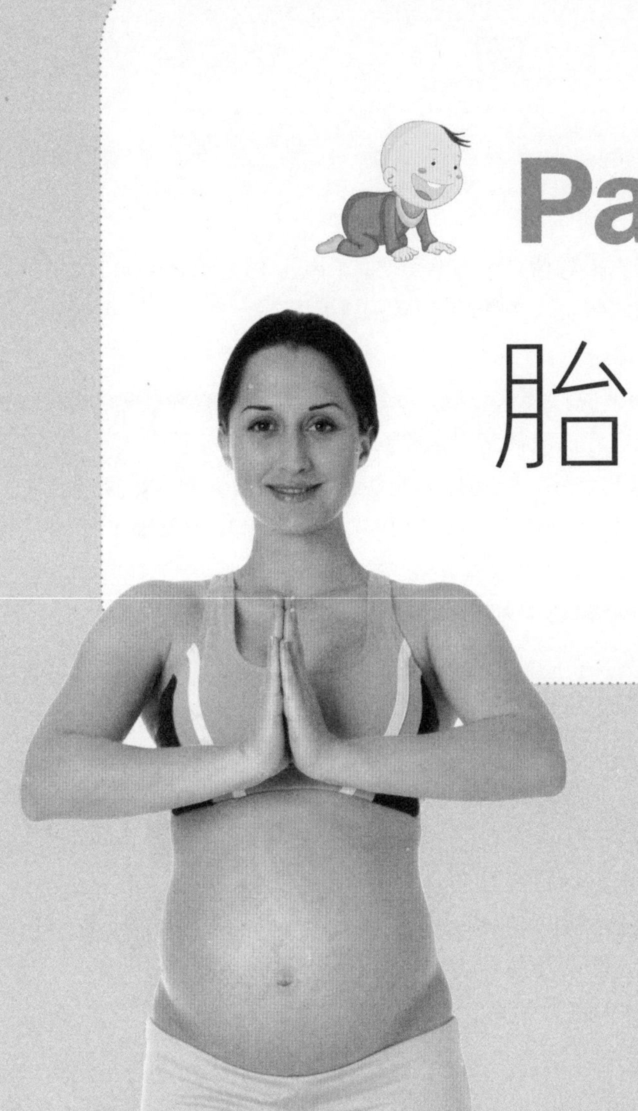

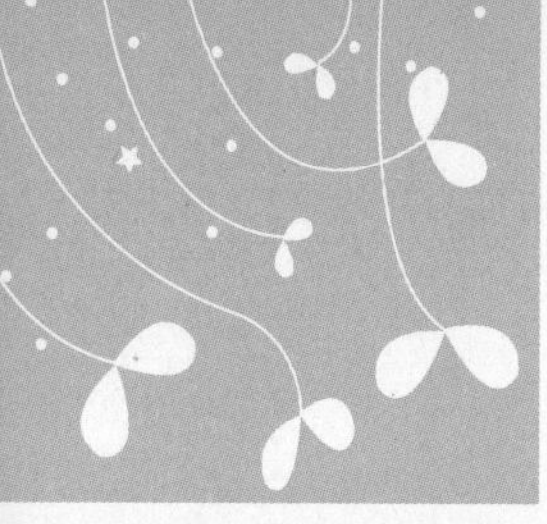

第一章

怀孕1个月（第1～4周）

很多准爸妈都有这样的疑问，胎教该从什么时候开始？刚怀孕就做胎教会不会太早？国外斯瑟蒂克的胎教实践就是最好的答案，即怀孕的开始就是胎教的开始。

第 1 周

001 营养胎教：孕1月饮食原则

如果准妈妈的身体状况一直很好，营养供给均衡，也没有节食的经历，那么在怀孕第1个月的营养供给和饮食选择问题上，可以不必太费心思。就按照以前的饮食习惯，保证自己的食品选择是多样的、充足的就可以了。

孕前营养不良的准妈妈，如为了减肥而节食、体重过轻、长期素食、有贫血症状等，进入孕期后，一定要及时调整饮食习惯，尽快使自己的身体状况恢复到最佳状态。

注意补充叶酸： 除了遵照医嘱服用叶酸片之外，还可以多吃些富含叶酸的食物，如深绿叶蔬菜（苋菜、菠菜、油菜、小白菜等）；动物的肝脏（鸡肝、猪肝、牛肝等）；谷类食物（全麦面粉、大麦、米糠、小麦胚芽、糙米等）；豆类、坚果类食品（黄豆、绿豆、豆制品、花生、核桃、腰果等）以及新鲜水果（枣、柑橘、橙子、草莓等）。

三餐定时，合理搭配： 建议夫妻双方每人每天摄入肉类150～200克、鸡蛋1～2个、豆制品50～150克、蔬菜500克、水果100～150克、主食400～600克、植物油40～50克、坚果类食物20～50克、牛奶500毫升。

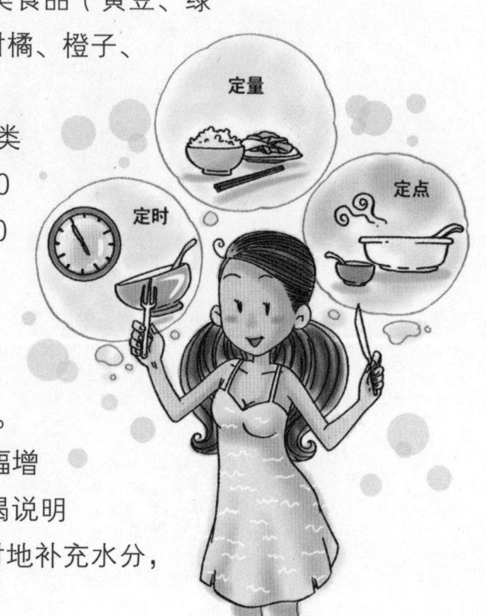

部分准妈妈在本月末会有晨起恶心的症状： 这往往是空腹造成的，准妈妈早晨醒来可以先吃一些含蛋白质、碳水化合物的食物，如鸡蛋加苏打饼干，再去洗漱，就会缓解症状。

每天饮用8杯水的量： 因为孕期准妈妈体内的液体将大幅增加，需要足够的水分来补充体液。切忌口渴后才喝水，口渴说明体内水分已经失衡，脑细胞脱水已经到了一定程度，应及时地补充水分，平均每2小时摄入200毫升水。

优孕胎教育婴

002 运动胎教：从现在开始爱上散步

早期妊娠期间不适宜做剧烈运动，以免引起流产或阴道流血等，可选择缓和的运动，其中散步是最适宜的运动，它有利于准妈妈和胎宝宝的身体健康。

如果准妈妈以前有散步习惯，那么要继续保持；如果以前不是很喜欢散步，也可慢慢开始，走20~30分钟让身体活动起来。散步时，不要走得太急，要放松步伐，慢慢走，不要使身体剧烈振动，这在妊娠早期要格外注意。

为了孕育新生命，准妈妈要做的可不仅仅是吃好喝好，当然也还要“动”好。坚持每天早晨散步，同时呼吸新鲜空气，可以改善机体神经系统和肺部换气功能，促进人体新陈代谢，提高机体免疫力，同时还可增加胎宝宝的血氧，有利于优生。

胎教小贴士

准妈妈散步应选择风和日丽的天气，出现雾、雨、风及天气骤变时最好不要外出，以免感冒。

003 电影胎教：《宝贝计划》，可爱天使的力量

电影《宝贝计划》

中文名：《宝贝计划》

又名《BB计划》

英文名：ROB-B-HOOD

影片类型：动作/喜剧

片 长：135分钟

相信看过影片后，准妈妈和胎宝宝一定会对片中的宝宝留下深刻的印象，被他所打动。想象腹中的胎宝宝也会像片中的小家伙一样可爱，心里是不是充满着期待与幸福之情呢。

在这部影片里，准妈妈会找到触动灵魂的某个地方，也会遇到令自己感动的某一刻，无论是那些单纯而真挚的情感，还是那个纯洁如天使的宝宝，又或是那些充满欢乐的搞笑桥段，总之，到最后，准妈妈也许会想说：“宝贝，我们回家吧。”

004 音乐胎教：哪些音乐最能“投胎儿所好”

准妈妈应当知道，胎宝宝并不像一颗白菜，仅仅靠着营养就可以生长发育起来，某些来自外界的影响也是宝宝出生后的生长发育条件，音乐就是其中之一。

在中世纪文艺复兴的古典音乐中，巴赫、莫扎特等著名音乐家的乐曲中蕴含着和人类生命节律相通的部分，它们与大脑中的α波和心跳波形相似，所以很容易被胎宝宝和准妈妈接受。因此，准妈妈每天可随意选择时间听这些音乐。如果准妈妈自己能每天哼唱一些抒情歌曲，也可达到母婴心音的谐振。

受到音乐胎教的胎宝宝，出生后一般更喜欢音乐，反应灵敏，性格开朗，智商较高。

005 环境胎教：装修对准妈妈的危害

准妈妈和胎宝宝受居室污染的伤害程度比一般人更为明显、强烈，尤其是新居，危害更大，在整个怀孕期间吸入大量甲苯的准妈妈所生的宝宝多有小头畸形、中枢神经系统功能障碍及生长发育迟缓等缺陷。

一般装修完的新居不要马上入住，最好通风12个月至闻不到异味再迁入，并在室内放些绿色植物，有条件的话最好请检测部门检测一下各种污染源是否超标。

第 2 周

006 情绪胎教：选一张漂亮的宝宝照片

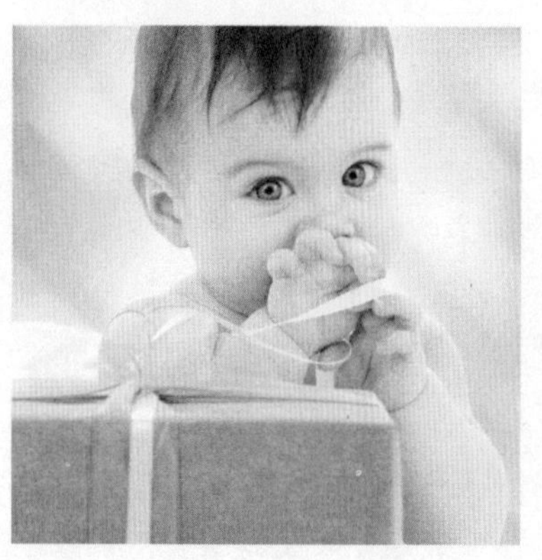

准妈妈怀着无比期待的心情等待宝宝的到来时，眼中所见到的宝宝都是那么可爱，心情也会变得特别的靓，这种“靓”心情，自然会影响到胎宝宝，他的“心情”也会变靓，自然就会健康快乐地成长发育。

准妈妈可以在卧室床头挂上一幅漂亮宝宝的图片，也可以将喜欢的各种宝宝像贴在床头。如果可以找到准妈妈和准爸爸小时候的漂亮照片，也可以经常拿出来翻看，或是贴在床头，这样，准妈妈就可以将它们当作是宝宝未来的样子，每天醒来，总可以与胎宝宝一起陶醉在这种美好的心情中。

007 营养胎教：适合孕1月食用的食物

● 富含叶酸的食物

菠菜、生菜、芦笋、油菜、小白菜、麸皮面包、香蕉、草莓、橙子、橘子、动物肝脏等食物均含有丰富的叶酸。

● 富含优质蛋白质的食物

鱼类、蛋类、乳类、肉类和豆制品富含蛋白质。

● 水果

孕1月准妈妈应多吃香蕉、草莓、橙子、橘子等水果。

胎教小贴士

正常情况下，准妈妈每日食用100克的橘子、苹果或猕猴桃就可以了，还可根据季节食用些西瓜、西红柿、草莓等，最大量一天不超过500克。

008 语言胎教：《开始》，感受生命的神奇

开始

泰戈尔

“我是从哪儿来的，你，在哪儿把我捡起来的？”孩子问他的妈妈说。

她把孩子紧紧地搂在胸前，半哭半笑地答道——“你曾被我当作心愿藏在我的心里，我的宝贝。”

“你曾存在于我孩童时代的泥娃娃身上；每天早晨我用泥土塑造我的神像，那时我反复地塑了又捏碎了的就是你。”

“你曾和我们的家庭守护神一同受到祀奉，我崇拜家神时也就崇拜了你。”

“你曾活在我所有的希望和爱情里，活在我的生命里，我母亲的生命里。”

“在主宰着我们家庭的不死的精灵的膝上，你已经被抚育了好多代了。”

“当我做女孩子的时候，我的心的花瓣儿张开，你就像一股花香似地散发出来。”

“你的软软的温柔，在我青春的肢体上开花了，像太阳出来之前的天空上的一片曙光。”

“上天的第一宠儿，晨曦的孪生兄弟，你从世界的生命的溪流浮泛而下，终于停泊在我的心头。”

“当我凝视你的脸蛋儿的时候，神秘之感淹没了我；你这属于一切人的，竟成了我的。”

“为了怕失掉你，我把你紧紧地搂在胸前。是什么魔术把这世界的宝贝引到我这双纤小的手臂里来的呢？”

009 音乐胎教：《晨光》，舒缓准妈妈的心情

准妈妈在聆听这首曲子的时候，会被它优美的自然音乐所感染，乐曲中所表现的晨光柔和而又充满着活力，会让人觉得仿佛有一片绿油油的麦田，正在充分地享受着阳光的气息，而这个时候的人们刚刚起床，上学的孩子们也在路上轻轻地歌唱……

● 乐曲赏析

这首《晨光》是由班得瑞乐团所作。1990年发迹瑞士的班得瑞，由一群爱生命爱生活的年轻作曲家、演奏家及音源采样工程师等青年才俊组成。他们是一群生活在瑞士山林的音乐精灵，而且从不愿被媒体曝光，一旦开始执行音乐制作，便深居在阿尔卑斯山林中，直到母带成品完成。置身在自然山野中，让班得瑞乐团拥有源源不绝的创作灵感，也拥有最自然脱俗的音乐风格。

010 营养胎教：简易豆腐脑，补充丰富的蛋白质

准妈妈的饮食中，豆腐是一道受欢迎的菜，优质的植物蛋白，既给胎宝宝提供了丰富的营养，还避免了准妈妈发胖。今天就做一道简单的豆腐脑吧。

简易豆腐脑

材料：盒装嫩豆腐1盒，青豆30克，胡萝卜丁20克，肉丝50克。

调料：水淀粉、葱末、姜末、盐各适量。

做法：

❶ 锅中放油，放入葱末、姜末爆香，加入肉丝煎熟，再加入胡萝卜丁、青豆炒熟，然后放盐，最后加水淀粉勾芡，即是简易豆腐脑的调味酱。

❷ 在做调味酱的同时，将嫩豆腐放在碗中，入蒸锅蒸熟。

❸ 把调味酱倒入蒸好的嫩豆腐上，一碗既漂亮又营养的豆腐脑即大功告成。

第 3 周

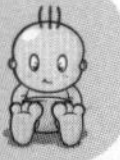

011 情绪胎教：开始记胎教日记

胎教日记是胎宝宝的成长记录，也是孕期的珍贵史料。准妈妈可要认真写噢。

可以这样写：

年　月　日　　星期（　　）　天气（　　）			
时间	日常行动	胎教内容	宝宝反应
6：00	起床、洗脸、刷牙、准备早点	告诉胎宝宝起床了，播放胎教音乐	胎宝宝对音乐的反应
7：00	吃早点	吃之前给胎宝宝介绍早点食物	胎宝宝早上可能在睡觉，很安静
8：00	跟胎宝宝一起去医院检查	医生检查、胎位正常、心跳有力	医生摸在肚皮上，被胎宝宝踢了一脚
12：00	回家吃午饭	给胎宝宝念唐诗	胎宝宝有了回应，胎教有了效果
13：00～14：00	午休	起床以后，跟胎宝宝打个招呼	胎宝宝也休息好了，伸伸懒腰
15：00	教胎宝宝画画	连点画，给衣服上颜色	胎宝宝开始有点动静了
16：00～17：00	洗衣服、准备晚餐	介绍食物的名称、味道	胎宝宝很高兴，动了起来
19：00	老公下班	告诉胎宝宝，爸爸工作辛苦了，给胎宝宝介绍爸爸一天的工作情况	胎宝宝开始很安静，听到爸爸的声音，动了起来
21：00～21：30	给胎宝宝念个睡前小故事	给胎宝宝做抚摸胎教	胎宝宝安静地享受抚摸

012 语言胎教：让胎宝宝感受心灵之美

相信这个时候的准妈妈，完全能心领神会《美丽的心灵》这个题目本身所包含的特有的魅力。准妈妈不妨读一读，胎宝宝或许也能领会。

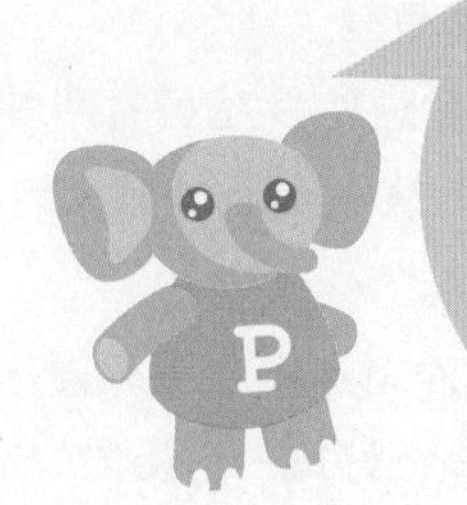

美丽的心灵

美丽的心灵是火红的太阳在微笑，
美丽的心灵是晶莹的月光在畅谈，
美丽的心灵是闪烁的星斗在私语，
美丽的心灵是七色的彩虹在舞蹈，
美丽的心灵是蔚蓝的晴空在呼唤，
美丽的心灵是广阔的宇宙在共鸣。

013 意念胎教：消除紧张情绪的自律训练

自律训练的目的是集中精神、安定身心。在训练前，准妈妈应先用温水让自己紧张的身体松弛下来，换上宽大的衣服，在一个地方冥想，消除紧张情绪。

● 自律训练的步骤

第一阶段：坐在椅子上，或是平躺在床上，闭上眼睛，放松全身，全身处于无力状态，深呼吸把空气吸入腹部，再通过腹部呼出，反复2～3次。

第二阶段：心中默念“内心平静、双臂沉重”，把意识集中于四肢，努力体会沉重的感觉。

第三阶段：“内心平静、双臂沉重”和“双脚温暖、内心平静”各念两遍，体会手脚温暖的感觉。

第四阶段：双臂前移，活动手指，将胳膊肘弯曲后再打开，然后伸个懒腰，冥想结束。

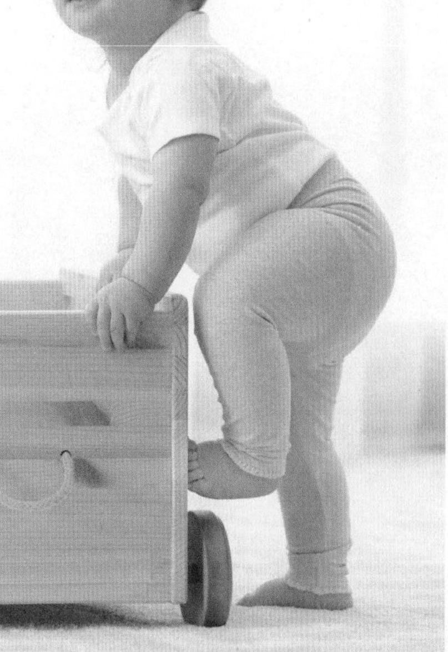

014 营养胎教：准妈妈吃酸有讲究

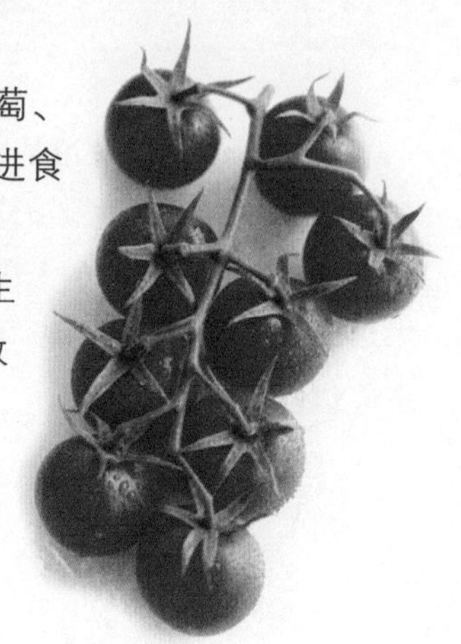

怀孕期间吃酸有讲究，可选择西红柿、橘子、杨梅、石榴、葡萄、绿苹果等新鲜水果和蔬菜，这样既能改善胃肠道不适症状，也可增进食欲，加强营养，利于胎宝宝的生长，一举多得。

但是，不要吃腌制的酸菜或醋制品，这些食品虽有酸味，但维生素、蛋白质、矿物质、糖分等营养几乎丧失，而且腌菜中可能含有致癌物质，过多食用对准妈妈和胎宝宝无益。

另外，山楂鲜果或干片不能吃，因为山楂中含有刺激子宫收缩的成分，有可能引发流产和早产，尤其是在妊娠3 个月内的准妈妈以及既往有流产、早产史的准妈妈，更不可吃山楂。

015 童话胎教：《笨狗》，明白忠诚的可贵

很多人都喜欢养狗，因为狗懂得保护主人以及跟主人有关的一切事物。或许准妈妈也曾养过一只有灵性的狗，那么把你所了解的狗和这个故事一起讲给胎宝宝听吧。

有一次，一个偏远地区的人带着他的狗去城里办事情，他装在兜里的几百块钱掉在了路上，由于急着赶路，他没有发现。

狗看到了主人掉的东西，于是就跑过去守在那堆钱旁边。

那人到了城里，才发现丢了钱，而且发现狗没有跟上来，既着急又沮丧："钱丢了还可以赚，狗走丢了不知道会不会回来？"

几天后，那人沿着原路回家，路上竟然看到了他的狗——狗蜷缩在地上，因为饥饿和寒冷显得非常可怜。他一把拎起了狗，发现狗身体下面压着他丢失的几百块钱。

狗是人类最忠实的朋友。

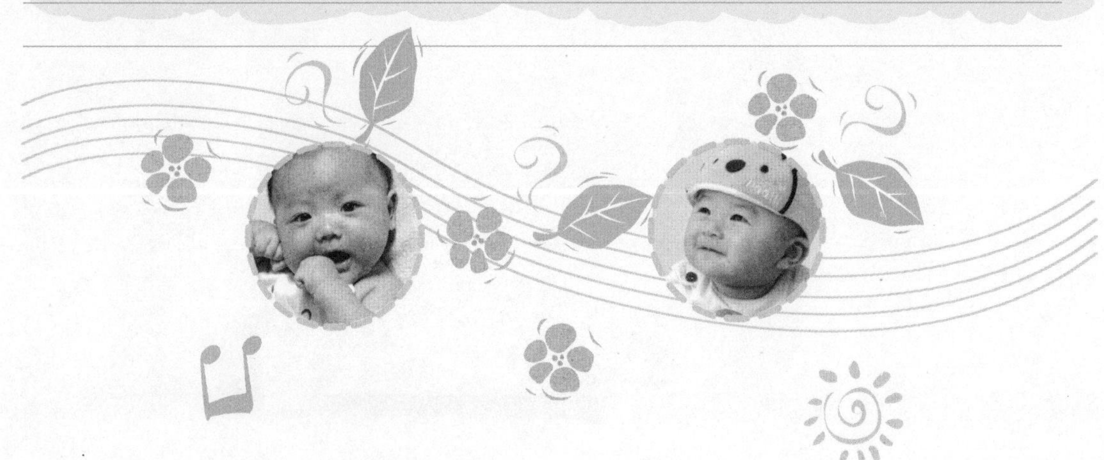

第 4 周

016 运动胎教：散步，孕早期最适宜的运动

即将步入怀孕的第二月，准妈妈将切切实实地感受到胎宝宝正在你的身体里，这是多么幸福的一件事情，但同时也要面对种种妊娠反应，准妈妈不要害怕，这种难受不会持续太久。

● 散散步吧

适当地运动对胎宝宝身体的发育有良好的作用。建议准妈妈如果是早晨散步的话，最好是等到日出之后再出去；如果是晚上散步的话，可以选择晚饭过后。散步的时间，控制在30分钟即可。

另外，散步地点最好选择绿色植物较多、尘土较少和噪声较低的地方，这些地方空气清新、氧气含量高，比如空气清新的公园、林荫绿地、干净的水塘湖泊边等等，都是不错的选择。

017 美育胎教：《岩间圣母》

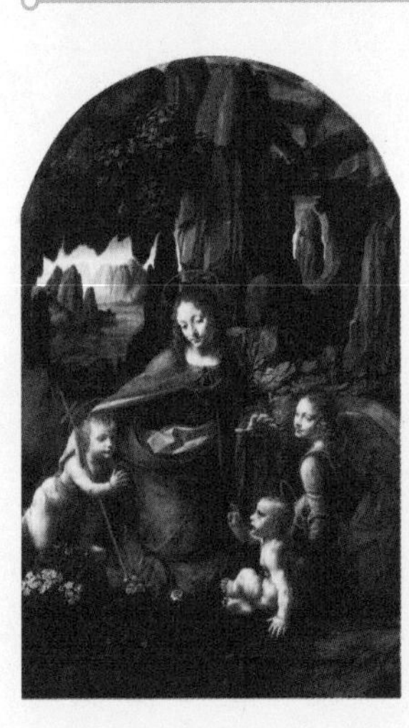

此画收藏于伦敦国立美术馆。画中的圣母玛丽亚完全像一位普通的慈祥的母亲，她坐在那里，用亲切的目光、和蔼的微笑抚慰着身边的孩子。她的右边是小约翰——施洗者，左边是童年的耶稣和一个天使。圣母用右手挽着小约翰，用左手遮在小耶稣的头上，好像要把这人和神在爱之中结合起来，耶稣旁边的天使用手扶持着小救世主，另一只手指着小约翰，面带一种温柔、奇异的微笑。她的面容姿态，显得美丽绝伦。

达·芬奇把高不可攀、可望而不可即的“神”拉到凡间，成了亲切、生动的人，人与自然景物浑然一体，安详和谐的气氛与和谐静谧的自然景色令人神往，很自然地使人们想到温馨、甜美的家庭生活，圣母和耶稣就是这家庭中的一员。

018 音乐胎教：古曲《渔樵问答》，享受安逸的时光

吃过早饭之后，如果准妈妈不急于上班，就在阳台或院子里慢慢地踱着步，打开音响或戴上耳机，听着渔夫和樵夫的“对话”，可以边听边想象他们谈话的内容。准妈妈可能会发现，一首曲子可以轻轻地将自己带入惬意的田园意境。

● 乐曲赏析

《渔樵问答》是一首古琴曲，描述的是一个渔夫和一个樵夫聊天的情景，充满了自然的趣味。乐曲开始曲调悠然自得，表现出一种飘逸洒脱的格调，上下句的呼应造成渔樵对答的情趣。主题音调的变化发展，不断加入的新音调，刻画出隐士豪放不羁、潇洒自得的性格，使人仿佛看到高山巍巍，听到樵夫的伐木声。

019 营养胎教：准爸爸做两道开胃菜

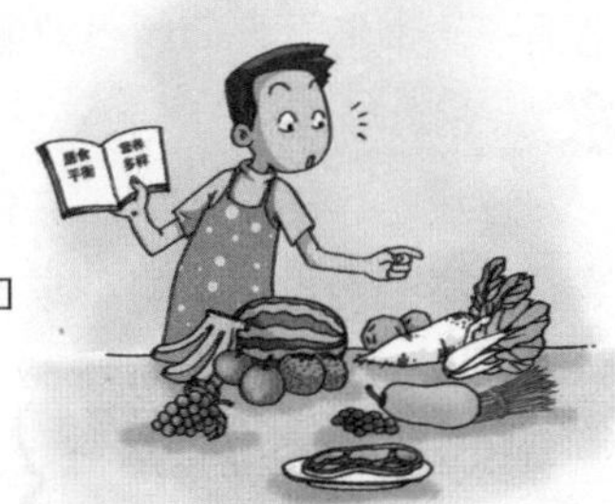

这个阶段的准妈妈也许已经开始觉得早孕反应越来越严重了，一整天都没有什么胃口，好不容易有胃口了，可是吃完不久又全吐了。今天，准爸爸为准妈妈做两道爱心开胃菜吧，准妈妈和胎宝宝一定会十分开心的。

开胃菜推荐

1 腌黄瓜

黄瓜洗净后，切成细条，用盐腌15分钟，去除多余水分，加少许醋、白糖搅拌均匀，用保鲜膜封住碗口放入冰箱内，30分钟后即可吃。

2 糖醋卷心菜

卷心菜择洗干净，切成小块，炒锅放油烧热下花椒炸出香味，倒入卷心菜，煸炒至半熟，加酱油、白糖、醋、盐，急炒几下，盛入盘内即可。

020 手工胎教：纸筒插花，陶冶情操

插花是一项深受人们喜爱的艺术，准妈妈可别小看了插花这一小小的动作，这里面可是饱含思想感情的！即使是随手一插，也是蕴含着意境的，不妨动手来试一试，感受一下。

● 纸筒插花

手工材料：废弃纸筒一个（茶叶筒、饼干筒等均可），试管数支（可用玻璃杯代替），小菊花数枝，龟背叶两片（可用栀子花叶代替）。

手工步骤：

1 将装好水的试管——放进纸筒里，装满纸筒为止。

2 将修剪好的小菊花——插入试管中，摆出自己喜欢的造型。

3 将龟背叶插放到小菊花枝叶间，遮住纸筒口，调整到看不到试管。

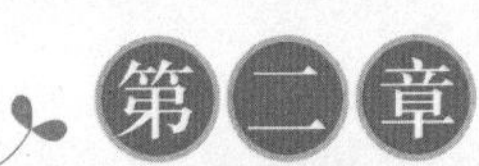

怀孕2个月（第5～8周）

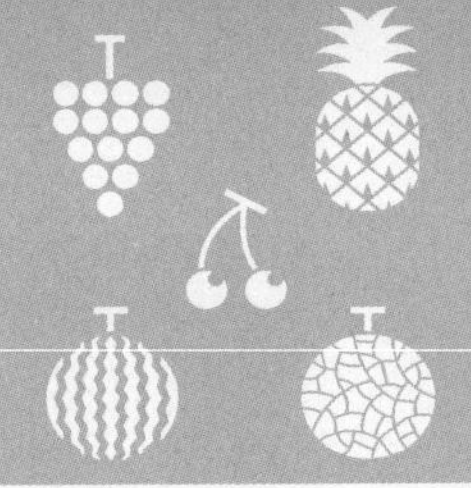

怀孕初期，胎宝宝的发育速度非常惊人。这一时期的胎宝宝从外观上看已经可以区分头部、躯干和尾部三个部分。尽管胎宝宝的躯干尚未完全开始分化，但是脑部却以飞快的速度在生长发育。因此，准爸妈的胎教计划应跟上。

第 5 周

021 营养胎教：准妈妈1日食谱安排

1 方案一

早餐：豆腐脑100克，芝麻烧饼1个，蔬菜适量

加餐：酸奶适量，苹果1个

午餐：馒头100克，鸡脯拌小白菜150克，菠菜鱼片汤、蔬菜各适量

加餐：柠檬姜汁1杯，奶酪手卷1个

晚餐：米饭100克，西芹炒百合100克，蔬菜适量

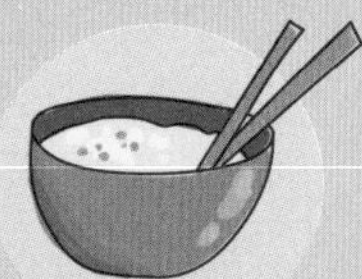

2 方案二

早餐：豆浆250克，全麦面包片2片

加餐：银耳莲子羹1碗

午餐：米饭100克，韭菜炒虾仁150克，海参豆腐煲、蔬菜各适量

加餐：水果拌酸奶1份

晚餐：肉丝面150克，素炒豆苗50克，银耳花生汤适量

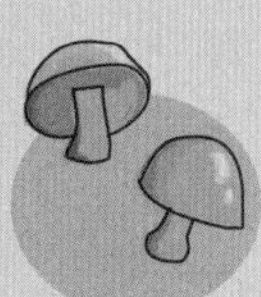

3 方案三

早餐：南瓜小米粥100克，小笼包2个，蔬菜适量

加餐：银耳莲子羹1碗

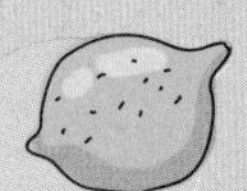

午餐：米饭100克，韭菜炒虾仁150克，海参豆腐煲、蔬菜各适量

加餐：水果拌酸奶1份

晚餐：肉丝面150克，素炒豆苗50克，银耳花生汤适量

022 美育胎教：品好书《芒果街上的小屋》

《芒果街上的小屋》是一本“诗小说”，讲述了一个关于成长，关于追求现实和精神家园的故事。书中每一个散落的韵脚都会敲打到微妙的神经，每一个纤细的笔触都将牵动起久远的记忆，心里有清泉的人都会爱上它，相信准妈妈和胎宝宝也会爱上它。

●爱上它的简单

它的自然而不故作高深，一眼可以看到底的心，以及记忆深处一小块朴素的青草地，都会让人想要停下来，回望自己走过的路以及自己的内心，这是一本会让准妈妈和胎宝宝感到温暖的书。

023 情绪胎教：笑一笑，《你为什么吃掉他？》

怀孕之后，准妈妈可能经常会感到不安、郁闷、无趣，看两则笑话，心情会好些，胎宝宝也会因为准妈妈的好心情而长得更好。

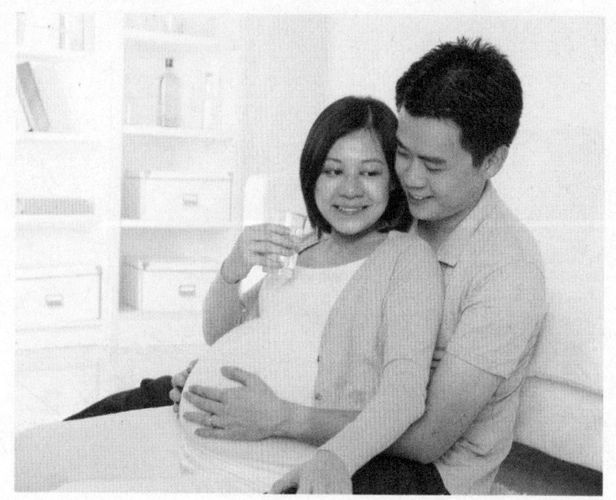

●你为什么吃掉他

一个小女孩在公园玩耍时，看见一个挺着大肚子的准妈妈，便走过去指着准妈妈的肚子问道：“里面是什么？”“是我的小宝宝。”准妈妈笑着说。

“你爱你的小宝宝吗？”小女孩又问。“当然啦。”

“那你为什么要吃掉他呢？”小女孩大声问道。

024 音乐胎教：德彪西《月光》的境界之美

在一个清凉的月夜里，或者在你想要听音乐的任何时候，闭上眼睛，播放这曲《月光》，让每一个音符在你的心里流淌，想象心中的那片月色，这种美丽让你回味无穷，你的情感和这静谧的背景定会搭配得天衣无缝，而这样的美感也会通过你的感觉神经静静地感染着你腹中的胎宝宝。

德彪西的钢琴小曲《月光》，描绘了月光的美丽与神秘，优美的旋律描述了对月光的印象，仿佛能让人看到月光闪烁的皎洁，把灵艳的月光洒下的冰凌一样的银辉展现得淋漓尽致。从这首《月光》里，我们仿佛可以看到幽暗的月光透过轻轻浮动的云，影影绰绰地洒在平静的水面上，就如同置身于晴朗而幽静的深夜氛围之中。

025 美育胎教："孕美人"有理

以前，人们普遍认为生了孩子以后，女性的青春容貌和苗条身材就会消失。近些年来，有不少明星，生过孩子做了妈妈后，风韵更增，甚至被称作"辣妈"。所以说，只要注意皮肤的美容、打理，分娩后就能保持和恢复青春靓丽的肤质和婀娜有致的身材。因此，准妈妈在孕期也要讲究一些，做一个别具风韵的"孕美人"，不仅自己和家人看起来舒心悦目，也是对胎宝宝的美育胎教。

准妈妈要注意保养皮肤，夏天早上洗脸用冷水，冬天用温水，不要用刺激性强的清洗剂，可以改用刺激性较小的洁面乳来清洁皮肤。搽乳液后，稍微搽一点儿粉底就足够了，不用再做细致的化妆。如果因为出汗粉底脱落，只需简单地用粉底霜或粉饼补妆即可。夜间睡觉前，先用洁面乳清洁皮肤，然后要用润肤膏按摩皮肤，再用乳液擦掉润肤膏，最后匀涂营养露或乳液保养。

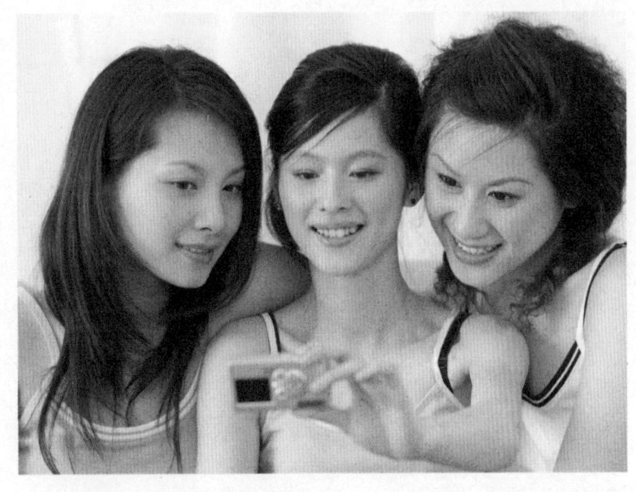

第 6 周

026 美育胎教：《画青蛙》，边唱边画

今天咱们来画个非常简单的画。准妈妈可以画一只青蛙，边画还可以边念这首童谣给胎宝宝听，他一定会喜欢的。

画青蛙

先画一个圆鸡蛋，再画一个小圆圈，
看好位置再下笔，画出四个小曲线。
加上弯弯两条腿，小小指爪像王冠，
再把眼睛补齐全，一只青蛙就画完。

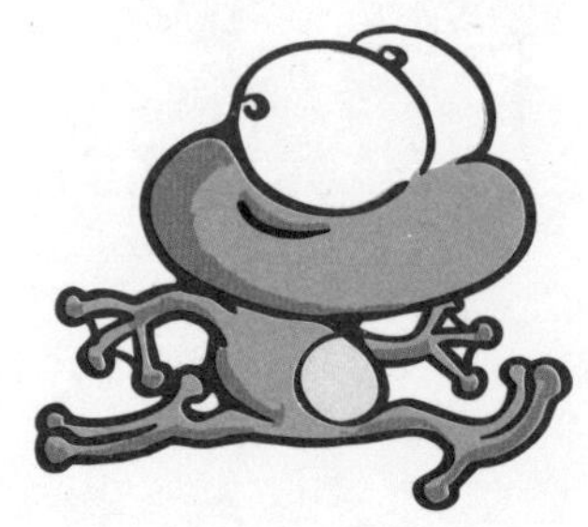

027 营养胎教：缓解孕吐的鲜柠檬汁

材料：鲜柠檬1个，糖适量。

做法：鲜柠檬去皮、去核，切块，放入锅中加糖浸渍4小时，榨汁。根据个人口味，加水、加糖。

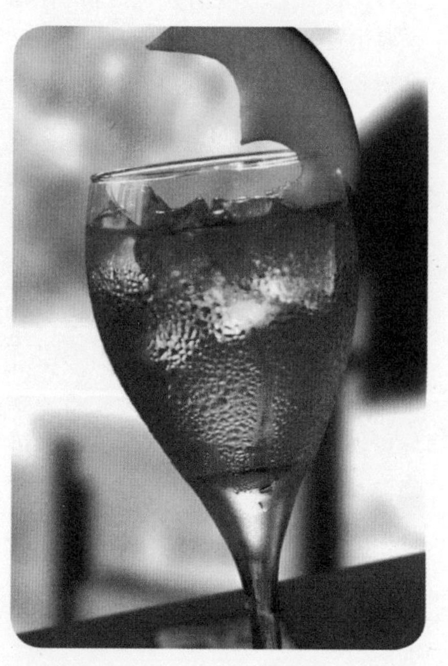

胎教小贴士

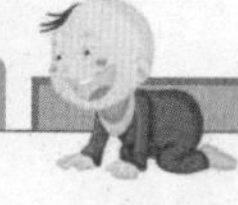

柠檬是准妈妈的好朋友。多数女性怀孕以后，会对气味异常敏感。从前曾备受自己宠爱的香水，甚至洗手用的香皂都会因为嫌味道刺鼻而被闲置。

但却有一种水果的味道，会让多数准妈妈感到舒服，那就是柠檬，可以用新鲜柠檬切片、泡水当茶饮，放在手边闻一闻可止恶心。准妈妈不妨试一试。

028 知识胎教：让宝宝远离腭裂、唇裂

孕2月的胚胎还处在高度分化期，这个时候也是胚胎腭部发育的关键时期，一些影响腭部发育的因素需要格外注意，预防胎儿腭裂、唇裂。

唇裂俗称兔唇，腭裂俗称狼咽，都是面部常见的先天性畸形，是在孕2月时由于胚胎第一鳃弓发育异常所致。唇腭裂有碍美观，影响吃奶，唇裂和腭裂宝宝说话时吐字、发音不清，会间接引起智力发育障碍，宝宝会变得自卑、孤僻。

● 导致宝宝腭裂、唇裂的原因

情绪不安：准妈妈情绪过分烦躁不安可导致宝宝腭裂、唇裂。

病毒感染：如准妈妈上呼吸道感染等。

药物作用：如服用抗癫痫药、抗过敏、抗癌药物等。

营养因素：孕早期呕吐、厌食、偏食等导致维生素D、叶酸、铁、钙等缺乏。

029 意念胎教：脑呼吸法，发挥意念的神奇力量

怀孕的第2个月，正是胎宝宝各器官进行分化的关键时期，准妈妈可以用意念胎教的方法使胎宝宝发育得更加完善，最常用的是脑呼吸法。

首先熟悉脑的各个部位的名称和位置。闭上眼睛，集中意识，在心里按顺序想象脑的各个部位并叫出名称，这样可提高注意力，能清楚地感觉到脑的各个部位。保持安静，简短地做5分钟左右，待逐渐熟悉方法后，可增加想象的时间。

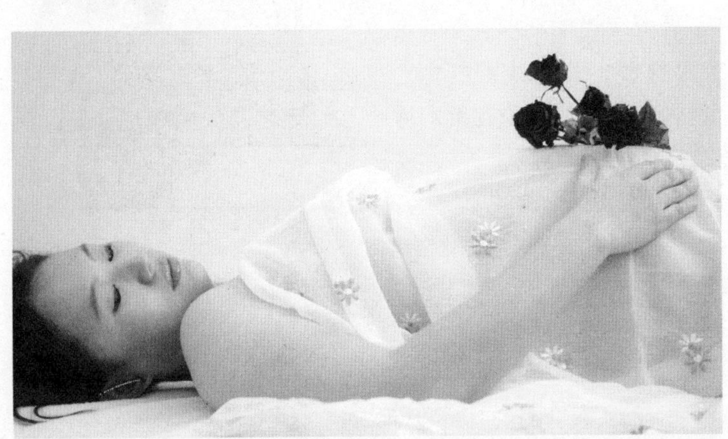

也可以想象一下肚子里的胎宝宝，想象胎宝宝的各个身体部位，想象胎宝宝的形象，还可以通过观察超声波照片来帮助想象。

脑呼吸的同时可以说话，例如，可以默念胎教日记，使胎宝宝和准妈妈更容易进行交流。

030 国学胎教：《草》，告诉胎宝宝要像草一样坚强

关于白居易的《草》，我们都知道是一首咏物诗，赞颂草“野火烧不尽，春风吹又生”的坚强的韧劲，但它更多的是以物言志，表达作者积极进取的精神。相信胎宝宝亦能领会其诗真意。

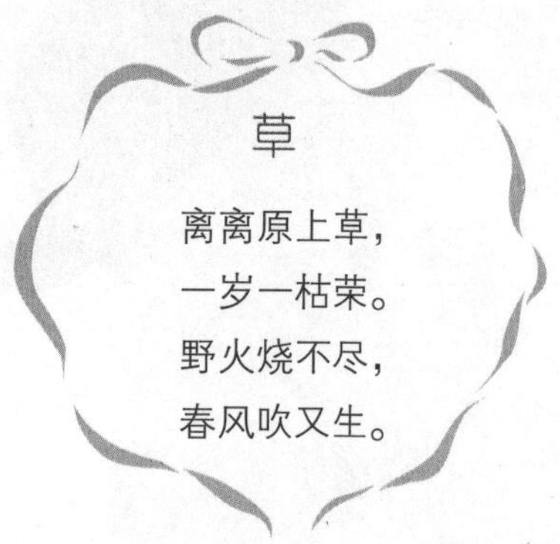

草

离离原上草，
一岁一枯荣。
野火烧不尽，
春风吹又生。

释义

茂密的野草布满了原野，它们每年秋天枯萎，春天繁荣。纵然是燎原的烈火也不会将它们烧尽，等到春风吹拂它们又重新萌生。

第 7 周

031 抚摸胎教：时不时对胎宝宝进行爱抚

抚摸胎教一般在怀孕的第2个月进行，以后在胎宝宝发脾气胎动剧烈时，或者在其他胎教方法前也可用此方法。

❶ 准妈妈仰卧在床上，头不要垫得太高，全身放松，呼吸均匀，心平气和，面带微笑，双手轻放在腹部，也可将上半身垫高，采取半卧姿势。不论采取什么姿势，都一定要感到舒适。

❷ 双手从上至下，从左到右，轻柔缓慢地抚摸腹部，心里可想象双手真的抚摸在可爱的胎宝宝身上，有一种喜悦和幸福感，深情地默想：“小宝宝，妈妈真爱你”“小宝宝舒服吗”“小宝宝快快长，长成一个聪明可爱的小宝贝”等，每次2～5分钟。

032 童话胎教：《最大的财富》，是健康的身体和旺盛的精力

准妈妈想过自己拥有的最大的财富是什么吗？是金钱、权利、美貌？还是此刻生命的全部——胎宝宝？如果是，就把这个故事讲给胎宝宝听吧，告诉胎宝宝，他的健康就是你最大的财富。

最大的财富

有个年轻人整天抱怨自己太穷，什么财富都没有。一天，一个老石匠从他家门口路过，听到了他的抱怨，就对他说："你抱怨什么呀？其实，你有最大的财富！"年轻人惊讶地问："我有什么财富？"老石匠说："你有一双眼睛，你只要献出一只，就可以得到你想要的任何东西。"年轻人说什么也不献。老石匠又说："让我砍掉你的一双手吧，你可以得到许多黄金！"年轻人更是不能同意了。老石匠说："现在你明白了吧，人最大的财富是他的健康和精力，这是用多少钱都买不到的。"

033 音乐胎教：《梦幻曲》，感受清新与自然

看过香港电影《春田花花幼儿园》的准妈妈可能会对舒曼的这首《梦幻曲》有较深的印象，这首曲子曾被用作这部电影的主题曲，是一首世界名曲，经常被改编成各种乐器的独奏曲。

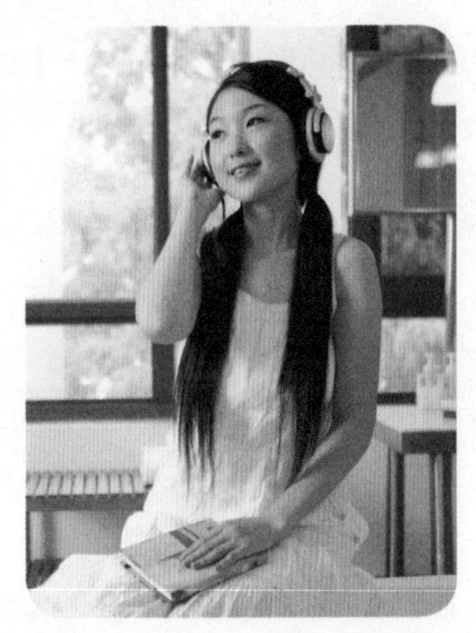

● 怎样听这首曲子

《梦幻曲》是舒曼于1838年创作的一首钢琴曲，作为其《童年情景》中的一部分，描写了儿童的快乐生活，表现了成年人对童年时光的回忆。

听这首曲子，特别适合把音量调低，在优美的旋律下，准妈妈和胎宝宝会感受到清新与自然。在给胎宝宝朗诵诗歌或者是讲故事的时候，也可以用这首曲子来配乐，意境将再美不过了。

034 电影胎教：《放牛班的春天》，感受温暖伟大的情感

电影《放牛班的春天》

中文名：《放牛班的春天》/《唱诗班男孩》
英文名：The Choir Boys
影片类型：剧情/音乐
片　　长：96分钟

生命是个偶然，我们常常在无意的邂逅中，获得永恒的情感。一群渴望理解而又桀骜不驯的孩子，一个才华横溢而又不得志的音乐老师马修，他们就这么相遇了。

《放牛班的春天》是一部温暖人心的电影，它的情感在平淡中积蓄，在最末处升华，在落幕后令你久久回味，看这部电影会让准妈妈感觉有一股暖流久久回荡在心间，准妈妈和胎宝宝定会被那些关于爱与宽容的故事所感动。

035 运动胎教：莲花式是可常做的瑜伽体式

有一些瑜伽体式是可以在孕期常常练习的，熟悉几种体式后，在以后的孕期中，准妈妈可以坚持练习这些体式。

莲花式

长期练习莲花式可以帮助准妈妈远离愤怒、嫉妒，使内心平静。下面是这个体式的要领。

❶ 盘腿而坐，手臂伸直。

❷ 脚拇指内侧用力，脚背尽量贴近地面。

❸ 呼气之后屏气，提肛提会阴，腹部下沉，低头保持一会儿，吸气时慢慢抬头。

❹ 反复数次，若是身体不适，应马上休息，每次练习3~5分钟即可。

注意：当准妈妈想要练习时，半小时内不要进食或洗澡，可以留到练完后进行。练习时动作要缓慢，呼吸要平稳。

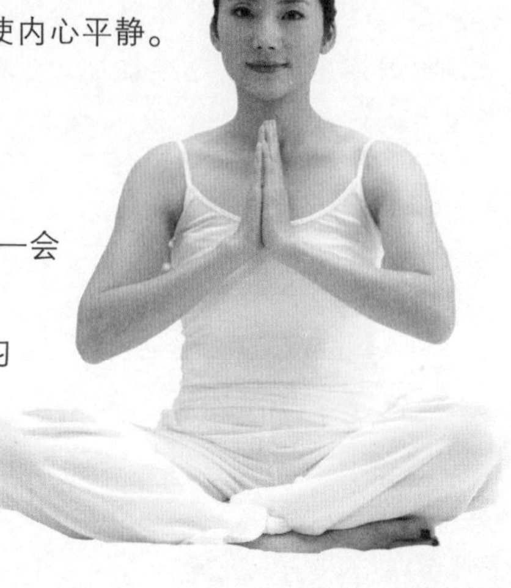

第 8 周

036 营养胎教：鱼头木耳汤，促进胎宝宝神经系统生长发育

鱼头木耳汤

材料：鲢鱼头半只（750克），水发木耳50克，菜心100克，冬瓜60克。

调料：姜片、葱末、料酒、盐、植物油各适量。

做法：

❶ 鱼头洗净；冬瓜切片；木耳、菜心择洗干净。

❷ 锅置火上，倒油烧热，投入姜片、葱末煸香，倒入鱼头煎制，加入绍酒、清水大火煮沸，中火烧至汤汁乳白浓稠时，放入冬瓜片、木耳、菜心，加精盐煮沸即成。

营养价值：本菜品鲜香肥嫩；富含优质蛋白质、脂肪、钙、磷、铁、锌和多种维生素，有益于胎宝宝神经系统的生长发育。

037 美育胎教：名画《西斯廷圣母》，净化心灵

这是著名画家拉斐尔最为成功的一副圣母像，温柔美丽的圣母踏着云朵渐入我们的视线，圣子的眼神中有孩童的懵懂清澈，却又不乏睿智，画面下方的小天使童稚可爱。这一切都让人的心灵仿佛受到了洗涤和净化。

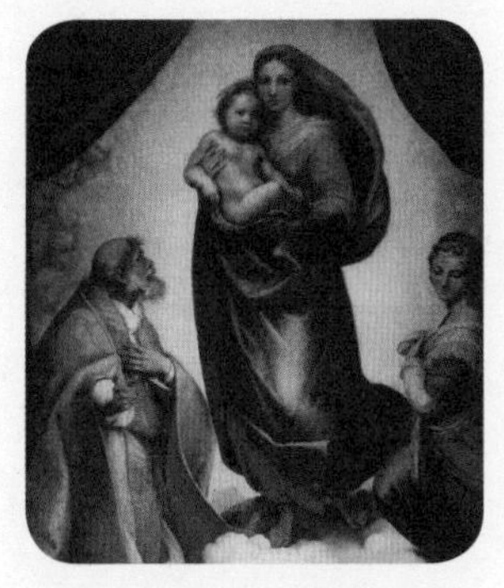

038 音乐胎教：《快乐宝贝》，轻快悦耳

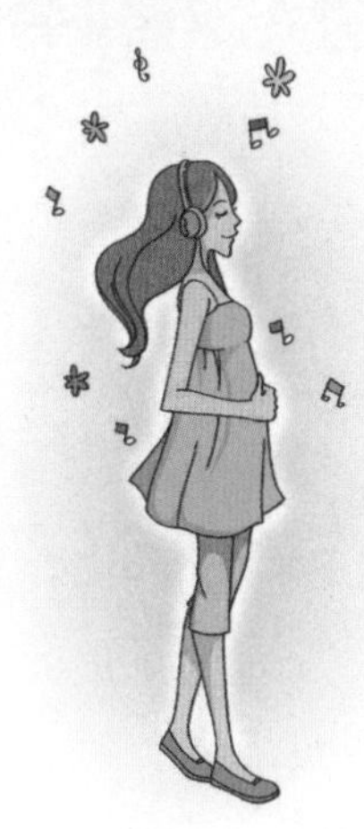

胎宝宝你想快乐吗？准妈妈您想快乐吗？想快乐，那就来一起来听一首歌曲——《快乐宝贝》。轻快的旋律，悦耳的声音，能让准妈妈的心情瞬间变得舒缓愉快。

● 怎样听这首曲子

早上起床后或是在阳光明媚的上午，坐在阳台上，感受轻风吹拂，外面小孩子们在小区里嬉戏，一边听着这首曲子，一边做着自己喜欢的事情（看书、织毛衣、画画等），准妈妈会觉得世界万物都是那么的美好，身体里像是被注入了全新的细胞，甚至能感觉到胎宝宝在肚子里笑呵呵，这一切是多么美好呀。

039 童话胎教：《皮球和针》，做人要谦虚

每个人都有自己的长处和短处，如果我们只是一味地关注自己的长处而忽略自己的短处，像《皮球和针》里面的皮球一样，就只会自取其辱。

一天，一只皮球又蹦又跳地走在路上，遇见了一根针。皮球看不起针，昂着头说：“小东西，你也敢挡我的去路？我又高又大，又会跳，小朋友都喜欢跟我玩。你这么小，谁都瞧不起你。”针说：“你说你本事大，你敢从我身上滚过去吗？”于是，皮球就从针上面滚过，只听见“吱”的一声，皮球泄了气。

040 散文胎教：《慈母心声》，道一声“我爱你”

泰戈尔的《慈母心声》这篇文章发表在美国《芝加哥太阳报》上，也许准妈妈和胎宝宝都会从中受到一些启迪……

做母亲的有多少次听到孩子这样发牢骚：“妈妈不疼我！”可能是他们故意这样缠着我，看我的反应。而我又有多少次，虽然想告诉他们，自己多么爱他们，却硬起心肠，不说。

总有一天，子女长大，懂事了，懂得母亲的苦心时，我向他们解释清楚。

孩子，我爱你，所以你一出门口，我就要问你上哪儿去，跟谁一道去，几时回来，唠唠叨叨地问得你发烦。

我爱你，所以明知你结交的那个英俊小伙子是个讨厌鬼，却故意装聋作哑，等你自己去找出真相。

我爱你，所以你偷了别人一块糖咬了一口，我还是命令你把糖送回杂货店，并且让你承认：“这块糖是我偷的。”

我爱你，所以一连两小时在旁监视你把卧室收拾好；其实这种家务，我只要15分钟就可以收拾妥当了。

我爱你，所以你蛮横无理、行为乖张的时候，我绝不替你找托词。

我爱你，所以当你参加晚会总是说有长辈在场时，我明知你撒谎，却不介意，还是原谅了你。

我爱你，所以让你受挫折、失败以吸取教训，养成独立自主的能力。

我爱你，所以尊重你的个性，不硬要你顺从我的心意。

不过最难办到的是，有时要忍心拒绝你的要求，即使令你怨恨亦在所不惜。

因为我爱你。

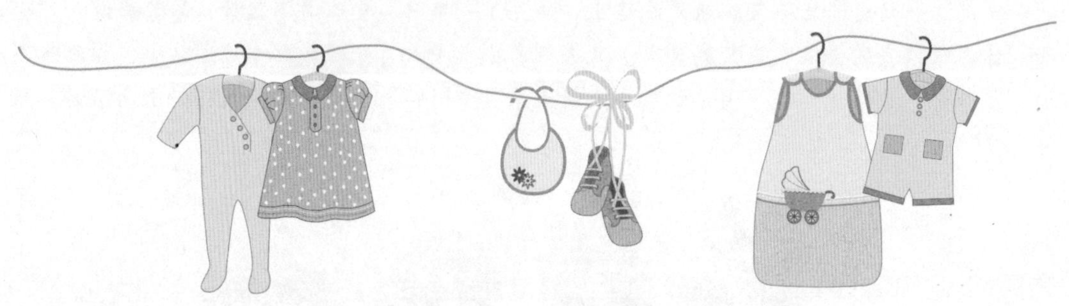

第三章

怀孕3个月（第9～12周）

此时胎宝宝的头部和身体部分基本发育完成，躯干末端也发育完成。而内脏和循环系统在悄无声息的生长发育。在孕8周胎宝宝的皮肤触觉开始发育，孕10周之后胎宝宝的耳朵进一步发育，孕11～12周时味觉也发育完成，准爸妈从现在起可以进行更多的胎教内容了。

第 9 周

041 情绪胎教：望云，一种解压的好方法

当准妈妈情绪不安时，可以坐在窗口或是坐在公园的长椅上，抬起头来，看看天空中的云，看看它们像什么？像一只船，还是像一只小熊？

望云的心情是怡然的。

天，那么蓝，离我们那么近，好像一伸手就能触摸到那蔚蓝的天空。

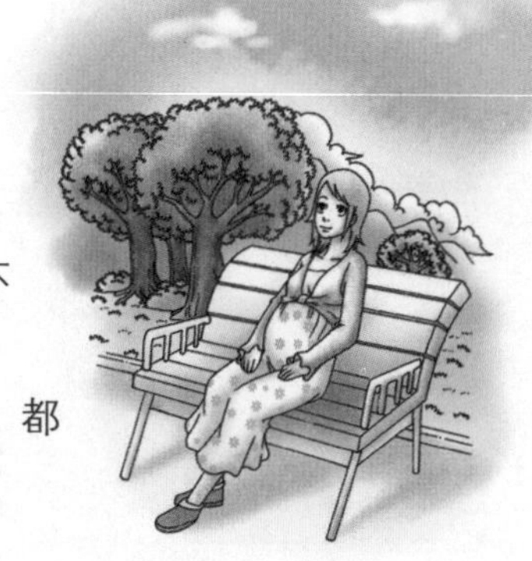

望云，心灵无比纯净。

当准妈妈望着天空的朵朵白云，会觉得云永远那么纯洁，不曾有过污染似的。

望云会让准妈妈的头脑暂时清闲下来，生活中所有的烦恼，都随着云慢慢地飘走了。

042 智力胎教：脑筋急转弯

今天一起来玩一个好玩的游戏，在这个游戏中没有复杂的操作，但是也不简单哦，准妈妈要多动动脑才能玩得转，并且在玩转之后通常都会会心一笑，对，这就是脑筋急转弯。那么现在就让我们开始吧。

脑筋急转弯

问：一元钱能买多少头牛？

答：能买到十头呢，因为“九牛一毛”。

问：为什么大雁秋天要飞到南方去？

答：我想是因为它们走得太慢了。

问：1加1等于什么？

答案：一加一等于王。

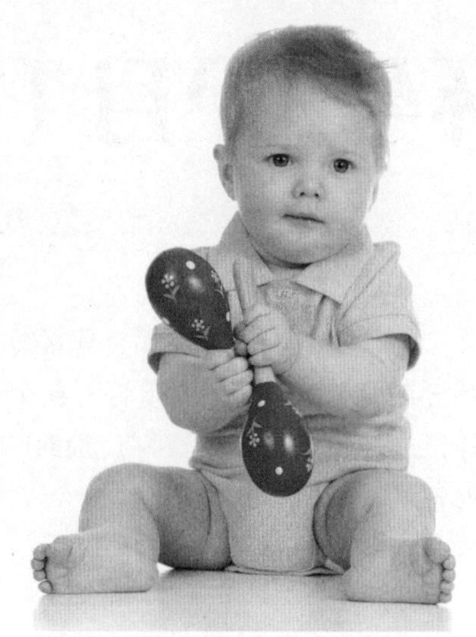

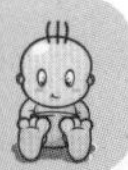

043 音乐胎教：《云雀》，使心灵回归自然的曲子

人类本是大自然的杰作，我们常常说，大自然是我们的母亲。准妈妈亲近大自然不仅仅是自我的回归，也可让胎宝宝一起领略到大自然浑然天成的魅力。听一曲胎教音乐，同样可以让心灵回归自然，《云雀》正是这样的音乐。

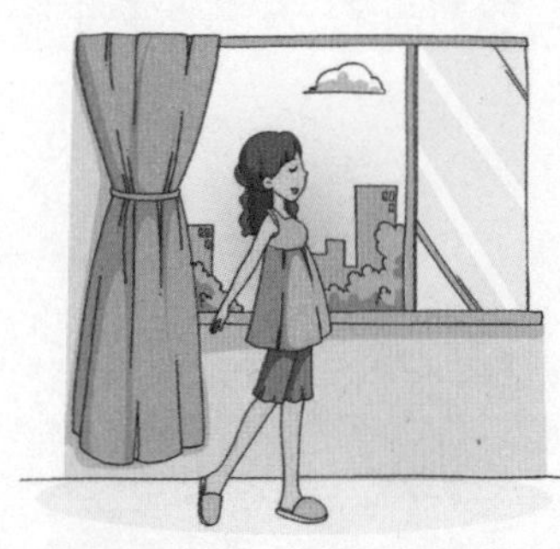

●怎么听《云雀》效果更好

这首曲子欢快流畅，婉转动听，听起来十分愉快。准妈妈可以随时听，若是喜欢，在以后的几个月里也可以重复听这一首曲子，这对于培养胎宝宝的音乐感觉是很有帮助的。

另外，准妈妈不妨打开窗户，呼吸着新鲜空气，然后播放这首曲子，想象自己正置身于一片群鸟共鸣的森林中，与胎宝宝一起感受这份轻松和惬意。

044 运动胎教：坐的练习和脚部运动

孕早期，准妈妈不能做太剧烈、太复杂的运动，也不能压迫到腹部，因此准妈妈做体操可以从脚部开始。适合孕早期的体操主要有坐的练习和脚部运动。

坐的练习

选择一张有靠背的椅子，准妈妈背对站在椅子前两脚并拢，将左脚向后挪感知椅子的位置，然后轻轻地坐在椅子的中间。坐稳后，再向后挪动臀部把后背靠在椅子上，深呼吸，使脊背伸展放松。在孕早期，准妈妈应练习“坐”，学会“坐”。

脚部运动

❶ 坐在椅子上或床边，小腿与地面垂直，两腿并拢。

❷ 脚尖使劲向上翘，待呼吸一次后，恢复原状。

❸ 抬起一条腿悬空脚尖带动脚踝慢慢画圈式转动，转10圈后换腿进行。

❹ 每次3~5分钟即可。

胎教小贴士

通过脚尖和踝骨关节的活动，能够增加血液循环和锻炼脚部肌肉，防止脚部疲劳。

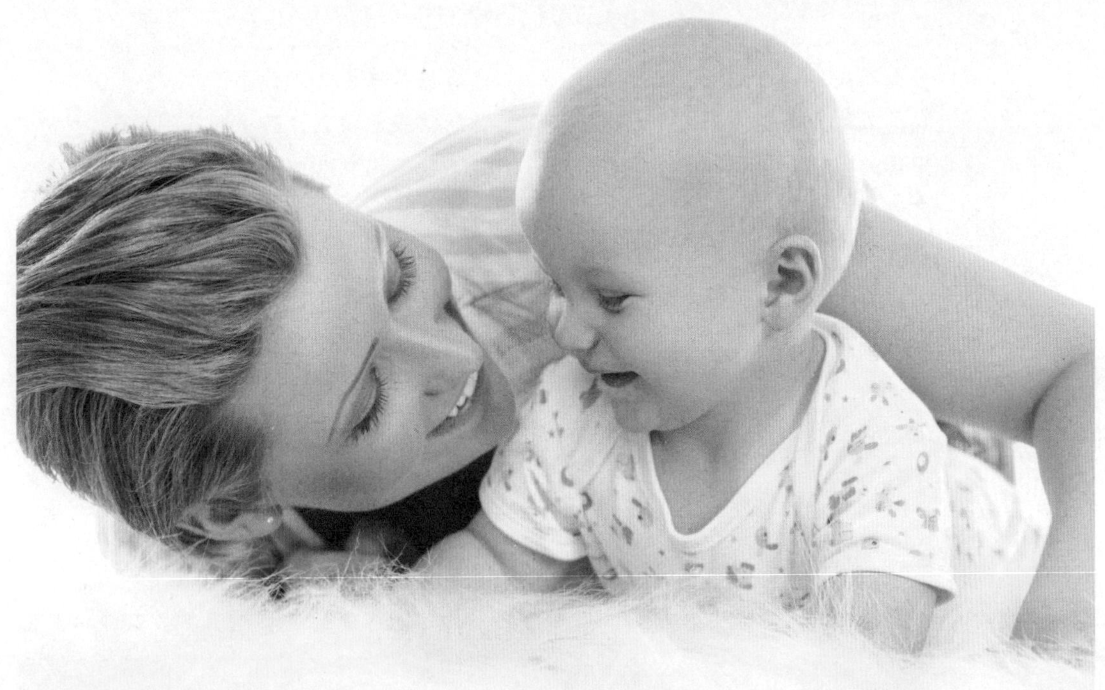

045 语言胎教：与胎宝宝分享生活中的点滴

准妈妈通过动作、声音和语言与腹中的胎宝宝对话，是一种非常有益的胎教手段。对话可随时进行，每次时间不宜过长，一般以3~5 分钟为宜。

● 对话内容可灵活掌握

例如，当准妈妈闻见早饭的香味时，可深吸几口气让胎宝宝也闻一闻，并问："爸爸做的早饭，香不香？"吃过早点，在上班途中，准妈妈不妨将自己小心行走的想法也告诉胎宝宝："哦，宝宝，不要怕，我们靠右边慢慢走。"淋浴时随着冲洗的动作，轻柔地告诉胎宝宝："听，这是流水声，妈妈洗澡啦！"在就寝以前可以让准爸爸轻轻地抚摸准妈妈的腹部，同时和胎宝宝说话："宝宝，爸爸在叫你，你听见了吗？"

第 10 周

046 语言胎教：艾米利的《亲爱的三月，请进》

我们用喜欢的心情看待一切，因为总有事情让我们感动，比如，过了一个寒冬，春天来了，所以准妈妈要欢乐地喊：亲爱的三月，请进！喊到胎宝宝的内心世界里。

亲爱的三月，请进

我是多么高兴
一直期待着你的光临
请摘下你的帽子
你一定是走来的
瞧你上气不接下气
亲爱的，别来无恙，等等
你动身时自然可好
哦，快跟我上楼

我有很多话要告诉你
你的信我已收到，而小鸟和枫树
却不知你已在途中
直到我告诉他们
他们的脸涨得多红啊
可是，请原谅，你留下
让我涂抹色彩的那些山山岭岭
却没有适当的紫红可用
你都带走了，一点不剩

047 营养胎教：做甜椒橙汁，为胎宝宝补充丰富的营养

准妈妈的饮食多样化才能保证胎宝宝的健康成长。你可以多做一些果蔬汁，果蔬汁中汇聚了水果和蔬菜的综合营养，能满足胎宝宝生长发育所需的多种营养素，而且亮丽的颜色、清香的味道也会让准妈妈的心情轻轻地飘起来。

甜椒橙汁

材料：选成熟度好、硬挺的甜椒1个，红色或黄色均可；橙子1个。

做法：甜椒洗净，去蒂去子；再将橙子洗净，去皮去子；分别切成小块，放入榨汁机中。

功效：甜椒味道甘甜，没有普通辣椒的刺激味道，能增强食欲，易消化，橙子能解烦止渴。

小提示：如果嫌味道太甜可加半杯开水。

048 美育胎教：年画《骑着鲤鱼的孩童》

年画是中华民族祈福迎新的一种民间工艺品，承载着人们对未来的美好憧憬，每逢过农历新年时，人们都会买几张来贴在家里，烘托欢乐热闹的气氛。这张骑着鲤鱼的孩童的年画有没有让准妈妈想起小时候过年的情景呢。和胎宝宝一起分享一下吧。

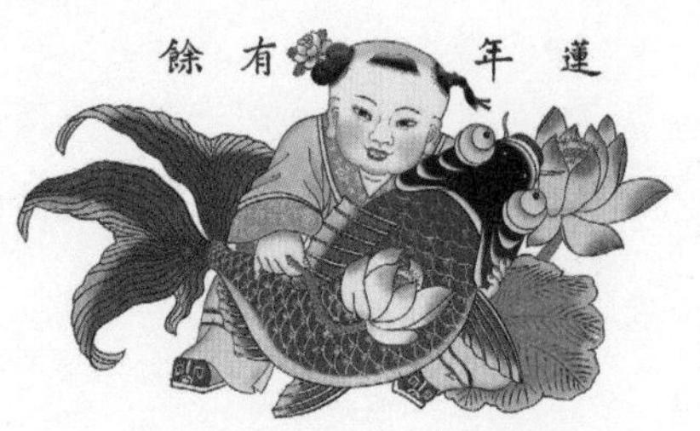

049 国学胎教：读《三字经》，品味古人的启蒙智慧

在传统教育中，小孩子们都是通过背诵《三字经》来识字知理的，它是中国传统文化的缩写，短小的篇幅蕴含着深刻的道理，是国学中的经典。今天我们来了解和朗读一下《三字经》。

《三字经》节选

人之初，性本善。性相近，习相远。
苟不教，性乃迁。教之道，贵以专。
昔孟母，择邻处。子不学，断机杼。
窦燕山，有义方。教五子，名俱扬。
养不教，父之过。教不严，师之惰。
子不学，非所宜。幼不学，老何为。
玉不琢，不成器。人不学，不知义。
为人子，方少时。亲师友，习礼仪。
香九龄，能温席。孝于亲，所当执。
融四岁，能让梨。弟于长，宜先知。
首孝悌，次见闻。知某数，识某文。
一而十，十而百。百而千，千而万。
三才者，天地人。三光者，日月星。
三纲者，君臣义。父子亲，夫妇顺。
曰春夏，曰秋冬。此四时，运不穷。
曰南北，曰西东。此四方，应乎中。
曰水火，木金土。此五行，本乎数。

050 行为胎教：种一盆绿植，感受生命的美好

知道吗？准妈妈每天吃的水果的种子都可以发芽。吃了水果，然后用水果种子做盆栽，看着种子慢慢发芽，感受生命的美好，对准妈妈和胎宝宝来说，是身体和精神的双重营养。

培植黄豆豆苗

1. 挑选一把成熟饱满的黄豆，用清水浸泡2～3天，每天换水1～2次。
2. 待黄豆发芽后，把它们放到敞口玻璃瓶中，不要再加水浸泡。
3. 每天用喷壶把豆芽喷湿。
4. 几天后，绿绿的叶子就会伸出瓶口来了，这就是常说的生豆苗。

种荔枝

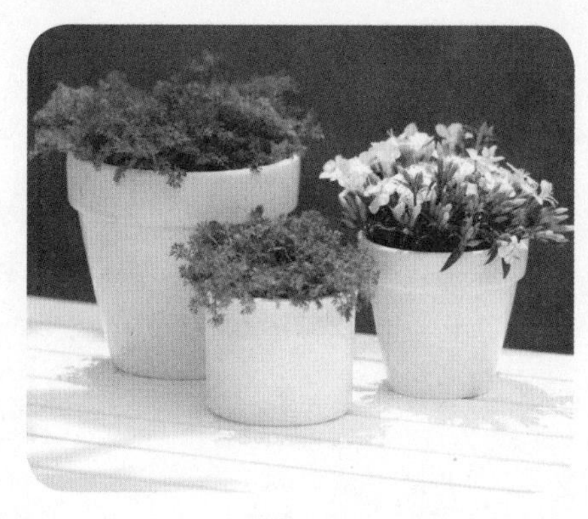

① 荔枝核充分洗净，用清水浸泡7天。

② 记得每天要换水。

③ 待荔枝核发芽后，就可以把它们移到花盆中了。

④ 几天后，一盆别致的绿植就长出来了。

第 11 周

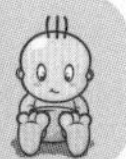

051 音乐胎教：贝多芬的交响乐《田园》，优美动人

儿时那散发着泥土芳香的田间小路是不是经常勾起准妈妈甜美的回忆？那个时候的准妈妈还是个孩子呢，可现在已经是一个孩子的母亲了，这真是用文字难以描述的心情，现在就让贝多芬优美动人的乐曲伴随着准妈妈，去欣赏那恬静的田园风光吧！

● 怎样听这首曲子

《田园》是贝多芬的F大调第六号交响曲，其灵感来自于大自然，整部作品表达了对大自然的依恋之情，细腻动人、朴实无华、宁静而安逸。当准妈妈与胎宝宝一起漫步于小区花园或是林荫小道时，听一听这曲《田园》，满耳的大自然的声音和满眼的大自然的颜色会让准妈妈从心灵深处呼吸到那纯净清新的空气。和胎宝宝一起，美美地感受一下吧。

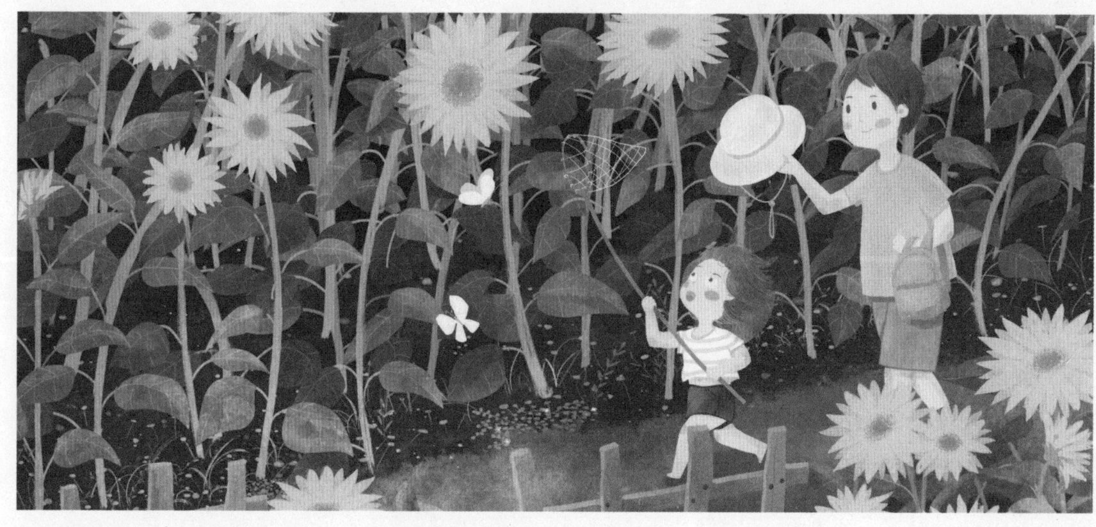

052 语言胎教：泰戈尔《我的歌》，读给胎宝宝听的诗歌

诗歌是语言的艺术，它体现着一种独特的思想、情绪、想象力、文采，不仅仅是赤裸裸的灵魂，而且是精雕细刻的艺术品。相信这样的艺术之声能传入胎宝宝的内心世界里。

我的孩子，我这一支歌将扬起它的乐声围绕在你身边，好像那爱情的热恋的手臂一样。

我这一首歌将触着你的前额，好像那祝福的吻一样。

当你只是一个人的时候，它将坐在你身边，在你耳边微语着；当你在人群中的时候，它将围住你，使你超然物外。

我的歌将成为你的梦的翅膀，它将把你的心移送到不可知的岸边。

当黑夜覆盖在你路上的时候，它又将成为那照临在你头上的忠实的星光。

我的歌又将坐在你眼睛的瞳孔里，将你的视线带入万物的心里。

当我的声音因死亡而沉寂时，我的歌仍将在你跳动的心中唱着。

053 国学胎教：读杨万里的《小池》

此诗是一首清新的小品，准妈妈若以温柔的声音诵读给胎宝宝听，细细品读其中的清新可爱，就会发现，这首诗确有一番独特的韵味呢。

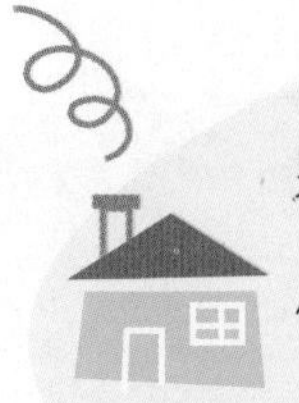

小　池

泉眼无声惜细流，树荫照水爱晴柔。
小荷才露尖尖角，早有蜻蜓立上头。

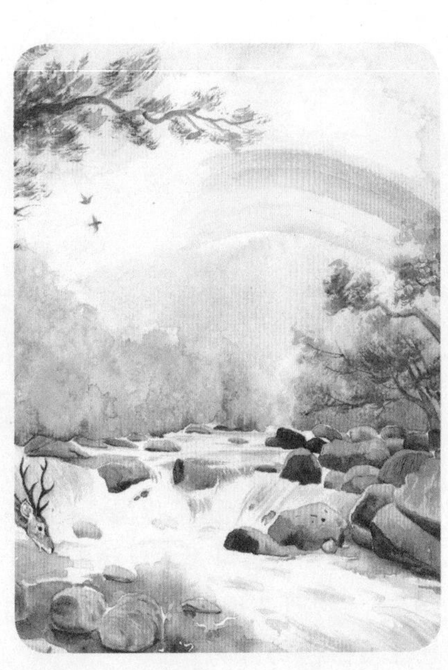

● 释义

泉水的出口很爱惜地让泉水悄然流出，映在水上的树荫喜欢这晴天风光的柔和。

鲜嫩的荷叶那尖尖的角刚露出水面，就已经有蜻蜓落在它的上头。

054 行为胎教：手影游戏，非常有趣

手影游戏，让准妈妈的思绪回到童年了吗？有没有想起“兔子”，想起爸爸的一双手在光线下的千变万化？想玩吗？准妈妈也来试试吧，非常有趣哦，而且还能锻炼大脑。

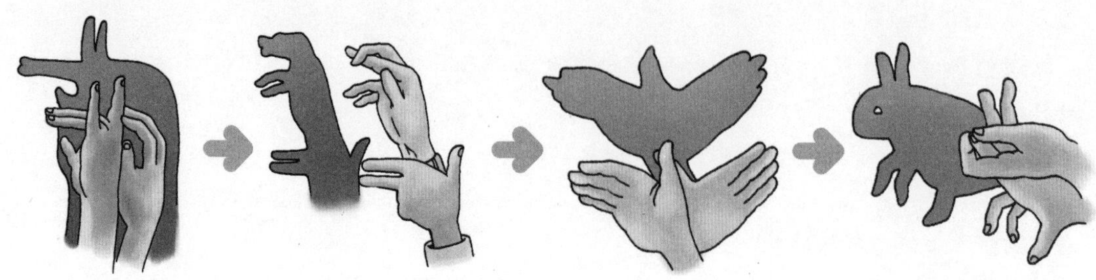

055 情绪胎教：每天对着镜子微笑

人们常说，微笑是开在嘴角的两朵花，因此，微笑像花儿一样美丽，同时也能让微笑的人感到更加幸福。经常微笑吧，虽然腹中的胎宝宝看不见准妈妈的表情，但他能感受到准妈妈的喜悦之情。

● 每天给自己一个微笑

每天清晨醒来，先跟胎宝宝打一个招呼，告诉胎宝宝，新的一天开始了，他又长大了一天。然后对着镜子，给自己一个微笑，这一瞬间，沉睡的细胞苏醒了，准妈妈的周身都充满了朝气与活力。这是一个美丽的微笑，昭示美好的一天即将开始，同时也将这种美好的情绪传达给胎宝宝。

第 12 周

056 国学胎教：《一去二三里》，一首小儿的启蒙诗

遥想当年，这首诗应该是作者偶尔郊游，在路上遇到一些怡人心绪的景物，有感而发的，诗歌读起来颇有趣味，也体现出了诗人悠闲的情致。准妈妈读来应该也可引发无限遐想，还可想象自己带着腹中的宝宝正在郊外观景，一起坐在古道长亭中欣赏着那片小小的花丛，心情会无比地畅达和开阔。

一去二三里

宋·邵康节

一去二三里，烟村四五家。
亭台六七座，八九十枝花。

057 美育胎教：名画《洗澡》，平凡而伟大的母爱

这是日常生活中平凡而普通的一幕，此刻却极为感人。画中的女孩有着胖乎乎的小脸，乖巧的神情，母亲仿佛在轻声说着什么。这一切都表现出母女间的亲昵，表现出深深的母爱，仿佛是我们儿时的记忆。

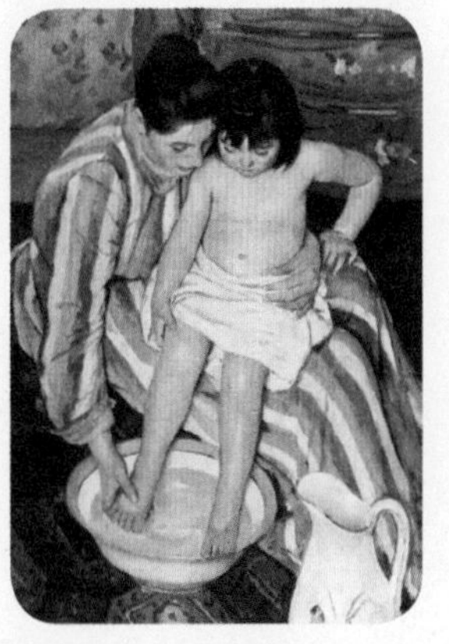

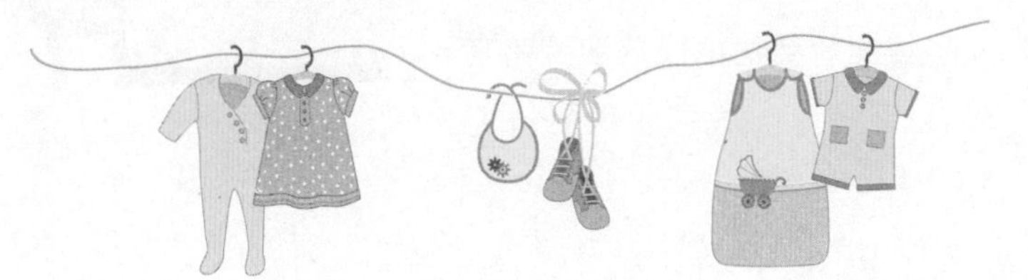

058 音乐胎教：《小星星》，如同孩子一般单纯率真

音乐是感情和心灵的语言，它能使人张开幻想的翅膀，随着优美的旋律，翱翔在海阔天空。听着这首熟悉的旋律，胎宝宝会在顷刻间化身为一颗最闪亮最欢快的"小星星"。

小星星

一闪一闪亮晶晶，满天都是小星星。

挂在天上放光明，好像对我眨眼睛。

一闪一闪亮晶晶 ，满天都是小星星。

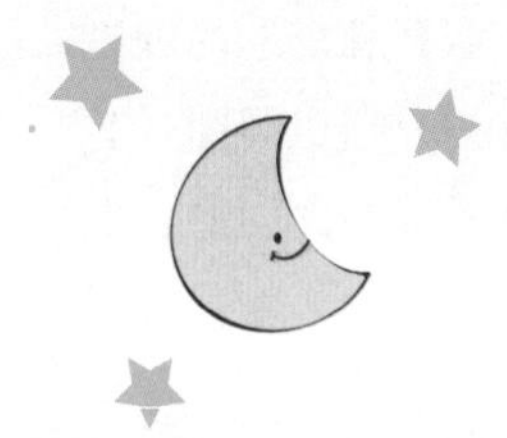

因为太熟悉旋律，准妈妈完全可以跟着旋律轻声哼唱了。这首曲子的主题来自法国歌曲《妈妈，让我告诉您吧》，曲调单纯率真，有点蹦蹦跳跳的感觉。

059 语言胎教：用英语和胎宝宝说话

当胎宝宝的"硬件"——身体条件具备了以后，胎宝宝就已经有学习的能力了，从现在开始可以说是准妈妈进行英语胎教的黄金时间。

宝宝学英文咯!

一开始，准妈妈可以讲一些简单点的话，比如："This is Mommy" "It's a nice day" "Let's go to the park" "That is a cat"等，将自己看到、听到的东西简单地告诉胎宝

宝，当然啦，虽然不说汉语了，但是给胎宝宝起的名字还是别忘了叫，或者准妈妈还可以再给胎宝宝起个好听的英文名，比如：Tom、David、Lisa等。

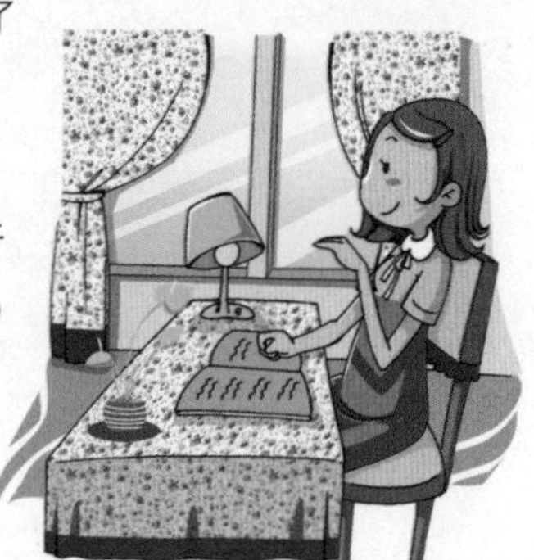

接下来，准妈妈就可以说得长一些了，可以描述一件事情，比如："David， I am your Mom and I love you so much！" "Johnny， you are my lovely baby and I will try to give anything that you like！"

再以后，准妈妈还可以选择一些优美的英语小段落读给胎宝宝听，也会有不错的效果。

060 手工胎教：折一个可爱的小房子

手工制作都是非常有意思的，能让准妈妈找到孩提时代的快乐。准妈妈在整个孕期可随时随地做，还可以边做边把制作的过程说给胎宝宝听，让他也"参与"进来。

用纸折小房子的方法：

❶ 取1张正方形的纸，从中间对折。

❷ 然后将两边沿着中间对折。

❸ 沿着图中的虚线处折出印儿。

❹ 张开三角形的袋口，压折成图"5"的形状。

❺ 另一端也同图"4"一样折叠。

❻ 用笔画上门窗，小房子就出来了，也可以给小房子涂上你喜欢的颜色。

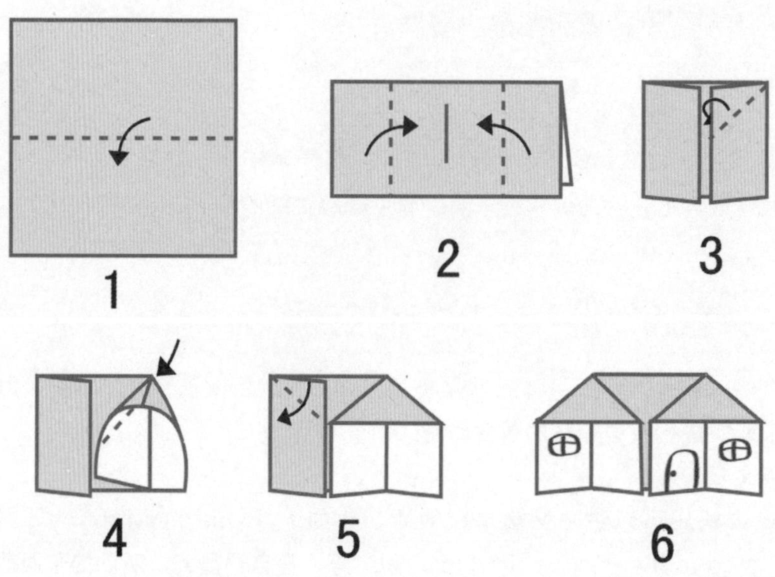

怀孕4个月（第13～16周）

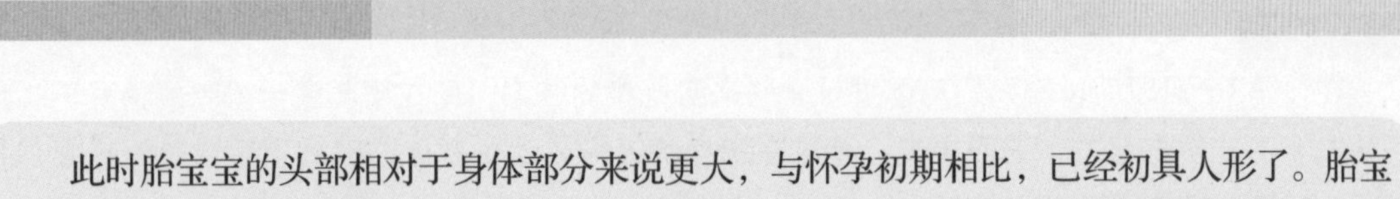

此时胎宝宝的头部相对于身体部分来说更大，与怀孕初期相比，已经初具人形了。胎宝宝的肝脏、心脏等内脏组织开始发育，性别特征也逐渐显现。一直以来食欲不佳的准妈妈从现在开始胃口将大大好转，不偏食不挑食，多吃营养丰富的食物，为胎宝宝提供能量。

第 13 周

061 营养胎教：胎宝宝味觉形成，挑食也遗传

虽然在准妈妈的肚子里的时候，胎宝宝不需要张口寻找吃的东西，但是他的味觉器官仍然在不停地发育。胎宝宝感觉味道的味蕾，在妊娠3个月时逐渐形成，到第7个月时发育成熟。

4个月大的胎宝宝，已经能够辨别羊水的味道。准妈妈饮食的变化也会让羊水的味道发生改变，胎宝宝会逐渐接受、习惯这些味道，出生后也更容易接受或喜欢这些味道。所以准妈妈对饮食的喜好也会影响宝宝对饮食的喜好。准妈妈要不偏食不挑食，多吃营养丰富的食物，给宝宝做个好榜样呀。

这就是说胎宝宝能分辨哪些是好吃的东西，哪些是不好吃的东西，宝宝挑食的习惯在子宫内就养成了。

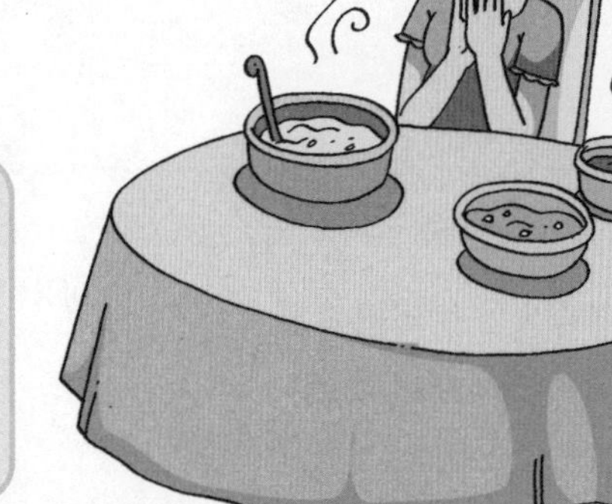

胎教小贴士

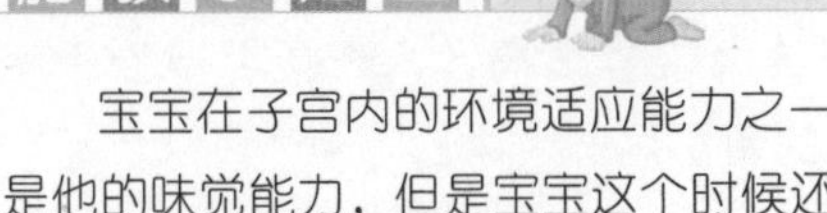

宝宝在子宫内的环境适应能力之一，就是他的味觉能力，但是宝宝这个时候还不是通过嘴而是通过大脑来感受味道的。

062 抚摸胎教：轻轻抚摸，给胎宝宝足够的安全感

抚摸胎教是准妈妈和准爸爸与胎宝宝之间最早的触觉交流，通过抚摸能使胎宝宝感觉到爸爸妈妈的存在与爱抚。

做法

在怀孕3个月以后，准妈妈可以进行一些来回抚摸的练习，即在腹部完全松弛的情况下，用手从上至下、从左至右，来回抚摸。不过在抚摸的时候，动作要轻，时间不宜过长，还要保持稳定、轻松、愉快、平和的心态。

准妈妈在进行抚摸胎教的时候，可以通过抚摸的动作配合声音与腹中的胎宝宝进行“沟通”，在说话的时候注意声音要温柔，这样可以给胎宝宝安全感，能够使他感到舒服和愉快。

063 音乐胎教：《月亮和星星》，就像妈妈和宝宝

喜欢月亮还是星星？是不是有人问过你这样一个问题，你的回答是什么呢？当准妈妈唱着这首童谣，坐在阳台看着星星的时候，也许根本说不出更喜欢哪一个，因为月亮和星星已经化为一体。

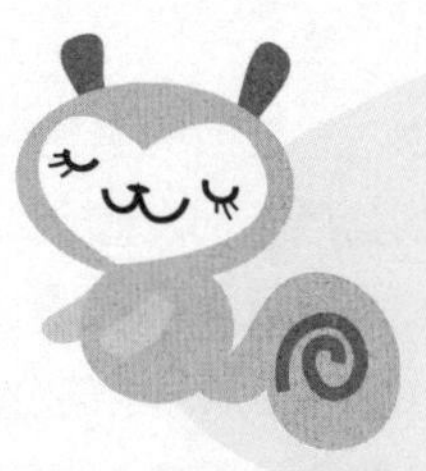

月亮月亮是妈妈，星星星星是娃娃。
月亮嘴巴笑一笑，星星眼睛眨一眨。
月亮好，好妈妈，星星好，好娃娃。

064 国学胎教：读李白的《夜宿山寺》

这首诗是唐代诗人李白发挥大胆想象之作，全诗语言朴素自然，却十分生动形象。读完这首诗，准妈妈会有一种站在高楼上看星星的感觉，不过，胎宝宝可能会纳闷：天上又没人，为什么李白叔叔不敢大声说话呢？

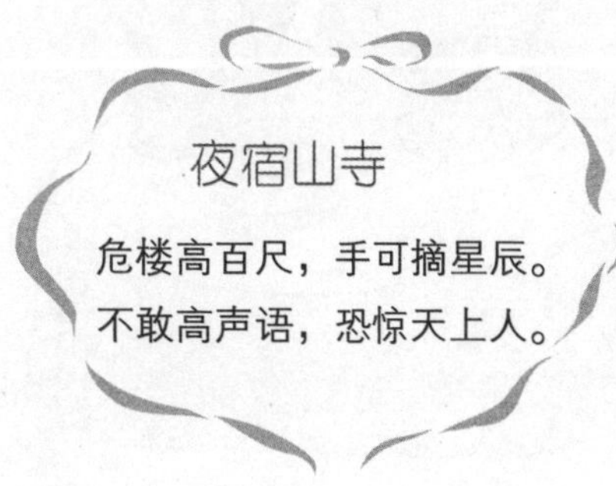

释义

山上寺院的高楼多么高，人在楼上一伸手就可以摘到天上的星星。

我不敢大声说话，恐怕惊动天上的神仙。

065 语言胎教：在暖暖的阳光下和胎宝宝聊天

每天忙忙碌碌，都没时间好好跟胎宝宝聊聊，今天就休息一下，减掉其他的胎教内容，去户外沐浴一下阳光，好好跟胎宝宝絮叨絮叨近来的生活。

● 跟胎宝宝絮叨絮叨最近的生活

准妈妈可以问一问胎宝宝还记不记得上次给他讲的事情，是不是还能回忆起外婆和奶奶的声音呢，最近有没有听到准爸爸的欢呼，等等。然后准妈妈可以适当地重复一下前些日子给胎宝宝讲过的生活趣事，接下来还可以跟他说说一家人现在的情况。比如他现在的发育情况，他还有多久就要降临人世呢，准妈妈最近都在和谁联系，聊得开不开心，准爸爸今天出门的时候穿的什么衣服，等等。准妈妈要记得把胎宝宝看作是一个知心朋友，而不是局外人，这样胎宝宝才能真正感受到家的感觉。

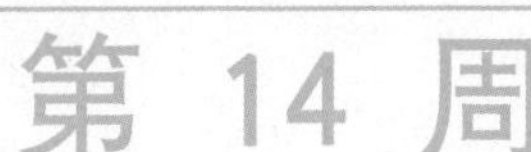

066 营养胎教：黄焖鸭肝，补铁补血

黄焖鸭肝

材料：鸭肝200克，鲜木耳10克，葱1小段，姜1片，彩椒丝少许。

调料：盐1小匙，料酒、香油各半小匙，水淀粉、高汤各适量。

做法：

❶ 鸭肝洗净，投入沸水中煮5分钟左右，捞出切成厚片；鲜木耳洗净，撕成小朵；葱洗净切段。

❷ 油锅烧热，放入姜片、葱段爆香，倒入鸭肝、木耳，烹入料酒，注入高汤，用中火焖至九分熟，调入盐，焖至入味。

❸ 用水淀粉勾芡，淋上香油，撒上彩椒丝即可。

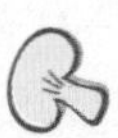
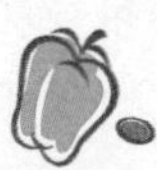
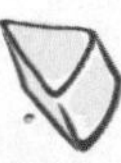
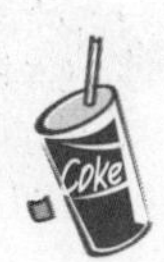

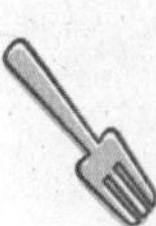

067 智力胎教：一起来玩七巧板

玩过七巧板吗？那是一种拼图游戏，简简单单的七巧板，竟能拼出千变万化的图形。

● 七巧板怎么玩

拼几何图形，如三角形、长方形、不规则的多边形等。

拼各种人物形象或者动物，如猫、猪等，或桥、房子、塔，或是中英文字符号。

准妈妈可以将数十幅七巧板图片连成一幅幅连贯的图画，再根据图画内容说给胎宝宝听，如先拼出数款猫、几款狗、一间屋，再以猫和狗为主角给胎宝宝讲述一个动人的故事。

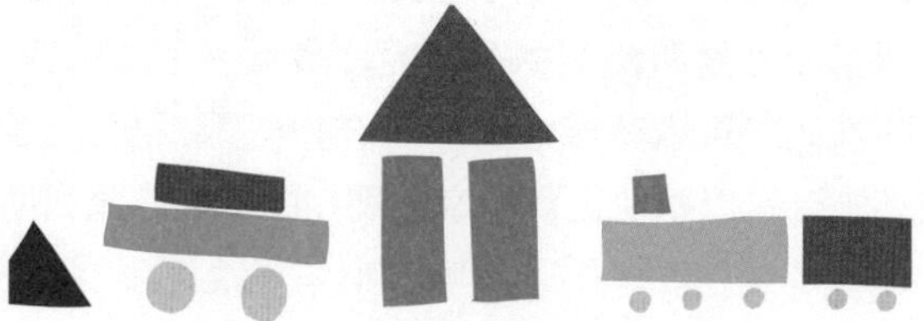

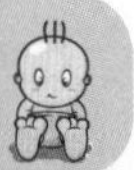

068 音乐胎教：《宝宝，妈咪的最爱》，胎宝宝最爱听哦

很多时候，爱是无法用几个字简单地表达的，特别是当他离得那么近却看不到摸不着的时候。其实，说一万句“宝宝，我爱你”有时候还不如一首充满爱的曲子，它能唤起准妈妈内心世界最真最纯的爱，并传递给胎宝宝。

这首《宝宝，妈咪的最爱》无论旋律或演奏乐器的编排，都是特别针对胎宝宝尚未发育完全的听觉神经量身定做。曲子柔美恬静，充满爱的活力，能表达一种纯粹而深沉的母爱之情。

当准妈妈播放这首曲子时，首先入耳的是清脆的鸟叫声，一时间仿佛置身于森林中最幽静的小溪边，感受着只有准妈妈和胎宝宝的二人世界。

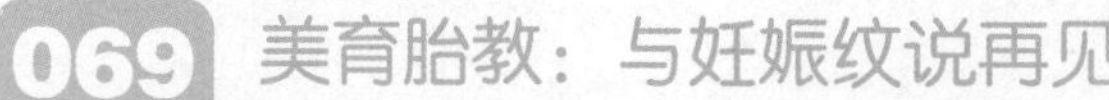

069 美育胎教：与妊娠纹说再见

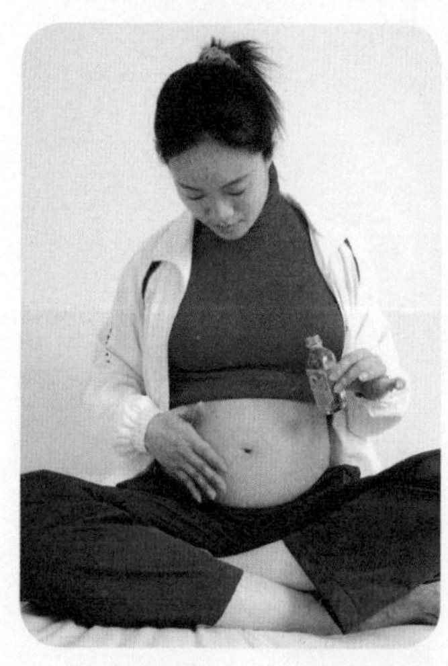

从怀孕初期即可选择适合体质的乳液、按摩霜，在身体较易出现妊娠纹的部位，如腹部、乳房、大腿内侧，勤加按摩擦拭，以增加皮肤、肌肉的弹性以及血流的顺畅。

怀孕期间注意多吃一些富含胶原蛋白和弹性蛋白的食物，如猪蹄、动物蹄筋和猪皮等，也有一定的预防效果。

怀孕3个月之后，要每天坚持涂抹妊娠霜、橄榄油或者加入美容用的维生素E的婴儿油。

使用专业的托腹带分担腹部的重力，以减轻皮肤的过度延展拉伸。

妊娠纹的多少和胎儿的大小也有关系，如果胎儿过大，会增大对腹部皮肤的牵扯，妊娠纹也会相应增多、加深。

070 运动胎教：练习瑜伽，阿帕那式

给准妈妈介绍一种有助于排除体内毒素的瑜伽姿势，可以帮助清除肺部的二氧化碳，促进消化和吸收。

●阿帕那式做法

1 仰卧，将膝盖并拢，双脚分开，弯曲至胸前。

2 双手分别放在两膝上，整个练习中双手都要放在这个位置。

3 吸气时伸直手肘，缓慢推动膝部与身体分离。

4 呼气时双膝收回至胸前。

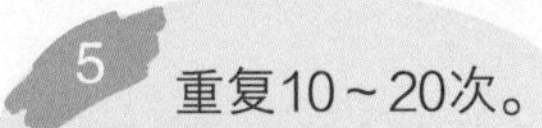

5 重复10~20次。

注意：如果在练习时觉得下背部疼痛，在抱住膝盖向胸前靠拢时，将背窝部位紧贴住地面，这样有助于减轻疼痛。孕期做瑜伽建议在专业老师的指导下做，尤其是孕前没有练习过瑜伽的准妈妈。

第 15 周

071 手工胎教：布书，让准妈妈心灵手巧

喜欢布艺吗？喜欢缝东西时静静的感觉吗？那么，试试给胎宝宝做一本布书吧，用布做书，感觉是不是很新鲜？这种软软的书，不但可以将准妈妈和胎宝宝喜欢的东西“写”上去，而且这将是一本独一无二的书，专属于准妈妈和胎宝宝。

手工步骤

❶ 选择一个题材。讲一个故事，展示一些漂亮可爱的图片，写下一段准妈妈想对胎宝宝说的话，这些都不错，或者只是信手涂鸦也可以。

❷ 将纸张裁剪成要做的书本大小，在纸上用铅笔勾勒出布书的草图。不用太大，大约15厘米×15厘米看起来会很舒服，胎宝宝出生后也会更容易翻阅。若想要展示一些美丽可爱的图片，可以在每一页上先画出来，小树、小花、小草、小动物等。

❸ 将棉布裁剪成草图大小，数量与草图一致，再把草图放在棉布上，对齐后沿着四周与棉布缝在一起。

❹ 按照草图，找到所需要的素材，将素材沿着草图所画，缝在草图与棉布上。如果准妈妈觉得缝制太麻烦，也可以将素材用胶水粘贴上去。

❺ 缝完所有草图后，将草图从棉布上小心地撕下来，在空白的地方，准妈妈还可以用签字笔写上想说的话。

❻ 用厚一点的布料裁出封面和封底（可以连在一起裁也可分开裁），然后把棉布按照顺序叠放在封面和封底中间，沿着书脊将书缝在一起，这样，一本充满了爱的布书就做好了。

072 童话胎教：《小猫钓鱼》，培养专注力

今天讲点什么呢？想想啊……唉！准妈妈最近老是无法集中精神，想东想西的，那好吧，讲个小猫钓鱼的故事吧！胎宝宝听好咯，小故事可是有大启发的哦！准妈妈讲完了别忘了告诉胎宝宝为什么小猫钓不到鱼。

这一天，天气晴朗，空气清新，猫妈妈准备出去钓鱼。小猫看到了，也要跟着去，猫妈妈说："好吧！"于是它们就扛着鱼竿出发了。

到了水塘边，它们架好鱼竿，就开始等鱼上钩……

没一会儿，小猫坐不住了，开始东瞅瞅西望望。忽然，它看到飞过来一只蜻蜓，于是它就放下鱼竿，过去追蜻蜓。可是蜻蜓一下飞到草丛里看不到了，小猫只好回到水塘边。

又坐了一会儿，鱼还没有上钩，小猫又着急了。这时飞过来一只蝴蝶，小猫又放下鱼竿，跑去捉蝴蝶。可是蝴蝶一下飞到花丛中，找不到了，小猫又回到水塘边。看到猫妈妈钓起了一条大鱼，羡慕极了。小猫对猫妈妈说："为什么我就不能钓上一条鱼呢？"

猫妈妈说："你一会儿捉蜻蜓，一会儿追蝴蝶，三心二意，怎么能钓到鱼呢？"小猫听了知道自己错了，就坐下专心致志地钓鱼啦。不一会儿，小猫也钓上了一条大鱼。它和猫妈妈兴高采烈地带着自己钓的鱼回家啦！

073 音乐胎教：《问好歌》，每天问好心情也好

胎宝宝可能能听懂准妈妈的话咯，从现在开始，把他当成家里正式的一员吧，每天早晚准爸爸准妈妈都与他问好，他会很开心的。

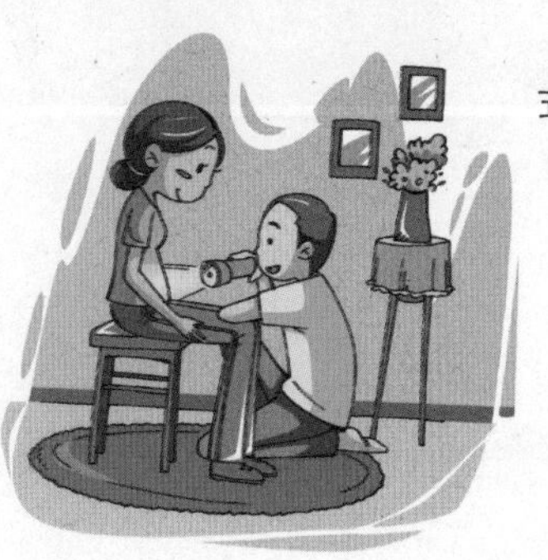

宝宝好。
妈妈好。
每天早上问一声，
妈妈宝宝乐陶陶。

宝宝好。
爸爸好。
每天晚上问一声，
呼噜呼噜就睡着。

074 国学胎教：《梅花》，学习它坚韧高洁的品格

准妈妈见过梅花吗？知道为什么古人都喜欢借梅花为题来作诗作词吗？读完王安石的这首小诗，或许准妈妈也会像古代诗人一样，喜欢上梅花，喜欢它坚韧高洁的魅力。

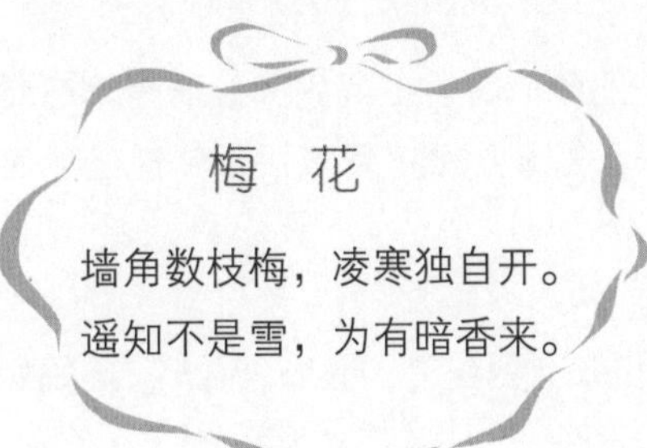

释义

墙角处有几枝洁白的梅花，冒着严寒独自傲然盛开。

远远看已知道那不是雪，因为有一阵阵清香飘来。

075 美育胎教：准妈妈练习毛笔字，陶冶情操

一提起毛笔字，人们往往和书法挂钩，事实上练毛笔字并不是书法家的专权，每一个人都有练习毛笔字的权利，准妈妈练习毛笔字更是一举多得。

怎样练毛笔字

1 准备好工具，买齐毛笔、墨汁，刚开始练习用宣纸太浪费了，可用学生用十五格纸，用废报纸也行，刚开始练习行书比较好。

2 从笔画开始练起比较好，再循序渐进，穿插带笔画的字进行练习，如“三、王”练横划，练熟后可以临古诗帖。

3 最好能天天练，两三天练一次也可以，坚持不懈地练习对身体及性格调整会有益处，不必拘泥于形式，随心所欲即可。

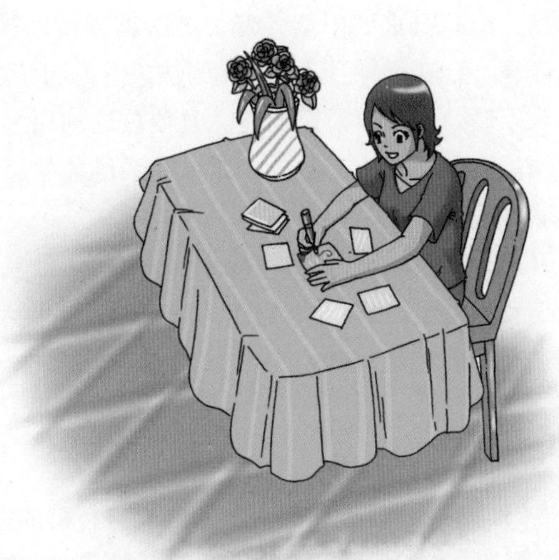

第 16 周

076 情绪胎教：记心情日记

如今胎宝宝已经在准妈妈的腹中慢慢成长，他的呼吸，他的心跳，准妈妈都能清晰地感觉到。准妈妈不妨把这些感受，以及每天的心情记录下来。用这种方式将爱和快乐传递给胎宝宝。

● 写下你每天的心情

每天都写上一段日记，记录一下当天的心情，这将是一份长久的纪念。整整280天，准妈妈和一个新生命一起走过，这是值得骄傲的，记录下的每一天都是一份充满意义的礼物。

此外，当准妈妈心情不好时，记录下来，也是一种宣泄的途径。

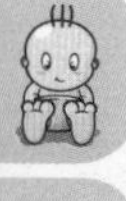

077 音乐胎教：《欢乐颂》，简单又优美的旋律

众所周知的《欢乐颂》，其实是《贝多芬第九交响曲》的终曲乐章。作品是贝多芬于1819~1824年间创作的，也是他全部音乐创作生涯的最高峰和总结。

乐曲的主旋律进场是由大提琴和低音提琴演奏的，浑厚、低沉的声音在寂静中响起，给人一种深沉、平静的感觉；旋律演奏了一次之后，中提琴进场重复旋律，旋律行进到中音部，稍亮的音色带来一种明快的感觉，低音部则退到后面和木管一起伴奏；中提琴演奏完后也退到伴奏，接着小提琴加入了，小提琴如歌般的声音欢唱着，让旋律真的活起来了；小提琴声部简单重复旋律后，旋律行进到乐队齐奏，这时铜管、木管吹奏主旋律，其他各声部伴奏，由前面的平静、深沉的快乐进入到了万众欢腾的场面，欢乐颂的主旋律贯穿始终。这便是这部伟大的曲子所要歌颂的主题——欢乐，一个简单却又优美的旋律将它表现得淋漓尽致。

因为这部作品，贝多芬成了神一样的人物，《欢乐颂》成为人类历史长河中永远不灭的自由、和平之明灯。

078 语言胎教：《上山打老虎》，一二三四五

准妈妈将来会发现，宝宝对动物有着特别的兴趣，用动物来让宝宝熟悉数字，他会更容易接受。现在不妨给胎宝宝读一首简单的童谣，再描述一下动物长什么样子。

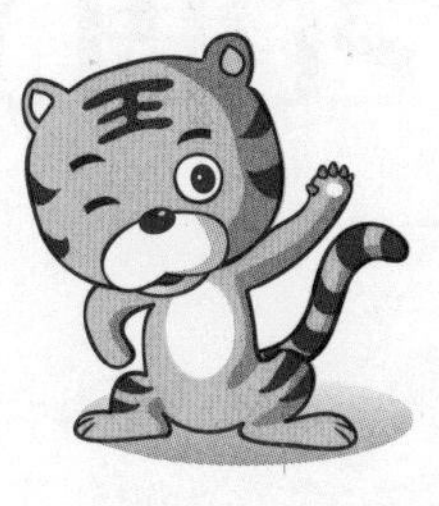

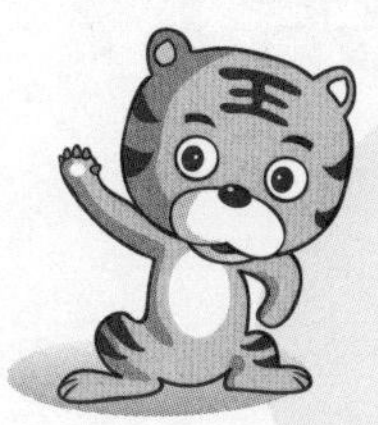

一二三四五，上山打老虎。

老虎打不到，打到小松鼠。

松鼠有几只，让我数一数。

数来又数去，一二三四五。

079 互动胎教：准爸爸讲故事，《哪吒哪里来的》

——老爷，老爷！夫人生了！

——是男是女？

——呃……不知是个什么……

——哼！

——啊？！怀胎三年六个月，生下这么个东西！恐怕不是个好兆头。哼！

——哈哈哈哈，李总兵，金光洞太乙真人向你贺喜了！

——嗨，变了一个不成形的小人儿。

——哈哈，不成形也好，请让我看看。

——谁知道这小东西这会儿跑到哪去了。

——哈哈哈哈……你看，来呀来呀。他不是在这吗。哈哈哈，我给他起个名字叫哪吒。

——谢师父，师父是神仙，定和小儿有缘，就请仙师收为徒弟吧。

——俗话说，神仙也是凡人作，只是凡人心不坚。哪儿有什么神仙哪。我只是个好打抱不平、爱开玩笑的老头罢了。你父亲既然有意，那我就收你这个徒弟了。

——哦？真有意思！

——你以后有什么难处，到金光洞来找我。

——谢谢师父！

——后会有期！

080 美育胎教：赏名画《伞》，想象胎宝宝清澈的眼神

这是雷诺阿最迷人的作品之一，生动描绘了雨天人物的表情、动作及繁忙的都会气息。透过雨伞呈现了拥挤路上摩肩接踵的烦恼，宛如一场雨伞的群舞，使人仿佛听到了伞面上叮咚的雨点声。准妈妈应该仔细体会画面中雨伞的表现及韵律，还有小女孩那童稚清澈的眼神。

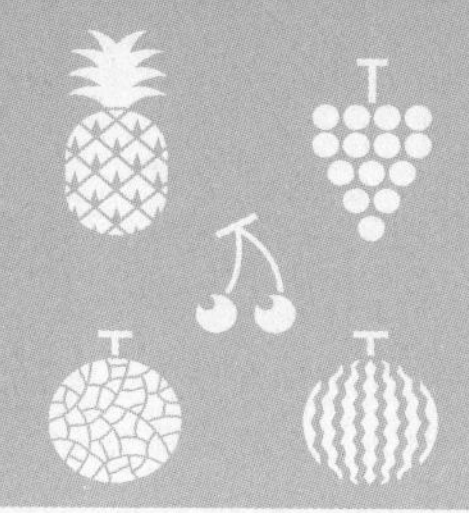

第五章

怀孕5个月（第17～20周）

这个阶段最大的特征便是胎动，通过超声波可以看到胎宝宝在腹中踢蹬、蜷缩、偶尔活动自己的手指。现在胎宝宝的听觉日渐发达，准妈妈的心跳声和说话声是胎宝宝最喜欢的声音。请多让他听优美的声音，多与他说说话，多给他讲童话故事。

第 17 周

081 美育胎教：绘画，对胎宝宝进行美的熏陶

准妈妈感觉到胎动了吗？准备进行哪一种胎教来回应胎宝宝，开启他的新生之旅呢？对于情绪胎教、语言胎教等胎教方式，想必大家都已不再陌生，那么艺术胎教呢？准妈妈是否忽略了它？

● 准妈妈可以这样绘画

在绘画时，准妈妈可以跟胎宝宝说说画的是什么，是怎么画的，这种互动会带来更多的灵感。如果准妈妈想要教宝宝学习认字，可以将字和拼音用彩色笔写在纸上，念给胎宝宝听。还可以配上一幅图来解释字的意思，如“月”字，可以配上各种漂亮的月亮图片，数字、字母和水果等同样可以这样教给胎宝宝。

082 童话胎教：《小白兔与小灰兔》，自己动手，丰衣足食

老山羊在地里收白菜，小白兔和小灰兔来帮忙。

收完白菜，老山羊把自己种的白菜送给他们。小灰兔收下白菜，说：“谢谢您！”小白兔不要白菜，说：“您送我一些菜籽吧。”

老山羊送给小白兔一包菜籽。小白兔回到家里，把土翻松了，种上菜籽。

过了几天，白菜长出来了。小白兔常常给白菜浇水，施肥，拔草，捉虫。白菜很快地长大了。

小灰兔把老山羊送的白菜拿回家里，天天不干活，饿了就吃老山羊送的白菜。过了些日子，白菜就吃完了。小灰兔没吃的了，又到老山羊家里去要白菜。它看见小白兔挑着一担白菜，给老山羊送来。

小灰兔很奇怪，问道：“小白兔，你的菜是哪儿来的？”

小白兔说：“自己种的。只有自己种，才有吃不完的菜。”

083 音乐胎教：《小兔乖乖》，故事完了还有儿歌呢

听完前面的故事，准妈妈是否马上想起了一首儿歌，那就是《小兔乖乖》。准妈妈不妨在方便的时候唱给胎宝宝听听，胎教效果会更好。

小兔乖乖

小兔乖乖，把门儿开开
快点儿开开，我要进来
不开不开我不开
妈妈没回来，谁来也不开
小兔乖乖，把门儿开开
快点儿开开，我要进来
就开就开我就开
妈妈回来了，我就把门儿开

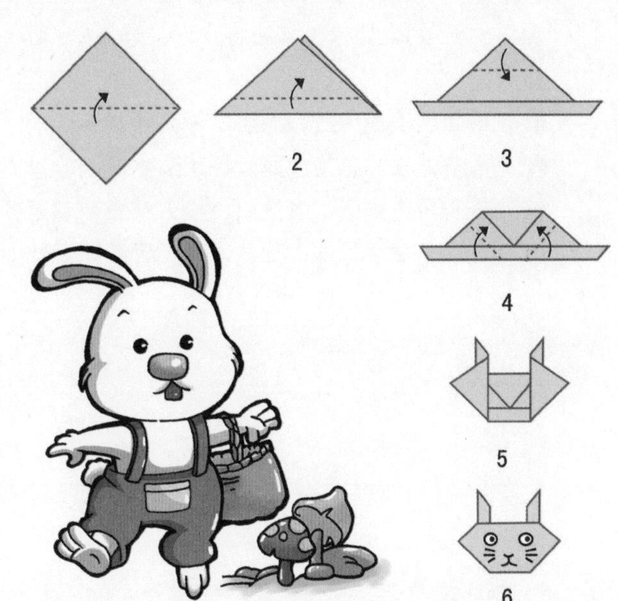

084 国学胎教：读《江上渔者》，品言外之意

哇！胎宝宝也喜欢鲈鱼吧，那胎宝宝知不知道，味美肉鲜的鲈鱼，是渔人驾着一叶扁舟，搏风斗浪，捕捞得来的呢？这首小诗就是要告诉胎宝宝：世间一切美好的东西，同鲈鱼一样，都离不开辛勤的劳动。所以我们要用心品味，并珍惜身边来之不易的东西。

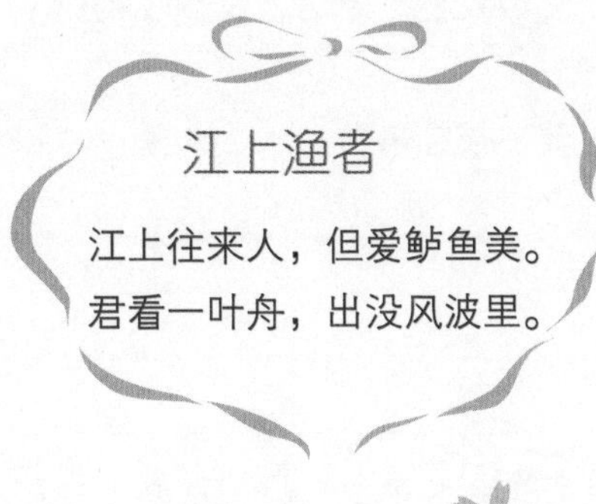

江上渔者

江上往来人，但爱鲈鱼美。
君看一叶舟，出没风波里。

释义

江岸上来来往往的行人，只喜欢鲈鱼味道的鲜美。

你看江中那小小的渔船，在风浪中飘荡，一会儿看得见，一会儿看不见。

085 营养胎教：酸菜鱼汤，促进骨骼发育

酸菜鱼汤

材料：鲈鱼1条，酸芥菜250克，香菜少许。

调料：黄酒1匙，盐、猪油各少许，鲜汤1 500克。

做法：

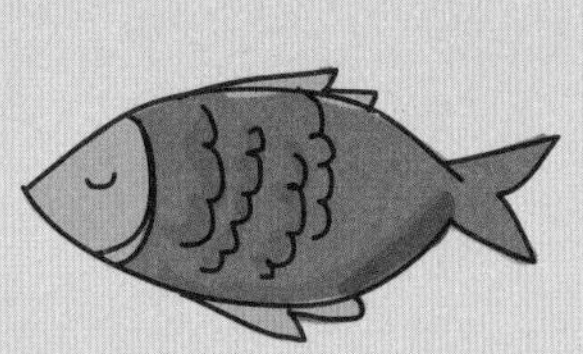

❶ 把鲈鱼洗净去内脏，入沸水焯后再洗净。

❷ 把酸芥菜洗净，切成薄片，用清水浸泡1小时，备用。

❸ 净锅里放入鲜汤，煮热后，投入鲈鱼，煮至断生时下酸菜片。

❹ 加黄酒，撇去浮沫，加盐，撒上香菜，淋猪油起锅即成。

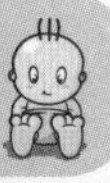

第 18 周

086 音乐胎教：《拔萝卜》，让胎宝宝感受准妈妈儿时的快乐

一首欢快的儿歌一定能把准妈妈带回幼儿时光吧？就带着这种愉快的心情，把这首轻松快乐的歌哼给胎宝宝听，让胎宝宝感受准妈妈儿时的快乐吧！

● 拔萝卜

老公公和老婆婆唱：“拔萝卜，拔萝卜，哎哟哟，哎哟哟，哎哟哎哟拔不动，哎哟哎哟拔不动。小弟弟，快快来，快来帮我们拔萝卜。”（小弟弟：“来喽！”）

小弟弟和大家唱：“拔萝卜，拔萝卜，哎哟哟，哎哟哟，哎哟哎哟拔不动，哎哟哎哟拔不动。小花猫，快快来，快来帮我们拔萝卜。”（小花猫：“来喽！”）

小花猫和大家唱：“拔萝卜，拔萝卜，哎哟哟，哎哟哟，哎哟哎哟拔不动，哎哟哎哟拔不动。小花狗，快快来，快来帮我们拔萝卜。”（小花狗：“来喽！”）

小花狗和大家唱：“拔萝卜，拔萝卜，哎哟哟，哎哟哟，萝卜拔起来啦！”（大家：“哈哈！”）

087 营养胎教：准爸爸露一手，家常焖鳜鱼

这个阶段，准妈妈的食欲好转、胃口大开，准爸爸应关怀备至，多准备可口的饭菜。鸡、鸭、鱼、蛋、豆类可多食用，水果蔬菜、粗细粮要合理搭配。

家常焖鳜鱼

材料：鳜鱼1条，大蒜3瓣，葱1根，姜适量。

调料：水淀粉1大匙，醋、料酒各1小匙，花椒3粒，高汤、甜面酱适量，盐、香油各少许。

做法：

❶ 鳜鱼洗净，用刀在鱼身两侧划出月牙形花纹，撒上盐，腌制20分钟左右。

❷ 花椒放入一个小碗中，加入适量清水，泡出花椒水；大蒜、葱、姜洗净，葱切段，大蒜、姜切片，备用。

❸ 锅内加入植物油烧热，放入腌好的鳜鱼，两面略煎取出。

❹ 锅内留底油烧热，下入葱、姜、蒜爆香，加入甜面酱、高汤、花椒水、料酒、醋，放入鳜鱼，用小火煨熟。

❺ 用水淀粉勾芡，淋入香油即可。

088 语言胎教：《面朝大海，春暖花开》，做一个珍惜幸福的人

面朝大海，春暖花开

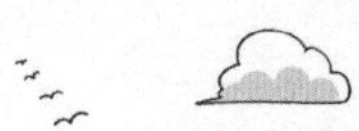

从明天起，做一个幸福的人
喂马，劈柴，周游世界
从明天起，关心粮食和蔬菜
我有一所房子，面朝大海，春暖花开
从明天起，和每一个亲人通信
告诉他们我的幸福
那幸福的闪电告诉我的
我将告诉每一个人
给每一条河每一座山取一个温暖的名字
陌生人，我也为你祝福
愿你有一个灿烂的前程
愿你有情人终成眷属
愿你在尘世获得幸福
我只愿面朝大海，春暖花开

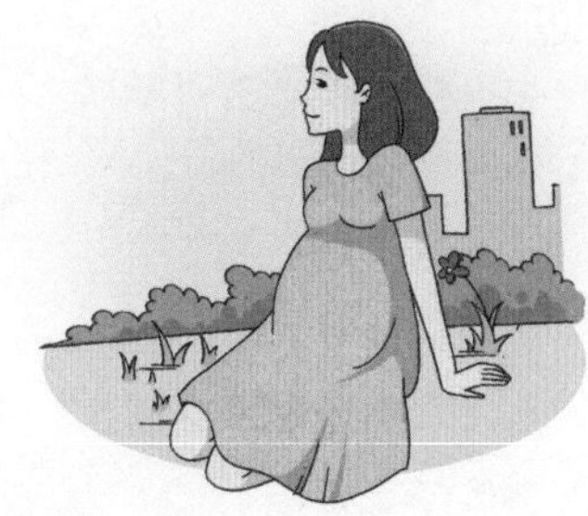

● 阅读欣赏

诗歌，凝练而细腻，富于想象而讲究韵律，总在不知不觉中触动人们内心深处那最薄弱的一环。准妈妈若用心去品读，或许就在那一刹那，会恍然领会，领会一直未曾领会的真谛，体味到诗意般的人生……

089 手工胎教：捏个漂亮的泥娃娃

今天教准妈妈捏一个可爱的小娃娃，准妈妈事先需要购买一些橡皮泥哦。

捏泥娃娃的方法

1 用黑色的橡皮泥捏出娃娃的头发、眉毛、耳朵、圆圆的小眼睛和嘴巴。

2 用肉色的橡皮泥搓一个小圆球做娃娃的头部，然后粘上头发、眉毛、耳朵、眼睛和嘴巴。

3 用红色的橡皮泥搓一个大一些的圆球做娃娃的身体部分，将上端搓尖。

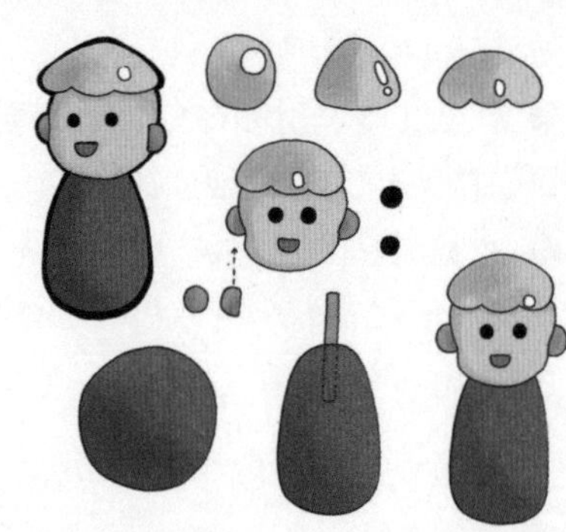

4 在身体尖的部分插上牙签，然后将头部插上固定住。

5 稍作调整，安装完成。

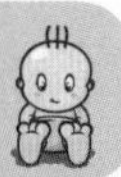

泥娃娃，泥娃娃
一个泥娃娃
也有那眉毛也有那眼睛
眼睛不会眨
泥娃娃，泥娃娃
一个泥娃娃
也有那鼻子也有那嘴巴
嘴巴不说话

她是个假娃娃
不是个真娃娃
她没有亲爱的爸爸也没有妈妈
泥娃娃，泥娃娃
一个泥娃娃
我做她爸爸，我做她妈妈
永远爱着她

090 童话胎教：《小猪猪请客》，让胎宝宝学会分享

小猪猪有两个好朋友，小猫猫和小狗狗。有一天小猪猪对小猫猫和小狗狗说："你们明天来我家一起玩吧，妈妈给我买了个新玩具。"两个小伙伴满口答应。小猪猪回去之后就想：明天我做什么好吃的给我的好伙伴们呢？小猪猪想了想终于有了主意。

第二天，小猫猫和小狗狗来了，小猪猪很热情地欢迎它们，拿出了妈妈给他买的新玩具，一个会唱歌的球，看得小猫猫和小狗狗可好奇了。小球真好玩，一咕噜滚起来就会唱歌，还有五颜六色的灯在闪吧闪吧呢。三个好朋友围着小球玩作了一团，"咯咯咯"地笑。

到了吃饭的时候了，小猪猪给了小猫猫最喜欢的鱼，给小狗狗呢，是新鲜的肉骨头。两个好朋友说："谢谢小猪猪，知道我们最爱吃的东西。"小猪猪呵呵地笑着说："我们是好朋友嘛。"这一天，三个小伙伴过得真开心。

第 19 周

091 美育胎教：欣赏莱顿作品之《缠毛线》

年轻的母亲身着古典华美的衣裙坐在凳子上，姿态优美地绕着毛线；小女孩全神贯注地配合着母亲，扭动着身体，一脸稚气。

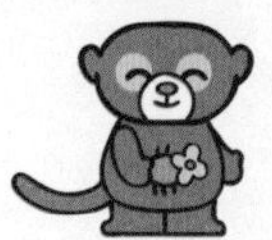
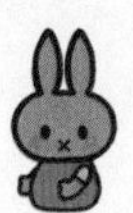
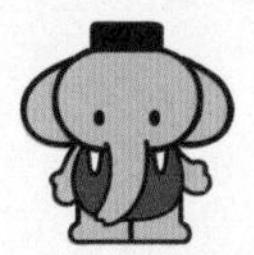
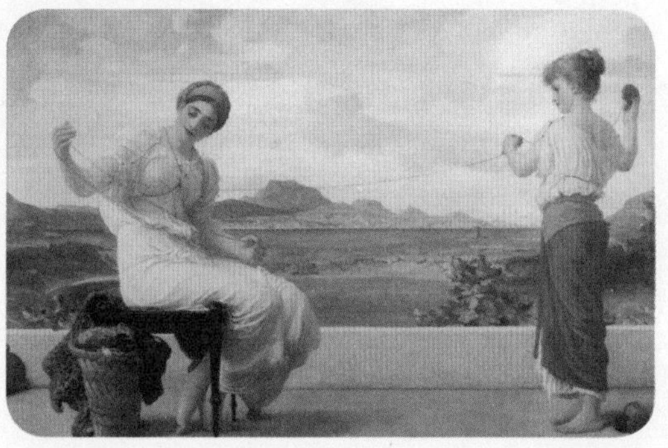

092 音乐胎教：《爱之梦》，让准妈妈时时快乐

这首曲子表达的主旋律是：爱吧，能爱多久就爱多久。这是不是也是准妈妈现在最想表达的：亲爱的宝贝，我爱你，能爱多久就爱多久。

● 怎样听这首曲子

乐曲一开始就呈现了甜美的主题，满含爱的柔情和愉悦。只要准妈妈有心情，在任何时间——无论是早起、午睡前或是晚饭后，都可以打开音响，让这优美的旋律飘扬起来，会让整个空间充满幸福的味道。

093 国学胎教：读李白的《静夜思》

朴素的语言娓娓道来，如清水芙蓉，不带半点修饰。诗人在作这首诗时完全是信手拈来，没有任何矫揉造作之痕，正所谓平平淡淡才是真。准妈妈对胎宝宝的感情亦如这首诗一样朴素而浓烈吧。

静夜思

床前明月光，疑是地上霜。
举头望明月，低头思故乡。

释义

坐在井床上看天上明月洒在地上的月光，宛如层层的白霜。

仰首看那空中的一轮明月，不由得低下头来沉思，愈加想念自己的故乡。

094 语言胎教：带胎宝宝亲近大自然

大自然是生命的绿地，它不仅能够给人以温馨，而且能够给人以希望，如果能经常亲近大自然，对准妈妈和胎宝宝的身体是大有益处的。

●给胎宝宝讲一讲大自然的样子

早上起床后，如果天气不错，准妈妈不妨到有树林或者草地的地方去散散步，走一走，呼吸一下新鲜的空气，在欣赏秀丽的大自然景色的同时，充足的氧气能使得血液更加新鲜，胎宝宝会像喝足水的庄稼一样高兴地生长，就如同他也亲眼看到了美丽的大自然一样。

同时准妈妈还可以跟胎宝宝讲一讲自己看到了什么，它们是什么样子，还可以结合有关大自然的知识，说给胎宝宝听，比如花儿为什么会有五彩斑斓的颜色，树上的鸟叫什么名字等等。

095 手工胎教：蝴蝶飞呀飞，准妈妈折呀折

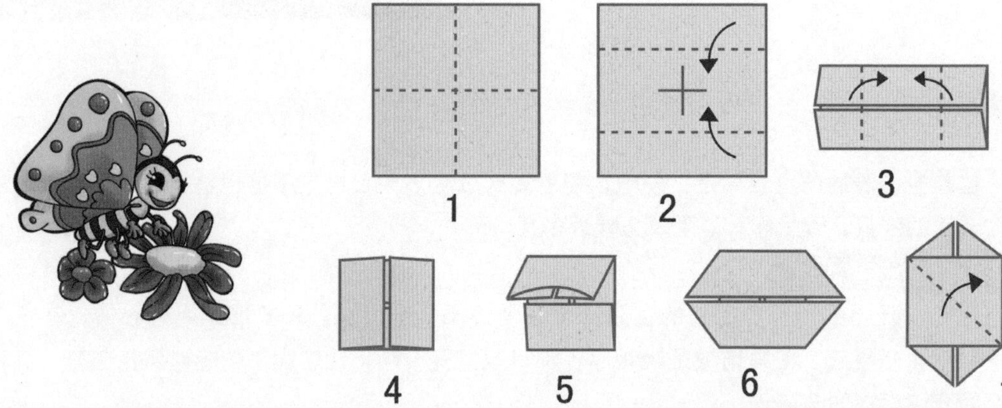

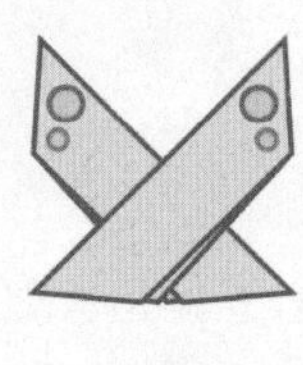

八月蝴蝶黄，双飞西园草。

李白《长干行二首·其一》

穿花蛱蝶深深见，点水蜻蜓款款飞。

杜甫《曲江二首（之二）》

欲争蛱蝶轻，未谢柳絮疾。

李商隐《骄儿诗》

蛱蝶飞来过墙去，却疑春色在邻家。

王驾《雨晴》

第 20 周

096 电影胎教：《好孕临门》，感受母爱的强大力量

电影《好孕临门》

中文名：《好孕临门》，又名《一夜大肚》

英文名：Knocked Up

影片类型：喜剧/浪漫/爱情

片 长：129分钟

这部电影用诙谐幽默的方式，表现了男女之间思考逻辑不同的地方。孩子在影片中是主导心灵快速成长的催化剂，这是爱的力量，包含了对孩子的爱和对伴侣的爱。在皆大欢喜的喜剧体验中，准妈妈会感受到，爱是一种力量，它让我们都学会改变。

艾莉森和本，这两个本是毫无关系的男女，却在一次醉酒之后意外地被命运之绳牵在了一起，艾莉森为自己描绘的美好未来因为这“一夜风流”而变成了水中泡影，而本也似乎完全没有做好自己需要承担责任的准备，可是几个星期之后，本却接到了艾莉森的电话：她怀上了他的孩子。这个孩子会幸福的降生吗？

097 手工胎教：做一张爱心贺卡

● 制作贺卡

时间过得好快，不知不觉准妈妈已走过一半的孕程了，胎宝宝在准妈妈的肚子里也可以做很多事情了，如皱眉、做鬼脸、斜着眼睛，可能也会吸吮自己的手指等。有空的话，准妈妈可以动手为胎宝宝制作一张贺卡。

准妈妈只要把想象的胎宝宝的样子、表情画出来和胎宝宝的B超照一起，贴在一个卡通的小本子上，里面写满对胎宝宝的祝福和爱，等将来宝宝出生了，这会是给宝宝的最好的礼物。

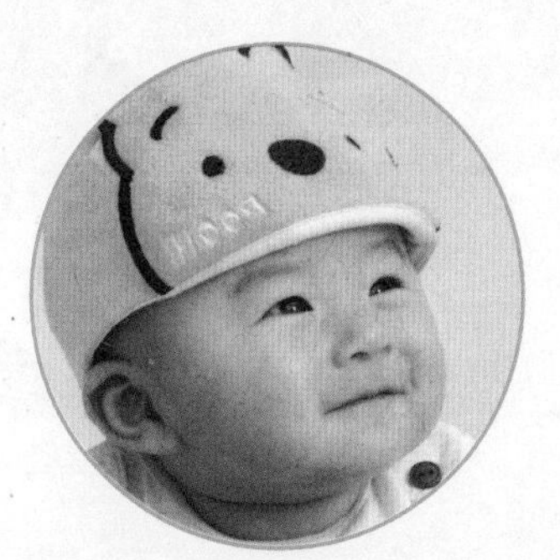

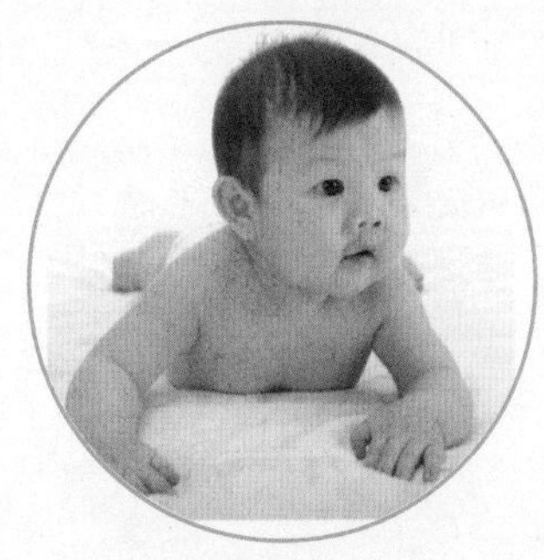

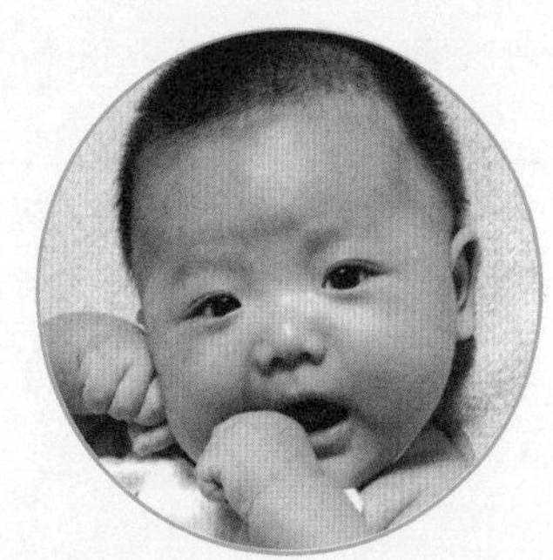

098 语言胎教：朱自清的《春》，感受生命的灵气

《春》是朱自清先生的一篇脍炙人口的佳作，文中所描绘的景物充盈着跃动的活力与生命的灵气，准妈妈可以打开想象的翅膀去体验春天里的一切美好的事物，想象一下春天的脚步声亦如新生命来临的声音。

盼望着，盼望着，东风来了，春天的脚步近了。

一切都像刚睡醒的样子，欣欣然张开了眼。山朗润起来了，水涨起来了，太阳的脸红起来了。

小草偷偷地从土里钻出来，嫩嫩的，绿绿的。园子里，田野里，瞧去，一大片一大片满是的。坐着，趟着，打两个滚，踢几脚球，赛几趟跑，捉几回迷藏。风轻悄悄的，草软绵绵的。

桃树、杏树、梨树，你不让我，我不让你，都开满了花赶趟儿。红的像火，粉的像霞，白的像雪。花里带着甜味儿，闭了眼，树上仿佛已经满是桃儿、杏儿、梨儿。花下成千成百的蜜蜂嗡嗡地闹着，大小的蝴蝶飞来飞去。野花遍地是：杂样儿，有名字的，没名字的，散在草丛里，像眼睛，像星星，还眨呀眨的。

"吹面不寒杨柳风"，不错的，像母亲的手抚摸着你。风里带来些新翻的泥土气息，混着青草味儿，还有各种花的香，都在微微润湿的空气里酝酿。鸟儿将巢安在繁花嫩叶当中，高兴起来了，呼朋引伴地卖弄清脆的喉咙，唱出宛转的曲子，与轻风流水应和着。牛背上牧童的短笛，这时候也成天嘹亮地响。

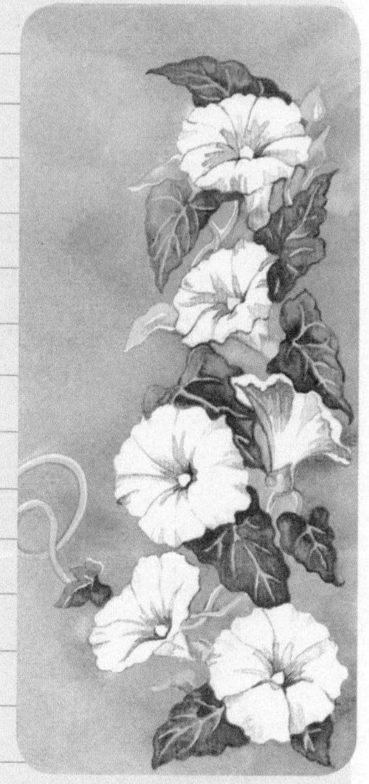

雨是最寻常的，一下就是两三天。可别恼。看，像牛毛，像花针，像细丝，密密地斜织着，人家屋顶上全笼着一层薄烟。树叶子却绿得发亮，小草也青得逼你的眼。傍晚时候，上灯了，一点点黄晕的光，烘托出一片安静而和平的夜。在乡下，小路上，石桥边，有撑起伞慢慢走着的人，地里还有工作的农夫，披着蓑，戴着笠。他们的房屋，稀稀疏疏的，在雨里静默着。

天上风筝渐渐多了，地上孩子也多了。城里乡下，家家户户，老老小小，也赶趟儿似的，一个个都出来了。舒活舒活筋骨，抖擞抖擞精神，各做各的一份事去了。"一年之计在于春"，刚起头儿，有的是工夫，有的是希望。

春天像刚落地的娃娃，从头到脚是新的，它生长着。

春天像小姑娘，花枝招展的，笑着，走着。

春天像健壮的青年，有铁一般的胳膊和腰脚，领着我们上前去。

099 音乐胎教：《小毛驴》，胎宝宝喜欢的歌

这是一首非常有趣的儿歌，准妈妈可以从现在一直唱到宝宝长大，如果不会唱，用电子琴（或者玩具琴）都可以弹出它的旋律！哪怕只是念歌词，胎宝宝也会喜欢的。

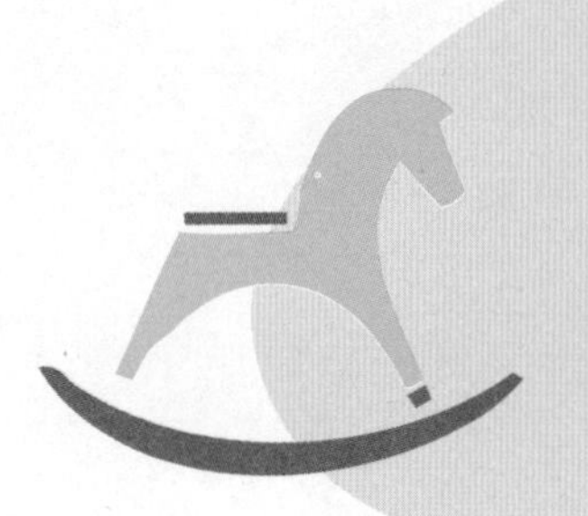

我有一只小毛驴，我从来都不骑，
有一天我心血来潮骑着它去赶集。
我手里拿着小皮鞭，我心里正得意，
不知怎的哗啦啦啦啦，我摔了一身泥。

100 美育胎教：欣赏莱顿作品之《音乐课》

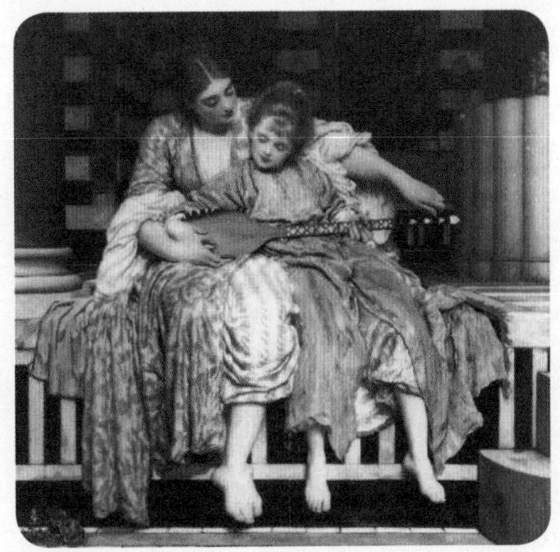

这只是一幕普通的音乐课情景，却被画家描绘得极富美感韵味。女教师面庞秀美清丽，身着长裙，裙子的花纹、质地被画家描绘得十分逼真；小女孩则被描绘得天真烂漫，纯真无邪，表情认真，显得十分可爱。

这幅作品的启发是准妈妈以后不仅是宝宝的母亲，也会成为宝宝的老师。

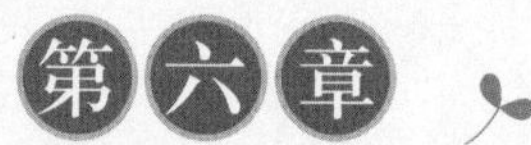

第六章

怀孕6个月（第21～24周）

本月是胎动活跃期，胎宝宝现在可以在准妈妈温暖的羊水中自由活动，准爸妈每次触摸胎宝宝的头部的位置不是固定的。胎宝宝的体表慢慢变得圆润起来，面容也会呈现出不同的表情。准妈妈尽量多听一些让人心情愉悦的声音，有利于胎宝宝脑部的发育。

第 21 周

101 运动胎教：推动散步法的练习

在怀孕六七个月以后，当准妈妈可以在腹部明显地触摸到胎宝宝的头、背和肢体时，就可以进行推动散步法的练习了。

● 推动散步法

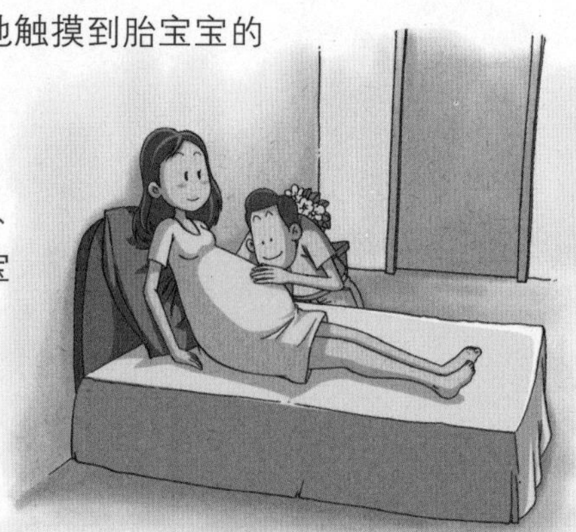

准妈妈半卧在床上，全身放松，轻轻地来回抚摸、按压、拍打腹部，同时也可轻轻地推动胎宝宝，让胎宝宝在宫内“散步”。推动散步法应在医生的指导下进行，以避免因用力不当或过度而造成腹部疼痛、子宫收缩，甚至引发早产。如果胎宝宝用力来回扭动身体，应立即停止推动，可用手轻轻抚摸腹部，胎宝宝就会慢慢地平静下来。

102 国学胎教：《画》，诗中有画

准妈妈应该很小的时候就会背这首诗了，有没有不解过：为什么“近听水无声”“人来鸟不惊”？再来读读这首诗吧，可能因为胎宝宝的关系，准妈妈会另有一番收获，收获一份惊喜与豁然。

准妈妈读完这首诗后，可以回头看看题目，或许会恍然大悟，原来这是一幅画。

画

远看山有色，近听水无声。
春去花还在，人来鸟不惊。

103 语言胎教：《月亮忘记了》，感受温暖与美

如果有一天，月亮不再高挂夜空，那将是一个怎样的世界？我们都习惯了有月亮的日子，如果有一天月亮不在了，准妈妈会想些什么呢？会不会也像几米这样想象月亮去了哪里，过着什么样的生活呢？一起来看看几米的月亮世界吧。

月亮从天上掉了下来，被小男孩从水中捞了出来。没有了月亮的天空让人们觉得恐惧，但随着成批的“月亮”被生产出来，挂在人们的窗前，真正的月亮被渐渐淡忘了。它躺在小男孩的家里，黯淡无光，忘记了以前的事情。失忆的月亮和寂寞的小男孩一起，在这座城市里相互取暖。月亮慢慢长大，它的记忆也恢复了，尽管它无法再回到小男孩的家里，但与小男孩的这段经历，成了它永远的美好记忆，给了它重新升上天空的勇气。

104 手工胎教：剪纸，为胎宝宝做玩具

今天准妈妈要不要来试一试剪纸呢，虽然准妈妈现在看不见腹中的胎宝宝，但是胎宝宝已经长成一个可爱的小男孩或是小女孩了，那么不妨用巧手给胎宝宝“张罗”些玩伴吧。

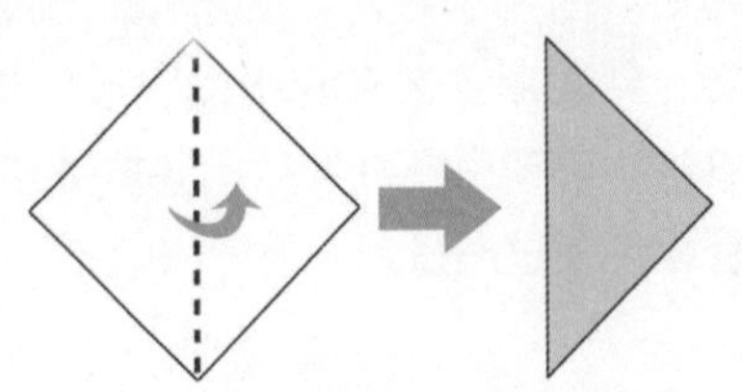

●剪纸材料

方形纸：彩色广告纸、废报纸、彩色硬纸都是很好的材料。

剪刀、铅笔、橡皮。

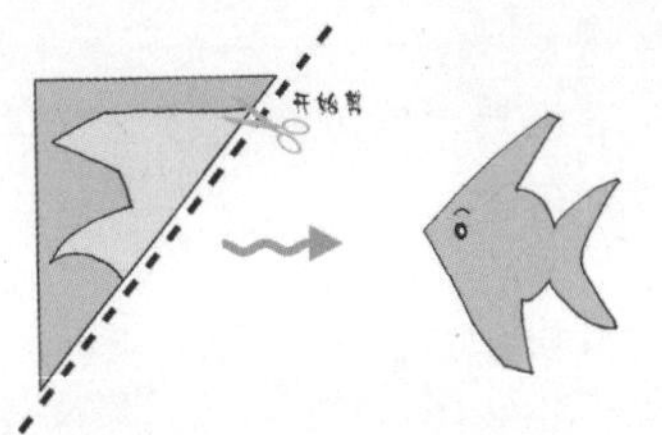

●剪纸步骤

将一张方形纸对折，折成一个三角形，照右图步骤所示，一条可爱的比目鱼就出现在眼前了。

105 音乐胎教：《春江花月夜》，感受幸福与祥和

看这首曲子的题目就令人心驰神往——春、江、花、月、夜，这五种事物集合在一起，是一幅多么祥和唯美的景色。

●怎么听这首曲子

准妈妈可以在晚上，夕阳西下，夜色渐起时，将音乐调到满意的音量，随着优美飘荡的旋律响起，准妈妈和准爸爸携手比肩，想象月夜里的春江，并努力把这种美好的想象传达给腹中的胎宝宝，和胎宝宝一起感受音乐中的祥和与幸福。

第 22 周

106 运动胎教：孕产瑜伽，吉祥式

方法：

❶ 坐正，做深呼吸。

❷ 两脚合掌，脚跟靠近会阴处，挺直腰背，保持数秒，做深呼吸。

❸ 还原，放松双腿，调息。

注意事项： 双手抓住双脚尽量靠近会阴，腰背挺直，同时将肛门闭紧，膝盖也应尽力压在地板上。

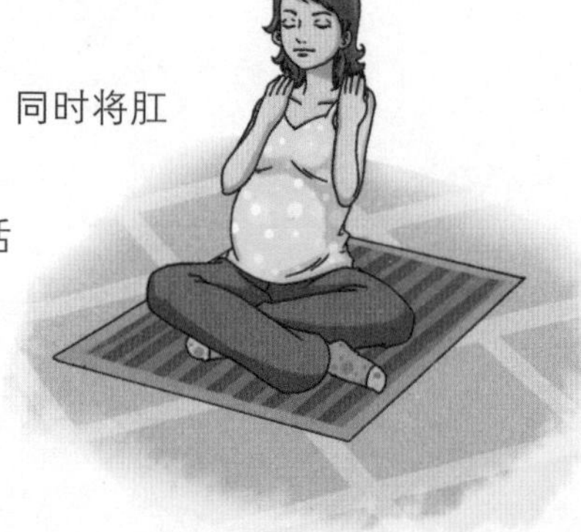

效果： 可调整骨盆，使髋关节柔韧灵活，锻炼肛门括约肌，有利于顺产。因分娩时准妈妈需要条件极佳的骨盆，帮助胎宝宝顺利出生，所以适当地伸展骨盆关节及肌肉，可使生产时骨盆能够扩张至极限，这样胎宝宝便能轻松地通过产道。

107 营养胎教：香肠炒油菜，润肠通便

准妈妈一般体热，喜好冷饮、凉食，但应尽量少吃生冷食物，多吃含有纤维素的食物，防止孕期便秘。

香肠炒油菜

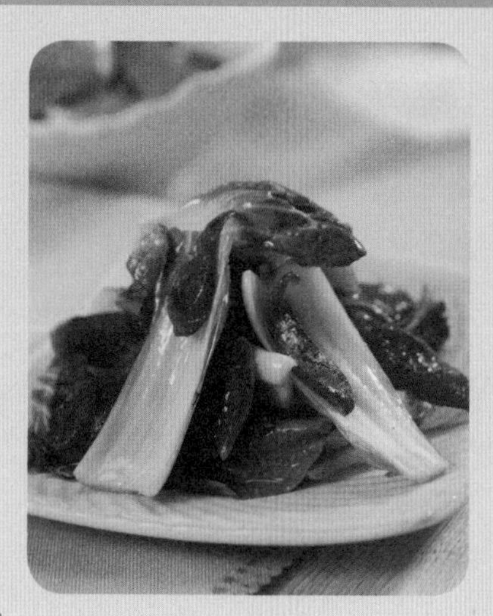

材料：嫩油菜200克，香肠50克，葱、姜各少许。

调料：酱油、盐各1小匙，料酒半小匙。

做法：

❶ 将香肠洗净,切成薄片备用；油菜洗净，将梗、叶分开，切成小段备用；葱、姜洗净，葱切成葱花，姜切成姜末备用。

❷ 锅中加植物油烧热，下入葱花、姜末煸炒出香味，然后下入油菜梗炒2分钟左右，再下入油菜叶炒至半熟。

❸ 放入香肠，加入酱油、料酒，大火快炒几下，加入盐，炒匀即可。

108 音乐胎教：《动物叫》，去动物世界看看吧

有人说，小孩子天生就喜欢动物，也喜欢模仿动物，特别是动物的叫声，如果准妈妈也这么认为，就将这首童谣唱给胎宝宝听吧，他会很高兴的。

小猫怎么叫，喵喵喵；
小狗怎么叫，汪汪汪；
小鸡怎么叫，叽叽叽；
小鸭怎么叫，嘎嘎嘎；
小羊怎么叫，咩咩咩；
老牛怎么叫，哞哞哞；
老虎怎么叫，噢噢噢；
青蛙怎么叫，呱呱呱。

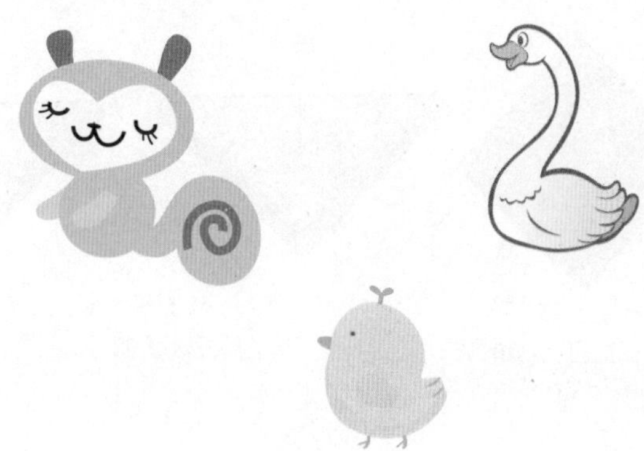

109 童话胎教：《大苹果》，做个讲卫生的好宝宝

准妈妈读下面这则小故事前，可以向胎宝宝描述一下苹果的样子，也可以将苹果那酸酸甜甜的味道，通过想象一并地传递给胎宝宝。还要记得告诉胎宝宝长大后也要做个爱讲卫生的好孩子！

桌子上放着一个大苹果，圆圆的脸蛋，红红的果皮，叶柄上还有一片绿叶子，谁见了都争着要。小宝玩了沙子后，跑进屋里，看见桌子放着一个惹人喜爱的苹果，看起来很好吃，就伸手去拿。大苹果瞪大眼睛，看着小宝那双又黑又脏的手，张大嘴巴，直往后退说："别靠近我，别靠近我。吃了我，你会肚子疼的。"小宝呆住了，说："为什么？"大苹果生气了，说："你太不讲卫生了。如果你吃了我肚子疼别怪我，我可是为了你好。"小宝看着自己的脏手，说："对不起，我再也不用脏手吃苹果了。"说完跑进卫生间把手洗得干干净净。大苹果看见小宝把手洗得干干净净了，说："好，这才是好孩子。以后也要先洗手，再吃东西。"小宝说："记住了。"然后就津津有味地吃了起来。

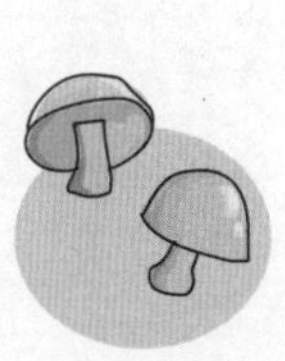
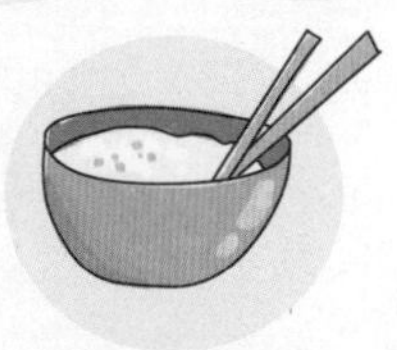
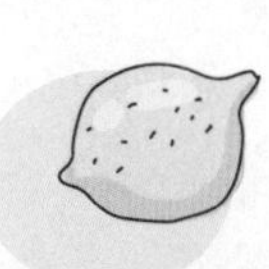
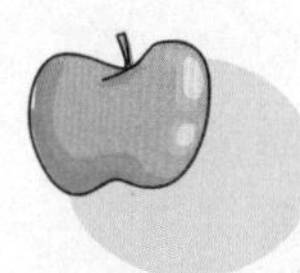

110 手工胎教：折呀折西瓜

今天我们来学一个简单的小手工吧，准妈妈可以一边听着轻快的音乐，一边动手制作小手工，这样心也就平静下来。

材料准备：红绿色折纸（纸张大小：15cm×15cm）。

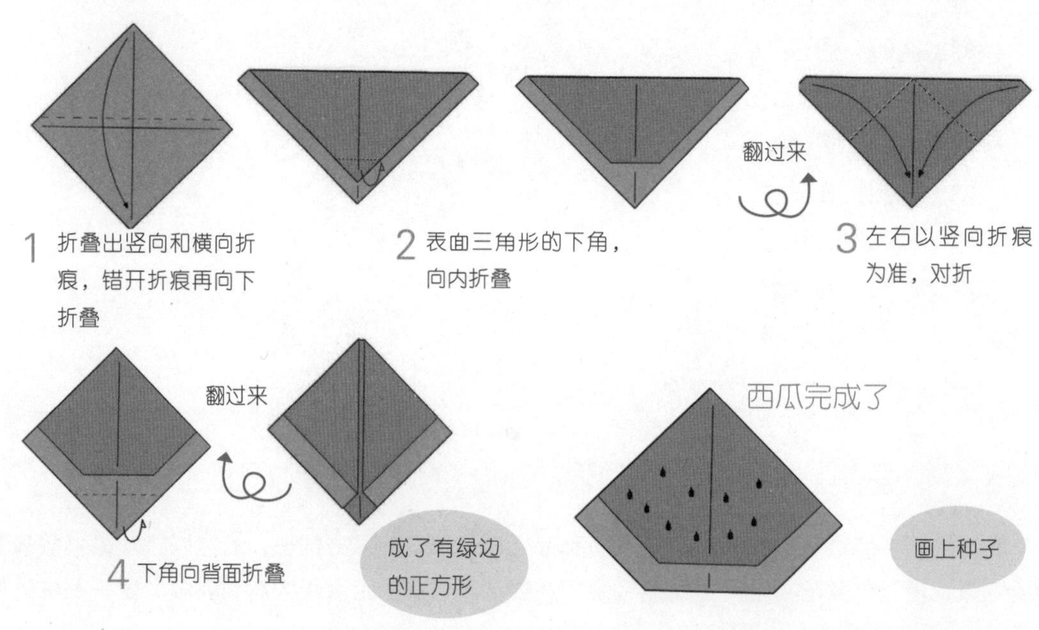

第 23 周

111 运动胎教：可以游泳了

在国外，游泳是孕妇们普遍参加的一项运动，一般可持续到孕晚期。所以准妈妈们大可不必认为游泳是一项危险运动，只要在专业人员的指导下，准妈妈是可以游泳的。准妈妈可以在上午10时到下午2时之间穿上漂亮的泳衣去游泳。

游泳的注意事项：

❶ 水温29~31℃为宜，低于28℃会刺激子宫收缩，易引起早产；水温高于32℃容易疲劳。

❷ 胎膜破裂后，应停止此项运动。

❸ 游泳时，一定要有人看护。

❹ 怀孕未满4个月，有过流产、早产史，有阴道出血、腹痛等症状，患有妊娠高血压综合征、心脏病等的准妈妈不能游泳。

112 语言胎教：好书《地下铁》，看见希望的曙光

准妈妈也许常常觉得有些孤独，那么和胎宝宝一起看看这本《地下铁》吧，它会让准妈妈和胎宝宝共同进入美丽迷人的幻想中。

● 了解《地下铁》

这本书以绚丽的色彩和诗句般的内心独白，创造出一种阅读诗意，带领读者共同去寻找心中点滴的亮光，逐渐看到潜藏在地下铁的黑暗中的质疑、希望与美丽幻想。

也许，曾经的你日日穿行于地下铁中，或许日后你还将在地下铁里继续自己的行程，下一次当你在站台上等候的时候，把疲惫的双眼闭一分钟，用心去聆听一只蝴蝶轻轻扇动翅膀的声音，去幻想从远处驶来的车厢里，正坐着绿野仙踪里的狮子和稻草人，它们会带你回到迷失已久的家乡和快乐的童年。

113 音乐胎教：《蓝精灵》，追忆快乐的时光

还记得那熟悉的旋律和可爱的蓝精灵吗？有条件的准妈妈还可以再温习一遍这部十分好看的动画片哦，这也是让心情平静的好方法呢！

在山的那边海的那边，有一群蓝精灵。
他们活泼又聪明，他们调皮又灵敏，
他们自由自在生活在那绿色的大森林，
他们善良勇敢相互都关心。
噢，可爱的蓝精灵！噢，可爱的蓝精灵！
他们齐心合力开动脑筋斗败了格格巫，
他们唱歌跳舞快乐多欢欣！

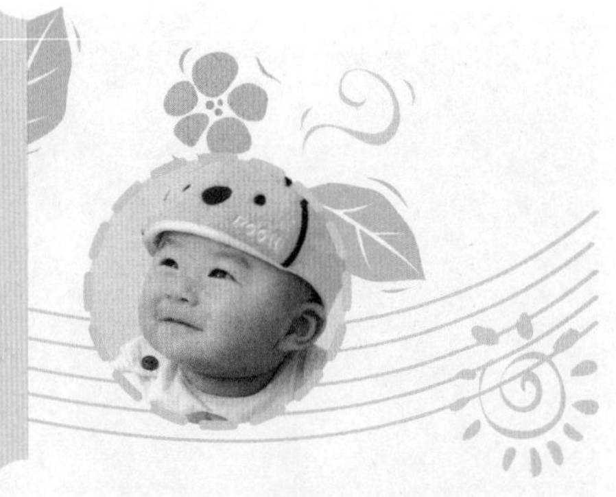

114 智力胎教：猜谜语

今天的胎教内容是猜几则谜语，相信准妈妈都可以猜对很多谜语，而且这些看起来有些幼稚的游戏也可以帮助准妈妈调适心情哦。

●谜语猜猜猜

❶ 大哥说话先摘帽，二哥说话先脱衣，三哥说话先喝水，四哥说话飘雪花。（猜4种文具）

❷ 小小年纪，却有胡子一把，不论见谁，总是大喊“妈妈”。（猜一动物）

❸ 说它是头牛，无法拉着走；说它力气小，却能背屋跑。（猜一动物）

❹ 一样东西亮晶晶，又光又硬又透明，工人叔叔造出来，它的用处数不清。（猜一物）

❺ 一间小小房，没门光有窗；只要窗户亮，又说又笑把歌唱。（猜一电器）

答案： ❶ 毛笔、铅笔、钢笔、粉笔 ❷ 山羊 ❸ 蜗牛 ❹ 玻璃 ❺ 电视机

115 手工胎教：给胎宝宝织围巾，编织出美丽心情

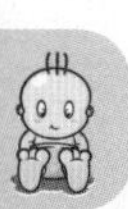

如果你是一位全职妈妈，时间一定很多，每天除了给胎宝宝做胎教，做家务，定时散散步之外，还会做什么呢？有没有觉得单调、乏味呢？所以一定要做点有意思的事，这样心情就会变美丽！DIY是一个很不错的选择，有耐心的准妈妈可以试试哦！

●给宝宝编织围巾

准妈妈可以在下午听音乐的时间，坐在软软的沙发上，给胎宝宝织围巾、毛衣、袜子等（如果不会可以跟别人学最简单的，随意织也行）。相信准妈妈一定会感到惬意，想象着胎宝宝的样子，恨不得现在就在胎宝宝身上比画毛衣的大小，很期待，有种不言而喻的幸福感。准妈妈可以偶尔停下手里的活，摸摸肚子，跟胎宝宝说句：“宝宝，你能感觉妈妈的手吗？”心里会美滋滋的。

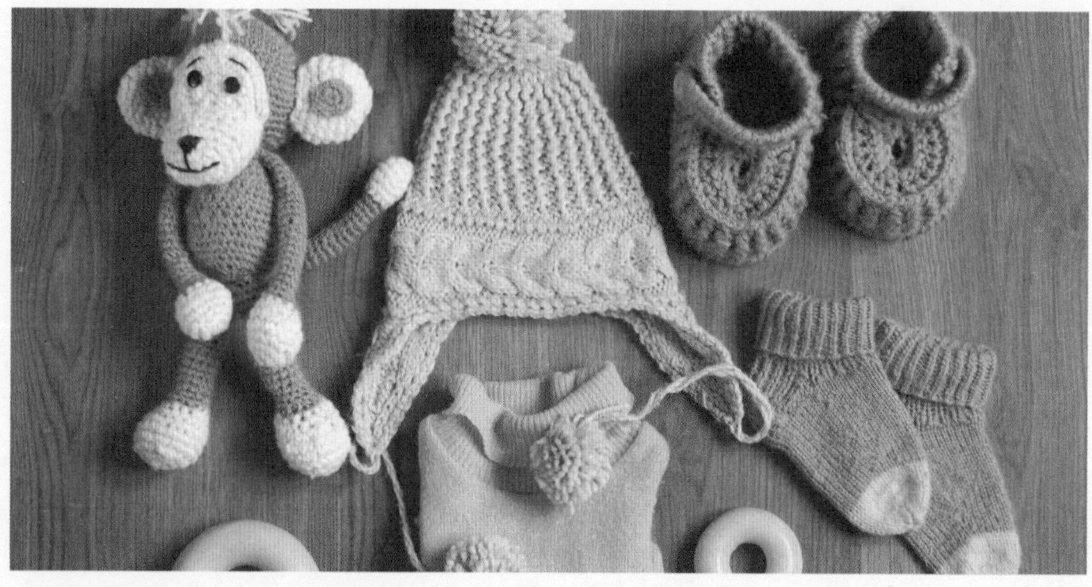

第 24 周

116 运动胎教：孕产瑜伽，肩转动

准妈妈进入了孕中期后，因为体重增加变快，身体各部位会出现一些酸痛的现象，现在来介绍一种消除肩部肌肉紧张感的瑜伽练习法——肩转动练习。

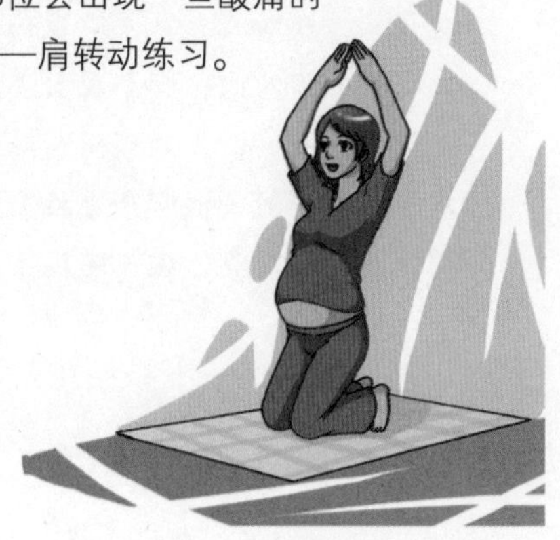

❶ 在舒适的位置坐好，深呼吸1次。

❷ 吸气，缓慢将肩膀向前、向上转动。

❸ 呼气，肩胛骨向后挤压。

❹ 然后肩膀下拉，恢复正常姿势。

❺ 重复1～4步3次。

❻ 肩膀朝相反的方向转动4次，也就是吸气时肩胛骨先往后拉，然后向上转动，呼气时肩膀向前转动然后恢复正常姿势。

117 电影胎教：《功夫熊猫》，一部搞笑的电影

电影《功夫熊猫》

中文名：《功夫熊猫》

英文名：Kung Fu Panda

影片类型：喜剧/动作/3D动画

片 长：90分钟

一只又肥又迟钝的熊猫最后却成了拯救山谷的英雄，是什么给了它力量，它在追求梦想的过程中又会闹出怎样的笑话？准妈妈有时间的话，不妨看一看这部搞笑又有意义的电影。

● 影片简介

山清水秀的和平谷与影视剧中的武当山有点类似，因为同样都住着一群武林高手。然而不同的是，和平谷中的武林高手，全都是动物。熊猫阿宝（杰克・布莱克配音）是谷中少有的不会武功的居民，却在机缘巧合下学会了武功，成为山谷里的英雄。

118 音乐胎教：《对数儿歌》

哇，这个对数儿歌很长哦！没关系，准妈妈可以分成两段，一至五为一段，六至十为另一段。数字后面的知识部分，如“哪个最爱把脸洗，小猫最爱把脸洗”等，在读唱的时候可以多重复几遍，这样可以加深胎宝宝对其的印象。

我说一，谁对一，哪个最爱把脸洗？
你说一，我对一，小猫最爱把脸洗。
我说二，谁对二，哪个尾巴像扇子？
你说二，我对二，孔雀尾巴像扇子。
我说三，谁对三，哪个跑步一溜烟？
你说三，我对三，兔子跑步一溜烟。
我说四，谁对四，哪个圆圆满身刺？
你说四，我对四，刺猬圆圆满身刺。
我说五，谁对五，哪个蹦跳上大树？
你说五，我对五，猴子蹦跳上大树。
我说六，谁对六，哪个扁嘴水里游？
你说六，我对六，鸭子扁嘴水里游。
我说七，谁对七，哪个叫人早早起？
你说七，我对七，公鸡叫人早早起。
我说八，谁对八，哪个鼻子长又大？
你说八，我对八，大象鼻子长又大。
我说九，谁对九，哪个天天沙漠里走？
你说九，我对九，骆驼天天沙漠里走。
我说十，谁对十，哪个耕地有本事？
你说十，我对十，黄牛耕地有本事。

119 语言胎教：《天上的街市》

天上的街市

远远的街灯明了，
好像闪着无数的明星。
天上的明星现了，
好像点着无数的街灯。
我想那缥缈的空中，
定然有美丽的街市。
街市上陈列的一些物品，
定然是世上没有的珍奇。
你看，那浅浅的天河，
定然是不甚宽广。
我想那隔河的牛郎织女，
定能够骑着牛儿来往。
我想他们此刻，
定然在天街闲游。
不信，请看那朵流星，
那是他们提着灯笼在走。

● 阅读欣赏

想象力是诗人的本领，如果没有了奇特、新奇的想象，诗人的诗是作不下去的。诗的第三、四节，描写了牛郎织女提着灯笼在天街闲游，过着幸福自在的生活。在这里，诗人改写了原先的神话中牛郎与织女所扮演的悲剧的角色，把原本一个天河之东，一个天河之西，每年只有“七七鹊桥会”才能相见一次的恋人，变成了形影不离的情侣。

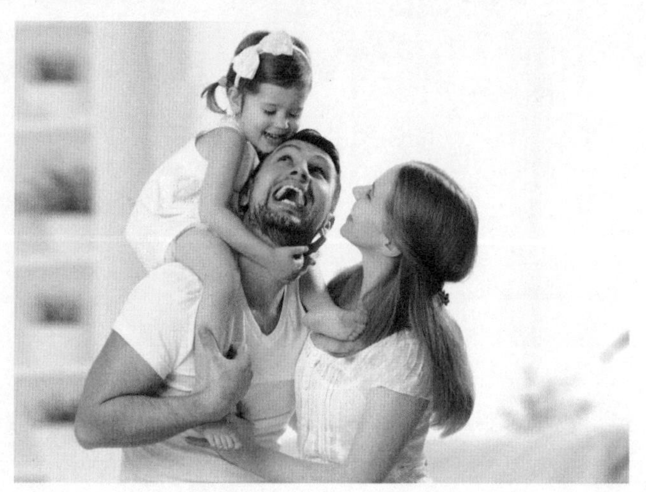

数字小游戏

巧填数字

如下图，把3、4、6、7四个数填在四个空格里，使横行、竖行三个数相加都得14。怎么填?

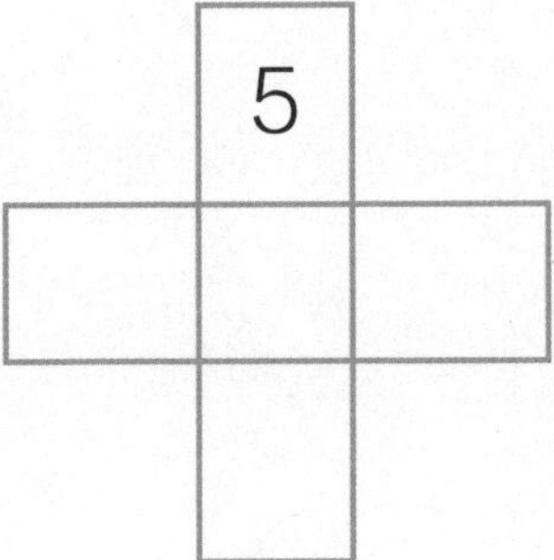

参见答案：

5

4 3 7

6

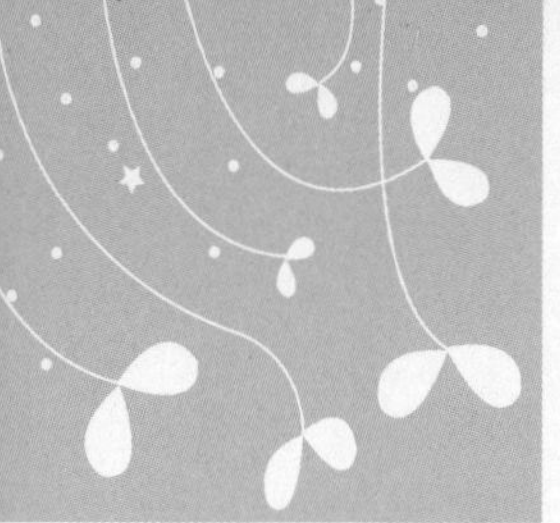

第七章

怀孕7个月（第25～28周）

本月的胎宝宝正在准妈妈的腹中努力快速地成长着。在这个阶段，胎宝宝全身的皮肤由一层胎脂覆盖，以前一直粘连在一起的眼皮将会分化为上下眼皮，并可以睁开眼睛。此时胎宝宝对强烈的光源特别敏感，准妈妈可以进行适当的光照胎教。

第 25 周

121 语言胎教：认识四季，让胎宝宝对四季有初步的印象

大自然是什么样的？为什么有时候温暖，有时候寒冷？胎宝宝现在略有感觉，慢慢地能感觉到冷和热，准妈妈可以把关于四季的童谣念给他听，让他对四季有初步的印象。

认识四季

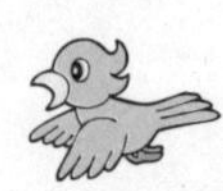

一

春天到了什么叫，叫得什么眯眯笑？春天到了燕子叫，叫得桃花眯眯笑。
夏天到了什么叫，叫得什么脸发烧？夏天到了知了叫，叫得石榴脸发烧。
秋天到了什么叫，叫得什么香气飘？秋天到了大雁叫，叫得桂花香气飘。
冬天到了什么叫，叫得什么雪里俏？冬天到了北风叫，叫得梅花雪里俏。

二

春天里，东风多，小燕子，搭新窝。
夏天里，南风热，红太阳，像团火。
秋天里，西风吹，大雁飞，黄叶飘。
冬天里，北风刮，小雪花，纷纷下。

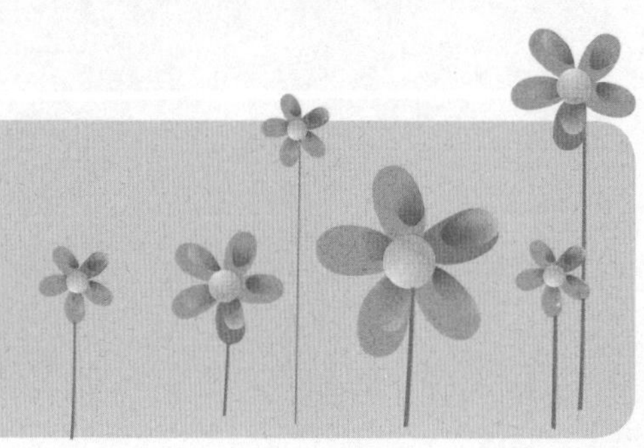

122 音乐胎教：《晨曲》，一缕阳光穿透心灵

《晨曲》是挪威作曲家爱德华·格里格为他的朋友易卜生创作的一部大型音乐组曲《皮尔·金特》中的第一乐章。

这首乐曲极富表现力，像是一缕阳光穿透心灵，朝阳、晨光、薄雾、河流配合着柔和的旋律，在弦乐上跳动，在管乐间流淌，展示着婉转的黎明，非常适合作为胎教音乐。乐曲篇幅不长，准妈妈若用心聆听，可以感觉到像是沐浴在海上吹来的平和晨风里，整个人被笼罩在一片阳光中。

乐曲的开始先由长笛吹奏出悠扬美好的晨曲主题，幽静的晨曦中，金色的旭日冉冉升起。短暂的反复后，大提琴表现出一个灰色的乐句，仿佛是乌云的遮挡，叙述出整个主题的矛盾，对喷薄而出的激情的暂时掩盖反而更加突出了背后的希望。不断上扬的旋律由一个变奏开始渐轻，回到了主题的再现，稍稍加以变化，增强了配器演绎的空间感，展开了初升的太阳完全跃出地平线的释然感。希望洋溢其间，仿佛能看到清晨的浓雾徐徐散去，一轮红日缓缓地从地平线上冉冉升起，远方的山野孕育着勃勃的生机，清新空气围绕在你周围……

● 音乐欣赏

准妈妈在焦躁不安的时候，不妨静下心来，安静地聆听这首乐曲，把自己置身在一个晨风拂面的早晨，闭上眼睛去感受。那徐徐的微风、冉冉升起的太阳、缓缓流淌着的溪流会帮准妈妈赶走心头的紧张与焦虑。

123 童话胎教：《三个好朋友》，一起来一起走

花园里有三只蝴蝶，一只是红色的，一只是黄色的，一只是白色的。三个好朋友天天都在一起玩，可快乐了。

一天，它们正玩得高兴，突然，天空下起了雨。三只蝴蝶的翅膀都被雨打湿了，冻得浑身发抖。

三只小蝴蝶一起飞到红花那里，对红花说："红花姐姐，让我们飞到你的叶子下面躲躲雨吧！"红花说："红蝴蝶进来吧，其他的快飞开！" 三个好朋友一齐摇摇头："我们是好朋友，一块儿来，也一块儿走。" 它们又飞到黄花那里，对黄花说："黄花姐姐，让我们飞到你的叶子下面躲躲雨吧！"黄花说："黄蝴蝶进来吧，其他的快飞开！"三个好朋友一齐摇摇头："我们是好朋友，一块儿来，也一块儿走。" 然后，它们又飞到白花那里，对白花说："白花姐姐，让我们飞到你的叶子下面躲躲雨吧！"可是白花也说："白蝴蝶进来吧，其他的快飞开！" 这三个好朋友还是一齐摇摇头，对白花说："我们是好朋友，一块儿来，也一块儿走。"这时，太阳公公看见了，赶忙把乌云赶走，叫雨停下来。

天终于放晴了，这三个好朋友又一起在花丛中跳舞玩游戏了。

124 美育胎教：丰收的田野，《拾穗者》

1857年，画家米勒43岁时，他完成了《拾穗者》。在收割后的田野里，三个贫苦的农妇正在捡拾麦田里散落的麦穗。她们神态疲惫，头顶着盛夏的烈日，在似火的骄阳烧烤着的大地上捡拾散落的麦穗，辛劳的汗水已浸透了她们的粗布衣衫。

画面的背景是堆成小山似的麦垛，主人骑在马上监督农民们干活，丰收的远景和前景的三个农妇形成鲜明的对比。作品问世后产生了惊人的社会反响。资产阶级评论家评论道“画里有农民的抗议声”“这三个拾穗者如此自命不凡，简直就像三个相同命运的女神”。

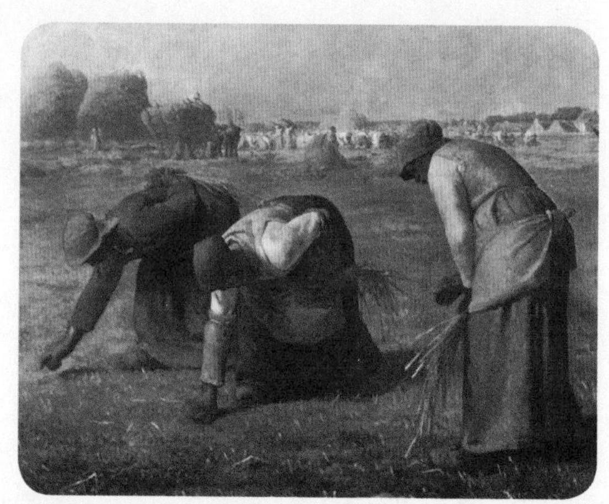

米勒是伟大的农民画家，他的艺术被公认是农村生活的庄严史诗。他用画笔和颜色表达了农民对土地的依恋，也揭示了人类围绕土地而争斗的喜悦与悲哀。人们称米勒是“乡巴佬中的但丁、土包子中的米开朗琪罗”。

125 手工胎教：制作可爱的熊猫

看过电影《功夫熊猫》的小宝宝一定都想拥有一只可爱的熊猫。准妈妈若有闲情逸致，不妨为胎宝宝动手做个简单的熊猫，贴在墙上，胎宝宝以后肯定会喜欢的。

● 熊猫的制作方法

用白色卡纸剪两个大圆，一个圆做熊猫的头，再将另一个圆剪去一小半，用剩余的大半做熊猫的身体，再剪几个圆做熊猫的耳朵、眼睛、嘴巴。将它们粘在一起，涂上颜色，熊猫就做成了。

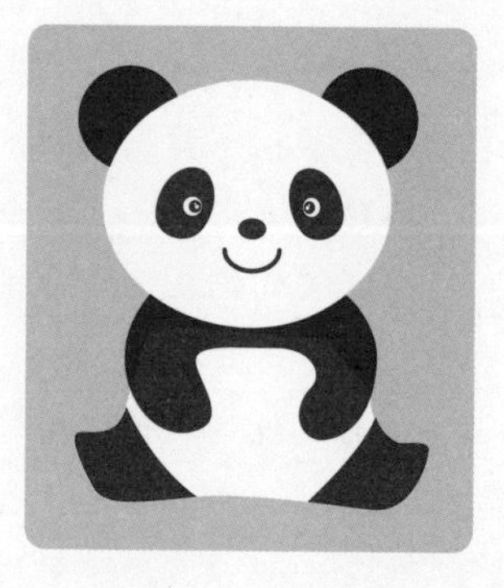

第 26 周

126 情绪胎教：宝宝，你听我说

准妈妈是不是有很多话想跟胎宝宝说，又怕胎宝宝听不懂？想表达心中深深的爱意，又觉得胎宝宝感受不到？其实，准妈妈的语言、爱和思想，胎宝宝都能感觉到，准妈妈应该经常对胎宝宝说："宝宝，你听我说"，然后把想说的、想表达的一一传递给胎宝宝。

宝宝，你听我悄悄地对你说：
我同你爸爸爱的只有你一个，
你就如同一把金色的梭，
编织着我们美丽的生活。
宝宝，你听我悄悄对你说：
我同你爸爸爱的只有你一个，
你就如同投入水中的石子，
激起爱的涟漪、幸福的水波。

宝宝，你听我悄悄地对你说：
我同你爸爸爱的只有你一个，
你就如同甜甜的春雨，
细细滋润着爱的花朵。
宝宝，你听我悄悄地对你说：
我同你爸爸爱的只有你一个，
你就如同什么？
你就是我们两个人的欢乐。

127 美育胎教：画画也可学童谣

准妈妈还记得儿时的信手涂鸦吗？重新拿起画笔，将这个美好的世界展现给胎宝宝吧！

五彩笔，手中拿，
小弟弟学画画。
画只鸭子嘎嘎嘎，
画只小鸟喳喳喳，
画只小羊咩咩咩，
画只青蛙呱呱呱，
画只小狗汪汪汪。

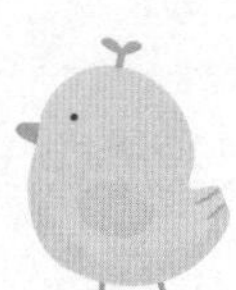

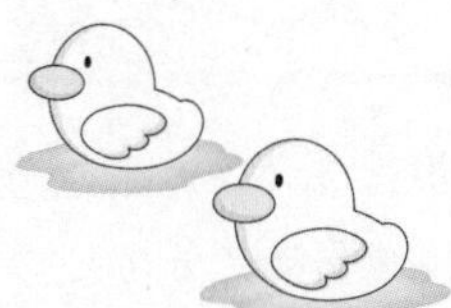

128 国学胎教：读孟浩然的《春晓》

相信所有的准妈妈都会背这首古诗，它的语言自然朴素，通俗易懂，却又耐人寻味。不知不觉又来到了一个春天的早晨，不知不觉又开始了一次花开花落，不知不觉胎宝宝竟这么大了。

春 晓

春眠不觉晓，处处闻啼鸟。
夜来风雨声，花落知多少。

译文

春意绵绵好睡觉，不知不觉天亮了；猛然一觉惊醒来，到处是鸟儿啼叫。

夜里迷迷糊糊，似乎有沙沙风雨声；现在庭院盛开的花儿不知道被摇落了多少？

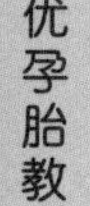

129 音乐胎教：《妈妈教我的歌》，感人至深

你知道吗？纯洁稚嫩的胎宝宝，懂得音乐熏陶的作用，他懂得这是哺育他的爱的粮食，同样的，音乐也是使准妈妈情绪稳定而活跃不可少的精神食粮。你听，悦耳的旋律，已在你的卧室内回荡着。

● 听音乐的感受

在婉转、跳跃的起伏旋律下，准妈妈可以想象小时候妈妈教自己唱歌的情景，要知道妈妈是多么盼望你早日长大呀！就如同准妈妈现在盼着腹中的胎宝宝长大一样。

130 营养胎教：西湖银鱼羹，鲜香嫩滑

西湖银鱼羹

材料：银鱼100克，鸡胸脯肉250克，鸡蛋清、香菜末各适量。

调料：盐、高汤、淀粉、鸡油各适量。

做法：

❶ 银鱼洗净，沥干水分；鸡胸脯肉切成5厘米长的细丝。

❷ 将鸡蛋清、淀粉、盐调匀，放入鸡丝上浆。

❸ 在锅内加高汤煮沸，放入银鱼、鸡丝，加入盐，用淀粉勾芡，撒上香菜末，淋入鸡油，倒入汤盘内即成。

第 27 周

131 童话胎教：《小恐龙卡卡》，做个人人喜爱的小朋友

那么高大、牙齿那么厉害的小恐龙卡卡，却是很多小动物们的好朋友，这是为什么呢？读完这则小故事，准妈妈就知道啦，别忘了告诉胎宝宝答案哦。

小恐龙卡卡

森林里住着一群动物，大家相处得很愉快。

小恐龙卡卡的牙齿很厉害，能咬很多硬东西，“咔啦”就把树枝咬断了。

这天，活泼的小松鼠请它帮忙说：“卡卡，请你帮我把松子咬开吧。”“咔啦，咔啦”一会儿，一小筐松子就全被咬开了。顽皮的小猴子说：“卡卡，请你帮我把核桃咬开吧。”“咔啦，咔啦”一篮子核桃也很快被咬开了。温柔的小猫咪说：“卡卡，请你帮我把椰子咬开吧。”“咔啦，咔啦”几下子就把大椰子咬开了。忙了半天的小恐龙卡卡，连松子的味道、核桃的味道、椰子的味道，一点儿也没有尝到啊。它的肚子饿了，只好到森林里去咬树枝吃。过了一会儿，小松鼠、小猴子、小猫咪来了，它们做了一个大蛋糕，给卡卡送过来了。

哈哈，大蛋糕上面有松子仁、核桃仁，还有椰子汁呢。香喷喷的大蛋糕可真好吃呀！小动物们都说，朋友之间就是这样，大家都用友善、信任和热情来灌溉，友谊之树才会长得更茂盛！

132 音乐胎教：《B小调第一钢琴协奏曲》，充满青春的气息

可爱的胎宝宝在准妈妈的腹中健康地成长着，你瞧，这小家伙的耳朵已经长得非常好了。说不定他还能分清什么是钢琴曲什么是小提琴曲呢，不信，来试试吧！

●怎样听这首曲子

当准妈妈平心静气并反复地听这首小提琴与钢琴的合奏曲时，会觉得这支乐曲既像是波涛起伏的大海，又像是和煦的春风，好似灿烂的阳光铺满了生活的大地，可以真正感受到生活的美好。当腹中的胎宝宝接收了准妈妈的美好的心理信息以后，他也会产生同感。

133 互动胎教：与准爸爸跳一曲爱的华尔兹

华尔兹是一种3拍的舞蹈。它原是欧洲的一种土风舞，其中一部分传到英国，经整理规范成了英国华尔兹，即华尔兹，也就是我们惯称的慢三拍；另一部分传到欧洲中部，仍然保持土风舞热烈、纯朴的风格，经整理规范成了维也纳华尔兹。

节拍：3/4

节奏：每小节有1、2、3拍。第一拍为重音，第二、三拍为弱音。

速度：每分钟28～30小节。

准妈妈在怀孕期间选择慢三拍就比较合适，舞蹈动作可以比较舒缓，也可以自由地配合旋律和节拍，使得手、脚、腰等部位得到自然摆动，让肌肉充分伸展、放松，以达到运动的目的，不妨与准爸爸共舞一曲。

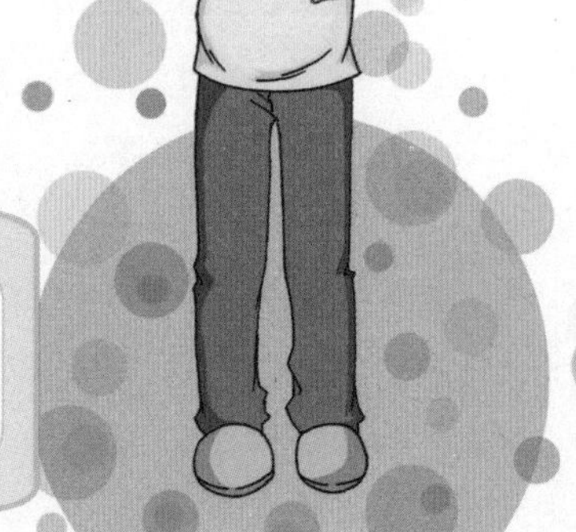

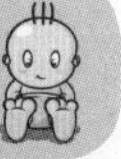

胎教小贴士

华尔兹动作如流水般顺畅， 潇洒自如、典雅大方，享有“舞中皇后”的美称。

134 电影胎教：《梦幻女郎》，让胎宝宝感受梦想的力量

电影《梦幻女郎》

中文名：《梦幻女郎》，又名《追梦女郎》

英文名：DREAMGIRLS

影片类型：剧情/歌舞/音乐

片 长：131分钟

这是一部励志的影片，贯穿整部片子的是追求梦想的信念，无论是生活中的挫折还是感情上的矛盾，相比梦想都不那么重要了，只有梦想是永恒长存的，而梦想也许就是追求本身！准妈妈怀有美好的梦想，可以让胎宝宝感受到拥有梦想的人生才是美好的。

故事讲述的是几个满怀音乐梦想的女孩子们，在经济拮据、只能穿戴廉价的假发和自制的服装的情况下，带着过人的演唱天赋和足够感染观众的激情，开始她们的梦想之路，并最终梦想成真，成为舞台聚光灯下的明星。

135 语言胎教：《请回答我，七月》

如果五月和七月对话，他们会说什么呢？他们一定会非常好奇对方的世界是什么样的，也一定想知道，自己的季节里生长的事物，到了另一个季节会怎么样？

请回答我，七月

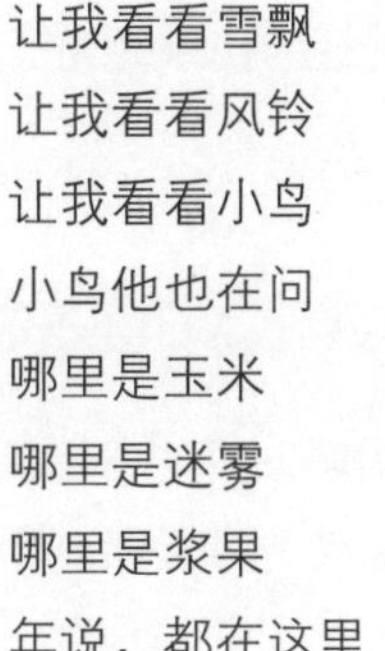

哪里有蜜蜂
哪里有干草
哪里有羞红的面孔
啊，七月说
哪里有种子
哪里有倍蕾
哪里有五月
请你，回答我
哦，五月说
让我看看雪飘
让我看看风铃
让我看看小鸟
小鸟他也在问
哪里是玉米
哪里是迷雾
哪里是浆果
年说，都在这里

——狄金森

第 28 周

136 情绪胎教：别老问是男孩还是女孩

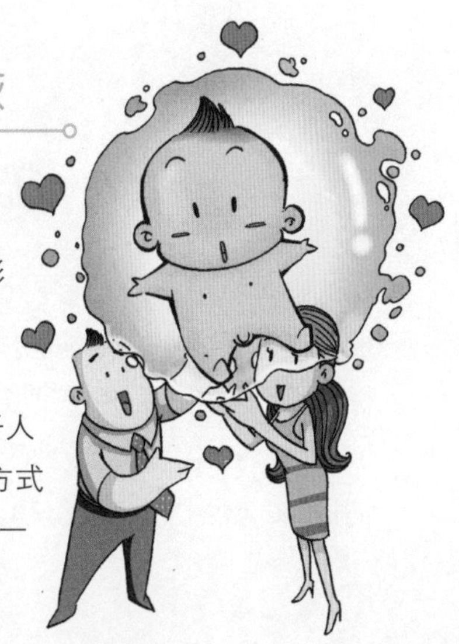

孩子没出生以前，性别是一个最大的谜，带给人们无尽的猜测。喜欢经常问是男孩还是女孩的人多半有性别方面的情结，一旦回答不知道，有些人接着可能要看着准妈妈的体形做预测，以过来人身份问准妈妈妊娠反应的程度，或者安慰说：“男孩女孩都好。”

一般来说，准爸爸准妈妈心里对于孩子的性别自有期望，对于人们的猜测，太过于认真反而是自寻烦恼。所以，最好的应对方式就是反问：“你看像什么？”然后不管对方的结论是什么，都一笑了之，把它当作一个小游戏。

137 音乐胎教：《自新大陆》，感受浓浓的思乡之情

《自新大陆》是19世纪捷克最伟大的作曲家之一德沃夏克所作，是他的E小调第九交响曲。乐曲以大提琴独奏开始，旋律舒缓而富于沉思色彩，表达了无限的思乡之情，乐曲最后激荡着如火如荼的热情，表现对新大陆的向往和热爱。

● 怎样听这首曲子

准妈妈不妨在一个阳光和煦的午后，静静地坐下来，把自己和宝宝沉浸在这首曲子中，会感觉身处雄伟宏大的海洋深处一般，周身充满奇异的美感和神妙的情趣，所有的苦闷和焦虑都会随着旋律一起入睡。尽情地享受这舒缓的旋律吧，想象你们一家人聚首时的欢乐情景，让这浓浓的乡情带你找回你曾经的快乐时光。

138 语言胎教：《拍手歌》，教胎宝宝玩拍手游戏

还记得小时候那些朗朗上口的快乐童谣吗？把那些快乐也跟胎宝宝分享一下吧，给胎宝宝读一读拍手歌，让胎宝宝也一起来玩一玩好玩的拍手游戏。

小朋友，来拍手

你拍一，我拍一，一个小孩穿花衣。你拍二，我拍二，两个小孩梳小辫儿。
你拍三，我拍三，三个小孩吃饼干。你拍四，我拍四，四个小孩写大字。
你拍五，我拍五，五个小孩敲大鼓。你拍六，我拍六，六个小孩吃石榴。
你拍七，我拍七，七个小孩坐飞机。你拍八，我拍八，八个小孩吹喇叭。
你拍九，我拍九，九个小孩交朋友。你拍十，我拍十，十个小孩站得直。

拍拍手，生活习惯来遵守

你拍一，我拍一，天天早起练身体。你拍二，我拍二，天天都要带手绢。
你拍三，我拍三，洗澡以后换衬衫。你拍四，我拍四，消灭苍蝇和蚊子。
你拍五，我拍五，有痰不要随地吐。你拍六，我拍六，瓜皮果核不乱丢。
你拍七，我拍七，吃饭细嚼别着急。你拍八，我拍八，勤剪指甲常刷牙。
你拍九，我拍九，吃饭以前要洗手。你拍十，我拍十，脏的东西不要吃。

139 运动胎教：准妈妈不妨多多手舞足蹈

怀孕是一个较漫长的过程，现在准妈妈就快要进入孕晚期了，适合的运动项目比较有限，行动也不方便了，很多准妈妈会感觉烦闷。其实，准妈妈也可以跳舞，增添一些生活乐趣。

跳舞其实和游泳一样，准妈妈可以通过锻炼，使生产更顺利。准妈妈可以配合旋律，使手、脚、腰等部位自然摆动，充分伸展、放松肌肉，从而达到健身的目的。

妊娠期间，虽然肚子很大，可是由于卵细胞激素的作用，会使准妈妈的身体更柔软。如果能愉快地运动，身体内会分泌快乐激素，就会通过胎盘让胎宝宝感受到，使得胎宝宝身心健康成长，也可以促进生产顺利进行。

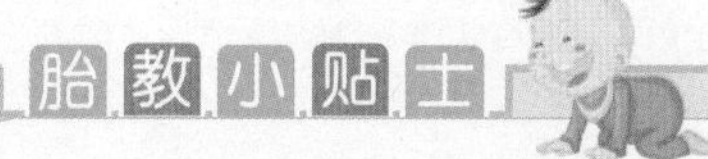

如果准妈妈从来没有跳过舞，也不必特意去学跳舞，只要顺着身体的感觉做到手舞足蹈也可以。

140 光照胎教：胎宝宝能分辨明暗了

准妈妈感觉到胎动时，用光照对胎宝宝的视觉进行训练可以促进视觉发育，增加视觉范围，强化昼夜周期（即晚上睡觉，白天觉醒）和促进动作行为的发展。

光照胎教的方法

❶ 选用一个电池手电筒。

❷ 照射准妈妈整个腹壁，持续3分钟左右，重复两次。

❸ 反复关闭、开启手电筒数次，一闪一灭地进行光线照射。

❹ 这个游戏每天可以进行3次。

❺ 照射的同时，准爸爸准妈妈可以对胎宝宝进行语言胎教，对胎宝宝说：“灯灭啦，看灯又亮啦。”

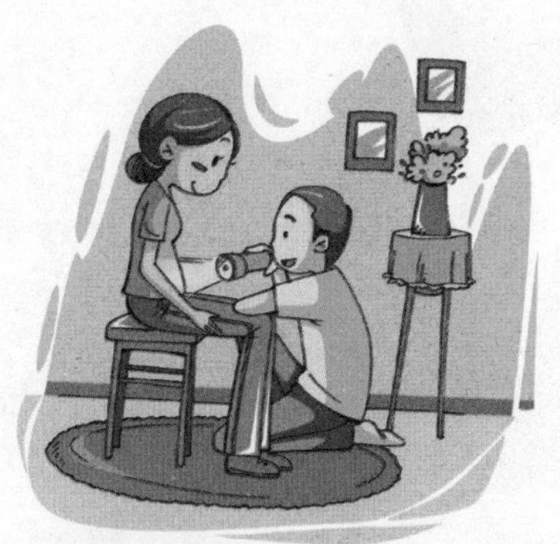

胎教小贴士

光照胎教最好从怀孕24周后开始，早期也可适度刺激。每次照射时应注意观察胎动，切忌用强光，照射的时间也不宜过长。

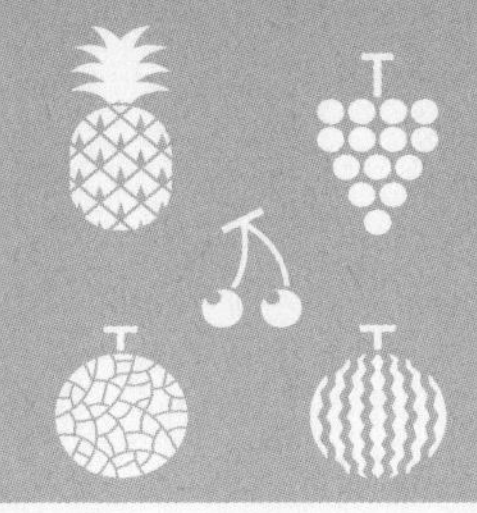

第八章 怀孕8个月（第29～32周）

怀孕8个月时胎宝宝的身体已经和新生儿没有太大的差别，只是皮下脂肪尚未发育完全。这时的胎宝宝已经开始进行呼吸训练了，他们在羊水中游来游去，非常活泼。准妈妈可以适当地做一些体操运动来促进血液循环，从而为胎宝宝提供更好的内部环境。

第 29 周

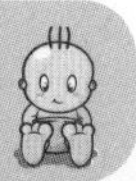

141 运动胎教：忙里偷闲放松身体操

准妈妈现在肚子已经很大了，若还在上班，长时间保持一种姿势，难免会感觉腰酸背痛。身体是革命的本钱，更何况是准妈妈，一定要懂得忙里偷闲，在工作期间偶尔做几个小动作，放松一下自己的肌肉。

● 办公室体操

放松颈部的动作：先挺直头部，再慢慢弯向左边，让左耳尽量靠近左肩，再把头慢慢挺直，然后把头弯向右边，让你的右耳尽量靠近右肩。重复做2～3次。

放松肩膀的动作：先挺直腰，再把两肩往上耸，尽量贴近双耳，停留10秒后放松肩膀。重复做2～3次。

放松手部的动作：十指相扣，掌心向下，把手腕下沉至前臂有伸展感，停留10秒后放松，重复做2～3次。接着举起手臂，双手合十，指尖朝上，想象手臂向天空不断延伸的感觉，停留10秒后放松，重复做2～3次。

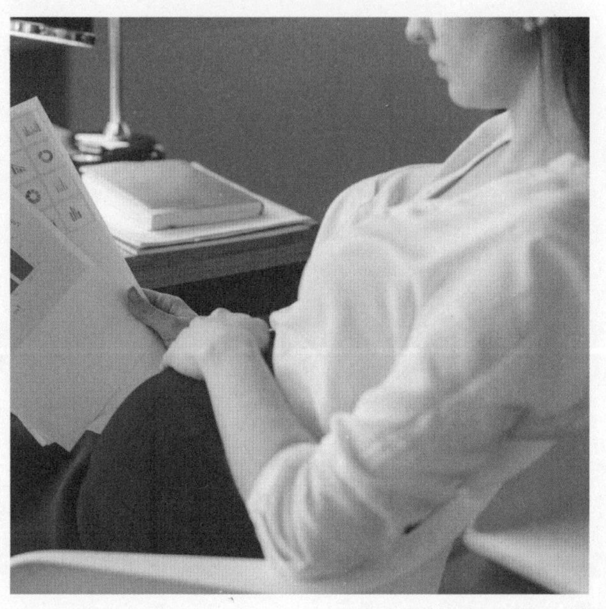

142 音乐胎教：《雪绒花》

雪绒花

雪绒花，雪绒花
清晨迎着我绽放
小而白，洁而亮
向我快乐地摇晃
白雪般的花儿
愿你芬芳
永远开花生长
雪绒花，雪绒花
永远祝福我的家乡

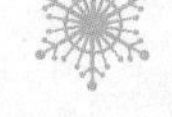

胎教欣赏

雪绒花，是从天而降的美丽天使，是心中的快乐天堂。请准妈妈想象自己已经置身其中，想象有无数片雪绒花从上方倾泻下来，瞬间又化成清凉的气息，渗透进你的身体，深吸一口气，把晶莹世界的清凉吸进体内，再吐一口气，吐出所有的烦恼与忧虑。

143 手工胎教：饮料瓶变身美丽花瓶

教准妈妈一招变废为宝，不妨用家里大大小小的废弃饮料瓶做些漂亮的花瓶，这些出自准妈妈巧手的美丽花瓶不仅可以让准妈妈大展插花的手艺，还会令准妈妈的心情非常不错的。

● 花瓶的制作方法

❶ 将饮料瓶从距离瓶口1/3处剪开，取下面的部分，共剪三个饮料瓶，一个大的，两个稍小的。

❷ 取一个小瓶子，将彩色胶带顺着瓶子竖直贴出若干条纹，如果有几种颜色的话，可以将几种颜色错开来贴。

❸ 再取一个小瓶子，将彩色胶带横向转圈贴出若干条纹，颜色可根据自己的喜好选择。

❹ 最后一个大瓶子将开口部分沿着圆周剪成0.5厘米宽的细条，长5厘米左右，然后将所有细条弯曲，用彩色胶带绕圈固定在细条底部。

❺ 三个漂亮花瓶就做好了，插花时，可以在花瓶底部放一些小石块，这样花瓶就不会因为太轻而倒下了。

144 美育胎教：赏名画《吻》，体会奇妙的爱情

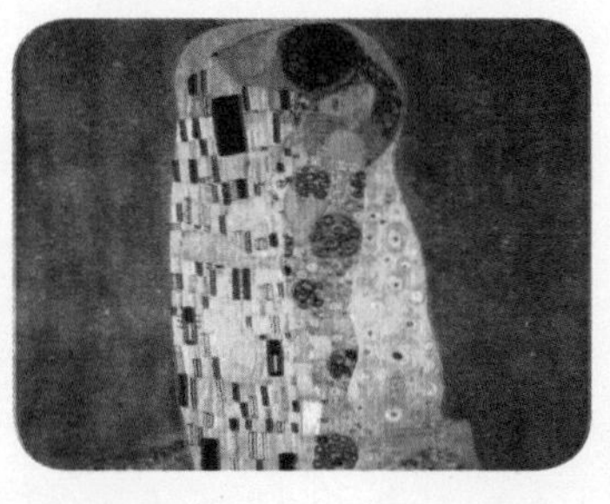

这幅金光闪闪的《吻》由“装饰象征主义”流派画家克里姆特创作。画面中拥抱的情侣被经过装饰的黄金镶嵌图案所环绕，使画面如同闪烁的星光一样美丽。沉浸在孕育新生命的喜悦中的准妈妈对这奇妙的爱情应该有着更为深切的体会。

145 营养胎教：芦笋炒肉丝，滋阴润燥

芦笋炒肉丝

材料：芦笋300克，瘦肉200克，蒜末半大匙。

调料：盐、料酒、酱油各1小匙，淀粉1大匙，糖半小匙。

做法：

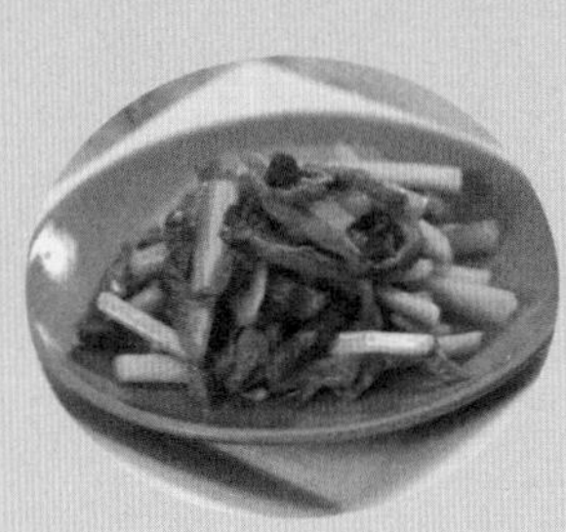

❶ 芦笋削去粗皮洗净，沸水锅中加少许盐，放入芦笋汆烫稍软捞出，用清水冲凉，再切小段。

❷ 瘦肉切丝，倒入半大匙料酒、酱油和水淀粉腌制15分钟。

❸ 锅内加入植物油烧热，将肉丝过油后捞出备用。

❹ 锅内留少许底油，倒入蒜末爆香，再放入芦笋翻炒片刻，加入肉丝，放入剩下的调料，加少许清水炒匀即可。

第 30 周

146 语言胎教：《狐假虎威》，带胎宝宝学成语

有一天，狐狸不小心被老虎抓住了，狐狸非常害怕，以为要命丧虎口了。可是它马上冷静下来，对着老虎说："慢着慢着！你怎么敢吃我啊？我是森林之王啊！"老虎奇怪了："我才是森林之王呢，怎么会是你这个狐狸啊？"狐狸趁着老虎发愣的时候又说："你不相信的话我带你去四处看看，小动物们见到我就吓得到处乱跑呢。"老虎有些怀疑地说："好吧！我跟你去看看！"

于是，老虎跟着狐狸到森林里到处走。小动物们看见狐狸大摇大摆地走过来都很奇怪，可是马上就发现狐狸后面跟着一只大老虎，吓得马上四处逃窜。狐狸得意地对老虎说："看看，怎么样，我没有骗你吧！我才是森林之王！"老虎惊呆了，只好让狐狸走了。

其实狐狸并不是森林之王，它只是借着老虎的威风吓跑了其他小动物，老虎被狐狸给欺骗了。所以碰到问题要冷静分析，不要被表面的假象给迷惑了啊。

147 音乐胎教：听普罗科菲耶夫的《彼得与狼》的故事

清晨打开窗户，播放这首像画一样的曲子，不，它不仅像画，它更像一个故事。那么它是一个怎样的故事呢？听听就知道了。

● 乐曲赏析

此曲生动活泼，犹如在眼前展开一幅生动的画，音乐家运用乐器来刻画人物和动物的性格、动作和神情，形式新颖活泼，旋律通俗易懂，富有艺术魅力。

当然，最宝贵的还是这部作品的思想内容：只要团结起来，勇敢而机智地进行斗争，任何强大的敌人都是可以战胜的，通过此曲，引导胎宝宝做个勇敢的宝宝。

148 智力胎教：尝试一下推理题吧

准妈妈多动脑，胎宝宝会更聪明哦，现在就来尝试一下推理题吧，实际上也是数学题，要仔细计算哦，尤其是第二道题，一不小心就会出错哦。

● 两道推理题

❶ 一个人的岁数的个位和十位换一下就是他儿子的岁数，如果他比他儿子大27岁，那么父子俩现在分别多大岁数?

❷ 一个人花8块钱买了一只鸡，9块钱卖掉了，然后他觉得不划算，花10块钱又买回来了，11块钱卖给另一个人。请问他赚了多少钱?

答案：❶ 父亲41岁 儿子14岁 ❷ 2元

149 美育胎教：根据属相画张卡通全家福

十二生肖凝聚了我国几千年的文化与历史，是每一个中华儿女与生俱来、终生不改的标记，是我们每个人的吉祥物。画一幅卡通的属相全家福，祝愿亲爱的宝宝幸福健康。

● 画全家福的方法

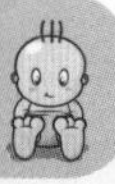

❶ 先画一个卡通背景，随意画，蓝蓝的天，白白的云，青青的草……

❷ 再画准爸爸的生肖卡通像，也可随喜好画出准爸爸的特征。

❸ 中间画胎宝宝的生肖卡通像，再画准妈妈的生肖卡通像。

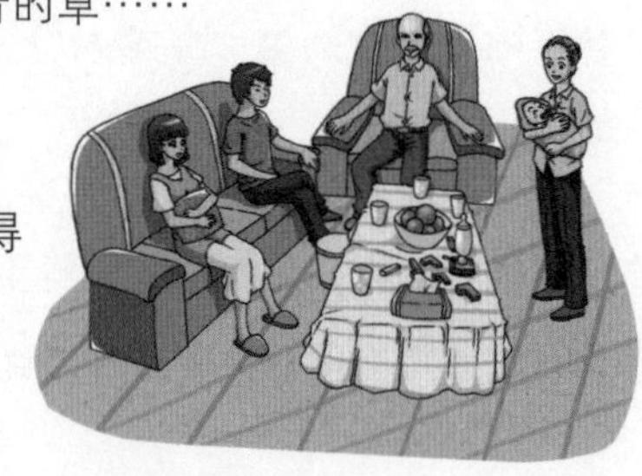

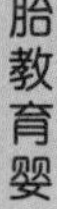

注意：不管画得怎么样，最重要的是准妈妈画得开心，画得有意思，还可以边画边跟胎宝宝说话。画完了可以贴在墙上，每天看一眼，想象胎宝宝的样子，会让准妈妈觉得很幸福。

150 手工胎教：《红绿灯》，让胎宝宝也知道交通常识

“姐姐走，我也走，我和姐姐手拉手。手拉手，慢慢走，一走走到马路口。看见红灯停一停，看见绿灯开步走。”准妈妈可以哼唱着这首儿时的歌谣，带着胎宝宝一道去体验手工制作的快乐吧！

制作材料

硬纸板一张（牙刷、香皂的包装壳都可以）、水彩笔、1角钱硬币。

工具

剪刀、胶水。

制作步骤

❶ 在硬纸板上分别剪一个长8厘米、宽3厘米和一个长3厘米、宽2厘米的长方形。

❷ 用1角硬币做模板，在大的长方形纸板的中心线上画3个大小相等的圆圈；3个圆圈分别涂上红、黄、绿三种颜色，其余的地方用水彩笔涂成黑色。

❸ 将小的长方形卷成筒状，用胶水粘住，表面用水彩笔涂成黑色。

❹ 在圆筒的上端剪开两道裂口，插入纸板（红灯朝上），自制的红绿灯就完成了。

第 31 周

151 情绪胎教：调节情绪的练习，数数或撕纸

准妈妈时常会感到急躁、郁闷、愤怒、不安吗？如果是，准妈妈就应该学习调节自己的情绪了。准妈妈情绪不安，胎宝宝也会变得不安，胎动会明显增加，长期下去，胎宝宝体力消耗大，出生后体形就会比其他宝宝小。准妈妈心疼吗？那么情绪不好时，试试下面的方法吧！

● 数数

准妈妈如果感到自己为某件事生气，先努力让自己从一数到十，尽量慢慢地数，短短的几十秒时间里，心情很可能就会平复下来。准妈妈数数的时候可以用意念告诉自己，肚子里的胎宝宝也想要平静下来呢。

● 撕纸

当有郁闷情绪需要排解时，准妈妈不妨试着将废纸撕成小条儿，坏情绪可能就会随着撕开的小条儿消散了。可以在撕的时候告诉胎宝宝说："宝宝，妈妈把不开心都撕掉了"。

152 童话胎教：《龟兔赛跑》，坚持和勤奋才能获得成功

对于《龟兔赛跑》这个励志童话故事，想必大家都耳熟能详了吧！那么，胎宝宝知道为什么善于跑跳的兔子会在比赛中输给走路慢腾腾的乌龟吗？

龟兔赛跑

很久以前，乌龟与兔子之间发生了争论，它们都说自己跑得比对方快，于是它们决定通过比赛来一决雌雄。确定了路线之后它们就开始跑了起来。

兔子一个箭步冲到了前面，并且一路领先。看到乌龟被远远甩在了后面，兔子觉得，自己应该先在树下休息一会儿，然后再继续比赛。

于是，它在树下坐了下来，并且很快睡着了。乌龟慢慢地超过了它，并且完成了整个赛程，无可争辩地当上了冠军。兔子醒来时，才发现自己输了，后悔莫及。

153 语言胎教：《数鸭子》，一家人乐呵呵

这是一首准爸妈都耳熟能详的儿歌，前后的旁白部分就由准爸爸来代劳吧。准妈妈在唱的时候，准爸爸可以在旁边伴舞哦，鸭子走路的模样、抱着个鸭蛋回家的样子都可以模仿，准爸爸要尽情地发挥，为准妈妈和胎宝宝营造一种欢快的气氛。

（旁白）门前大桥下，游过一群鸭。
快来快来数一数，二四六七八。
（唱）门前大桥下，游过一群鸭。
快来快来数一数，二四六七八。
嘎嘎嘎嘎真呀真多呀，
数不清到底多少鸭，
数不清到底多少鸭。
赶鸭老爷爷，胡子白花花。
唱呀唱着家乡戏，还会说笑话。
小孩小孩快快上学校，
别考个鸭蛋抱回家，
别考个鸭蛋抱回家。
（旁白）门前大桥下，游过一群鸭。
快来快来数一数，二四六七八。

154 智力胎教：学几个有趣的歇后语

歇后语是一种短小、风趣、形象的语句。它由前后两部分组成：前一部分起“引子”作用，像谜语，后一部分起“后衬”的作用，像谜底，十分自然贴切。准妈妈可以学几个歇后语念给胎宝宝听，定会别有一番趣味。

● 有趣的歇后语

芝麻开花——节节高
脱了旧鞋换新鞋——改鞋（邪）归正
猴子学走路——假惺惺（假猩猩）
瞎子背瞎子——忙上加忙（盲上加盲）
从河南到湖南——难上加难（南上加南）
耗子掉到水缸里——时髦（湿毛）
黄鼠狼钻鸡笼——投机（偷鸡）
炒咸菜不放酱油——有言在先（有盐在先）

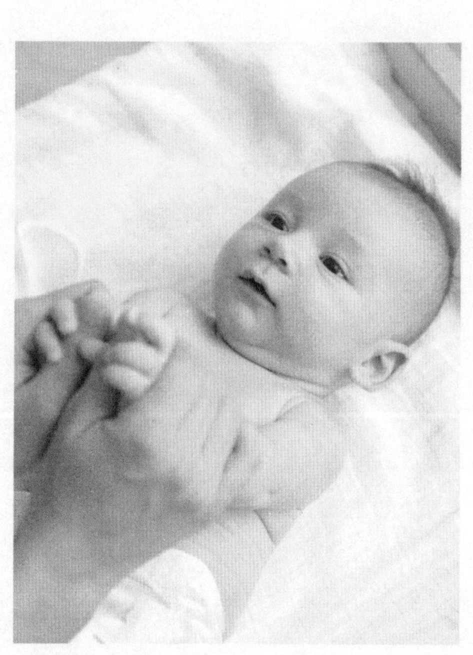

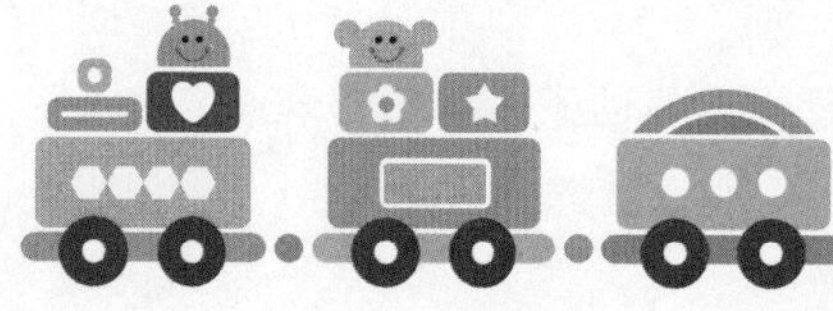
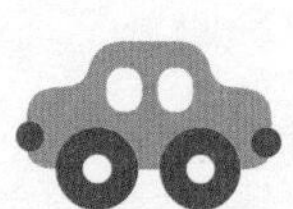

第 32 周

155 营养胎教：青椒玉米，开胃消食

青椒玉米

材料：玉米粒150克，青椒 25克。

调料：盐2小匙。

做法：

❶ 将玉米粒洗净沥干；青椒去蒂洗净，切成5厘米长的小段。

❷ 锅置微火上，放入青椒炒蔫后盛起备用；将玉米粒倒入锅中炒至断生后盛出。

❸ 锅内加入植物油烧热，倒入青椒、玉米、盐炒匀即可。

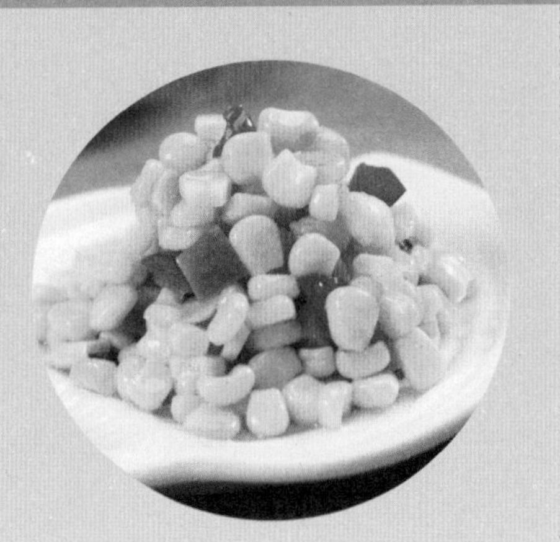

156 音乐胎教：《愿为你挡风遮雨》，淡雅如清风

清晨，去往上班的路上，看着万物祥和的姿态，听着这首幽静清脆的曲子，淡淡的雅致有如清风般飘起，仿佛看到胎宝宝在远方微笑着向你招手，瞬间一股暖意撞进你的心里，久久流淌……

● 多听莫扎特的音乐

儿童专家建议准妈妈多听莫扎特的音乐，胎宝宝出生后会更加活泼、开朗、自信、外向、积极、健康。

莫扎特的灵魂仿佛根本不知道莫扎特的痛苦，他的心灵永远纯洁、永远平静，照临在他的痛苦之上。他是多么沉着，多么高贵！准妈妈可以让胎宝宝置身于音乐之中，感受音乐的魅力。

157 手工胎教：叠只小老鼠，换个好心情

怀孕之后，准妈妈总是会感到不安，每天都在心里想：宝宝长得好吗？老是恶心吃不进东西怎么办？宝宝的营养够吗？其实这些不安都是没有必要的，只要准妈妈心情愉快，一切都会变得很美好。

● 用手帕叠小老鼠的方法

❶ 先将手帕对折成一个三角形。

❷ 将三角形的两个锐角向里折，沿着三角形的底边（最长的那边）。这两个角用来作为老鼠的头和尾。

❸ 然后向上端直角平行卷动，卷到一半的时候，将手帕翻面。

❹ 再将两边向中间折，再向上卷，快到三角形那个直角的时候，将未卷的那部分，塞入已卷好的里面，再翻卷掏出头和尾，直到第二步的时候折起来的两个角露出来，这时候就是一个中间大，两头是个条形的长东西了。

❺ 将其中一边露出的部分打个结，就成了老鼠的头，另外一边就是老鼠的尾。

一只可爱的小老鼠叠好了，再给宝宝唱首《小老鼠》童谣吧！

小老鼠，住小屋，
去玩耍，迷了路。
坐在小草上，
湿了小衣服。

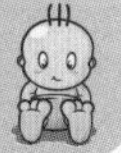

158 智力胎教：绕口令，《一只青蛙一张嘴》

这个好玩的绕口令可不光是为了练练嘴皮子哦，更多的是考验准妈妈的速算能力，叫上准爸爸一起参与吧，一定很讨胎宝宝喜欢。

一只青蛙一张嘴，两只眼睛四条腿，扑通一声跳下水。

两只青蛙两张嘴，四只眼睛八条腿，扑通、扑通跳下水。

三只青蛙三张嘴，六只眼睛十二条腿，扑通、扑通、扑通跳下水。

……

就是这样，一只接着一只下去，相信准妈妈有胎宝宝的支持一定会赢准爸爸的。

159 情绪胎教：准爸爸的甜言蜜语录

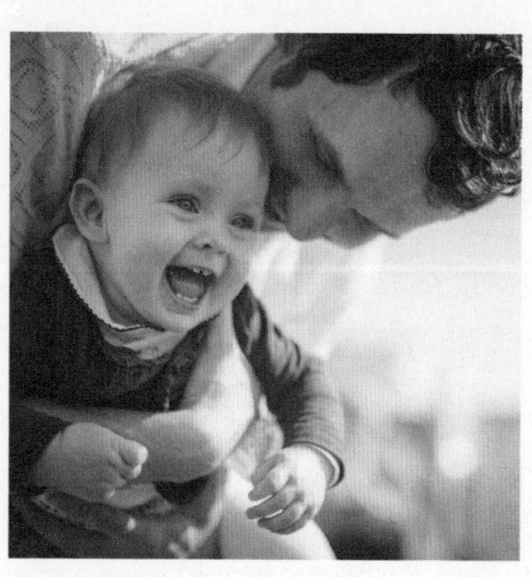

◎老婆，我知道怀宝宝很辛苦，如果有可能，我愿意替你分担。

◎宝贝，瞧见了吗，长大一定要好好孝顺妈妈。

◎今天下班是晚了点，因为我想多赚钱，让我们的生活过得更好一些。

◎老婆、宝贝，你们是我工作的动力。

◎宝贝，不要折磨妈妈了，小心，出来揍你。

女人是要哄的，准妈妈高兴了，准爸爸在家里的日子就好过了。男人还是要多练习哄女人的口才，即使“战火纷飞”，一两句话就摆平了，多好啊！

第九章

怀孕9个月（第33～36周）

此时的胎宝宝身长45～50厘米，体重2 500～3 000克。胎宝宝的皮下脂肪开始增多，皮肤皱褶变得越来越少，身体比以前更丰润了，皮肤红润有光泽。准妈妈仍需保持良好状态来给胎宝宝做胎教，你们所听到的、看到的、感觉到的、品尝到的将会从各方面来激发胎宝宝的生长发育。

第 33 周

160 音乐胎教：《采蘑菇的小姑娘》，轻松的儿歌

放松心情，想象自己和胎宝宝正处在一个青草味浓烈的树林中，地上有很多美丽的蘑菇，小松鼠在树上蹦跳着，小鸟唱着动人的歌曲，随着音乐响起，小蘑菇也欢快地摇动起来，那一定是个很温馨很美丽的画面。不妨听着这曲轻松的《采蘑菇的小姑娘》，尽情想象吧。

采蘑菇的小姑娘
背着一个大竹筐
清早光着小脚丫
走遍森林和山冈
她采的蘑菇最多
多得像那星星数不清
她采的蘑菇最大
大得像那小伞装满筐
噻罗罗罗哩噻罗哩噻

谁不知这山里的蘑菇香
她却不肯尝一尝
盼到赶集的那一天
快快背到集市上
换上一把小镰刀
再换上几块棒棒糖
和那小伙伴一起
把劳动的幸福来分享
噻罗罗罗哩噻罗哩噻

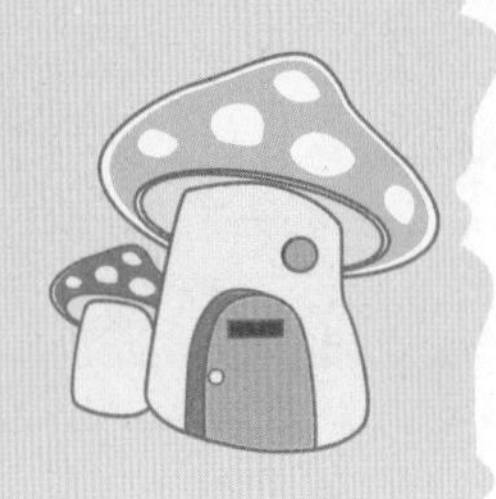

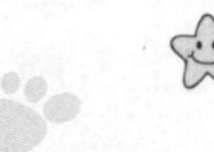

161 营养胎教：芦笋鸡柳，增强食欲

芦笋鸡柳

材料：鸡脯肉200克，芦笋200克，胡萝卜100克，葱末、姜末各1小匙。

调料：水淀粉1大匙，料酒、酱油各2小匙，盐1小匙，香油适量。

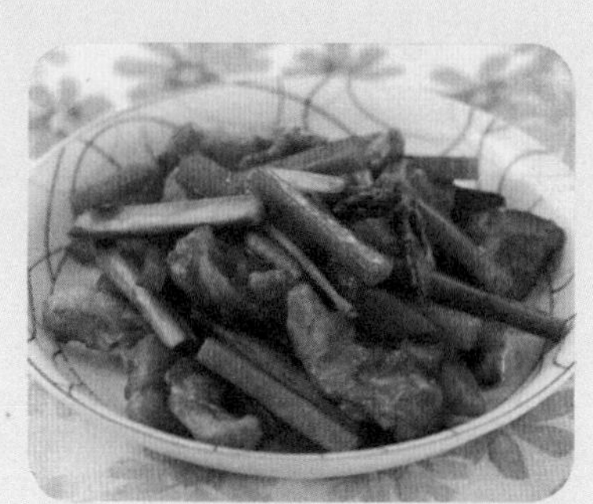

做法：

① 将鸡肉洗净切条，用1小匙料酒和1小匙酱油腌制5分钟；芦笋洗净，切成小段；胡萝卜洗净切条备用。

② 锅内加入植物油烧热，放入葱末、姜末爆香，依次倒入鸡肉、胡萝卜和芦笋，加料酒和盐炒至断生。

③ 用水淀粉勾芡，淋入香油即可。

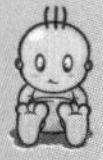

162 语言胎教：《雪》，领略南方的雪和北方的雪

暖国的雨，向来没有变过冰冷的坚硬的灿烂的雪花。博识的人们觉得他单调，他自己也以为不幸否耶?江南的雪，可是滋润美艳之至了；那是还在隐约着的青春的消息，是极壮健的处子的皮肤。雪野中有血红的宝珠山茶，白中隐青的单瓣梅花，深黄的磬口的蜡梅花；雪下面还有冷绿的杂草。蝴蝶确乎没有；蜜蜂是否来采山茶花和梅花的蜜，我可记不真切了。但我的眼前仿佛看见冬花开在雪野中，有许多蜜蜂们忙碌地飞着，也听得他们嗡嗡地闹着。

孩子们呵着冻得通红，像紫芽姜一般的小手，七八个一齐来塑雪罗汉。因为不成功，谁的父亲也来帮忙了。罗汉就塑得比孩子们高得多，虽然不过是上小下大的一堆，终于分不清是壶卢还是罗汉；然而很洁白，很明艳，以自身的滋润相黏结，整个地闪闪地生光。孩子们用龙眼核给他做眼珠，又从谁的母亲的脂粉奁中偷得胭脂来涂在嘴唇上。这回确是一个大阿罗汉了。他也就目光灼灼地嘴唇通红地坐在雪地里。

第二天还有几个孩子来访问他；对他拍手，点头，嬉笑。但他终于独自坐着了。晴天又来消释他的皮肤，寒夜又使他结一层冰，化作不透明的水晶模样；连续的晴天又使他成为不知道算什么，而嘴上的胭脂也褪尽了。

但是，朔方的雪花在纷飞之后，却永远如粉，如沙，他们决不粘连，撒在屋上，地上，枯草上，就是这样。屋上的雪是早已就有消化了的，因为屋里居人的火的温热。别的，在晴天之下，旋风忽来，便蓬勃地奋飞，在日光中灿灿地生光，如包藏火焰的大雾，旋转而且升腾，弥漫太空，使太空旋转而且升腾地闪烁。

在无边的旷野上，在凛冽的天宇下，闪闪地旋转升腾着的是雨的精魂……

●阅读欣赏

《雪》中的描写生动且富于神韵。作者能准确抓住景物的特征，寥寥几笔，就鲜明地刻画出景物的特色，使人如临其境，如见其形。写南方的雪和北方的雪，两者有不同的个性和情趣。这些描写，抓住了事物的最本质的特征，写来不但形似而且神似，有一种寓意深远的神韵。

163 手工胎教：折一朵漂亮的百合花

百合花素有“云裳仙子”之称，是圣洁、吉祥的象征。准妈妈在折叠的过程中，千万不要偷懒，除了要将折叠的步骤与胎宝宝分享外，有关于百合的一些小知识，如花的颜色、香味等等，准妈妈也要告诉腹中的胎宝宝哦。

折百合花的方法

❶ 准备一张正方形的纸折成双菱形。

❷ 两侧沿虚线向中心折。

❸ 再向中心线折。

❹ 向下折，其他三片也一样。

❺ 把花瓣尖端用笔或圆形的东西卷一卷。

好了，一朵美丽的百合花折好了，放在床前给胎宝宝欣赏一下吧。

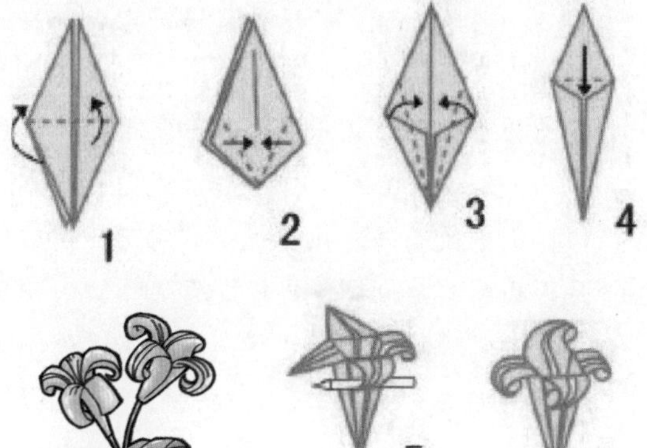

164 情绪胎教：准爸爸也有“妊娠反应”

约90%即将做父亲的男子会出现妊娠症状，如恶心欲吐、食欲不振，或想吃特定食品。准妈妈分娩时准爸爸会焦虑、食欲不振、腹胀，有时还会抑郁失眠、易怒、头痛。这主要是心理因素造成的，女性孕期的气味也会促使准爸爸们的激素产生条件反射性变化。

准爸爸的“妊娠反应”，通常来自几个方面，一是对孩子性别的过分关注，二是准妈妈的生理反应和焦躁情绪会影响到准爸爸，特别是性格比较外向的男性，更容易在准妈妈分娩前夕出现焦虑反应。需要做的，是多关怀准妈妈，感受和分享胎宝宝带给家庭的喜悦，了解孕产知识，参与胎教活动，就能够认识到孕育的艰辛，增加对准妈妈的关怀和体贴，用男性宽广的胸怀来分担准妈妈的情绪，陪伴准妈妈一起迎接挑战。

第 34 周

165 童话胎教：《糊涂的小老鼠》，不可以貌取人

一天，小老鼠趁着妈妈不注意，又偷偷地溜出了家门，直到中午才回来。一到家，它就兴奋地对妈妈说："妈妈，我刚刚出去玩儿的时候，看到两个奇怪的动物!"

鼠妈妈微笑着对小老鼠说："是吗？你就讲给我听吧。"

小老鼠点了点头，说："我出了家门以后，跑得飞快，一直跑到了院子里。在那里，我看见了第一只可怕的动物！他长着花花绿绿的毛，伸着脖子，发出难听的'喔喔喔'的声音，吓得我直打哆嗦！"鼠妈妈对小老鼠说："这是院子里的那只小公鸡！"

小老鼠又说："这个奇怪的家伙使劲儿拍打着翅膀，把我吓坏了，我急忙就跑了。刚跑没多远，在院子里的窗台上，我又看见了一个可爱的动物！它身上有着柔软的毛和漂亮的斑纹，还有一条长长的尾巴，叫声也非常温柔。"

鼠妈妈赶紧问："这个'可爱'的动物的叫声是不是'喵喵喵'的？"

小老鼠高兴地接着说："对呀！对呀！您也认识它吗？我还想和它打招呼呢，但看见小公鸡凶恶地样子就赶快跑了！"

鼠妈妈气得哭笑不得，抱过可爱的小老鼠，对它说："我可爱的儿子，你知道吗？那个'喵喵'叫的家伙是猫，它是我们老鼠的天敌。你要是去和它打招呼，它肯定会毫不犹豫地一口把你吃掉。而那个公鸡是只很温顺的动物，他是不会伤害我们的。记住，下次看到猫一定要掉头就跑。"

小老鼠听了妈妈的话，吓得直发抖，它再也不敢乱跑了，总是小心翼翼地跟在妈妈身后，学习本领。

166 美育胎教：名画《舞蹈》，听听生命的呐喊

田地之间，被涂成土红色的人体在尽情舞蹈，舞者的姿态具有无限的张力，充满了激情。这不仅是生命的舞蹈，更是生命的呐喊。

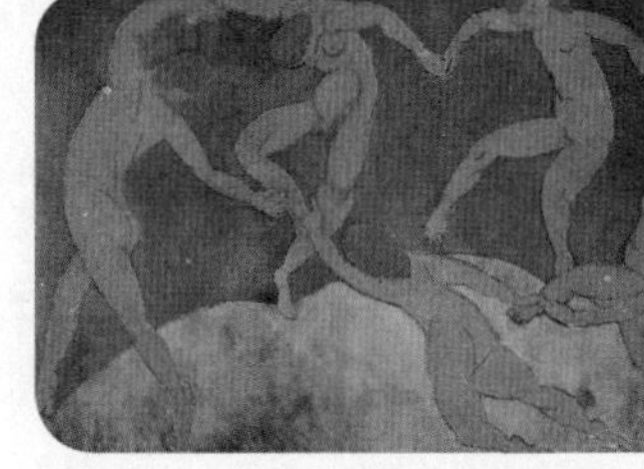

167 音乐胎教：《打电话》，给胎宝宝唱儿歌

儿歌，是最单纯的歌，是最自由的歌，是快乐的游戏，儿歌的内容往往十分浅显，于天真稚气中表达幼儿对周围生活的模仿和思考，节奏鲜明，朗朗上口，易念易记易传。现在准妈妈就给胎宝宝唱首儿歌吧。

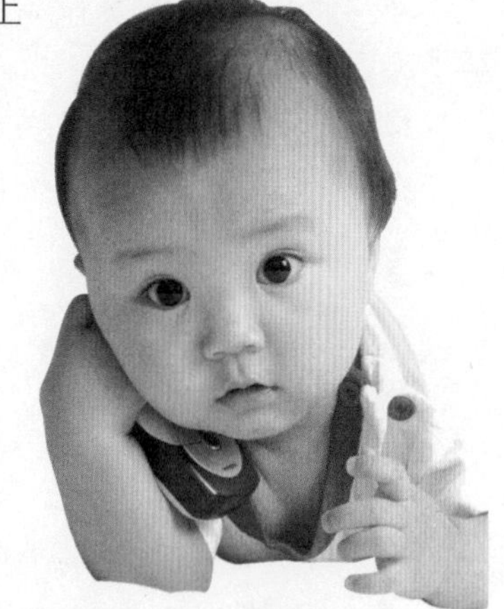

两个小娃娃呀，正在打电话呀，
"喂喂喂，你在哪里呀？"
"哎哎哎，我在幼儿园。"
两个小娃娃呀，正在打电话呀，
"喂喂喂，你在干什么？"
"哎哎哎，我在学唱歌。"

168 语言胎教：《你是人间四月天》，让胎宝宝感受母爱

四月，是一年中春天的盛季，在这样美好的季节里，胎宝宝也许正在孕育中，也许会降临人世。今天，就把这首诗送给准妈妈和胎宝宝，祝福你们像伴春飞翔的燕子，美丽轻灵，带着爱、温暖和希望。

你是人间的四月天

我说你是人间的四月天；
笑响点亮了四面风；
轻灵，在春的光艳中交舞着变。
你是四月早天里的云烟，
黄昏吹着风的软，星子在
无意中闪，细雨点洒在花前。
那轻，那娉婷，你是，鲜妍
百花的冠冕你戴着，你是
天真，庄严，你是夜夜的月圆。
雪化后那片鹅黄，你像；新鲜
初放芽的绿，你是；柔嫩喜悦
水光浮动着你梦期待中白莲。
你是一树一树的花开，是燕在梁间
呢喃，——你是爱，是暖，
是希望，你是人间的四月天！

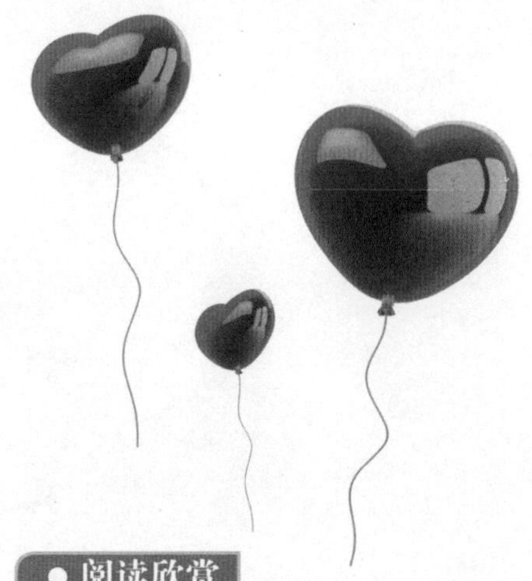

● 阅读欣赏

在得知一个小生命在你的腹中悄悄发芽的时候，你是怎样的心情呢？在不久的将来，你便会是一个真正的母亲，所以从现在起你要唤起心中那份深沉的母爱，让它为你打开人生的另一扇门窗……

169 手工胎教：宝宝的衣服裤子亲手做

衣服和裤子

如果把裤子部分剪得短一些，就变成短裤了。

材料：选择3种颜色的四方形折纸，剪刀。

步骤：见右图。

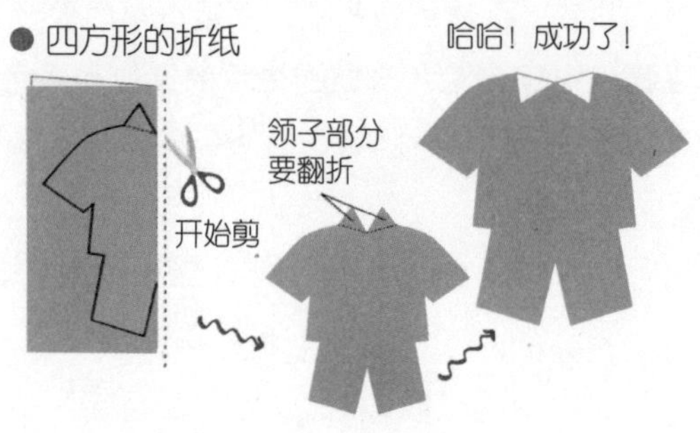

第 35 周

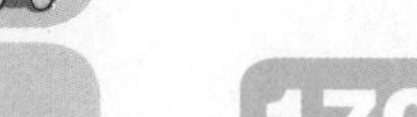

170 音乐胎教：《大树妈妈》，无私的母爱

今天准妈妈给胎宝宝唱歌了吗？关于妈妈的儿歌、童谣有很多很多，即使准妈妈不会唱歌也没关系，歌词就已经很美了。

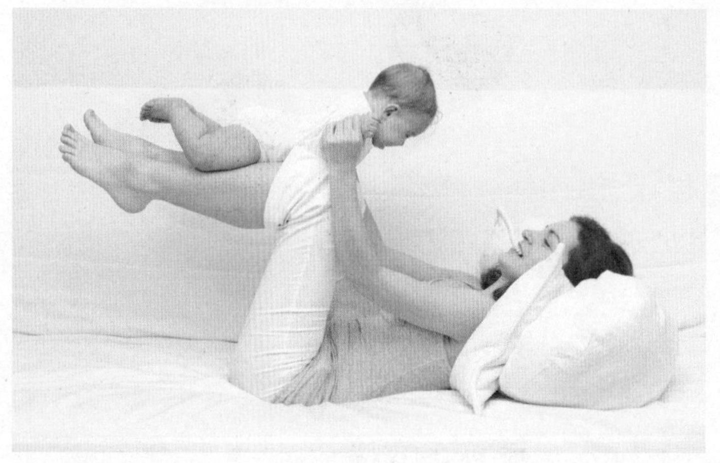

大树妈妈

大树妈妈个儿高，
托着摇篮唱歌谣，
摇啊摇，摇啊摇，
摇篮里的小鸟睡着了。
大树妈妈个儿高，
对着小鸟呵呵笑，
风来了，雨来了，
绿色的雨伞撑开了。

171 童话胎教：笑一笑，《新版龟兔赛跑》

曾在赛跑中输给乌龟的兔子不服输，于是给乌龟下了挑战书：谁先到十楼，谁就赢。准妈妈知道最后谁赢了吗？兔子还会那么笨吗？

新版龟兔赛跑

比赛开始，兔子迈开它的飞毛腿，飞快地爬上了楼梯。乌龟不慌不忙，四处张望，等兔子爬到五楼，乌龟发现旁边有电梯，就乘着电梯到了十楼。等兔子也到了十楼，看到乌龟站在那里，它觉得很奇怪，就问乌龟："你怎么比我还快呢？"乌龟说："我发现旁边有电梯，就乘上来了。"兔子听了，当场晕倒！

172 语言胎教：《再别康桥》，一首优美的抒情诗

《再别康桥》是徐志摩的经典之作，也是徐志摩对爱、自由和美的追求与独特人生理想的完美表达。诗中描写的夕阳中的金柳、潭底的彩虹、水中的青荇、斑斓的星辉……都是用华美的词藻织就的画面，呈现出语言华丽、柔婉、清丽、洗练的艺术风格。

轻轻地我走了，
正如我轻轻的来；
我轻轻地招手，
作别西天的云彩。
那河畔的金柳，
是夕阳中的新娘；
波光里的艳影，
在我的心头荡漾。
软泥上的青荇，
油油的在水底招摇；
在康河的柔波里，
我甘心做一条水草！
那榆阴下的一潭，
不是清泉，是天上虹；
揉碎在浮藻间，
沉淀着彩虹似的梦。
寻梦？撑一支长篙，
向青草更青处漫溯；
满载一船星辉，
在星辉斑斓里放歌。
但我不能放歌，
悄悄是别离的笙箫；
夏虫也为我沉默，
沉默是今晚的康桥！
悄悄的我走了，
正如我悄悄的来；
我挥一挥衣袖，
不带走一片云彩。

173 营养胎教：丝瓜蛋汤，汤浓味美

丝瓜蛋汤

材料：丝瓜200克，鸡蛋1个。

调料：鸡汤适量，香油、盐、料酒各少许。

做法：

❶ 将丝瓜洗净，刮去外皮，切成小条状。鸡蛋磕入碗内，用筷子调匀。

❷ 起锅热油，烧至六成热时，倒入丝瓜。

❸ 煸至呈深绿色，然后加鸡汤、盐烧沸。

❹ 淋入蛋液，加料酒，待水沸后撇去浮沫，淋入香油即成。

174 手工胎教：折蜗牛

对 酒

白居易

蜗牛角上争何事，

石火光中寄此身。

随富随贫且欢乐，

不开口笑是痴人。

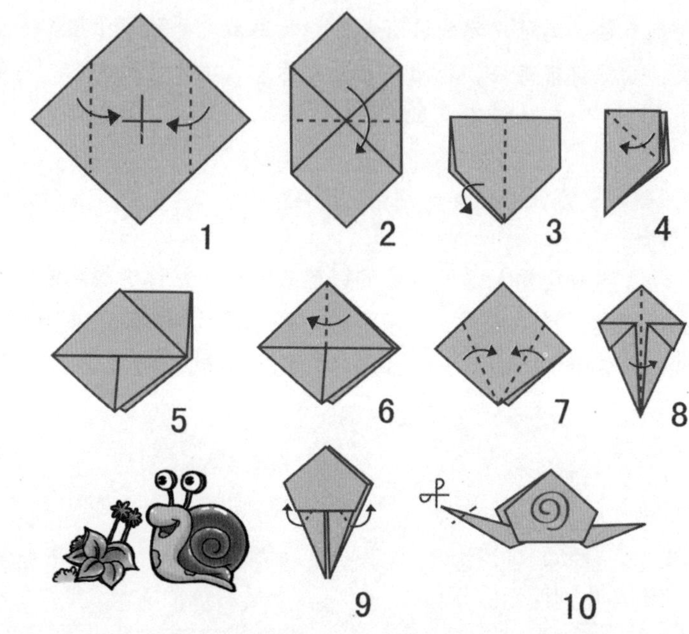

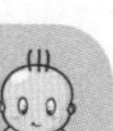

优孕胎教育婴

第 36 周

175 营养胎教：缓解胃灼热的饮食

到怀孕晚期，随着内分泌发生变化以及胎宝宝的不断长大，准妈妈腹部的空间会越来越小，胃部受到挤压会导致胃液被“推”回食道，形成胃部反酸，造成烧灼的感觉，这就是胃灼热，这时准妈妈在饮食上要注意以下几点。

● 在发生胃灼热期间，应避免食用容易引起胃肠不适的饮料和食物，如碳酸饮料，巧克力，酸性食物，肉类熟食，薄荷类食品，味重、油炸或脂肪含量高的食品。

● 白天应尽量少食多餐，不要使胃过度膨胀，减少胃液的逆流。睡前2小时不要进食，饭后半小时至1小时内避免卧床。

● 放慢吃饭的速度，细嚼慢咽。不要在吃饭时，大量喝水或饮料，以免胃胀。吃东西后嚼块口香糖，可刺激唾液分泌，有助于中和胃酸。

176 运动胎教：增加骨盆关节和腰肌的运动

做法：

❶ 准妈妈仰卧在床上，两手伸直放在身体两边，右腿屈膝，右脚心平放在床上，膝盖慢慢向右倾倒至右大腿内侧有拉伸感即可。保持10秒后慢慢恢复原位，再以同样的方法做左腿的训练。

❷ 然后，两腿屈膝，并拢，慢慢有节奏地用膝盖画出半圆形，带动大小腿左右摇摆，双肩要紧靠在床上。每天早晚各做1次，每次3分钟。

作用： 这个动作能够增强骨盆关节和腰部肌肉的弹性。

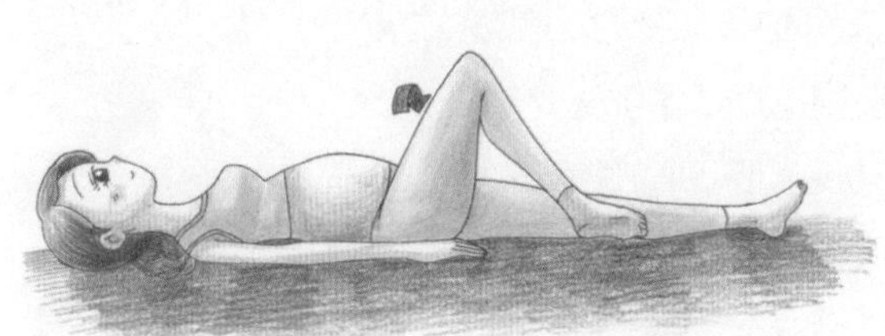

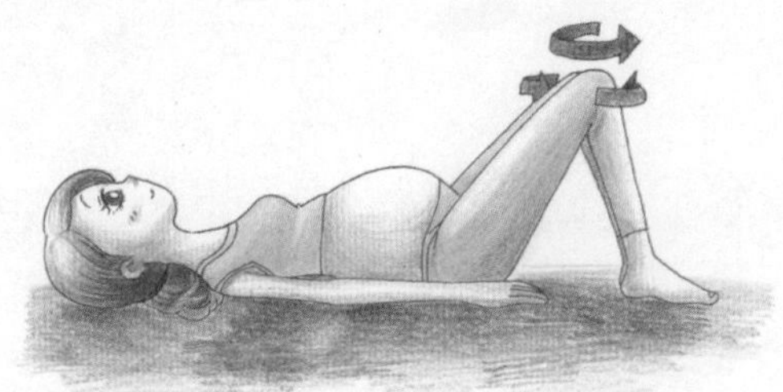

177 语言胎教：《王冕学画》，努力才会有收获

有些故事可以折射出人生的道理，在宝宝的生命之初，准妈妈就试着与他分享这些道理吧。不用担心胎宝宝听不懂，胎宝宝有着无穷的潜力有待发掘，准妈妈在有意无意间传导给他的一切，都可以在他的大脑深处留下印迹。

古时候有一个孩子叫王冕，因为家里穷，他只念了三年书 ，就去给人家放牛。他一边放牛，一边找些书来读。

王冕不仅喜欢读书，还喜欢画画。有一年初夏，在一个雨过天晴的傍晚，王冕到湖边去放牛。这时候，太阳透过白云，照得满湖通红。湖边的山上，青一块，绿一块，十分好看。树叶经雨水洗过，绿得更加可爱。湖里的荷花也开得格外鲜艳，荷叶上的水珠像珍珠似地滚来滚去，真是美丽极了。王冕心想：要是能把这幅景象画下来，该多好啊！对，我先学着画荷花吧！

他向同学要了几支笔，把树叶捣烂，挤出汁水当作绿色的颜料；把红色的石头研成粉末，和水调匀，当作红色的颜料，就坐在湖边上画起荷花来。

起初，王冕画的荷花荷叶，都像长了翅膀要飞似的，一点也不像。可他并不灰心，画一张不像，就再画一张。他一边画，一边对着荷花仔细地琢磨。这样画来画去，琢磨来琢磨去，他画的荷花简直跟湖里长出来的一样，好看极了。

画荷花成功了，他接着学习画山水、画牛马、画人物，到后来，不论画什么东西，他都画得很好。

178 音乐胎教：《一只小蜜蜂》，回忆童年

童年是一只小蜜蜂，永远无忧无虑；童年是一曲动听的童谣，永远令人难忘。唱起这首童谣——《一只小蜜蜂》，愿胎宝宝能感受到童年的愉快。

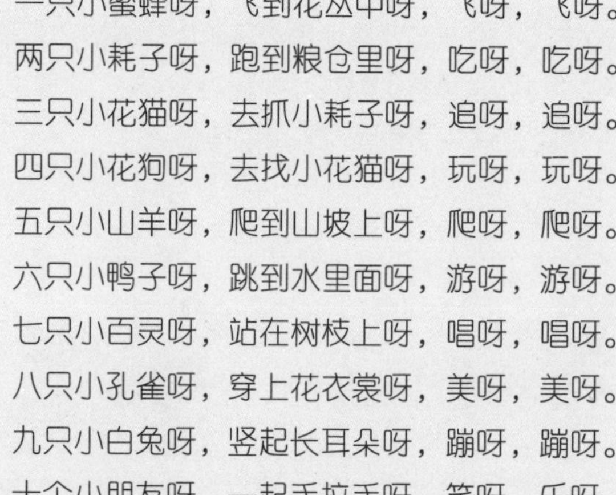

一只小蜜蜂呀，飞到花丛中呀，飞呀，飞呀。
两只小耗子呀，跑到粮仓里呀，吃呀，吃呀。
三只小花猫呀，去抓小耗子呀，追呀，追呀。
四只小花狗呀，去找小花猫呀，玩呀，玩呀。
五只小山羊呀，爬到山坡上呀，爬呀，爬呀。
六只小鸭子呀，跳到水里面呀，游呀，游呀。
七只小百灵呀，站在树枝上呀，唱呀，唱呀。
八只小孔雀呀，穿上花衣裳呀，美呀，美呀。
九只小白兔呀，竖起长耳朵呀，蹦呀，蹦呀。
十个小朋友呀，一起手拉手呀，笑呀，乐呀。

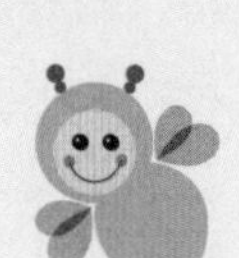

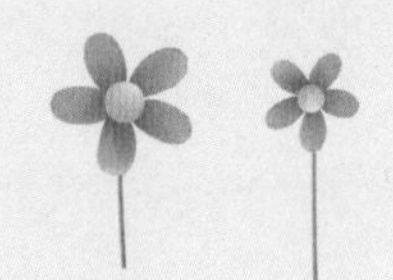

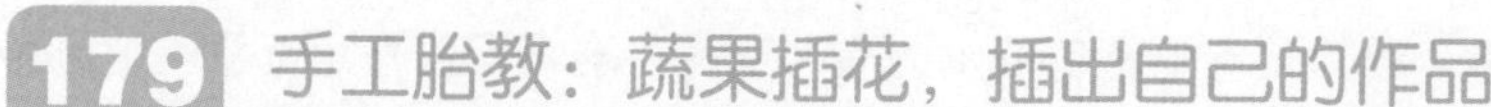

179 手工胎教：蔬果插花，插出自己的作品

在孕1月时我们学会了如何用纸筒插花，如果准妈妈觉得还挺有意思的，这次就拿着正在吃的蔬果插出喜欢的作品吧。

● 蔬果插花

手工材料：柿子椒一个（还可以用苹果、西红柿等），花泥一块，牙签数支，樱桃数个，满天星数枝，小雏菊数朵（也可选择当季开放的其他鲜花）。

手工步骤：

❶ 将柿子椒横刀切成两半，泡一小块花泥。

❷ 将泡好的花泥切成略小于辣椒横切面的大小，用牙签固定在两半辣椒的中间。

❸ 将修剪好的满天星插到柿子椒四周的花泥中，再将樱桃插入花泥，最后插入小雏菊，注意插花材时要将花泥遮挡起来。

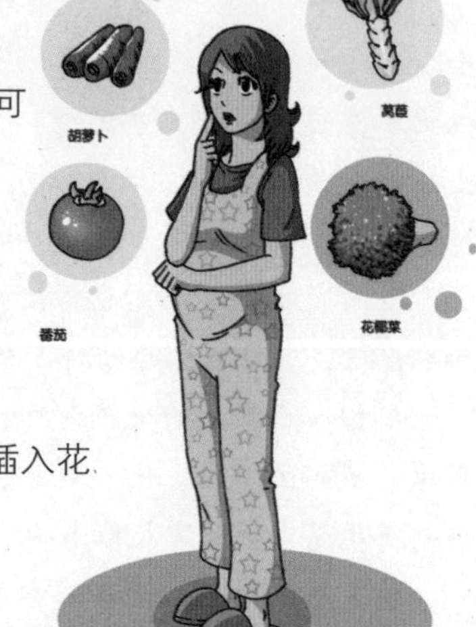

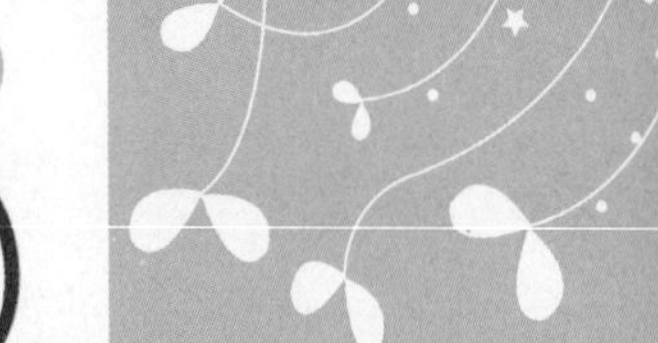

第十章

怀孕10个月（第37～40周）

此时胎宝宝皮肤表面的胎脂消融在羊水中，大脑将由变硬的头盖骨保护起来，内脏已经开始工作。胎宝宝的头部向子宫口下移，因此活动进入相对迟缓的阶段。这一阶段准妈妈应放松心情，做好随时与胎宝宝见面的心理准备。

第 37 周

180 运动胎教：舒缓身心的动作

临近分娩，准妈妈难免会有不耐烦、易生气、疲劳、精神不集中等情况。当出现以上症状时，准妈妈除了充分地休息外，还可学习一些放松身心的动作技巧。一旦学会这些方法，准妈妈就能在几分钟后重新恢复精力。如果准妈妈希望能控制自己的情绪，让自己尽快放松，可以试一试冥想锻炼法。

❶ 准妈妈首先采取舒适的姿势。

❷ 深吸一口气，并屏住5秒钟，然后呼出。

❸ 放松全身肌肉。

❹ 集中呼吸，并重复呼吸23次，直至全身完全松弛为止。

❺ 回想一下过去令自己愉快的事，这有助于准妈妈通过想象来克服思想障碍，以便能更好地学会放松自己。

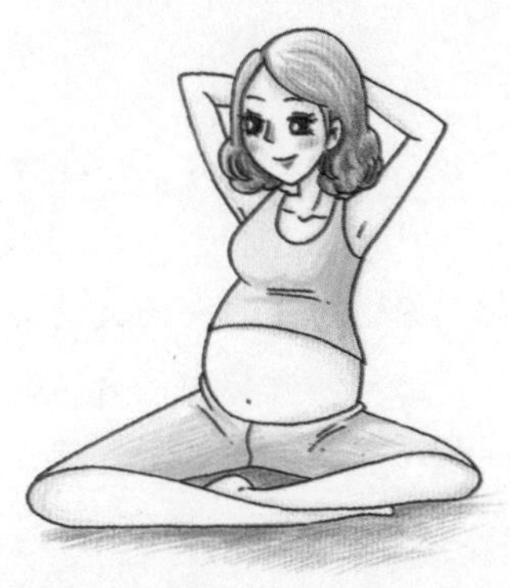

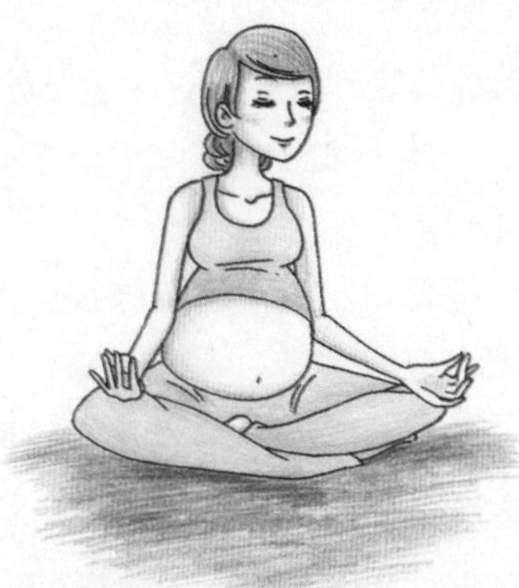

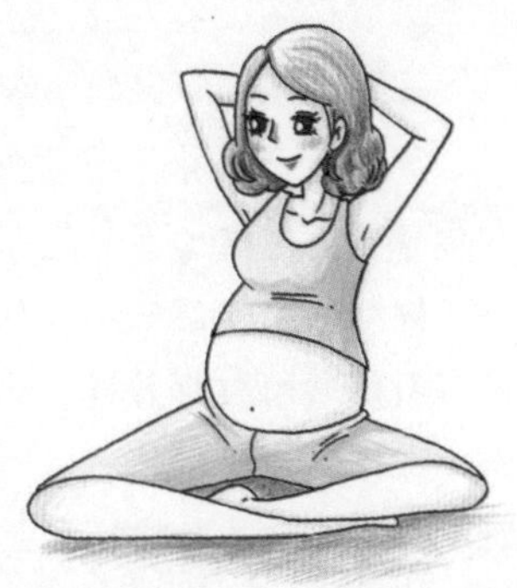

181 营养胎教：注重临产前的饮食

临产前，准妈妈最担心的就是胎宝宝的各项身体发育不达标，因此会产生想多吃的念头。一般而言，准妈妈补充高蛋白的食物对胎宝宝在这个时期的成长是最有帮助的，但若摄取过多，对母婴健康也会造成很大的威胁。

另外，临近分娩时，在保证身体不会过度肥胖的情况下，准妈妈也要适度补充能量，为分娩做好准备。去医院时，准妈妈不要忘记带一些巧克力，它能在分娩时为准妈妈提供能量，还能避免因吃大量食物而导致分娩时失禁的尴尬。

182 音乐胎教：《新年好》，感受新年的欢快气氛

一首耳熟能详、优美动听的《新年好》，唱出了人们在新的一年互致喜悦的情绪。同时，这首歌还有相应的英文歌词，也非常简单，准妈妈轻声唱给胎宝宝听吧！

新年好

新年好呀，新年好呀，祝贺大家新年好。
我们唱歌，我们跳舞，祝贺大家新年好。
Happy New Year， Happy New Year，
Happy New Year to you.
We are singing，We are dancing，
Happy New Year to you.

183 童话胎教：《小蜘蛛》，做一个坚强的好孩子

宝宝，我们应该向小蜘蛛学习什么呢？听一听这个故事就知道了。

有一只小蜘蛛，刚学会织网，一阵大风吹来，把它费了好大劲才织好的网刮破了。小蜘蛛看着破网在树枝上摇来晃去，伤心地哭了。

蜘蛛妈妈安慰它："好孩子，要坚强！"小蜘蛛擦擦眼泪，又织起来。可是，一场大雨又把它新织的网打得粉碎。小蜘蛛想起妈妈的话，毫不犹豫，又接着织。它的精神感动了太阳公公，太阳露出了笑脸。小蜘蛛很快地织出了一个又新又大的网，捉了好多好多的苍蝇和蚊子，朋友们都夸它是个捕捉害虫的小英雄。

宝宝知道学习小蜘蛛什么了吧？要学习它不怕困难，有毅力，受挫折后不沮丧的精神，宝宝以后也要做一个坚强的好孩子哦。

184 手工胎教：折燕子

水槛遣心

杜甫

去郭轩楹敞，无村眺望赊。
澄江平少岸，幽树晚多花。
细雨鱼儿出，微风燕子斜。
城中十万户，此地两三家。

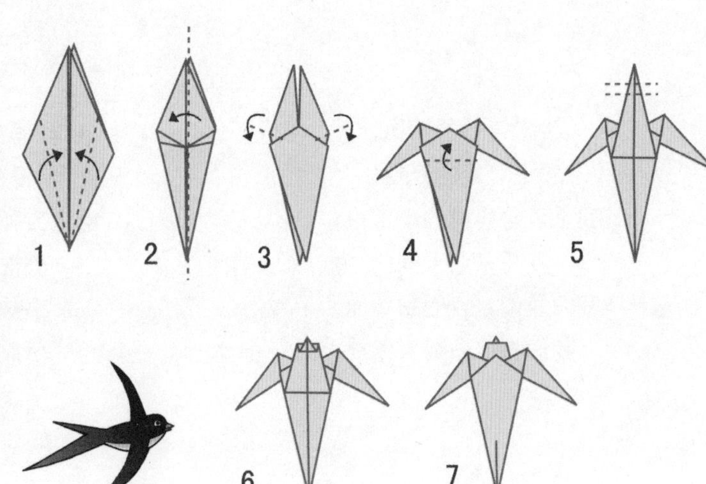

第 38 周

185 情绪胎教：平静地等待

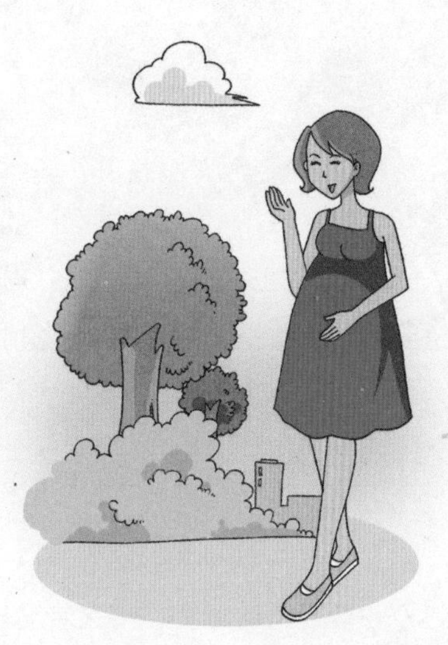

最后一个月，情绪胎教的首要任务就是要学会平静地面对即将到来的分娩，不要过分期待，也不要过分焦虑，不要把分娩看作是很困难的事情，这是成为一位母亲必然要接受的历练。准妈妈感到焦虑的时候，进行深呼吸，缓慢地吸气、呼气，慢慢地用呼吸帮助自己恢复平静。

186 语言胎教：《我将来到人间》《妈妈在等着你》

现在离宝宝诞生之日越来越近了，相信胎宝宝也非常期待。胎宝宝说："我将来到人间啦！"准妈妈可以告诉胎宝宝："妈妈在等着你呢！"相信这样的"对话"会让准妈妈和胎宝宝既快乐又幸福的。

我将来到人间

我是奇妙的精灵，
我是可爱的天使！
我是爸爸妈妈的小宝贝，
我将来到人间。
我们爱你，我们盼望你，
我们将尽心哺育你！

妈妈在等着你

小草睡在大地的怀里，
小鸟睡在大树的怀里，
小宝宝睡在妈妈的怀里。
小枕头等着你，
小被子等着你，
小摇篮等着你。
亲爱的小宝宝，
妈妈在等着你。

187 音乐胎教：《我是一个大苹果》，洗净小手才能吃哦

小朋友们都很爱吃苹果，相信宝宝以后也一定会喜欢苹果的，不过吃苹果前要记得告诉宝宝先把小手洗干净哦，不然大苹果就有"脾气"了，现在来学这首儿歌——《我是一个大苹果》吧。

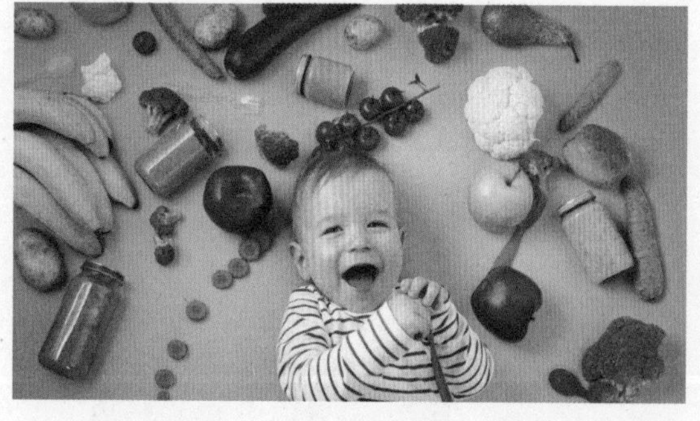

我是一个大苹果，
我是一个大苹果，
小朋友们都爱我。
请你先去洗洗手，
要是手脏别碰我。

188 手工胎教：幸运星，幸运和爱叠加

幸运星是一种爱的寄语，今天我们来做个手工，折一颗幸运星，让准妈妈心里无尽的爱意通过双手传递给胎宝宝，将来宝宝出生了，这些幸运星也会成为孕期美好的纪念品。

手工步骤

❶ 准备一张长条纸，弯曲纸条一端，做一个结，然后将另一端穿过，轻轻地拉平成五边形。

❷ 剪掉较短的一端，与一边平齐，压平，然后将较长的一端沿着一边以正确的角度折回，翻转后继续沿着一边折叠，依样折至纸张尽头。

❸ 剪掉较短的一端，使之与一边平齐，压平，然后将较长的一端沿着一边以正确的角度折回，翻转后继续沿着一边折叠，依样折至纸张尽头。

❹ 把多出来的部分穿进纸缝，用指头轻轻地挤压五个边，让星星鼓起来，这样一个爱的幸运星就叠好了。

189 童话胎教：读《夏洛的网》，感受温暖的友情

《夏洛的网》是一个经典童话，夏洛和威尔伯之间奇特而温暖的友情感染了无数的人，相信准妈妈和胎宝宝也会被这种纯真的友谊所感动的。

夏洛的网

在朱克曼家的谷仓里，住着一群小动物，其中有一只蜘蛛名叫夏洛，还有一头名叫威尔伯的猪，正是在这个谷仓里，这只蜘蛛和这头猪建立了真挚的友情。

然而，威尔伯未来的命运却是成为熏肉火腿，作为一头猪，他只能悲痛绝望地接受这种命运。好朋友夏洛却坚信它能救小猪，它吐出一根根丝在猪栏上织出了被人类视为奇迹的网上文字，这让威尔伯在集市上赢得了特别奖和一个安享天年的未来，小猪得救了，但夏洛的生命却走到了尽头。

第 39 周

190 美育胎教：给胎宝宝画一幅彩色想象画

胎宝宝就要来到这个世界了，在看到胎宝宝的样子前，准妈妈不妨为胎宝宝画一幅想象画，将来挂在宝宝的房间里，那将是很有纪念价值的作品呢。

● 想象画

① 选择一个天气晴朗、空气清新的日子，找一个舒适的地方坐下来。

② 铺开纸笔，静心地想一想胎宝宝在心目中的样子。

③ 动笔前，不妨跟胎宝宝交流一下，可以问：“宝宝，你漂亮的小脑瓜在哪里呢？还有你的小屁股、小手、小脚丫长什么样呢？”

❹ 用画笔在铺开的纸上开始作画，圆圆的脑袋、晶亮的眼睛、翘翘的鼻子、弯弯的小嘴、肉肉的小手、肥肥的屁股、红红的脸蛋、光光的小脚。

❺ 灵感不错时不妨多画几幅，宝宝笑的模样、哭的模样、吸吮手指的模样等等，再涂上喜欢的颜色。

191 语言胎教：表达爱的诗，《致凯恩》

因为你，我的生命才会如此璀璨，我的生活才能有这般生机，没有什么语言能够表达我的爱意，唯有献上一首情诗，让你知道，我有多爱你，我亲爱的宝贝！

我记得那美妙的一瞬：
在我的面前出现了你，
有如昙花一现的幻想，
有如纯洁之美的精灵。
在绝望的忧愁的折磨中，
在喧闹的虚幻的困扰中，
我的耳边长久地响着你温柔的声音，
我还在睡梦中见到你可爱的倩影。
许多年过去了，暴风骤雨般的激变
驱散了往日的梦想，
于是我忘却了你温柔的声音，
还有你那精灵似的倩影。
在穷乡僻壤，
在囚禁的阴暗生活中，
我的岁月就那样静静地消逝。
没有倾心的人，没有诗的灵感，
没有眼泪，没有生命，也没有爱情。
如今心灵已开始苏醒：
这时在我面前又重新出现了你，
有如昙花一现的幻影，
有如纯洁之美的精灵。
我的心在狂喜中跳跃，
心中的一切又重新苏醒，
有了倾心的人，有了诗的灵感，
有了生命，有了眼泪，也有了爱情。

——普希金

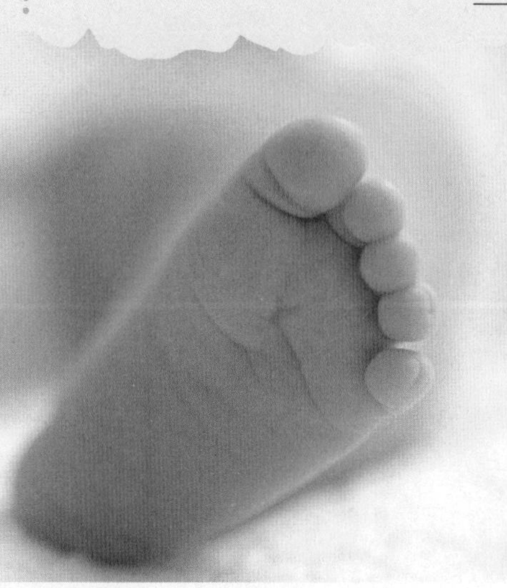

优孕胎教育婴

192 音乐胎教：巴赫的《G弦之歌》，一首动人的曲子

巴赫的《G弦之歌》是一首很动听、很有感染力的曲子。听着这首曲子，会令人想起那个充满寓意的故事。

G弦之歌的故事

德国作曲家巴赫（1685—1750年）在一次宫廷表演中，大提琴被人做了手脚，G弦之外的所有的弦都断了。在所有人都等着看巴赫出丑的时候，他却即兴用G弦演奏出了一首咏叹调。

这样一个故事，带给世人太多的思考，而这一首曲子更多的是带给人们面对困难的勇气与力量。

193 童话胎教：《耳朵上的绿星星》，爱护花草树木

当准妈妈讲完下面这个故事的时候，可以告诉胎宝宝以后要爱护身边的花草树木，不要随意采摘。还有，别忘了告诉胎宝宝一些关于萤火虫的小知识哦。

森林里要举行音乐会，小松鼠也要参加，可是爱美的它却被难住了，不知道怎么打扮自己才好，裙子换了好多件都不是很满意。这个时候，它想："要是用草编个小帽子戴在头上一定很好看。"于是它来到草地上，刚要采些小草，就听到小草在哭："别采我，别采我，我会疼的。"小松鼠听到后就没采。往旁边一看，好多漂亮的小花，小松鼠想："在头上戴些小花也很好看。"刚要伸手去摘，就听到小花大喊："别摘我，别摘我，我会疼的。"小松鼠也没忍心去摘小花。

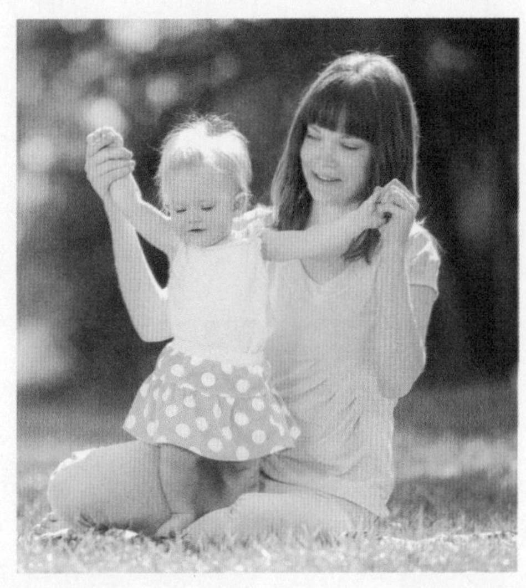

两只萤火虫正好飞到这里，看到了这一幕，心想："小草和小花是我们的好朋友，小松鼠没有伤害它们，我们也要帮助它。"于是，两只萤火虫就悄悄地跟在小松鼠的身后。夜幕降临了，音乐会开始了，第一个演唱的就是小松鼠，满天的星星都出来了，小松鼠唱的歌非常好听，而且今天的小松鼠也是最漂亮的，因为，它的两只耳朵上闪着两颗漂亮的星星，大家都没看出来，那是两只萤火虫在它的耳朵上呢。

194 手工胎教：折纸鹤

鹤

白居易

人各有所好，
物固无常宜。
谁谓尔能舞，
不如闲立时。

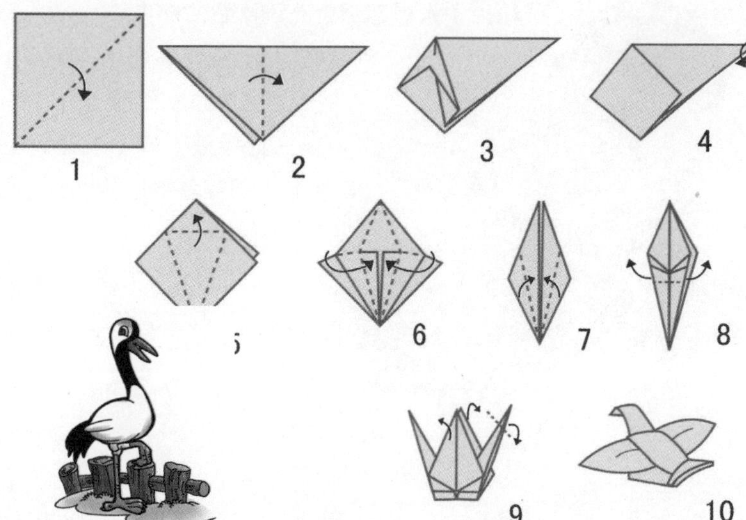

第 40 周

195 美育胎教：《哺乳圣母》，母亲散发出的神圣光辉

看着这幅画，准妈妈是不是激起强烈的母爱之情，是不是正为即将当妈妈而感到无比的幸福呢？等不了多久，这个动作，这个眼神就会在准妈妈的生活中真实地出现，万分期待吧！

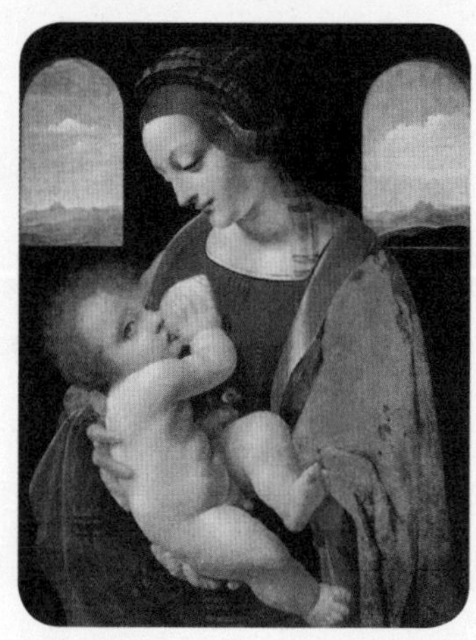

196 音乐胎教：《板凳谣》，一首温馨的童谣

准妈妈还记不记得小时候坐在妈妈的腿上，妈妈微笑着念："板凳板凳歪歪，上面坐着乖乖……"现在准妈妈也将成为妈妈，提早让胎宝宝体会这种温馨的感觉吧。

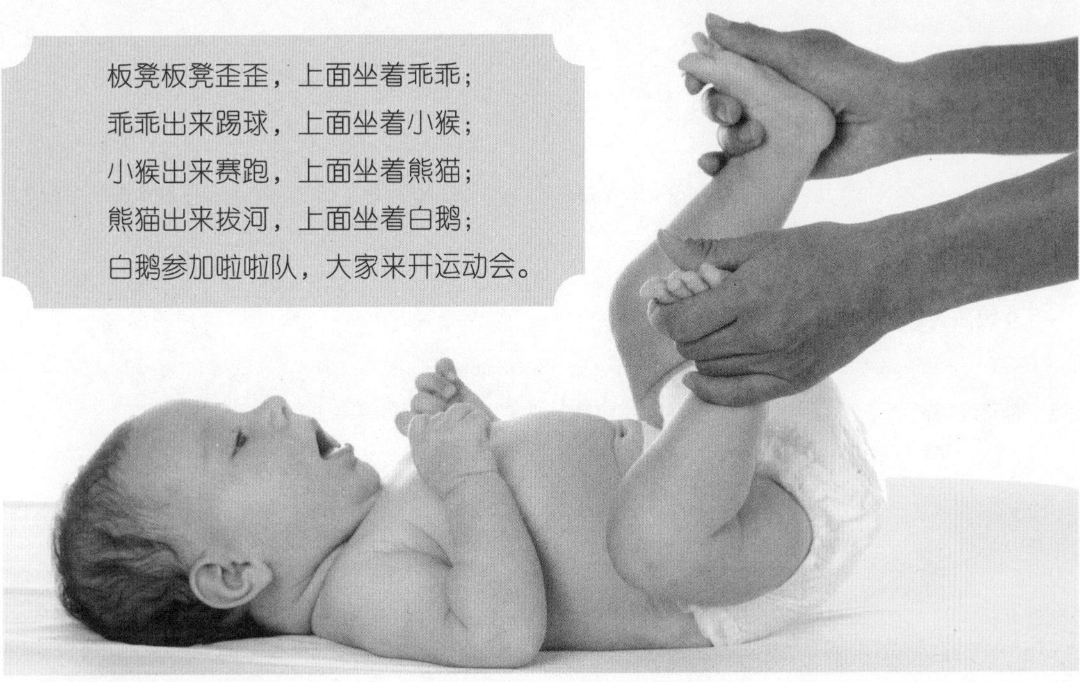

板凳板凳歪歪，上面坐着乖乖；
乖乖出来踢球，上面坐着小猴；
小猴出来赛跑，上面坐着熊猫；
熊猫出来拔河，上面坐着白鹅；
白鹅参加啦啦队，大家来开运动会。

197 童话胎教：《盐和棉花》，做个爱思考的好妈妈

可怜的驴背着几袋沉甸甸的盐，累得呼呼直喘气。突然，眼前出现了一条小河，驴走到河边洗了洗脸，喝了两口水，这才觉得有了力气。它准备过河了，河水清澈见底，河床上形状各异的鹅卵石光光的，看得清清楚楚。驴只顾欣赏美景，一不留神儿蹄子一滑，摔倒在小河里，好在河水不深，驴赶紧站了起来。奇怪!它觉得背上的分量轻了不少，走起来再也不感到吃力了。

驴很高兴："看来，我得记住，在河里摔一跤，背上的东西便会轻许多!"

不久，驴又运东西了，这次驮的是棉花。前边又是那条小河了，驴想起了上次那件开心的事，心里真是高兴："背上的几袋东西虽说不重，可再轻一些不是更好吗?"于是，它喝了几口水，向河里走去。到了河心，它故意一滑，又摔倒在小河里。这次驴可不着急，它故意慢腾腾地站了起来。哎呀，太可怕了，背上的棉花变得好沉呀!比那可怕的盐袋还沉几倍。

198 智力胎教：脑筋急转弯

在上一次的脑筋急转弯活动中，准妈妈玩得还愉快吗？今天，我们也准备了一些脑筋急转弯，准妈妈先放松放松，然后投入“战斗”吧。

● 脑筋急转弯

❶ 丹丹是小狗的名字还是小老虎的名字？

❷ 一天，一块三分熟的牛排在街上走着，突然它在前方看到一块五分熟的牛排，可却没有理会它。它们为什么没打招呼？

❸ 如果有一台车，小明是司机，小华坐在他右边，小花坐在他后面，请问这部车是谁的呢？

❹ 哪种动物最没有方向感？

❺ 有一个字，识字再多的人见了都会念错。这是什么字？

准妈妈可以抚摸腹部，呼叫胎宝宝一起互动，将题目读给他听，然后一起找出答案。

答案： ❶ 小老虎（虎视眈眈） ❷ 因为他们不熟 ❸ 是“如果”的 ❹ 麋鹿（迷路） ❺ 这是“错”字

199 语言胎教：《信念是一粒种子》，给准妈妈力量

分娩即将到来，准妈妈是否有些惶恐不安？来分享一个小故事吧，或许对准妈妈坚定信念有帮助，要相信自己可以坚强地迎接那个神圣的时刻。

有一年，一支英国探险队进入撒哈拉沙漠的某个地区，在茫茫的沙海里跋涉。阳光下，漫天飞舞的风沙像炒红的铁砂一般，扑打着探险队员的面孔。口渴似炙，心急如焚——大家的水都没了。这时，探险队长拿出一只水壶，说：“这里还有一壶水，但穿越沙漠前，谁也不能喝。”一壶水，成了整支队伍穿越沙漠的信念之源，成了求生的寄托目标。水壶在队员手中传递，那沉甸甸的感觉让队员们濒临绝望的脸上，又露出坚定的神色。终于，探险队顽强地走出了沙漠，挣脱了死神之手。大家喜极而泣，用颤抖的手拧开那壶支撑他们的精神之水——缓缓流出来的，却是满满的一壶沙子！

炎炎烈日下，茫茫沙漠里，真正救了他们的，又哪里是那一壶沙子呢？他们执着的信念，已经如同一粒种子，在他们心底生根发芽，最终领着他们走出了绝境。

事实上，人生从来没有真正的绝境。无论遭受多少艰辛，无论经历多少苦难，只要一个人的心中还怀着一粒信念的种子，那么总有一天，他就能走出困境，让生命重新开花结果。

人生就是这样，只要种子还在，希望就在。

Part 3 育儿篇

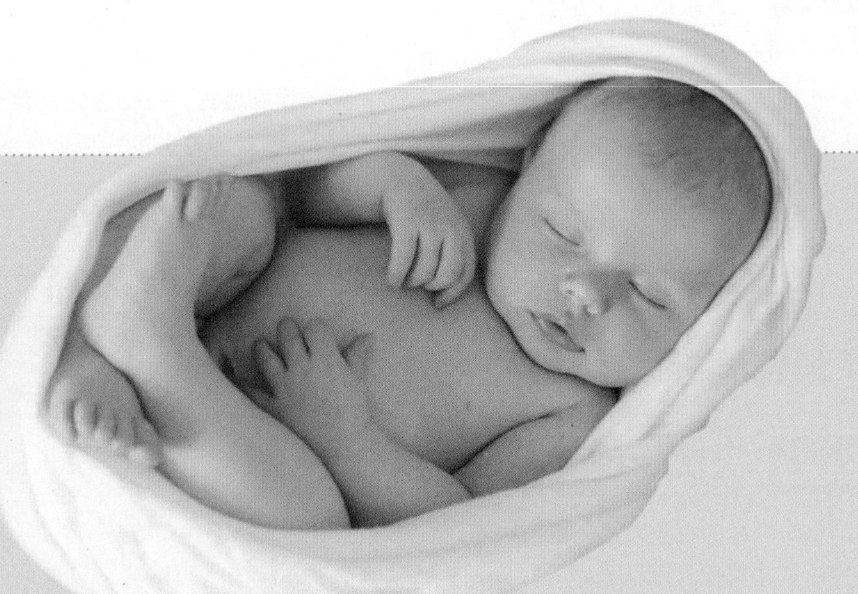

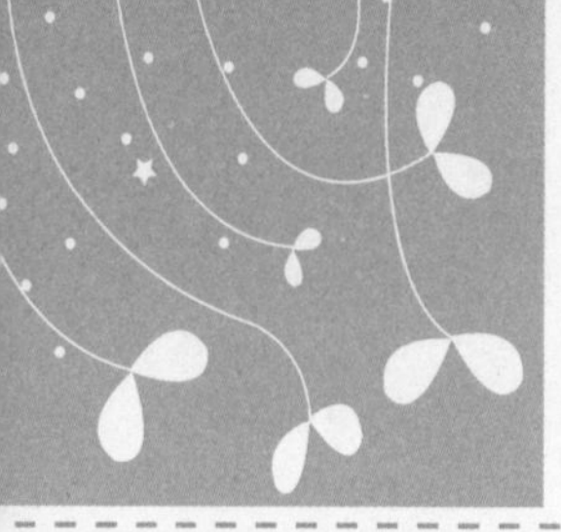

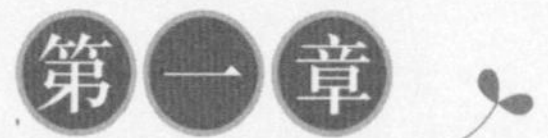

第一章

0~1个月宝宝养育常识

喂养常识

001 初乳是黄金

初乳是妈妈生产后 5 天内分泌的乳汁，颜色淡黄，初乳中所含的脂肪、碳水化合物、无机盐与微量元素等营养素最适合宝宝早期的需要，不仅容易消化吸收，而且不增加肾脏的负担。

初乳中富含分泌型 IgA 的免疫物质，可以防止大肠杆菌、伤寒菌和病毒等的附着和侵入而引起宝宝生病，增加宝宝机体免疫力及抗病能力。初乳中还含有溶菌酶，它同样具有阻止细菌、病毒侵入宝宝机体的功能。因此，一定要尽可能地让宝宝吃上妈妈的初乳。

育儿专家贴心话

有的妈妈在产后 24 小时内暂时没有分泌乳汁，这个时候，不必考虑妈妈有没有奶，而应在宝宝出生 30 分钟后，就要开始让宝宝吮吸妈妈的乳头。随着宝宝的吸吮，妈妈的乳汁会渐渐增多。

优孕胎教育婴

002 母乳喂养好处多

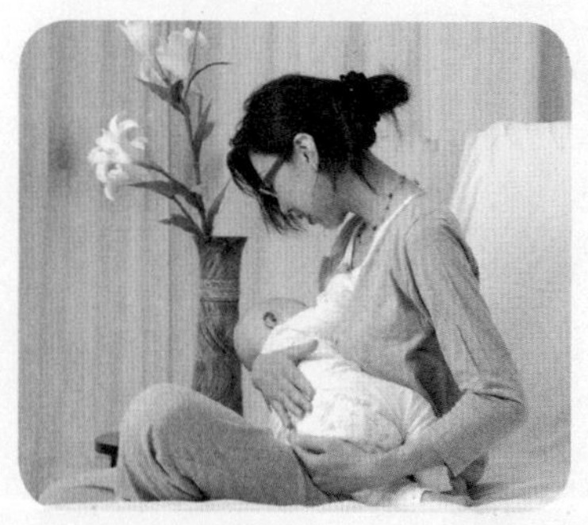

母乳几乎无菌，温度适宜，吸吮速度及食量可随宝宝需要增减，方便、卫生、经济。喂母乳的宝宝很少有消化不良及便秘，还很少得皮肤病及其他感染性疾病。

另外，吸吮母乳的动作，能使宝宝脸部形状变得更完美，而且，宝宝吸吮乳头还会反射性地促进母亲催产素的分泌，促进母亲子宫的收缩，使产后子宫早日恢复，从而减少产后并发症，还能降低母亲患乳腺癌与卵巢癌的风险。

003 宝宝人工喂养要点

如果妈妈完全没有乳汁，或是妈妈患有某些不宜哺乳的疾病，或是有其他迫不得已的原因，需要用牛奶或其他代乳品来喂养宝宝，这种喂养方式，称为人工喂养，目前大多数新生儿都是采用配方奶粉喂养。

在没有母乳的情况下，配方奶粉喂养是较好的选择，特别是母乳化的配方奶粉。目前市场上配方奶粉种类繁多，应选择品质有保证的配方奶粉。有些配方奶粉中强化了钙、铁、维生素 D，在调配配方奶粉时一定要仔细阅读说明，不能随意冲调。宝宝虽有一定的消化能力，但调配过浓会增加宝宝消化系统的负担，冲调过稀则会影响宝宝的生长发育，必要时可征求医生的意见。

比起母乳喂养，冲调奶粉显得有些麻烦，尤其是在夜间喂奶，没等冲好，饥饿的宝宝就会啼哭不止，这时急急忙忙冲好的奶又很烫，宝宝不能立即吃。使用配方奶粉要妥善保存，否则会影响其质量。应贮存在干燥、通风、避光处，温度不宜超过 15℃。

Message

判断宝宝吃没吃饱，要看宝宝喝完奶后是否哭闹，并要排除大小便和疾病的可能。妈妈也可以用手指触碰宝宝的下巴，如果宝宝很快将手指含住吸吮则说明没吃饱，应稍加奶量。

004 宝宝混合喂养

混合喂养是在确定母乳不足的情况下，以其他乳类或代乳品来补充喂养宝宝的一种喂养方式。

混合喂养每次补充其他乳类的数量应根据母乳缺少的程度来定，喂养方法有两种，一种是先母乳，接着补喂一定数量的牛奶或代乳品，这叫补授法，适用于半岁以内的宝宝；另一种是一次喂母乳，一次喂牛奶或代乳品，轮换间隔喂食，这种叫代授法，适合于半岁以后的宝宝。后一种喂法容易使母乳减少。

半岁以后的宝宝逐渐地用牛奶、代乳品、稀饭、烂面条代授，可培养宝宝的咀嚼习惯，为以后断奶做好准备。

混合喂养不论采取哪种方法，每天一定要让宝宝定时吸吮母乳，补授或代授的奶量及食物量要足，并且要注意卫生。

005 给宝宝添加鱼肝油

鱼肝油中含有维生素 A 和维生素 D，维生素 A 缺乏可能影响宝宝皮肤和视力的发育，维生素 D 缺乏则有可能导致佝偻病的发生，因为维生素 D 可促进食物中钙质的吸收，对宝宝的骨骼发育有重要作用。母乳和牛奶中维生素 A、维生素 D 的含量都比较少，为了满足宝宝生长发育的需要，无论是母乳喂养还是人工喂养的宝宝，从出生后第二周起都应该添加鱼肝油。

鱼肝油添加过量会导致中毒。宝宝维生素 A、维生素 D 急性中毒，可引起颅内压增高、食欲不好、发烧、腹泻、口角糜烂、头发脱落、皮肤瘙痒、贫血、多尿等，妈妈如发现宝宝以上症状，要停服鱼肝油，少晒太阳，立即到医院急诊。

育儿专家贴心话

添加鱼肝油，妈妈一定要根据宝宝的发育状况，咨询医生并严格按照说明书上的要求添加。

日常护理常识

006 给宝宝选择舒适的尿布

1 选用柔软、吸水性强、耐洗的棉织品，旧布更好。

2 如果用新布，则要注意清洗、揉搓、消毒、晾晒后再使用。颜色以白、浅黄、浅粉为宜，忌用深色，尤其是蓝、青、紫色的。

3 尿布不宜太厚或过长，以免长时间夹在腿间造成下肢变形，且尿湿时易污染脐部。

妈妈给宝宝用纸尿裤，要选择知名品牌符合宝宝身材大小的，合适型号的纸尿裤，这样的纸尿裤穿着舒适，透气性好。使用时，要及时更换，以防宝宝出现尿布疹。

爱心提示

007 怎样给宝宝洗澡

新生宝宝身上有一股奶腥味，再加上吃奶的时候宝宝会流很多汗，因此，在温度适宜的情况下，给宝宝洗澡既可以保持皮肤清洁，避免细菌侵入，又可通过水对皮肤的刺激加速血液循环，增强机体的抵抗力，还可通过水浴过程，使宝宝全身皮肤触觉、温度觉、压力觉等感知觉能力得以训练，有利于宝宝心理、行为的健康发展。

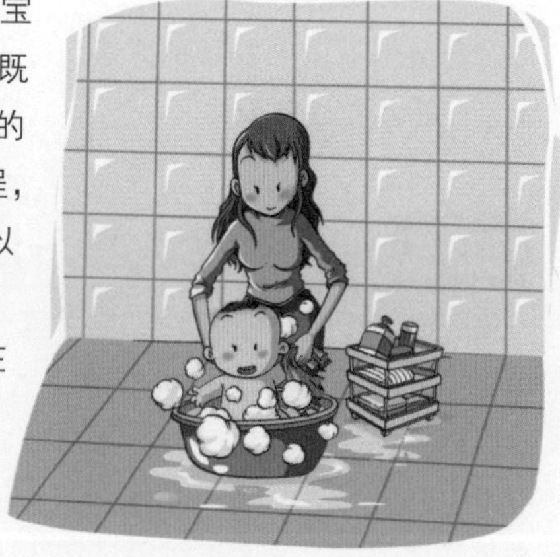

给宝宝洗澡时室内温度在24℃左右即可，水温在38 ~ 40℃，妈妈可以用肘部试一下水温，只要稍高于人体温度即可。另外，妈妈的手法一定要轻柔、敏捷，如果宝宝的脐带不小心弄湿了，可用棉签蘸医用酒精擦拭。

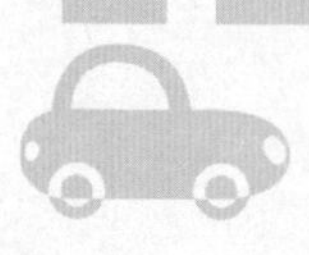
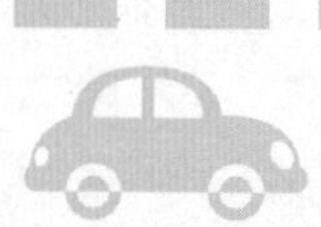
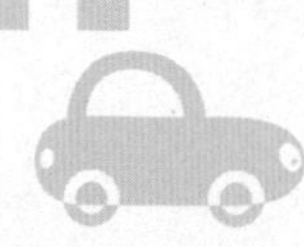

008 学会观察宝宝的大小便

妈妈应该学会观察宝宝的大小便情况，以鉴别宝宝的营养是否充足，健康状况是否良好。出生后2天内，宝宝排出的大便呈暗绿色或者黑褐色，这就是通常说的“胎便”。如果宝宝吃得饱饱的，每天会排大便3～4次，颜色呈金黄色（奶粉喂养的宝宝大便呈淡黄色），有的宝宝大便次数较少，但只要颜色正常即可。如果宝宝没吃饱，大便就会呈绿色（这里不是指胎便的情况），而且小便量和次数都较少。如果宝宝出现异常大便，如水样便、蛋花样便、脓血便、柏油便等，则应及时去咨询医生。

009 为宝宝创造好的睡眠环境

宝宝出生后，妈妈可以给宝宝一个专门的小床，但是，在出生后的前6周，妈妈都应该将宝宝的小床放在自己的床边，因为宝宝需要人看护和及时的哺乳。

给宝宝一个单独的小床对宝宝的身心发展非常有益，妈妈应该尽量避免怀抱宝宝边摇边让宝宝入睡，或搂着宝宝共睡一个被窝。

宝宝居室应选择向阳、通风、清洁、安静的房间。居室的装修、装饰要简洁、明快，可吊挂一个鲜艳的大彩球及一幅大挂图，以刺激宝宝的视觉，为以后的认物打基础。但不要将居室搞得杂乱无章，使宝宝的眼睛产生疲劳。

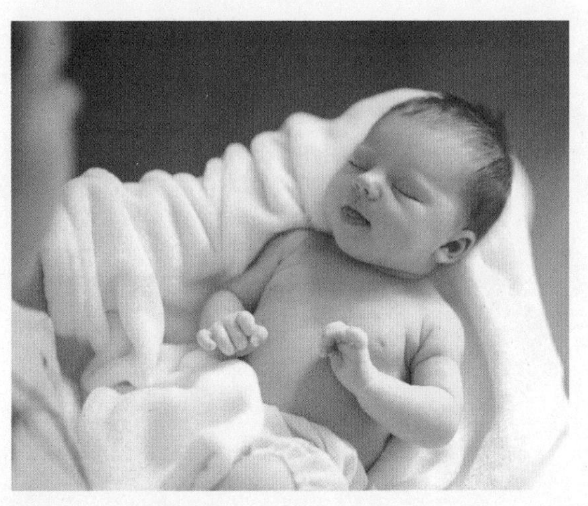

很多妈妈在宝宝房间放置了电脑或者电视，而且会一边给宝宝喂奶一边看电视或在电脑上浏览新闻，这种做法是不妥的，因为电视和电脑都会有一定程度的辐射，最重要的是，这会影响母婴之间的亲子交流。

爱心提示

010 如何选择宝宝的洗发水

宝宝的头皮很薄，很嫩，很容易吸收一些涂抹在肌肤上的渗入性的物质；宝宝头大身子小，头部皮肤占整个体表皮肤的面积大，相对来说，渗入性的物质吸收得多。因此，宝宝洗发水中的成分，比如酸碱度、刺激性、色泽、香精、泡沫等方面，都有严格的要求，要针对宝宝头皮的特点，尽量减少化学物质的吸收。普通洗发水、肥皂，如果没有特别标明，不能给宝宝使用，宝宝只能用合格的宝宝洗发水。洗完后必须充分地冲洗干净，不要有一点残留。

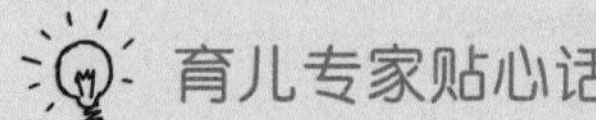

育儿专家贴心话

夏季，很多妈妈早晚都给宝宝冲凉，每次都用洗发水，这样做对宝宝不好，0~1个月的新生儿大部分时候只需要用清水洗头发就行了。宝宝头发很油腻时，可适量用洗发水。

011 怎样防止宝宝吐奶

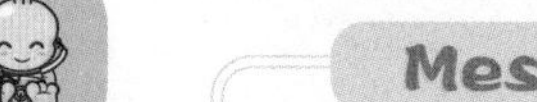

Message

一旦宝宝吐奶，妈妈应抬高宝宝上身，以免呕吐物进入气管导致宝宝窒息。如果宝宝躺着时发生吐奶，可以让宝宝侧躺。

新生宝宝容易吐奶的原因在于他们的胃部和喉部还没有发育成熟，吃奶时空气容易与奶汁一起吸入胃部，所以当宝宝打嗝或身体晃动时，吃进去的奶也就比较容易被吐出来了。

防止吐奶的最好办法就是帮助宝宝拍嗝。具体方法是喂奶后竖着抱起宝宝，轻轻拍打宝宝的后背5分钟以上。

妈妈注意不要让宝宝吃得太急，如果因为涨奶奶汁喷射出来，会让宝宝感到不舒服。

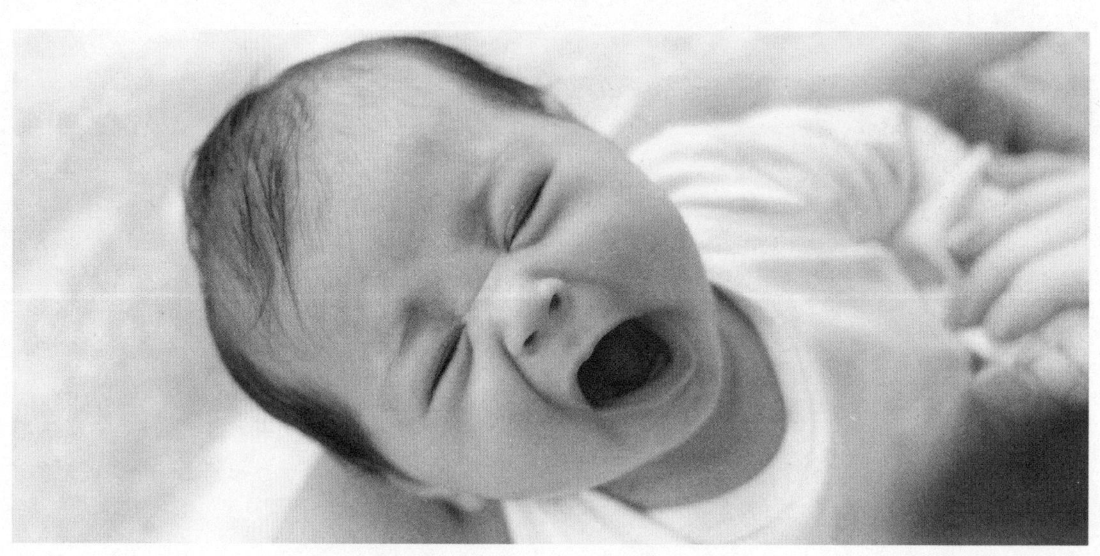

早教常识

012 声音是宝宝智慧的源泉

宝宝来到世界上，所要学习的第一课，就是感官敏锐度的加强，听觉是其中重要的一部分。妈妈可以为宝宝创造一个充满动人声音的环境，例如，播放柔和的音乐，让美妙声音自然流泻在空气中，这不仅有刺激宝宝听觉的作用，同时也可以使宝宝保持愉快的情绪。另外，会发出声音的玩具也很适合宝宝，像音乐盒、铃鼓、挤压会发出声音的小球或橡胶娃娃，都会让宝宝转头注视，甚至想伸手去抓，这种玩具对宝宝听觉、视觉的发展都有助益。

爸爸妈妈多对宝宝说话、唱歌给他听、对他笑、陪他玩，所产生的效果，不只是促进听觉，对宝宝将来语言的学习以及亲子间亲密感情的建立，也会有相当大的帮助。

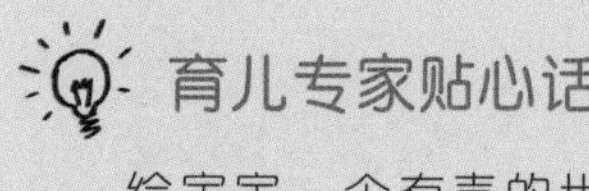

给宝宝一个有声的世界，最重要的一项，就是爸爸妈妈的声音，虽然宝宝还无法回应，但是可以听得到。

013 发展宝宝的触觉

触觉是人体发展最早、最基本的感觉，也是人体分布最广、最复杂的感觉系统。触觉是新生宝宝认识世界的主要方式，透过多元的触觉探索，有助于促进动作及认知发展。因此，良好的触觉刺激是宝宝成长不可或缺的要素。

通过对皮肤的抚触刺激，可同时刺激到宝宝的神经系统，特别是大脑的神经元，进而产生整合和成熟化的作用。

通过触觉传递给大脑的讯息，对情绪发展也有重要影响。如果爸爸妈妈经常给宝宝做轻柔的抚触，就能让宝宝产生安全感，不仅情绪比较稳定，注意力也比较容易集中。

发展宝宝的触觉，妈妈可以一边与宝宝说话，一边抚摸宝宝的小手、小脚，抚摸他的每个小指（趾）头、手掌、手背、手腕。

Message

有的妈妈怕宝宝小手抓脸而将衣袖做得很长，并用带子扎缚衣袖，使宝宝手臂不能弯曲，小手无法触摸东西，这样做对宝宝发育不好，会影响宝宝触觉功能的发展。

014 会笑的宝宝真聪明

笑是宝宝愉快情绪的表现，让宝宝经常展开笑容，将使宝宝更容易开放心理空间，接受、容纳更多的外界信息，并且乐意接近他人，有利于培养良好的情绪情感。

在日常生活中，妈妈可用多种方法逗引宝宝发笑，让宝宝快乐。

把宝宝平放在床上，妈妈轻轻触动宝宝的易痒处，如挠一挠脖子，挠一挠胳肢窝，挠一挠脚心等，同时，发出“咯咯”的逗笑声，宝宝会乐得扭动身子，开心地大笑。

妈妈一定要注意，只能适度逗笑宝宝，过分的逗笑会带来一些不好的后果。因为宝宝缺乏自我控制的能力，如果逗得笑声不绝，会造成瞬间窒息、缺氧，引起暂时性脑缺血，有损脑功能，还可能引起口吃。新生宝宝一般在第10~20天时学会笑。如果到1~2个月时宝宝还不会笑，需要请医生检查。

爱心提示

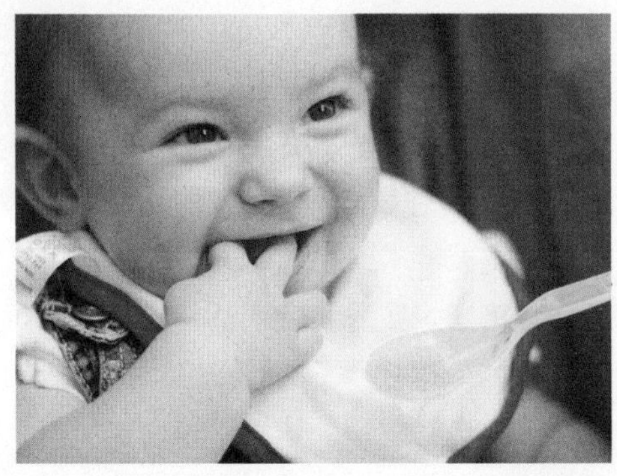

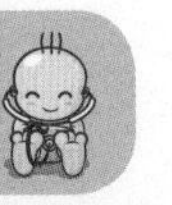

优孕胎教育婴

015 宝宝在学样

宝宝从出生后2周起，已能模仿妈妈的面部表情。宝宝喜欢观察脸，主要是脸的轮廓和眼睛，他们也喜欢看动的东西，比如妈妈说话时的嘴巴。如果妈妈说话时，转着眼珠并夸张地一开一合嘴唇，宝宝也会动他的嘴巴并吐着小舌头。妈妈伸舌头，他也伸出小舌头，妈妈张嘴，他也张开小嘴。妈妈可以试试，做一些面部表情逗引小宝宝，看宝宝能否像妈妈这样做。

育儿专家贴心话

妈妈要经常在宝宝眼前20~25厘米处轻声和宝宝说话，让宝宝看妈妈的脸，不但可以促进宝宝的脑部发育，还可以训练宝宝的社交能力。

016 给宝宝做四肢运动

Message

在做四肢运动的过程中，妈妈要细心观察宝宝的感受，如果宝宝出现紧张、烦躁的情绪，可暂停做操，改为皮肤按摩，让宝宝渐渐适应。

四肢运动可以强健宝宝的上肢与下肢的肌肉，并开发宝宝的节奏感，让宝宝感到舒适。而且能使宝宝的皮肤得到良好的触觉刺激，促进宝宝大脑的发育。

妈妈可以选择宝宝清醒状态的时候，给宝宝做四肢被动体操。先播放一段节奏性强的音乐，音量适中。再让宝宝躺在铺好垫子的硬板床上，妈妈双手轻轻握住宝宝的手或脚，跟着音乐节拍轻轻晃动宝宝的胳膊和腿，使宝宝感到舒适、愉快。

017 宝宝牵妈妈的手

宝宝具有抓握反射功能。用宝宝能握住的玩具去触碰宝宝的小手时，他会把手握得很紧。如果他拿住了这个玩具，就会牢牢地抓住，当妈妈用力拉玩具时，会连宝宝的身体一起拉起来。

一般新生宝宝的手呈拇指在手心的握拳状，手还不能主动地张开，可以用一些带有光滑细柄的玩具放在宝宝的双手中，让他抓握；也可以用物品轻轻触碰宝宝手的第一、二指关节，如果宝宝的手有伸展动作时，妈妈可将玩具柄放入宝宝手中，使之握紧再慢慢抽出。抓握训练可以锻炼宝宝手动作的精细度和手眼协调能力，可促进中枢神经系统的发育。

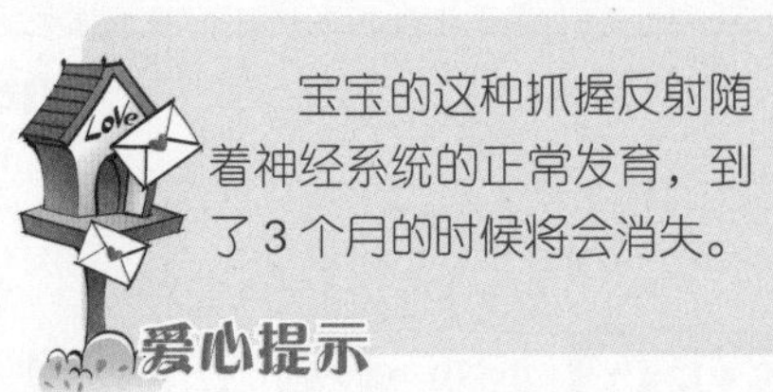

爱心提示

宝宝的这种抓握反射随着神经系统的正常发育，到了3个月的时候将会消失。

018 妈妈宝宝感情培养

妈妈与宝宝一天24小时在一起，是建立母婴关系、母婴感情的良好开端。宝宝睡在妈妈床旁的小床里，通过与妈妈相互接触为日后的生活奠定了扎实的基础，他们不是靠语言的沟通，而是靠视、触、听、嗅，甚至味觉等方面传递以达到心灵上的沟通和感应。如果宝宝哭了，妈妈轻轻地对他说话，宝宝可能会停下来不哭了；妈妈有时抚摸、拥抱宝宝，宝宝很快就会辨别妈妈的触摸和气味；妈妈能听出宝宝不同的声音，是饥饿还是不舒服，是生气了还是想睡觉了。宝宝常给妈妈发出信号，饿了、渴了就要哭，吃奶以后打个饱嗝等，妈妈应以最大的努力满足宝宝的各种需要。

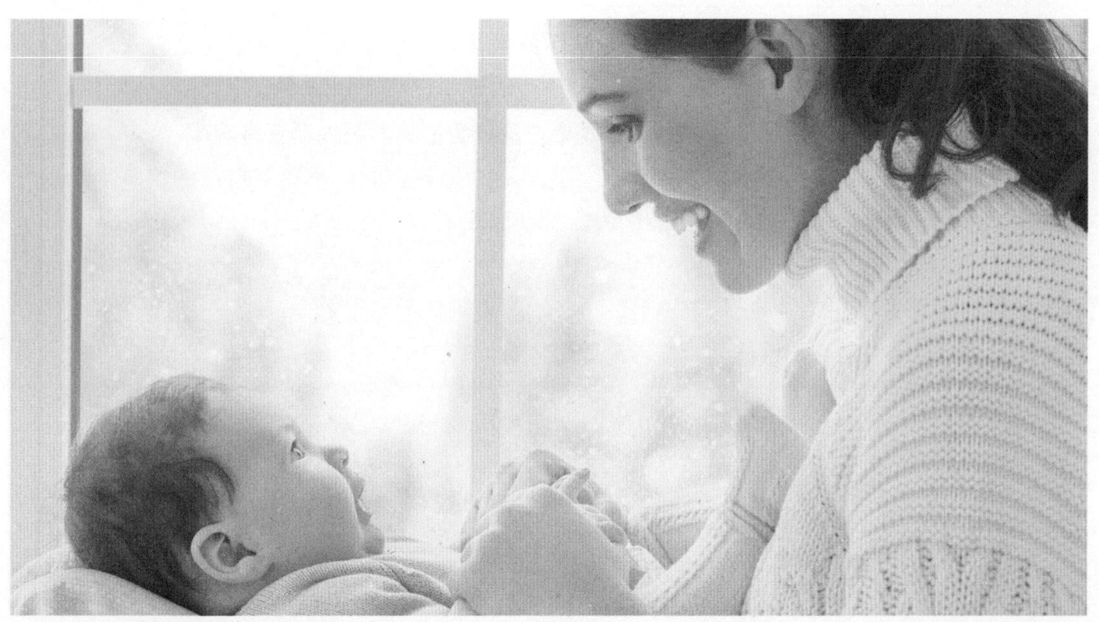

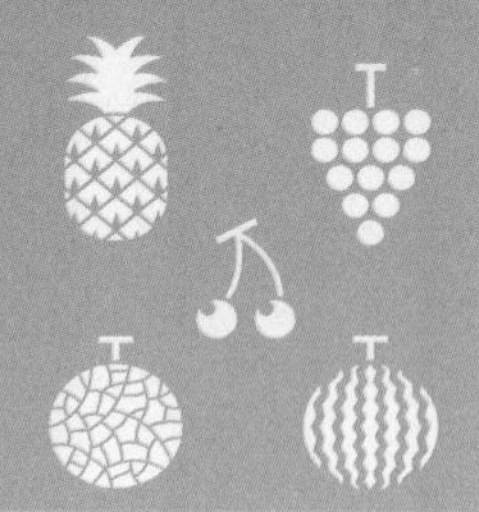

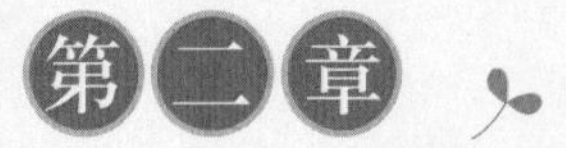

第二章 1~3个月宝宝养育常识

喂养常识

019 妈妈感冒了可以继续哺乳吗

妈妈感冒了也可以继续给宝宝喂奶。

感冒是很常见的疾病，空气中有许多致病菌，当妈妈的抵抗力下降时，就会生病。妈妈患感冒时，早已通过频繁的接触把病原体带给了宝宝，即便是停止哺乳宝宝还是可能会生病。相反，坚持哺乳，反而会使宝宝从母乳中获得相应的抗体，增强宝宝的抵抗力。当然，妈妈感冒比较严重时，应尽量减少与宝宝面对面的接触，可以戴口罩，以防呼出的病原体直接进入宝宝的呼吸道。

Message

妈妈感冒不严重时，可以多喝开水或服用板蓝根冲剂、感冒清热冲剂。如果病情较重需要服用其他药物，应该严格按医生处方服药，以防止某些药物通过母乳而影响宝宝。

020 母乳仍是宝宝的最佳营养来源

这个阶段的宝宝消化吸收能力更强了，宝宝的最佳食品仍是母乳。采取纯母乳喂养的妈妈在宝宝出生后半个月时还没有太多的母乳，到这个时期，已经逐渐增多。母乳量充足与否直接影响宝宝的生长发育。为了增加泌乳量，妈妈要注意自身的营养，生活要有规律。

妈妈的合理膳食直接影响母乳的质量，因此，这个时期，妈妈不可对自己的饮食大意，一定要摄取足量的营养元素。每天主食摄取量500克左右，肉类150~200克，蛋类50~100克，奶类200~400克，特别是新鲜的蔬菜和水果摄取量要在500克以上，因为人体对新鲜蔬菜和水果中所含的营养元素需求量比较大。

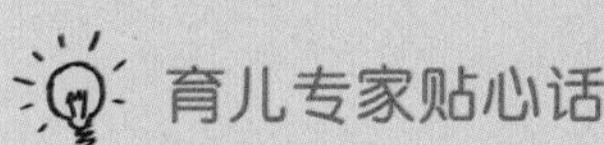

育儿专家贴心话

如果母乳不足，采取配方奶补喂的妈妈要注意，用配方奶喂养宝宝的时候，奶粉的配置以不太浓为佳，所用奶粉量不应超过奶粉包装盒上的说明。

021 妈妈患乳腺炎时也可以给宝宝喂奶

妈妈发生乳腺炎后不必轻易回奶，而应去医院诊治，继续哺乳。

患乳腺炎的主要原因是乳腺导管不通畅，乳汁瘀积，从而引起细菌侵袭导致感染。当有乳房肿胀、乳核形成时，让宝宝继续吃奶对妈妈有好处，因为宝宝的有力吸吮可以起到疏通乳腺导管的作用。

每次喂奶时，应先吸患侧，再吸健侧。如果炎症很严重，已经导致发热甚至发生脓肿时，可暂停哺乳。将乳汁挤出或用吸奶器吸出，经消毒后仍可喂给宝宝。实际上只要妈妈认真坚持母乳喂养，患乳腺炎的风险会大大降低。

爱心提示

妈妈在选择使用抗生素时，一定要咨询医生，选用那些不经乳汁排泄、对宝宝无害的药。

022 给宝宝喂奶后的注意事项

1 喂奶时应让宝宝吃尽一侧乳房再吃另一侧。若仅吃一侧的奶，宝宝就吃饱了，应该将另一侧的奶挤出。这样做可以防止涨奶，涨奶不仅使妈妈感到疼痛不适，还有可能导致乳腺炎，而且还会反射性地引起泌乳减少。

2 给宝宝喂完奶后不要马上将宝宝放在床上，而要把宝宝竖直抱起让宝宝的头靠在妈妈肩上，也可以让宝宝坐在妈妈腿上，以一只手托住宝宝枕部和颈背部，另一只手弯曲，在宝宝背部轻拍，使吞入胃里的空气吐出，以防止溢奶。

023 防止宝宝缺维生素K

刚出生的小宝宝，肠道内还是一片洁净的世界，还没有帮助合成维生素 K 的菌群来“安家落户”，再加上宝宝通常只吃母乳，奶汁虽然营养充分、全面，唯独维生素 K 含量偏低，仅为牛奶的 1/4。因此，出生后 0~3 个月的宝宝最容易出现维生素 K 摄入不足的情况。

当宝宝缺乏维生素 K 时，会表现为胃肠黏膜出血，黑便伴呕吐，脐带、皮下及口鼻黏膜也可出血，以缓慢持续渗血为特点。病情较轻者 4 ～ 5 日后常自行停止。出血量多可致宝宝贫血，甚至休克。

Message

在正规医院出生的宝宝，出生后医生会酌情给宝宝肌肉注射维生素 K。另外，哺乳的妈妈应多吃些维生素 K 含量丰富的食物，如酸奶酪、蛋黄、大豆油、海藻类、绿叶蔬菜、猪肝、西兰花、菜花、青稞等。

024 宝宝厌奶怎么办

当宝宝厌奶时，妈妈首先要观察是不是宝宝身体不舒服所导致的。如果宝宝厌奶的同时还并发了呕吐、便秘、腹胀、腹泻、发烧等症状，应该立刻就医治疗。

宝宝出现厌奶的征兆，爸妈可以从改善喂食方式做起，采取较为随性的方式，不需要按表作业。以少量多餐为原则，等宝宝想吃的时候再吃。也可以通过游戏消耗宝宝的体力，例如按摩、肢体活动等，当他精力耗尽、感到饥饿时，进食的状况就会有所改善。

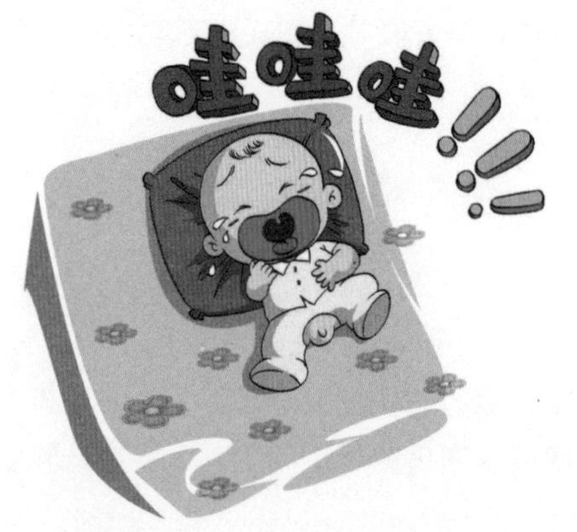

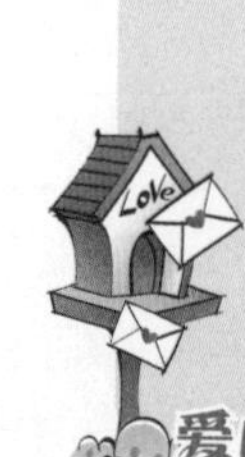

照顾宝宝的人，其心情和压力会直接传达给宝宝，当照顾者心情焦虑或强迫宝宝喝奶时，他都能感受到，因而产生抗拒。只要宝宝各方面都健康、正常，也没有生病，妈妈就可以放宽心。

爱心提示

025 冲调奶粉不是越浓越好

妈妈在冲调配方奶时，应严格按照说明比例冲调，不能为了增加营养而冲配太浓，如果浓度过大，水分就减少，会加重宝宝肾脏负担。妈妈也不要一味关注配方奶粉中添加了多少种元素，元素添加并非越多就越好。如奶粉中脂溶性维生素 A、维生素 D、铁、锌等矿物质超标，也会对宝宝产生不良作用。

在购买奶粉的时候，妈妈还要观察奶粉的冲调性，质量好的奶粉冲调性好，冲后无结块，液体呈乳白色，奶香味浓；质量差的奶粉则不易被冲开，也无奶香味。淀粉含量较高的奶粉冲调后呈糨糊状。

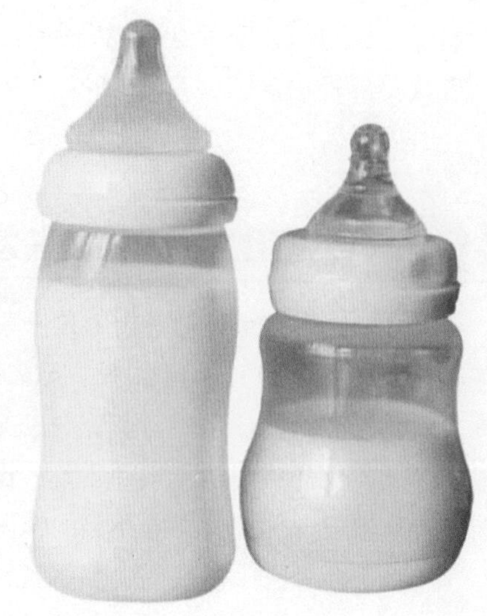

日常护理常识

026 轻轻松松给宝宝穿脱衣服

给宝宝穿衣服，妈妈先将要给宝宝穿的衣服备全，将要穿的衣服袖口先套好，让宝宝躺在衣服中央，妈妈右手固定宝宝的右手臂，左手则穿过袖口伸入宝宝衣服的袖子内，将宝宝的右手臂轻轻拉出来穿过袖子，另一边亦同；两手臂穿好后，由内而外，依序将衣服的绑绳系好。

给宝宝脱衣服，先解开绑绳，然后妈妈用右手固定宝宝的右手臂，左手则轻拉袖口，右手将宝宝的手臂拉出袖口。用左手托起宝宝，妈妈的手掌应该放在宝宝颈部和背部之间的位置，右手将衣服从宝宝背部下面拉出来，顺势将衣服完全脱下。

Message

宝宝的衣服在材质上宜选纯棉材质，不含荧光剂、福尔马林成分，透气吸水性佳，不伤宝宝肌肤。设计上要选择袖口反折的衣服，可以代替手套，防止宝宝抓伤脸。另外，妈妈要注意衣服的标签、纽扣等物件，防止其容易脱落或者让宝宝不舒服。

027 人工喂养的宝宝要适量补充白开水

对于单纯母乳喂养的宝宝，是不需要喂水的。母乳可以提供宝宝生长发育所需要的全部营养物质，其中也包括水分。如果过早、过多喂水，会使宝宝从妈妈乳房吸取的乳汁量减少，反而不利于宝宝的生长发育。

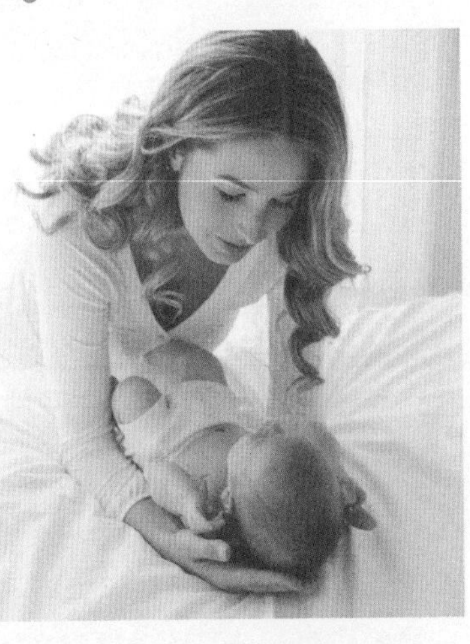

如果是人工喂养、混合喂养或6个月以后母乳喂养的宝宝，则需要在两餐之间适量补充水分，每次大概喂50毫升，其他时间渴了喂点即可。虽然奶粉中所含的矿物质要比母乳高3倍，但其吸收率却比母乳低，多余的矿物质要经过宝宝的肾脏从尿中排出。而宝宝的肾脏比较娇嫩，还未完全发育成熟，如要排出多余的矿物质，需要较多的水分溶解才行。另外，适量补充水分，还能促进胃液分泌，增强宝宝对非母乳食物的消化能力。

育儿专家贴心话

妈妈要注意，当宝宝因高热、大汗、呕吐、腹泻等引起失水时，所有的宝宝都要补充水分，最好用淡盐温开水，以防脱水或发生电解质紊乱。

028 “满月头”不剃为好

有一些地方的习俗，宝宝满月要剃个“满月头”，把胎毛甚至眉毛全部剃光。很多妈妈认为这样做，宝宝将来的头发、眉毛会长得又黑又密又漂亮。其实，这种做法是毫无科学依据的。头发长得快与慢、细与粗、多与少与剃不剃胎毛并无关系，而是与宝宝的生长发育、营养状况及遗传等有关。

宝宝皮肤薄、嫩、抵抗力弱，剃刮容易损伤皮肤，引起皮肤感染，如果细菌侵入头发根部破坏了毛囊，不但头发长得不好，反而会弄巧成拙，导致脱发。因此“满月头”还是不剃为好。

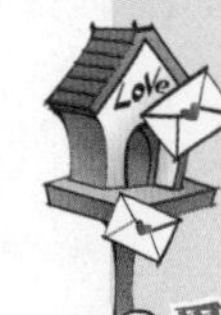

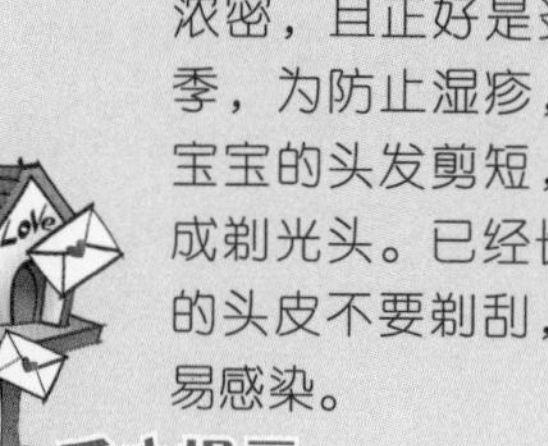

如果宝宝出生时头发浓密，且正好是炎热的夏季，为防止湿疹，建议将宝宝的头发剪短，但不赞成剃光头。已经长了湿疹的头皮不要剃刮，否则更易感染。

爱心提示

029 宝宝“童秃”妈妈别着急

宝宝出生时头皮光秃秃的，或者稀稀拉拉长着又黄又软的头发，称为“童秃”。童秃是正常现象。“童秃”的宝宝到一岁左右，头发就渐渐增多，到两岁的时候，就和一般宝宝一样有浓密乌黑的头发了。

对于“童秃”的宝宝，勤洗头保持头皮清洁是很重要的。首先，妈妈应经常为宝宝洗头。洗的时候，应轻轻按摩头皮，可选用婴儿洗发液，再用清水轻轻冲洗干净。洗头时有些头发脱落属于正常现象，不必介意。此外，充足和全面的营养，经常的室外活动，适当的阳光照射和新鲜空气，对宝宝身体全面发育有利，对头发的生长也有好处。

Message

有的妈妈听说给宝宝的头皮上擦生姜，可以促进毛囊周围的血液循环，促进头发生长。事实上，宝宝头皮薄，采用这种方式反而会让宝宝头皮受伤害，影响头发生长。

030 防止宝宝“斜眼”看人

大多数父母常喜欢在宝宝的床栏中间系一根绳，上面悬挂一些可爱的小玩具，逗引宝宝追着看。如果经常这样做，就会使宝宝的眼睛较长时间地向中间旋转，有可能发展成内斜视，俗称“斗鸡眼”。正确的方法是，把玩具悬挂在围栏的周围，并经常更换玩具的位置。玩具不要挂得离宝宝的眼睛太近，使宝宝看得很累，最好常抱宝宝到窗前或户外，看远的东西。

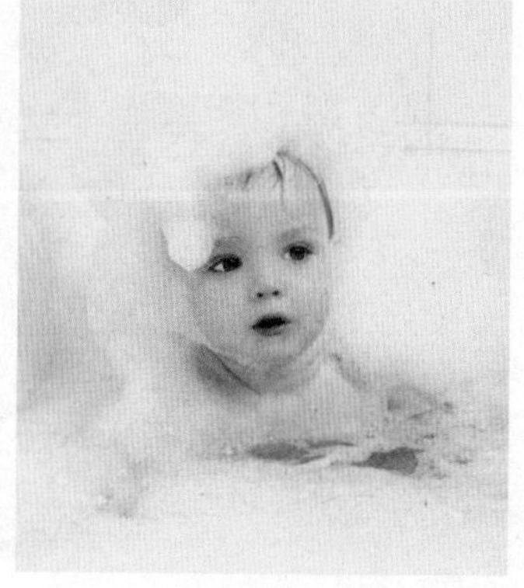

由于婴儿期是宝宝视觉发育最敏感的时期，如果有一只眼睛被遮挡住几天，就有可能造成被遮盖眼永久性的视力异常。因此，当宝宝的某只眼患病时一定不要随意遮盖。

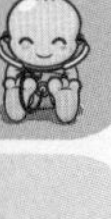

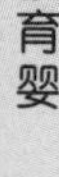

031 宝宝为什么睡不安稳

缺钙是导致宝宝睡觉不安稳的首要因素之一，缺钙、血钙降低，引起大脑自主神经兴奋性增高，导致宝宝夜醒、夜惊、夜间烦躁不安，睡不安稳。解决方案就是给宝宝补钙和维生素 D，并多晒太阳。

另外，宝宝热 、冷、饥饿、口渴、尿湿、腹胀等因素也会导致宝宝睡觉不安。细心的妈妈应注意观察，对症处理，就会解决问题。

宝宝大脑神经发育尚未成熟，生理上尚未建立固定的作息时间表。宝宝生物时钟日夜规律的调整，要依赖宝宝生理成熟度的配合。

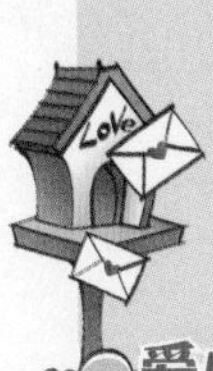

爱心提示

032 洗干净宝宝的小脸蛋

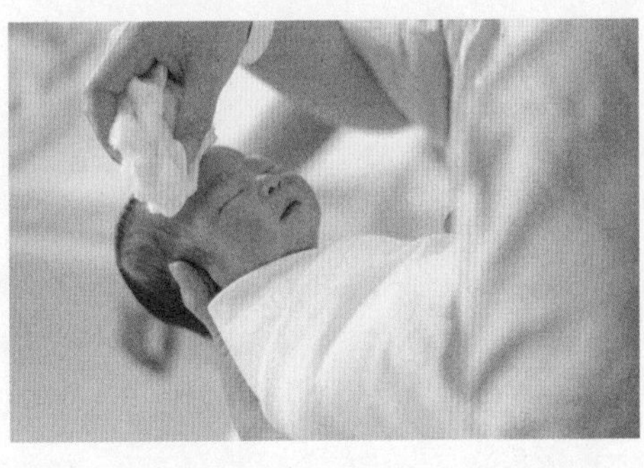

给宝宝洗脸的步骤：

❶用纱布或小毛巾由眼内侧、鼻外侧开始擦。

❷擦净耳朵外部及耳后。

❸用较湿的小毛巾擦嘴的四周。

❹擦洗下巴及颈部。

❺用湿毛巾擦腋下。

❻张开宝宝的小手，用较湿的毛巾将手背、手指间、手掌擦干净。

有的宝宝在洗脸的时候会哭，这是正常的。宝宝皮肤娇嫩，对外界刺激比较敏感，所以不愿意洗脸，妈妈不用担心，宝宝不愿意洗脸可以用宝宝专用湿巾擦一下好了。宝宝的皮肤很娇嫩，洗脸用清水就是最好的，如果有条件可以每次都用温开水。婴儿护肤品一天用一次足够了，无论是什么洗护用品，就算是婴儿的也要少用。

育儿专家贴心话

不少妈妈母乳多了倒掉觉得可惜，就用来给宝宝洗脸，其实是没有必要的。母乳里面有糖，会堵塞毛孔。

033 “蜡烛包”让宝宝不舒服

有的家长喜欢将宝宝紧紧地捆成粽子状，认为这样能阻止宝宝的小手乱摸乱晃，也减少了受凉感冒的概率。实际上，这种俗称“蜡烛包”的包裹方式是一种弊多利少的包裹方法。

首先，包裹得太紧，直接影响到宝宝的呼吸，同时还会影响宝宝肺部和胸部的发育，使得肺部抵抗力下降，从而导致肺部感染的概率增加。

其次，包裹使宝宝腹部受到挤压，导致胃肠蠕动减缓，从而使得宝宝食欲下降，也会增加宝宝便秘的概率。

另外，包裹还会影响宝宝智力发育。宝宝踢腿、挥手的动作可直接反馈给大脑，大脑则会感受到这种“动态”，并加快其发育进程。因此，让宝宝多动动手脚，无疑是对宝宝最早、最实惠的智力投资。

Message

现在绝大多数家庭都采用宝宝睡袋，可以让宝宝穿着上衣睡在睡袋里，既不用担心宝宝伸手蹬腿弄散包被导致着凉感冒，又有利于宝宝活动。

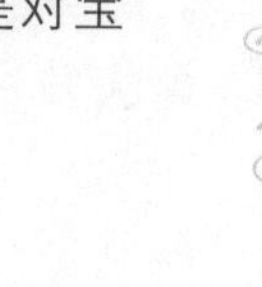

034 宝宝的排便要点

❶**专心排便**。宝宝排便时，不能养成玩玩具的不良习惯。

❷**从前向后擦屁股**。给宝宝（尤其是女宝宝）擦屁股，要坚持从前向后的原则，因为从后向前会造成尿道口的污染，而引发尿道炎、膀胱炎。

❸**经常洗屁股**。每天晚上都要给宝宝洗屁股，因为大便后总会有少量粪便污染肛门周围。而且，女婴的阴道分泌物、皮脂造就细菌繁殖的良好环境；男婴残余尿液在包皮内沉积，会形成有特殊臭味的白色奶酪样的包皮垢，可刺激包皮发炎。

❹**洗刷便盆**。每次排便后，将便盆洗刷干净。

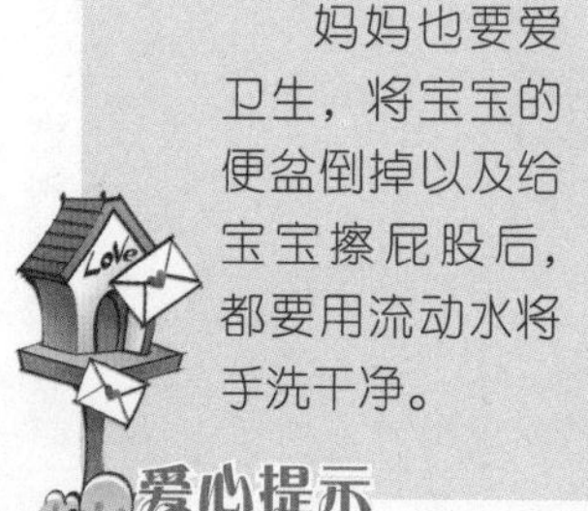

妈妈也要爱卫生，将宝宝的便盆倒掉以及给宝宝擦屁股后，都要用流动水将手洗干净。

爱心提示

035 宝宝总是流口水怎么办

刚出生的宝宝，由于中枢神经系统和唾液腺的功能尚未发育成熟，因此唾液很少。至3个月时唾液分泌渐增，宝宝会经常流口水。至6～7个月时，宝宝乳牙萌出，刺激三叉神经也会增加口水分泌，导致宝宝流口水。唾液分泌也受神经支配，宝宝也可因脑发育尚未完善，对唾液分泌的抑制能力及吞咽功能稍差，致使常流口水。这些都属生理性的，随着宝宝的长大，这些现象会慢慢消除，妈妈无须担心。

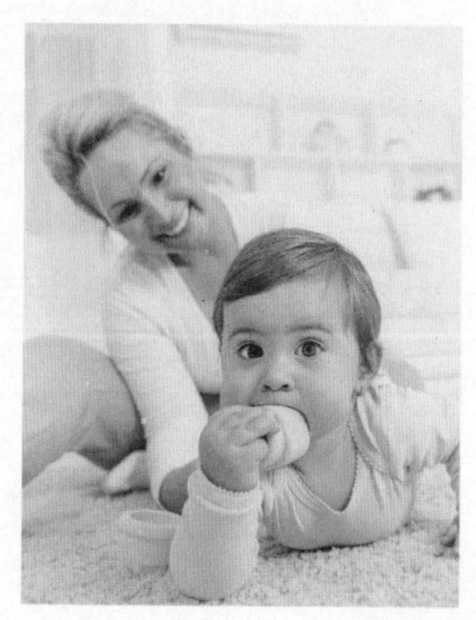

但是由于唾液偏酸性，里面含有消化酶和其他物质，因口腔内有黏膜保护，不致侵犯到深层。但当口水外流到皮肤时，则易腐蚀皮肤最外层的角质层，引发湿疹等小儿皮肤病。所以宝宝流口水时妈妈要注意护理，随时为宝宝擦去口水。

036 让宝宝体验多种睡姿

长期一种姿势睡觉可能造成宝宝面部或头部偏向一侧，让宝宝体验多种睡姿，既有利于保持宝宝脸形和头形的好看，又可以锻炼宝宝的活动能力，如侧卧可以帮助宝宝练习翻身，俯卧可以锻炼宝宝的颈部肌肉并帮助宝宝练习抬头动作，为以后学习匍行和爬行打下基础。至于俯卧位能睡多长时间，不必硬性规定，只要宝宝感到舒适，俯卧位睡眠也能使宝宝睡得踏实而舒服。宝宝的潜能是很惊人的，让他多几种睡姿的体验，他会很快适应，并做出相应的调整。

育儿专家贴心话

许多家长都喜欢让宝宝仰卧，偶尔让其侧卧，避免采取俯卧，认为俯卧可能会使宝宝窒息，但其实家长多注意看护，俯卧也是可以尝试的。

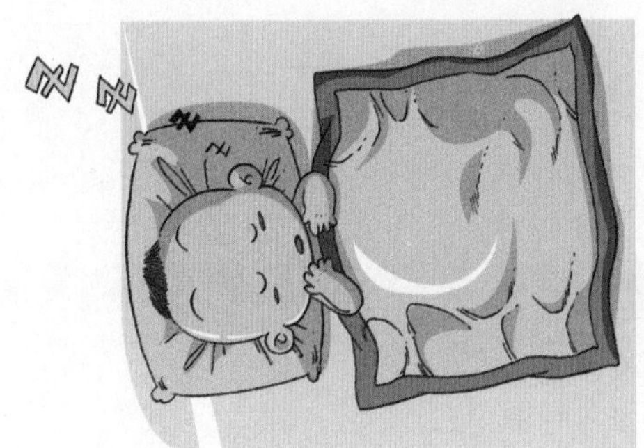

037 睡出一个漂亮的头形

首先，妈妈要为宝宝选择合理科学的睡姿，侧卧不会造成颅骨扁平，不会使前额与枕骨（后脑勺）受到挤压，可以让头形轮廓优美，同时还可限制下颌骨过度发育，防止两腮过大而形成大腮帮子脸。采取侧卧时，两侧应适时交替，不要固定于某一侧，以免造成头形与脸形不对称，并注意不要将耳廓压变形。

当宝宝逐渐长大后，头骨的硬度也跟着变大，骨缝密合，头形就不大会改变了，此时约为2个月大。如果2个月以后发现宝宝的头形不对称了，3个月以内赶快调整还来得及，爸妈不用太着急。

Message

3个月以上的宝宝头形基本固定，睡姿可以自由一些。

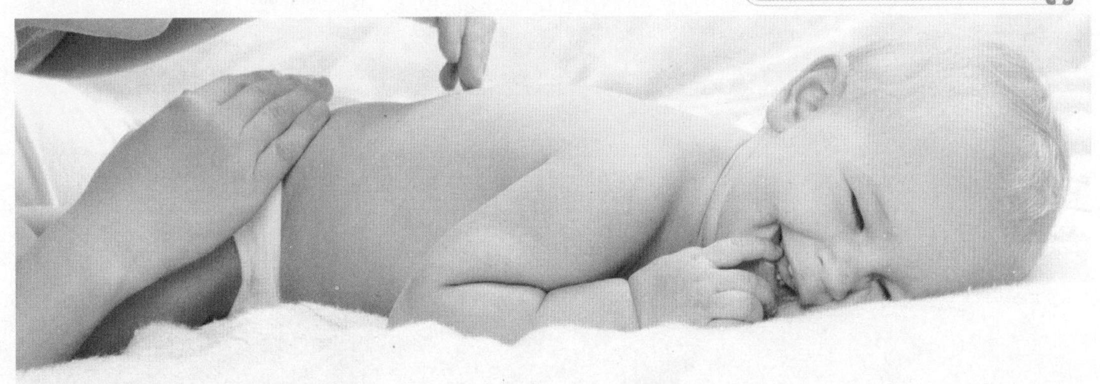

早教常识

038 今天，你抱宝宝了吗

多与宝宝进行身体接触，非常重要，多抱一抱宝宝，不仅可以解决“皮肤饥渴”问题，还会把好情绪、好兴致传递给宝宝，有利于宝宝稳定情绪。

抱宝宝也有讲究，有些父母很愿意在抱宝宝时和宝宝玩，将宝宝高高举起，逗得宝宝咯咯大笑。这样做是十分危险的，有时还会引发宝宝脑部疾病。

另外，妈妈最好避免在睡前、饭后这段时间里抱宝宝。抱着宝宝，哼着小曲，哄宝宝入睡，这样做并不好。因为这会增加宝宝入睡的难度，导致宝宝养成不抱不睡、不哄不睡的坏习惯。

爱心提示

父爱是母爱所不能替代的，坚强宽广的父爱与温柔细腻的母爱相比，带给宝宝的是完全不同的感受。所以，爸爸也应多抱抱宝宝，宝宝躺在父亲宽厚的怀里，感觉一定非常惬意。

039 吮嘴、吃手让宝宝更聪明

2~6 个月的宝宝最喜欢吃，不管好吃不好吃，能吃不能吃，拿到东西就往嘴里塞，不管是什么，先吃吃看，用嘴辨别一下就懂了。因为，宝宝是用嘴的尝试来识别各种事物，嘴是宝宝认识世界的工具。

宝宝吮嘴、吃手指是智力发展的信号。宝宝到了 2~3 个月时，随着大脑皮质的发育，学会了两个动作，一个是用小手在眼前摇动，眼睛盯着自己的小手看，这是看手游戏；另一个是吸吮手指，因宝宝最初是以舌头感知外界物体的，有些宝宝就用这种特殊的方式认识自己的身体各个部分。

宝宝吮嘴、吃手指是宝宝的心理安慰剂。宝宝往往在自己的某种需求达不到满足时，如饿了却吃不到奶时或宝宝需要妈妈的爱抚却得不到满足时，就会开始吮嘴或吃手指作为安慰剂来稳定自己的情绪。

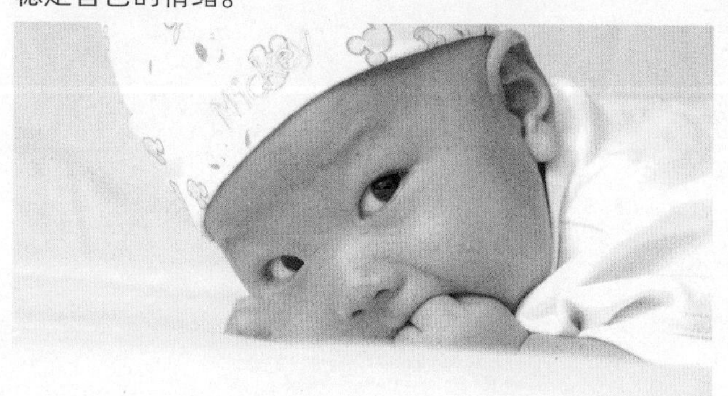

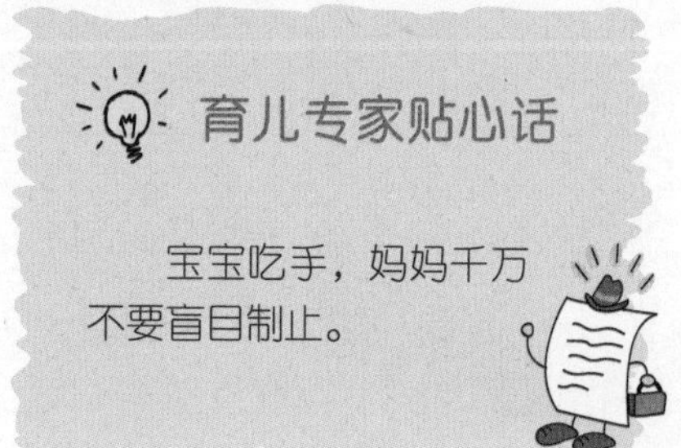

育儿专家贴心话

宝宝吃手，妈妈千万不要盲目制止。

040 逗引宝宝发音

妈妈面对着宝宝，使他能看得见口型，用亲切温柔的声音对他发单个韵母 a（啊）、o（喔）、u（呜）、e（鹅）的音。

> **Message**
>
> 虽然宝宝还不会发音，但是妈妈不能因为宝宝还不会就放弃逗引宝宝发音的练习。因为妈妈的声音已经在宝宝的脑子里留下了记忆，只要妈妈坚持逗引宝宝，宝宝很快就会学会跟着妈妈发音。

在宝宝精神饱满的状态下，拿一些有响声、能动、颜色鲜艳的玩具，边摇晃边逗他玩，或与他说话，或用手轻轻触碰他的腋下，他将报以愉快的应答——微笑。这样可以促进宝宝发音器官的协调发展，让宝宝尽快发音。

妈妈在宝宝面前走过时，要轻轻抚摩或亲吻宝宝的鼻子或脸蛋，并笑着对他说“宝宝笑一个”，也可用语言或有响声的玩具逗引宝宝，或轻轻挠他的肚皮，引他挥手蹬脚，甚至咿咿呀呀发声，或发出“咯咯”笑声。

041 宝宝抬头练习

抬头练习不仅能锻炼宝宝的颈部、背部的肌肉力量，增加肺活量，对宝宝较早正面面对世界，接受较多的外部刺激也是非常有利的。

妈妈将宝宝的头转至正中，手拿色彩鲜艳有响声的玩具逗引宝宝，使其努力抬头，抬头的动作从与床面成 45 度开始，逐步稳定。到3个月时大多数宝宝能稳定地抬起90度。

宝宝抬头时，妈妈可将玩具从宝宝的眼前慢慢移动到头部的左边；再慢慢地转移到宝宝头部的右边。让宝宝的头随着玩具的方向转头，每天练习 3 ~ 4 次。

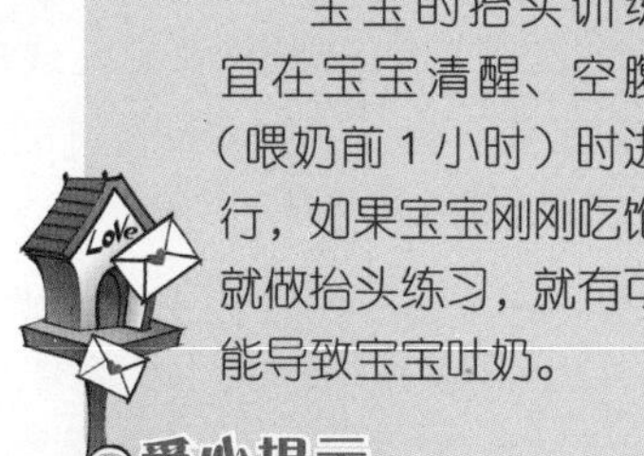

> 宝宝的抬头训练宜在宝宝清醒、空腹（喂奶前 1 小时）时进行，如果宝宝刚刚吃饱就做抬头练习，就有可能导致宝宝吐奶。

042 妈妈要多和宝宝说话

刚出生的宝宝，还不能了解语言。因此，很多父母认为，既然宝宝不了解语言，就不用和他说话了，即使和他讲话也没有什么意义。其实，不对宝宝说话是完全错误的育儿方式。因为即使宝宝不会说话，不了解语言，但是，父母所说的话也会不断灌输到宝宝的头脑里，虽然表面上看不出来，但其刺激会对宝宝的脑细胞产生惊人的影响。

在宝宝睡醒后，妈妈可以用和蔼亲切的声音对他讲话，进行听觉训练。给宝宝唱一些歌，也可以给宝宝听一些柔和悦耳的音乐。妈妈唱的儿歌、亲切的话语，都可以给宝宝丰富的声音刺激。

> **Message**
>
> 妈妈跟宝宝说话，声音要适中，不要太大声，以免宝宝受到惊吓。

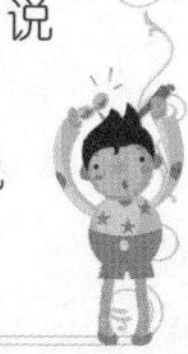

043 妈妈的吻，甜蜜的吻

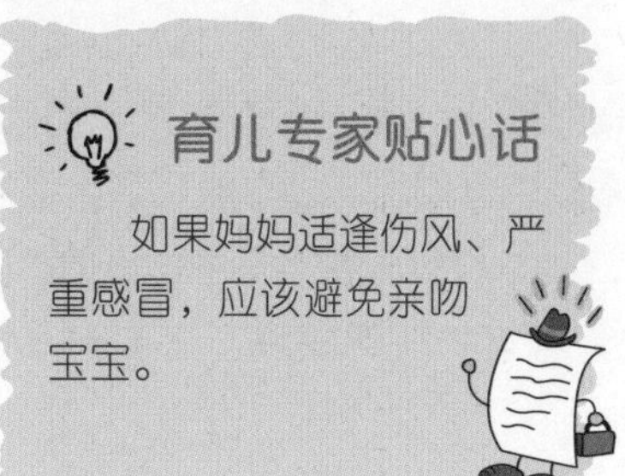

育儿专家贴心话

如果妈妈适逢伤风、严重感冒，应该避免亲吻宝宝。

亲吻，不仅是让宝宝知道妈妈爱他有多深的最佳方式，而且可以让双方感觉平静和放松。

当宝宝哭闹的时候，妈妈应该抱起宝宝，安慰宝宝并轻轻地亲吻宝宝的脸颊。虽然并没有依据证明这种举措有医学价值，但是亲吻常常能使宝宝情绪稳定，不再哭闹。随着宝宝渐渐长大，他喜欢妈妈抚触他的皮肤的感觉。亲吻会成为妈妈催眠宝宝技巧的一部分。轻柔地抚摸宝宝的肚子、手臂和腿，然后亲吻宝宝，宝宝会慢慢地放松并进入甜美的梦乡。

044 培养宝宝的生活规律

2 个月的宝宝，吮吸更加有力了，吮吸奶头的技巧也熟练了许多，每次吮吸的量也在增加。原来吃奶不分昼夜，现在渐渐有规律了。大多数宝宝开始每隔 3 小时吃一次奶。但是，妈妈千万记得，每个宝宝都有个体差异的。

宝宝醒着的时间开始变长，一般每次醒着的时间会在 30 分钟左右。也有些宝宝会出现白天睡觉、晚上哭闹不肯睡的现象。白天，宝宝醒着的时候，妈妈要有意识地和他玩，增加醒着的时间。这样，晚上他会睡得比较香。如此这般，逐渐培养宝宝的生活规律。

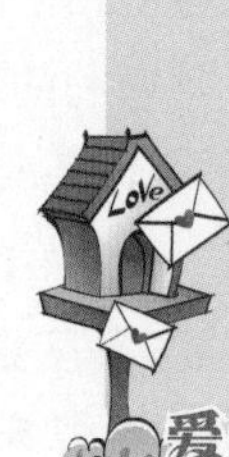

爱心提示

妈妈不要强制培养宝宝的进食规律，只能尊重宝宝的规律，在他的习惯上慢慢加以诱导。

045 训练宝宝抓东西的大本领

训练宝宝抓东西，可锻炼宝宝手眼协调能力，还可以锻炼宝宝的头、颈、上肢的活动能力，特别是手的动作。宝宝抓东西，是他使用手去探索周围事物的第一步。

宝宝 3~4 个月时，就会试着抓东西。这时妈妈可以用玩具或食物逗引他伸手抓。不要把东西放在他抓不着的地方，只要宝宝能把东西抓到手，训练的目的就达到了。宝宝把东西抓到后妈妈要让他玩一会儿，然后慢慢地从他的手中拿出，再让他伸手抓。如果宝

Message

让宝宝抓的东西要常变换，多种多样，这样能使他提高感知能力，如硬、软、光滑可增强宝宝的触觉；颜色、形状、大小可训练宝宝的视觉；水果、点心可训练宝宝的嗅觉；有声音的玩具可训练宝宝的听觉等。

宝不放手，就让他多玩一会儿。让宝宝抓的东西一定要清洁卫生，因为宝宝抓到手后，常常会放在手里玩一会儿，或是放在嘴里啃。玩具或物品还要安全，不要是小颗粒、小球，以免宝宝咽下去，也不要有锐利的尖角，更要无毒无害。

046 训练宝宝翻身

一般3个月的宝宝能从仰卧翻到侧卧，这时家长可训练宝宝翻身。

妈妈可以在大床上或在地上铺好垫子，让宝宝仰卧在上面。妈妈拿一个有趣的新玩具逗他，当他想抓时将玩具向左侧或右侧移动，这时宝宝的头也会随着转，伸手时上肢和上身也跟着转，最后下身和下肢也转，全身就翻了过来。开始时妈妈可以助他一臂之力，但主要还是鼓励宝宝自己翻身。当宝宝翻过来了就要表扬他，抱抱他或亲亲他，然后把他放回原位，让他重新再翻。当宝宝能够自由地由仰卧位变俯卧位之后就大大开拓了自己的视野，开始了认识世界的一个新阶段。

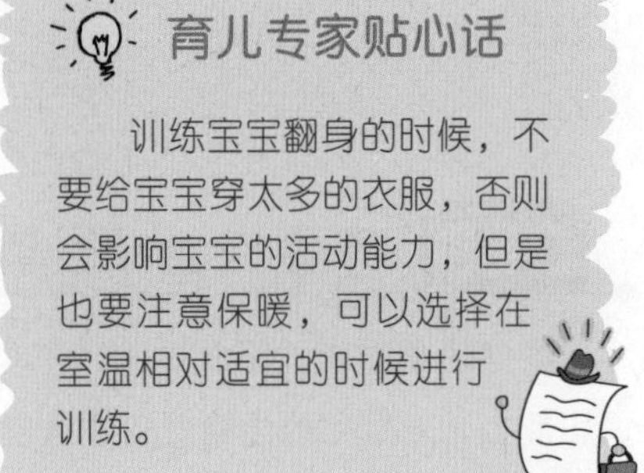

育儿专家贴心话

训练宝宝翻身的时候，不要给宝宝穿太多的衣服，否则会影响宝宝的活动能力，但是也要注意保暖，可以选择在室温相对适宜的时候进行训练。

047 发展宝宝的视觉

3个月大的宝宝不仅能看物体的轮廓，也开始注意到细节。他能注意到两幅画是平行放置还是垂直放置，并能分出含两样东西的图片与含3样东西的图片之间的不同。

此时，妈妈可以在宝宝床的上方25~50厘米处，悬挂色彩鲜艳的玩具，如各种彩色气球、彩色布球具、灯笼、花手帕等，但注意不要总将这些玩具挂在一起，要经常变换位置，以免引起宝宝斜视。逗宝宝玩时，可将玩具上下左右摇动，使宝宝的目光随着玩具移动的方向移动，左右可达45度。这样做是促进宝宝视觉发育的好方法，但应注意不要让强光直射宝宝的眼睛。

爱心提示

妈妈在距宝宝眼前20~25厘米处伸出五指，宝宝应当完全能够跟着妈妈的手指头看，眼睛的转动幅度达180度。如果宝宝12周大时还没法在这个角度范围内跟着物体看，应当及时就医。

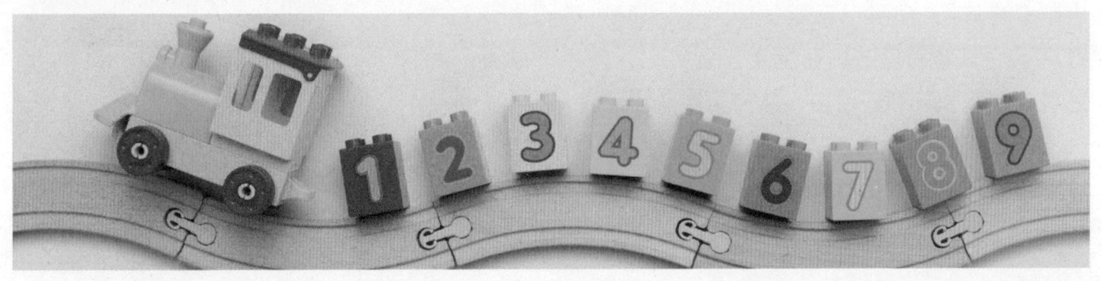

048 宝宝爱探索

培养宝宝的智能，离不开积极的探索，此阶段的宝宝探索自然是处于被动状态，所以家长要善于利用一些游戏方法来鼓励宝宝积极探索，帮助他们发现未知的自然世界的奥秘。

1 **声音探索**：家长可以在宝宝的耳旁摇动铃铛，使铃铛发出声音，引导宝宝积极探索寻找。

2 **颜色探索**：给宝宝呈现不同颜色的图形图片，比如黑色的、白色的、红色的、绿色的、黄色的等，让宝宝观看，并告诉宝宝他所看图片的颜色，在吸引宝宝的注意力的同时，激发宝宝对各种颜色进行探究。

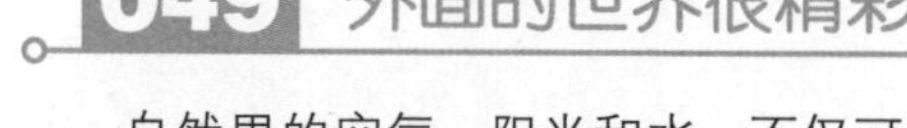

049 外面的世界很精彩

自然界的空气、阳光和水，不仅可以促进宝宝的新陈代谢，而且可增加机体对外界环境的适应能力，对宝宝的体格发育也大有好处。

Message

在寒冷的季节，只要有阳光，不刮大风，在宝宝手脚和耳朵充分保暖的前提下，也可以带宝宝进行户外锻炼。

带宝宝户外活动时衣着不宜过多，有的妈妈总担心宝宝受凉，每次外出时给宝宝穿上大衣，戴上帽子、口罩、围巾等，全身捂得严严实实。这样做的结果，会使宝宝的身体无法接触空气和阳光，让宝宝变得弱不禁风，反而容易受凉生病，就达不到户外锻炼的目的了。

外出时不要让阳光直接照射宝宝的眼睛，也不要让强光直接照射宝宝的皮肤，必要时应该给宝宝戴上帽子。

050 妈妈教宝宝拟声词

3个月的宝宝会发出各种不成语句的声音，这是宝宝在做唇、舌运动和发声练习。这时候，妈妈可以教宝宝小猫“喵喵”，小羊“咩咩”、小狗“汪汪”、火车“呜呜”等拟声词。这类拟声词比较容易发音。让宝宝反复练习，效果非常好。并且随着年龄增长、词汇增加，宝宝更能熟练运用。

在抚育宝宝的过程中，家长是否热情地与宝宝“交谈”，对宝宝学说话起着重要作用。

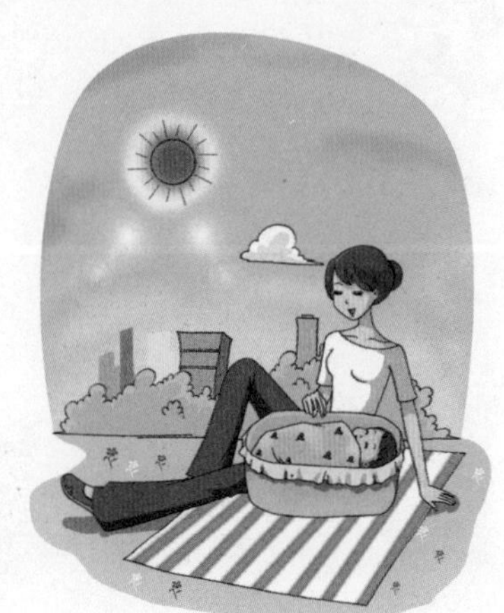

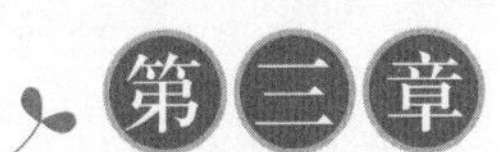

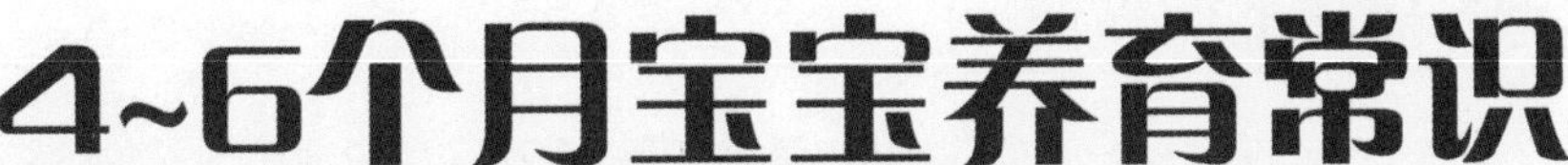

喂养常识

051 开始添加辅食

4个月的宝宝继续提倡纯母乳喂养，但对人工喂养或混合喂养的宝宝可以开始添加菜泥、果泥等非纯液体状辅食。

4个月宝宝的体内，铁、钙、叶酸和维生素等营养元素会相对缺乏，有些代乳品已经不能完全满足其生长需要，因此辅食应适当增加淀粉类和富含铁的食物。例如，含铁的米粉。

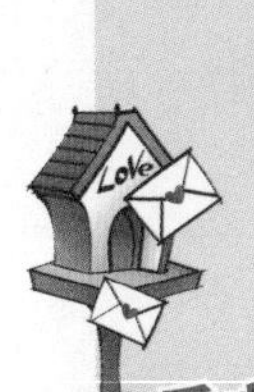

给宝宝吃新的食物时，首先，一次只吃一种，每次1/4匙，一天吃一次或两次，每次逐渐增加分量，这样试吃一星期，如果没有过敏现象，才能再试另一种新的食物。如果对某种食物有过敏反应，如气喘、皮肤红肿、屁股痛等现象，那么就得停吃。

爱心提示

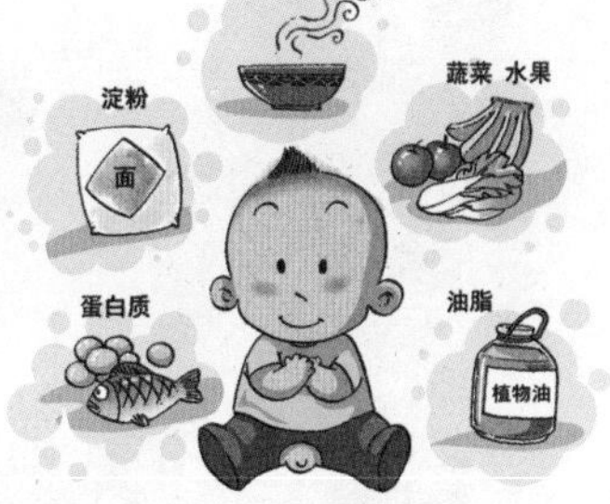

052 宝宝要少喝豆奶

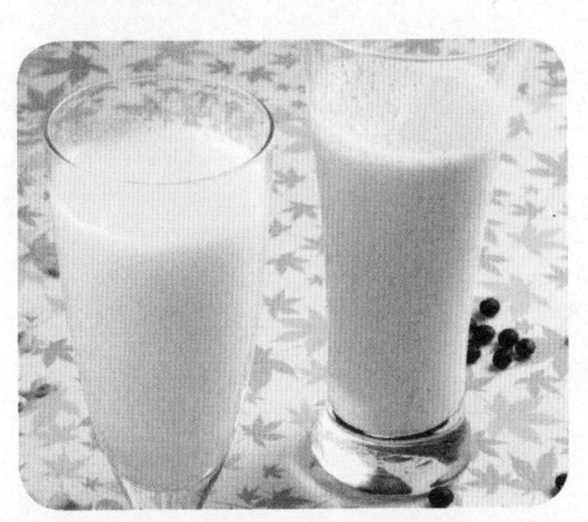

豆奶所含的蛋白质主要是植物蛋白和大量植物雌激素，成人所摄入的植物雌激素可在血液中与雌激素受体结合，从而有助于防止乳腺癌的发生。而婴儿摄入体内的植物雌激素只有5%能与雌激素受体结合，其他未能吸收的植物雌激素在体内积聚，这样就有可能对每天大量饮用豆奶的婴儿将来的性发育造成危害。

053 宝宝的辅食添加食谱

蔬菜泥：选嫩叶蔬菜如小白菜，或纤维少的南瓜、马铃薯等，洗净切小段或小块，加水煮熟后，捞出置于碗中，用汤匙刮下或压成泥状即可，可补充各类维生素。

水果泥：选果肉多、纤维少的水果，如木瓜、苹果等，洗净去皮后，用汤匙挖出果肉并压成泥状即可，其中含丰富的碳水化合物、各类维生素。

菜泥面糊：煮熟的挂面与水同时倒入小锅内捣烂，煮沸；起锅后加入少量蔬菜泥即可。

香蕉奶糊：将香蕉去皮之后捣碎，加适量配方奶煮热即可。

豌豆糊：将豌豆炖烂，并捣碎；将捣碎的豌豆过滤一遍，与肉汤和在一起搅匀。

西红柿香蕉糊：西红柿用水焯一下，然后去皮，捣碎并过滤；香蕉去皮后捣碎；将捣碎的西红柿与香蕉和在一起搅匀即可。

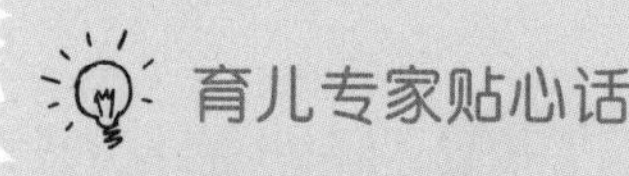

育儿专家贴心话

临睡前不要给宝宝喂辅食，否则容易影响宝宝的睡眠。

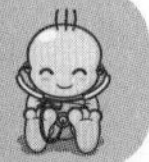

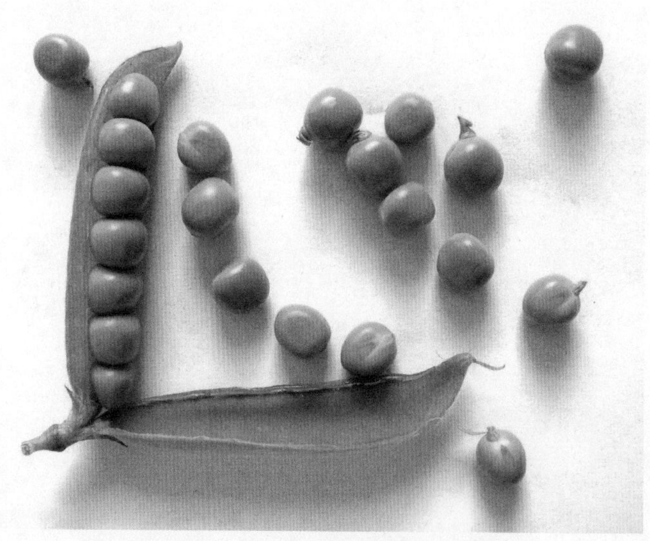

Message

第6个月起，宝宝身体需要更多的营养物质和微量元素，母乳已经逐渐不能完全满足宝宝生长的需要，所以，添加辅食越来越重要。

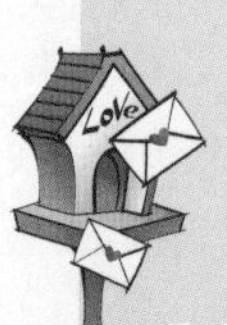

爱心提示

不宜给宝宝喝“脉动”等功能饮料，功能饮料中大都富含电解质。宝宝的身体发育还不完全，代谢和排泄功能还不健全，过多的电解质会导致宝宝的肝、肾还有心脏承受不了，会加大宝宝患高血压、心律不齐的概率，或者使宝宝肝、肾功能受到损害。

054 宝宝补钙有学问

Message

太阳是天然钙制剂。人体皮肤中的7-脱氢胆固醇经阳光中的紫外线照射后，能生成维生素D_3，促进钙在肠道中的吸收。在清晨或傍晚阳光不强烈的时候，宝宝经常到户外晒太阳，可以促进体内维生素D的合成。

宝宝是否需要补钙，不能一概而论，宝宝没有特殊情况可以不补钙。人工喂养的宝宝如果饮食正常，生长体发育良好也不需要常规补钙。如果宝宝有明显的枕秃，睡觉质量不高，体检缺钙时是需要补钙的。

宝宝补钙最直接的办法是给宝宝喂食鱼肝油，因为鱼肝油中的维生素D不仅能促进肠道对钙的吸收，还能抑制肾脏对钙的排泄和促进旧骨脱钙。当维生素D缺乏时，即使补再多的钙，也不能很好地吸收。目前使用最普遍的维生素D制剂就是浓缩鱼肝油。

055 吃水果不能代替吃蔬菜

每天吃点蔬菜的目的是为了摄入维生素和矿物质，但是在添加辅食的过程中，有的妈妈看见宝宝不喜欢吃蔬菜而喜欢吃水果，于是就用水果代替蔬菜喂食宝宝，这是极不恰当的。

水果不能代替蔬菜，虽然水果中的维生素含量不少，足以能代替蔬菜，然而水果中钙、铁、钾等矿物质的含量却很少；此外，蔬菜中含纤维素多，纤维素可以刺激肠蠕动，防止便秘，减少肠道对人体内毒素的吸收；再有，蔬菜和水果含的糖分存在明显的区别，蔬菜所含的糖分以多糖为主，进入人体内不会使人体血糖骤增，而水果所含的糖类多数量是单糖或双糖，短时间内大量吃水果，对宝宝的健康不利，过多的水果会导致宝宝膳食的不平衡，有的宝宝多吃水果还会腹泻或容易发胖。

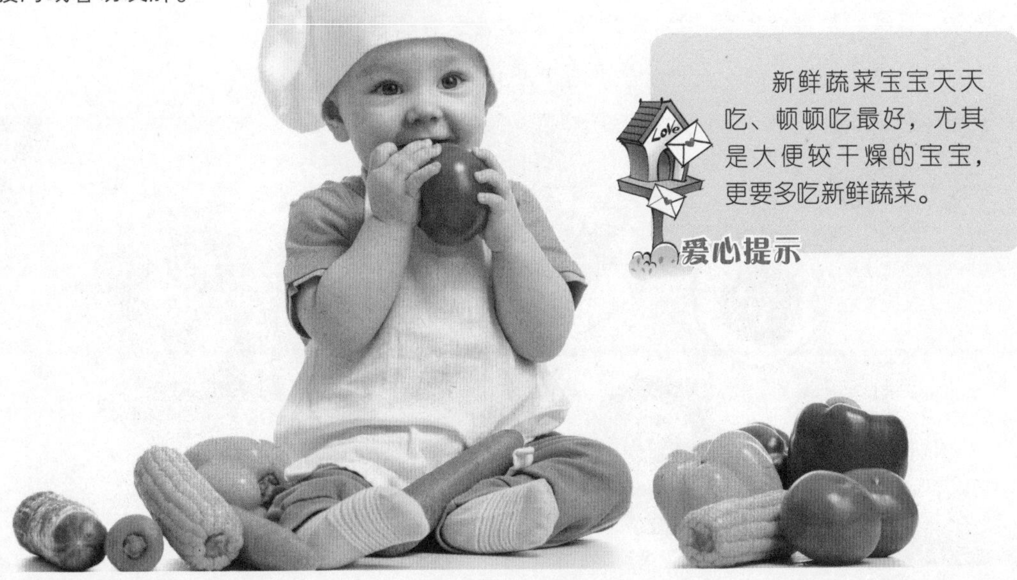

爱心提示

新鲜蔬菜宝宝天天吃、顿顿吃最好，尤其是大便较干燥的宝宝，更要多吃新鲜蔬菜。

056 宝宝辅食黑名单

蛋清：鸡蛋清中的蛋白分子较小，有时能通过肠壁直接进入宝宝血液中，使宝宝机体对异体蛋白分子产生过敏反应，导致湿疹、荨麻疹等疾病。蛋清要等到宝宝满 1 岁后才能喂食。

有毛的水果：表面有绒毛的水果中含有大量的大分子物质，婴幼儿肠胃透析能力差，无法消化这些物质，很容易造成过敏反应，如水蜜桃、杏等。

矿泉水：宝宝消化系统发育尚不完全，滤过功能差，矿泉水中矿物质含量过高，容易造成渗透压增高，增加肾脏负担。

含有大量草酸的蔬菜：菠菜、韭菜、苋菜等蔬菜中含有的大量草酸在人体内不易吸收，并且会影响食物中钙的吸收，可导致儿童骨骼、牙齿发育不良。

豆类：豆类含有能致甲状腺肿的因子，宝宝处于生长发育时期更易受损害。此外，豆类较难煮熟透，容易引起过敏和中毒反应。

育儿专家贴心话

在宝宝添加辅食的初级阶段，不应该给宝宝吃零食，特别是含有添加剂及色素的零食。

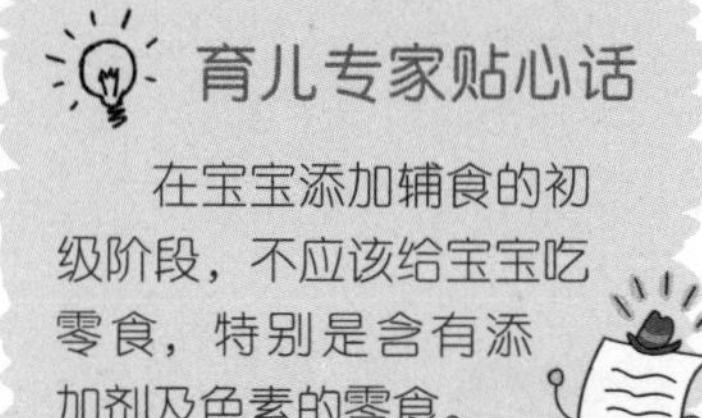

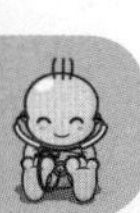

057 不宜给宝宝喝过多的酸奶

牛奶中的蛋白质以酪蛋白为主，不如母乳好消化，容易导致宝宝腹泻，不少妈妈就改用酸奶喂养宝宝。酸奶是在新鲜牛奶中加入酸类制成，因而较牛奶容易消化吸收。

但是，目前市面上的酸奶是将乳酸杆菌加入鲜奶中，使奶中的乳糖变化成乳酸而制成的，它的营养成分也不完全同于牛奶，三大营养素中的糖分明显减少，如果制作时用的不是全奶，营养成分更低。还有的家长认为炼乳是浓缩牛奶，既好储存又有营养，给宝宝食用应该没有什么坏处。其实，炼乳中含有 40%的蔗糖，不适合宝宝的营养需要。

所以，酸奶和炼乳只适合偶尔给宝宝喂食，不宜常喂。

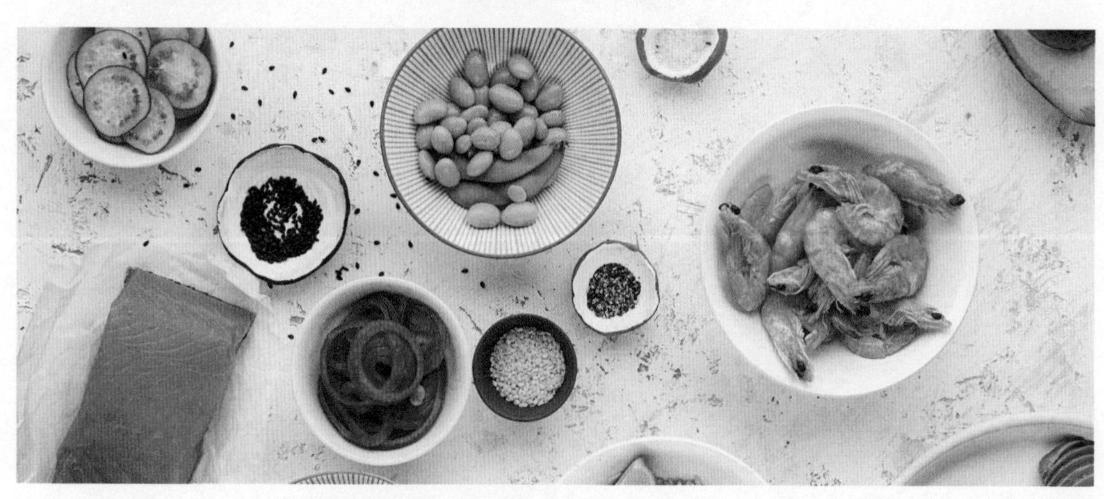

日常护理常识

058 宝宝太“乖”，妈妈得警惕

大一点会说话的宝宝患病时能说出身体有何不舒服，这样可以引起大人注意。而4～6个月的宝宝则不同，生病时反而会更安静，表现为不吃、不哭、不动、无反应、体温不升。此时刺激宝宝的耳朵、鼻子、足底，会表现为不动、不哭、对刺激无反应；喂奶不肯吃，长时间不喂奶，也不会因饥饿而啼哭、吵闹，手足较为冰凉。

若宝宝出现上述太“乖”的情况时，很可能是宝宝病重的表现，妈妈应赶快找医生。

就四肢活动来讲，安静、动作少的宝宝，有可能是肌肉张力增高，下肢强直呈交叉状。这种宝宝往往精神呆滞，反应不灵敏。而且随着年龄的增大，智力发育落后逐渐明显。

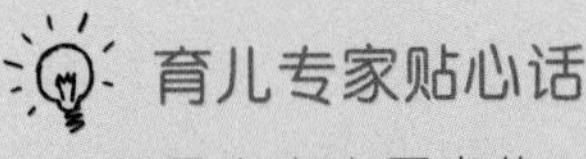

育儿专家贴心话

如果宝宝由原来的活泼好动，突然变得“乖”了，很可能是得了急性病的表现，宜速去医院诊治。

059 宝宝的护肤品

Message

周岁以内的宝宝可以不用面部润肤用品。夏季注意选择外出的时间（早晨10点以前，下午4点以后到户外活动），并注意遮阳，可以不用防晒露。

宝宝护肤可以选择宝宝油、儿童霜、儿童蜜等，最好给宝宝选择没有香味的护肤用品。婴幼儿由于其肌肤还没有充分发育，因此抵抗表皮失水的保护作用不大。再加上宝宝皮肤的机械强度低、角质层薄、pH值高和皮脂少，所以皮肤不仅干燥，而且亦受外界影响。

儿童霜中大多都添加了适量的杀菌剂、维生素及珍珠粉、蛋白质等营养保健添加剂，且产品多为中性或微酸性，与婴幼儿的pH值一致。婴幼儿经常搽用，可以保护皮肤，防止水分过度损耗或浸渍，避免皮肤干燥破裂或淹湿。

060 宝宝腹部要保暖

宝宝出生以后，肠胃就在不停地蠕动着，当宝宝腹部受到寒冷的刺激，肠蠕动就会加快，内脏肌肉呈阵发性强烈收缩，因而发生阵发性腹痛。腹痛时，宝宝则表现为一阵阵啼哭，乳食减少，腹泻稀便，常带有奶瓣。由于寒冷的刺激，男宝宝易发生提睾肌痉挛，使睾丸缩到腹股

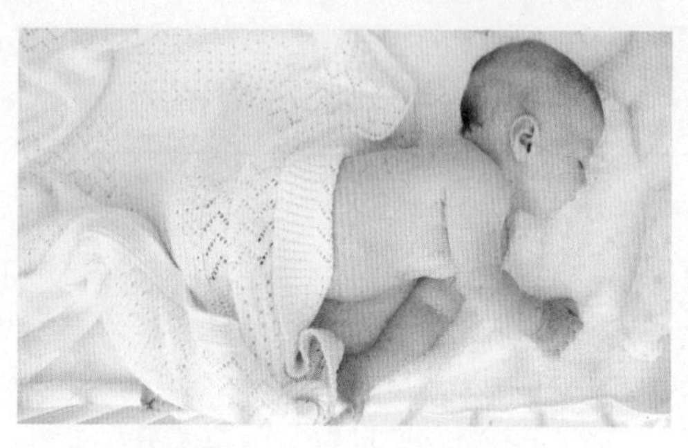

沟或腹腔内，这时宝宝腹部疼痛加剧，表现为烦躁、啼哭不止。

因此妈妈平时不要忽视对宝宝腹部的保暖，即使夏天气候炎热，也应防止宝宝腹部受凉，不要让宝宝光着身子睡觉和玩耍，宜用单层三角巾护腹，穿肚兜就是很好的护腹办法，冬天宜穿着棉围裙护腹。

061 预防宝宝贫血

一般来说，宝宝出生 4 个月后，会出现生理性的贫血期，原因在于婴幼儿生长发育很快，对铁的需求量很大，而宝宝出生时经由母体而储存的铁，一般在出生 3 个月后消耗完，母乳或奶粉不能提供宝宝需要的足够的铁，宝宝就很容易出现生理性贫血。

预防宝宝贫血，妈妈要重视宝宝的合理喂养和营养均衡。首先，由于宝宝容易吸收母乳中的铁，妈妈应当尽量选择母乳喂养。如不能母乳喂养时，要尽量选择富含铁的婴儿配方奶粉。其次，妈妈要注意在宝宝 4~6 个月时，适时适量为宝宝添加辅食。

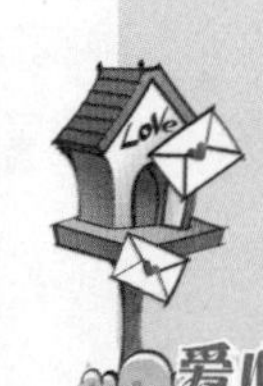

爱心提示

如果宝宝贫血较重，可在医生指导下服用含铁糖浆、小儿铁锌钙颗粒、补血颗粒等药物。

062 宝宝睫毛不要剪

有的妈妈认为，给宝宝剪睫毛，宝宝以后的睫毛就会长得长。其实，睫毛的长短、粗细、漂亮与否，主要与遗传和营养状况等因素有关，用剪睫毛的方法是没有作用的。

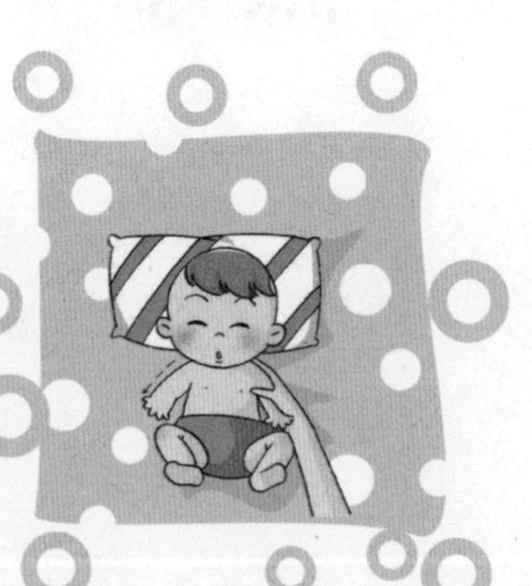

人的睫毛有其特殊的作用，上下睑睫毛在眼睛前方形成一个保护屏障，起到遮挡灰尘和过强光线的作用。人为剪掉宝宝睫毛后，在新睫毛长出以前，宝宝的眼睛易受到伤害。

剪掉睫毛后，刚长出的粗、短、硬的新睫毛，容易刺激眼球、结膜和角膜，会使宝宝出现怕光、流泪、眼睑痉挛等异常症状，严重时会继发眼部感染。而且长出的睫毛很有可能长成倒毛，对宝宝的眼睛将会产生极大的影响，严重的甚至需要手术来解决。

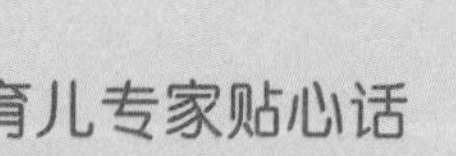

育儿专家贴心话

在剪睫毛的过程中，如果宝宝的眼睑眨动或者头部摆动，还可能造成外伤，这样会给宝宝造成不应有的痛苦。

063 电视不是保姆

宝宝长时间看电视有很多的不良影响。

1 不利于宝宝的视力发育。宝宝的眼睛还在发育中，视力还未完善，不断闪烁的电视光点会造成屈光异常、斜视、内斜视，尤其是近距离大电视屏幕造成的损害更大。

2 看电视时，电视机放射的电磁波对宝宝健康也是有害的。

3 电视画面的快速转换会引起宝宝注意力紊乱，使其难以集中精力专注于某一件事。

4 看电视是一种被动性经历，会导致宝宝形成一种“缺乏活力”的大脑活动模式，而这与智力活动的迟钝有直接关系。

064 怎样保护宝宝刚萌出的乳牙

一般而言，宝宝第一颗牙大约是在 4~7 个月大时长出，位置是下排两颗正中乳门齿。之后 4~8 周上排的 4 颗门齿会长出来，紧接着一个月后下排两颗侧门齿会冒出。在这上下共 8 颗牙长出后，接着是上下第一乳臼、乳犬齿，最后长出上下第二乳臼齿，共 20 颗乳牙，此阶段多数在两岁半前完成，在乳牙长出之后，必须经换牙的过程才能转为恒齿。

采取母乳喂养可以更好地保护宝宝牙齿，宝宝有力吸吮母乳的动作，有利于颌面正常发育。此外，母乳还可抑制细菌在牙齿上繁殖，防止龋齿等情况的发生。

065 宝宝耳朵不要随便掏

有些家长尤其是年轻的妈妈，有的时候出于清洁或者是好奇，看到宝宝耳朵内有了耳垢，非要把它掏净不可。给宝宝掏耳朵，对宝宝来说是有一定危险的。

1 掏耳朵时，如果宝宝头部转动，可能损伤外耳道的皮肤。

2 由于使用的工具不干净，可引起急性外耳道炎，或外耳道疖肿，给宝宝造成很大痛苦。

3 如果不小心将外耳道口的耳垢推到里面，可压迫耳膜而引起耳痛、头晕、咳嗽以及头痛等症状。

4 长期给宝宝掏耳朵，还可引起外耳道慢性损伤，人乳头状瘤病毒(HPV)可侵入外耳道而产生乳头状瘤。

066 躺着喝奶危害多

宝宝学会自己拿奶瓶喝奶后，注意千万不要让宝宝躺着喝奶。

现在的生活条件提高，宝宝发育得比较早，很多宝宝五六个月就开始长牙了。躺着喝奶，宝宝容易睡着，再加上妈妈没有定时给宝宝清洁牙齿，很容易造成奶瓶性龋齿。

躺着喝奶除了会有呛奶的危险，还容易造成中耳炎。因为宝宝的耳咽管和口腔相通，耳道也比较短，当奶水呛进喉咙时，很容易感染耳咽管，引发中耳炎。

如果宝宝习惯躺着喝奶的话，下颌就会长期过度前伸，就有可能造成“地包天”的情形，会影响到宝宝面部的“整体布局”。

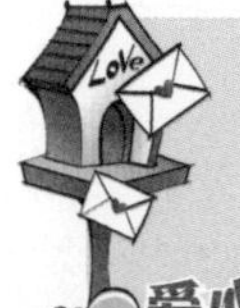

改掉宝宝躺着喝奶的坏习惯，妈妈可以抱着宝宝喂奶，等宝宝在妈妈的臂弯里有困意的时候，再取出奶瓶，然后，轻轻地把宝宝放进小床，让宝宝安睡。

爱心提示

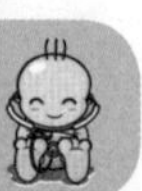

067 防止宝宝成为肥胖宝宝

由于现在生活条件的提高，造成宝宝过度肥胖的现象越来越多见。

Message

对于已经发生肥胖的宝宝，要控制能量摄入量，可以多食用富含各种维生素和矿物质的水果、蔬菜、牛奶、鸡蛋、鱼等食物。

对于宝宝而言，不要过分限制热能的摄入，以免发生营养不良或神经系统发育不良，但是也应防止体重增加过快。对于人工喂养或者混合喂养的宝宝最好采用母乳化的配方奶粉，以免摄入过多的饱和脂肪。

不要过早过多地给宝宝添加淀粉类谷物食物。有些宝宝从小食欲旺盛，父母担心宝宝吃不饱，在2个月时就在奶中加入米粉等，这样会影响蛋白质的摄入，而且同时摄入较多的热量，容易使宝宝长胖，体质反而下降。

068 不能一咳就喝止咳糖浆

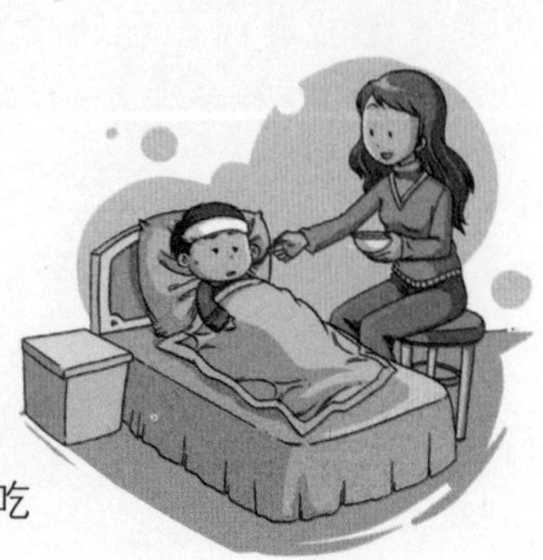

当宝宝咳嗽时，妈妈往往给宝宝服用止咳糖浆，经常用一种不行再换一种，或者两种药物合用，结果是适得其反，宝宝咳嗽久治不愈，个别宝宝甚至咳嗽加剧，病情越来越重。

咳嗽是人体呼吸道为免受外来刺激的一种保护性动作。就像吃

育儿专家贴心话

小儿止咳糖浆大多含有盐酸麻黄素、桔梗流浸膏、氯化铵、苯巴比妥等药物成分，服用过多都会有不良反应。

饭时，饭粒呛入气管内，会引起阵阵咳嗽，最终将饭粒咳出来一样。若宝宝只是偶尔、轻微地咳嗽，可多给宝宝喂一些温开水；若咳嗽剧烈，或宝宝咳嗽时喉部有痰响，就应该看医生了。

069 好习惯可防止铅污染

铅是重金属毒物，在环境中可长期蓄积，主要通过食物、土壤、水和空气经口进入人体，在体内超过一定含量时就会对健康产生危害。儿童由于代谢和发育的特点，对铅污染特别敏感，在相同环境里的人群中，铅对儿童的毒性作用更明显。

妈妈平常要注意，不要带宝宝到车流量大的区域或铅作业场所玩耍；少推童车上街，因离地面 1 米以内空气含铅量要比大气高达 16 倍；养成饭前洗手的习惯，一次洗手可以消除约 90% 附着在手上的铅；选购标明不含铅的彩色玩具；少吃含铅量较高的食物。

爱心提示

预防铅中毒，可以给宝宝多吃含钙、铁、锌丰富的食物，如奶、蛋、肉、动物肝脏等。

070 防止宝宝坠床

随着宝宝逐渐长大，他具备了一定的活动能力，想要去探索这个世界，这时，妈妈千万要注意防止宝宝坠床。

Message

一般来说，宝宝坠床后会立刻大哭，在皮肤未受损伤的情况下 15 分钟内会停止哭泣，与地面接触的皮肤颜色也恢复正常，这就表示宝宝未受到严重伤害。

宝宝的活动空间多半是在床上，把他放在四面有护栏的婴儿床上是最好的办法。围栏不要靠宝宝太近，左右都留出翻身的余地供其活动，这样，宝宝一般是不会翻出去的。当然，妈妈不可以离开宝宝时间太久。

另外，在床周围的地上最好铺一层泡沫垫子，这样就算宝宝翻出婴儿床也是掉在泡沫垫子上，损伤不会很大。

在防坠床问题上，家长一定要当好看护人，不能长时间地让宝宝一个人玩耍。

071 宝宝“吃手”要有度

宝宝常吃手虽然有助于宝宝大脑发育，但坏处也不少。首先，小手浸泡在口水里，受到牙齿的压迫，时间一久容易出现手指脱皮、肿胀、感染、变形；其次，小手放在嘴里，在这一阶段还会影响宝宝出牙，时间久了可能会引起牙齿排列不整齐，牙齿闭合不良；此外，宝宝的小手的活动范围比之前大了，东摸西动，粘了不少脏东西，一吃手，脏东西就入口了，容易引起腹泻、感染寄生虫等。

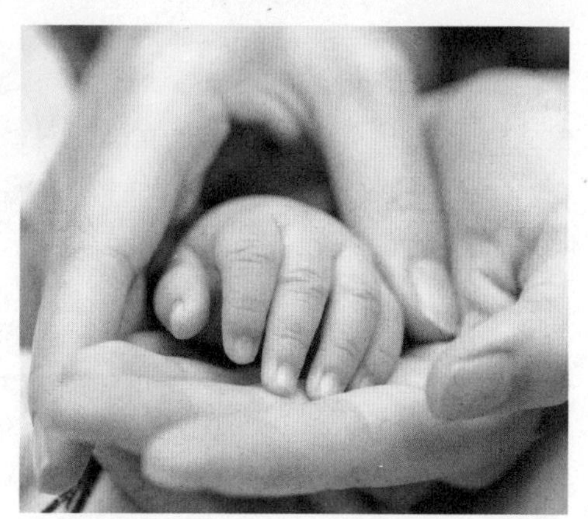

当宝宝吃手时，妈妈可以给宝宝一块磨牙饼干，但最主要的，还是要多陪伴宝宝，多和宝宝玩耍。

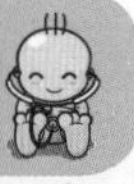

072 萌牙期宝宝的护理常识

一般情况下宝宝6个月左右会萌出第一颗乳牙，这时候对宝宝牙齿的护理就比较重要了。

1 喂食以后，妈妈可用干净的湿纱布或手帕，将宝宝的牙龈清洗干净。

2 在萌牙时期，宝宝会喜欢咬硬的东西，妈妈可以为他准备磨牙口胶或磨牙棒，让宝宝放在口中咀嚼，以锻炼宝宝的颌骨和牙床，使牙齿萌出后排列整齐。

3 吃较硬的食物，如苹果、梨、面包干、饼干等，既可锻炼牙齿又可增加营养。不要让宝宝长期含安抚奶嘴作安慰，阻止宝宝咬手指、吮唇、舐舌、张口呼吸、偏侧咀嚼等行为，以免造成牙齿错位或牙颌畸形。

4 父母应该在宝宝萌牙时期（6~12个月）带宝宝到医院牙科检查牙齿，了解宝宝长牙的情况，向医生请教如何保护宝宝的牙齿。

073 家有“夜哭郎”怎么办

有些宝宝常会在夜间熟睡中醒来，大声啼哭。这可能是由于宝宝在睡眠中受到冷或热的刺激、腹痛不适、临睡前玩耍过于兴奋等原因造成的。随着宝宝情感认知的发展，夜间醒来后感到“害怕”和“孤独”，也会想用声音唤醒大人来抚慰他。

宝宝夜间啼哭时，妈妈要先握住他的手，轻拍安抚，表示妈妈就在他身边。如果这样还不能让宝宝止哭，就应该检查一下宝宝是不是生理性哭闹。例如宝宝的尿布湿了或者裹得太紧、饥饿、口渴、室内温度不合适、被褥太厚等，都会使宝宝感觉不舒服而哭闹。对于这种情况，父母只要及时消除不良刺激，宝宝很快就会安静入睡。如果实在止不住哭，就应该把宝宝抱在怀里抚慰。

育儿专家贴心话

有的宝宝白天运动不足，夜间不肯入睡，哭闹不止。妈妈可以在白天增加宝宝的活动量，宝宝累了，晚上就能安静入睡。

074 怎样防止宝宝过敏

如果宝宝是过敏体质，妈妈就要带宝宝到医院进行过敏原筛查，通过筛查，可以掌握易引发宝宝过敏的物质“黑名单”。日常生活中，妈妈可以尽量避免让宝宝接触这些食品、物品，做到从根源上阻止过敏疾病的发生。平时，妈妈也可以留心观察，注意宝宝发病时所处的环境、所吃的食物以及所接触的物品，总结过敏原因，避免发生过敏。

提高宝宝自身免疫力，也是有效预防过敏疾病的重要手段。妈妈要让宝宝多活动，强健体魄；饮食方面，要保证宝宝每日摄入的营养均衡，多吃蔬菜、水果等富含维生素C的食物；还要让宝宝保证每日睡眠充足；另外，妈妈要注意为宝宝保暖，预防感冒等疾病。

爱心提示

妈妈尽量保持家中的环境清洁，勤擦地板及家具，宝宝的用品、玩具，特别是毛绒玩具要经常清洗、消毒，这些都是预防宝宝过敏的关键。

075 怎样给宝宝喂药

不愿意吃药是宝宝的通病，妈妈给宝宝喂药时最好抱着宝宝呈半卧位，防止药物呛入气管内。如果宝宝不愿吃，可以扶住宝宝头部，用拇指和食指轻轻地捏宝宝下颌两侧，使宝宝的嘴张开，用小匙紧贴嘴角，压住舌面，药液就会慢慢从舌边流入喉部，直至宝宝吞咽药液后再把匙从嘴边取走。

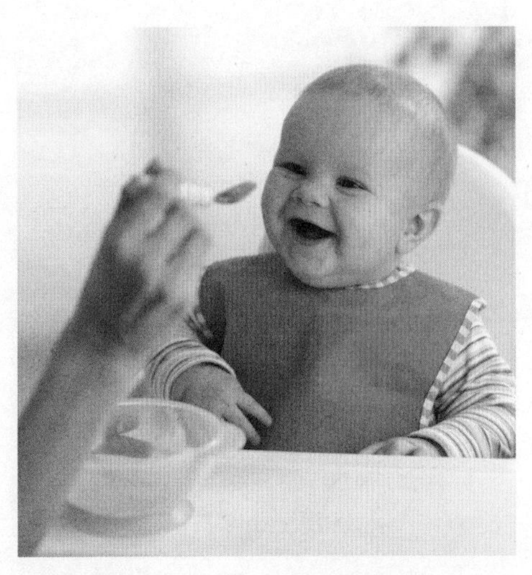

如果宝宝一直又哭又闹，不肯吃药，只好采取灌药的方法。爸爸用手将宝宝的头固定，妈妈左手轻捏住宝宝的下颌两侧，右手拿一小匙，沿着宝宝的嘴角灌入，待其完全咽下后，固定的手才能放开。

早教常识

076 对宝宝进行适当的耐寒锻炼

耐寒锻炼应该从夏末秋初开始，这是提高宝宝对寒冷反应灵敏度的最有效方法。人是恒温动物，体内有一套完善的体温调节系统。大脑皮质下丘脑，只有在接受气温变化的刺激下才会增强体温的调节肌能力，提高机体的耐寒抗菌能力。对于身体处于发育期的宝宝更是如此，长期的恒温环境只能使宝宝的适应能力下降。

妈妈平时不要给宝宝穿得过于厚实、严密，人为造成一种恒温环境，使得宝宝失去了锻炼体温调节能力的机会。另外，可以带宝宝到户外活动，特别是秋季的清晨，虽然气温相对中午要低一些，但是就锻炼御寒能力而言，这是一个很好的时间。

Message

锻炼一定要视宝宝体质和适应能力而定，遵循适度和渐进的原则，当宝宝出现寒战或身体不适时应立即停止锻炼。锻炼前适当地给宝宝喝些凉开水，可以加强肠胃的适应能力。

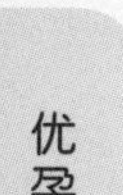

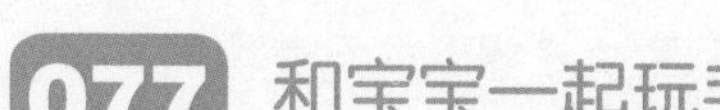

077 和宝宝一起玩手

玩手是宝宝精细动作发育的标志。这个时候，宝宝手的活动范围扩大了，两只手能在胸前握在一起。宝宝经常把手放在眼前，这只手拿那只手玩，那只手拿这只手玩，或翻来覆去地看自己的手。这是宝宝精细动作发育的标志。

宝宝这个阶段喜欢玩自己的手，可促进手眼的协调。宝宝反复凝视着自己的手，可逐渐体会到手是身体的一部分。妈妈不要因为宝宝把手放在嘴里就呵斥他，要和宝宝一起来玩。例如，妈妈可以握着宝宝的手说："这是宝宝的手手。小手手，小小手，拍一拍，瞅一瞅。"

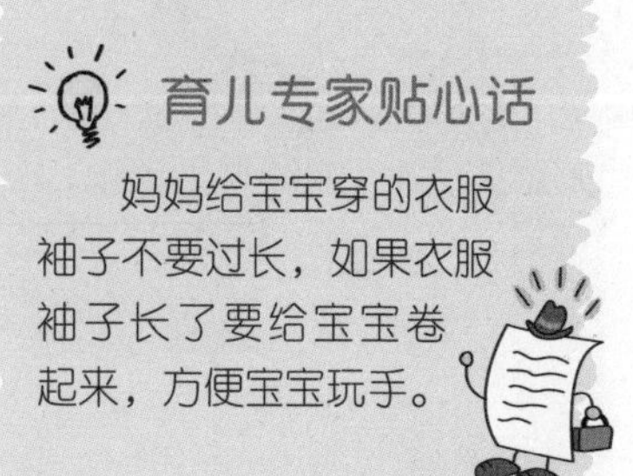

育儿专家贴心话

妈妈给宝宝穿的衣服袖子不要过长，如果衣服袖子长了要给宝宝卷起来，方便宝宝玩手。

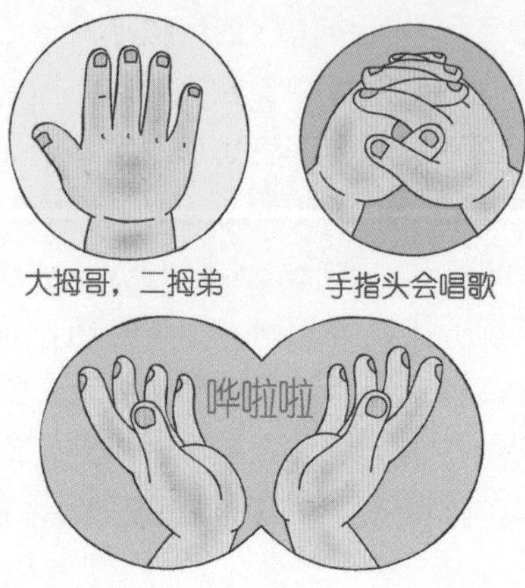

大拇哥，二拇弟

手指头会唱歌

078 让宝宝知道自己的名字

4个月大的宝宝虽然还不知道名字的真正意义，但却已经能够感受到来自爸爸妈妈的呼唤，能够把自己和爸爸妈妈所叫出来的名字联系起来。所以让宝宝感受自己的名字，是宝宝认识自我、了解自我的一个重要过程。

平常在家，不管宝宝明不明白名字的意思，家长都要经常叫宝宝的名字。最好是叫宝宝的名字后给他喜欢的食物，或是叫他的名字后和他做喜欢的游戏。

通过这样反复的训练，时间久了，宝宝听习惯了，也就能建立起自己和名字之间的联系了。当家长叫他的名字时，宝宝就能够知道，爸爸妈妈在叫他。

爱心提示

079 训练宝宝坐一坐

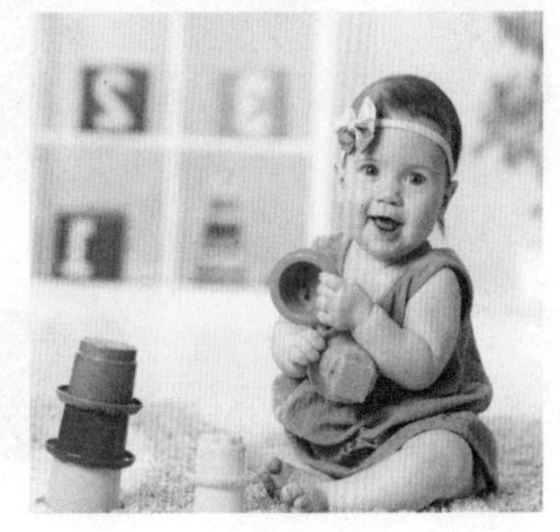

宝宝能够坐起来有不少好处，不仅有利于宝宝的脊柱开始形成第二个生理弯曲，即胸椎前突，对保持身体平衡有重要作用，而且还可以接触到许多过去想够又够不到的东西，对感觉知觉的发育都有重要意义。

从第4个月起，妈妈或爸爸可以每天和宝宝玩拉坐游戏，来训练宝宝的腰肌。训练时，先让宝宝仰卧在平整的床上，妈妈或爸爸握住宝宝的双手手腕，也可用双手夹住宝宝的腋下，面对着宝宝，慢慢将宝宝从仰卧位拉到坐位，然后再慢慢让宝宝躺下去。练习多次后，妈妈或爸爸只需稍微用力帮助，宝宝就能借助妈妈或爸爸的力量自己用力坐起来。

080 手眼协调，宝宝更聪明

手眼协调能力的发展对促进宝宝的运动能力、智力和行为起着非常重要的作用，对宝宝来说极有意义。通过手和眼的共同作用，宝宝可以发现手中物品更多的特性，比如，眼睛可以看到物品的颜色、形状、大小等，而手则可以触摸物品，感受它的软硬、粗糙度、冷热等特性。通过这些，宝宝可以更快更全面地了解周围环境。此外，在眼睛的帮助下，通过手的摆弄，宝宝还可以发现物体的上下、左右、前后等空间特性。

4个月的宝宝喜欢用小手击打眼前的物体，手眼协调能力略有提高，此时妈妈可以将小球吊放在宝宝胸前，引导宝宝拍打、抓握。

Message

虽然这个阶段宝宝的手眼还不能有意识地协调，但是这是宝宝探索手眼协调奥秘的必然途径。

081 训练宝宝的记忆能力

婴儿的记忆大多数属于无意识记忆，这个时候他们的无意识记忆占优势，有意识记忆还没有发展成熟。他们对事物的认识，往往是无意中进行的，大人让他记什么，他就记什么，自己没有主动的目的，并没有真正接受记忆的任务，他们的回忆，都是依靠无意识保存下来的。所以妈妈平时要给宝宝丰富的信息，如为宝宝提供一些色彩鲜明、形象具体的图片，多跟宝宝说话，做游戏等，提高宝宝的记忆内容。

育儿专家贴心话

家长可以利用游戏让宝宝无意间记住很多东西。可以训练宝宝记忆力的游戏很多，如唱歌谣、讲故事、猜谜语、唱儿歌等。

082 宝宝照镜子

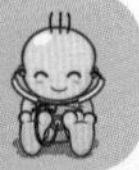

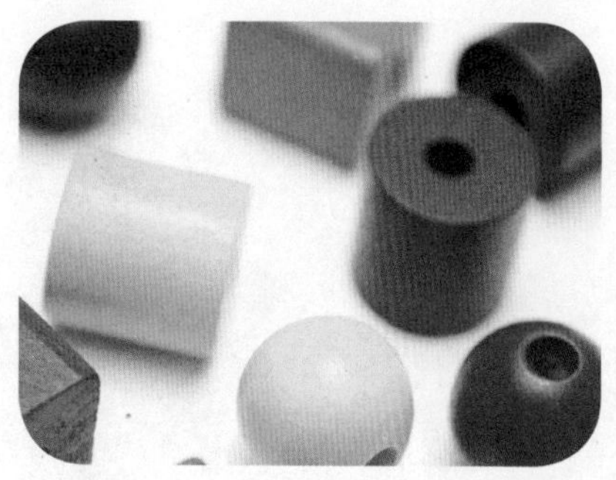

这个时期的宝宝已经喜欢上了照镜子，这是宝宝社会意识初步形成的表现。当看到镜子中的自己时，宝宝往往表现得很高兴，这是宝宝误以为镜子中的人是自己的小伙伴的缘故。对镜中人亲昵友爱的反应，实际上是宝宝对他人、对周围环境的信任和安全感的体现。经常带宝宝照镜子，对培养宝宝良好的社会交往意愿、丰富宝宝的视觉体验都是很有好处的。

083 扩大宝宝的社交圈

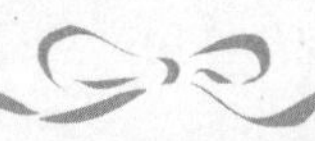

陌生人常会吓着宝宝，所以一个新来者应该慢慢地接近宝宝，最好让宝宝自己接近他们。

妈妈要经常抱宝宝到邻居家去串门或到街上去散步，让宝宝多接触人，为宝宝提供与人交往的环境。也可采取逐步过渡的方法，比如，当宝宝最初见到陌生人时，他会感到害怕，但见到曾经见过的人就要好一些。可以多安排爷爷、奶奶、外公、外婆甚至一些有来往的街坊、亲戚和宝宝多接触，这样就可以慢慢熟悉起来。时间长了，随着接触面的扩大，宝宝会通过不断接触陌生人、陌生事和陌生环境，逐步提高适应陌生人和适应环境的能力，有助于宝宝社交智能的发展。

084 让宝宝感受大自然

妈妈平常应该多带宝宝去感受户外的天气，比如风和日丽的时候，可以带宝宝去看看太阳，看看白云，看看蓝天。在刮风、下雨、打雷或者下雪的时候，抱宝宝在窗户边仔细看，仔细听，同时告诉宝宝这是什么现象。妈妈应当引导宝宝从看、听、触等多方面来感受不同的天气，这会让宝宝对世界的认识多一种经验的感知和体会。

妈妈还可以带宝宝到户外感受不同季节的变化和特点。比如春天天气暖和，到处都是嫩嫩的新绿和万紫千红的花朵；夏天烈日炎炎，到处都是浓郁的绿色等。在宝宝观察这些景象时，妈妈要将这四季的特点，描述给宝宝听。

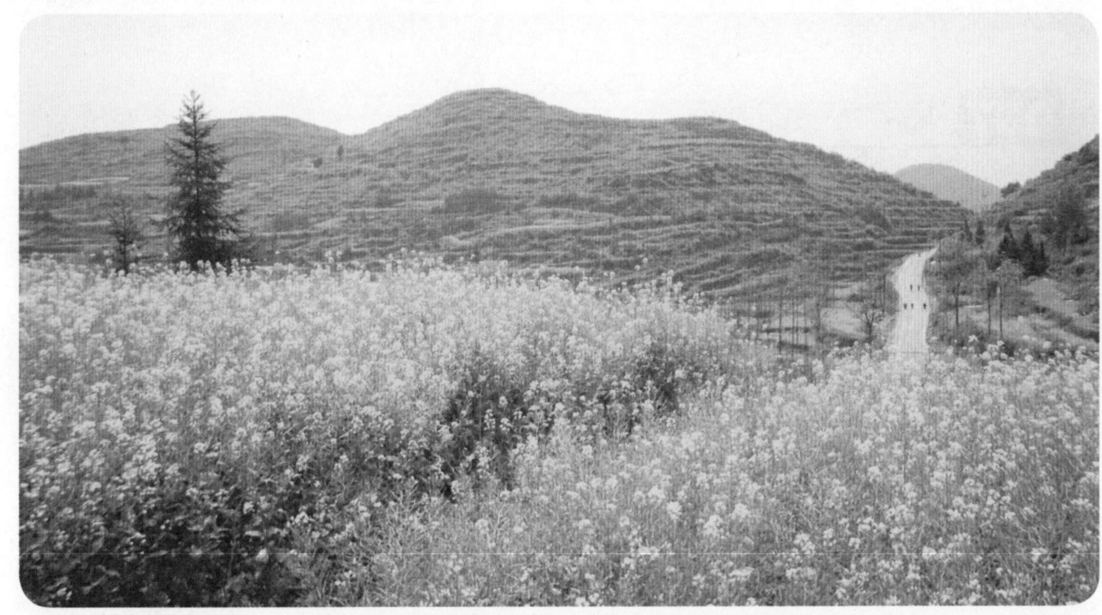

085 抚摸，给宝宝多一些关爱

宝宝出生之后，更需要亲人的触摸。常在亲人怀抱中的宝宝能意识到和亲人之间紧密相连的感觉，让宝宝有安全感，这样可以让宝宝啼哭少、睡眠好、体重增加快，同时抵抗力也会较强，智力发育也会明显提前。

生活中缺少爱抚，缺乏身体接触的宝宝，往往会自发地咬手指、啃玩具、哭闹不安，甚至把头或身体乱碰撞，这就是“皮肤饥饿症”的表现。让宝宝长时间处于“皮肤饥饿”状态，会引起宝宝食欲不振、智力发育迟缓及行为异常等。

Message

妈妈要多关爱宝宝，经常抱着宝宝，通过心的跳动、眼神的传递，把妈妈对宝宝的感情默默地传递给宝宝。

086 规律性摇晃让宝宝更活泼聪明

宝宝在妈妈的子宫里的时候，浮在羊水中，妈妈的起卧走动等体位的变化，都是一种摇晃的刺激，这种刺激不断地被胎宝宝所感知，并向脑干前庭系统发出强烈的信号，促进大脑的发育。当宝宝出生后，摇晃的刺激信号突然消失，身体就会产生再次被摇晃的需求，比如被妈妈抱起，或翻身体位改变等。如能放在摇篮里或者抱在怀中摇晃则更好，这种规律性的摇晃动作更能满足宝宝的欲求，使之情绪更佳。除了这种心理上的满足感外，更有价值的是摇晃对宝宝脑发育的强大激发作用。

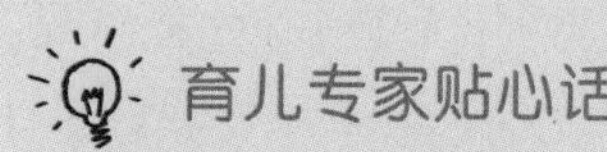

育儿专家贴心话

摇篮育儿方式一定要科学，特别要注意对晃动幅度与震动程度的合理把握，切忌剧烈摇晃宝宝。

087 培养宝宝的观察力

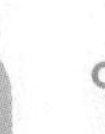

利用家庭环境诱发宝宝的观察力。家长可有意识地创造各种有利于宝宝观察的情境与机会。比如天气转冷了，家里人穿衣有什么变化？客人来了，家里人各自采用怎样的行动招待客人？过节了，家里摆设有什么变化？等等。让宝宝不断得到观察的锻炼。

利用宝宝的好奇心，提高宝宝的观察力。对于宝宝的好奇心，妈妈要积极保护和利用。如玩具掉在地上不见了的时候，妈妈可以引导宝宝去观察、去发现。

妈妈要教宝宝有顺序地进行观察，让宝宝一次只观察一样东西，可以引导宝宝从不同角度进行观察，例如引导宝宝从远处、近处、正面、侧面等各个角度进行观察。

在观察中，妈妈最好让宝宝的多种感觉器官参与活动：看看、听听、摸摸、闻闻、尝尝，以增强观察效果。

爱心提示

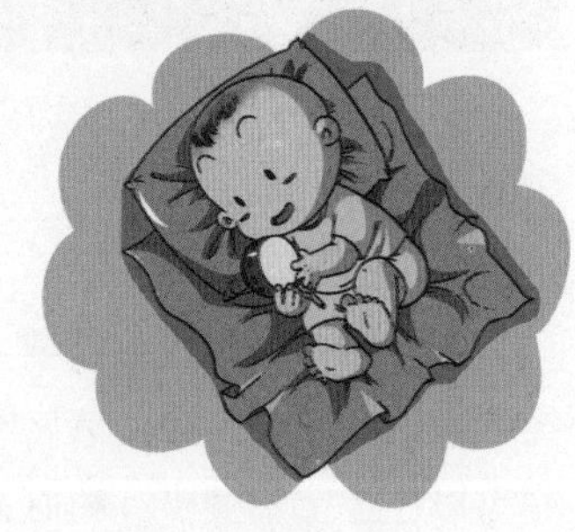

088 宝宝闻一闻

嗅觉练习会使受到忽视的感官得到培养，还可以培养宝宝积极的注意力，从而使得宝宝在生活中逐步锻造出强有力的意志。研究表明，嗅觉能形成一个人记忆中最强有力的部分，但是大部分人的嗅觉得到的锻炼是很少的，它显然被严重忽略了。当被忽略的器官得到完善时，思维能力能够得到极大的锻炼。

让宝宝“欣赏”不同的气味就是训练宝宝的嗅觉的方法之一。例如，妈妈衣物的味道，厨房的气味，米饭的香味，各种炒菜的味道，香皂特殊的芳香。有的家庭比较喜欢养花，花朵开放的时候一般都会释放出花香，也是训练宝宝嗅觉的好素材，包括植物的茎叶，都有其独特的气味。经过不断的练习，宝宝感官能力的改善是有可能实现的。

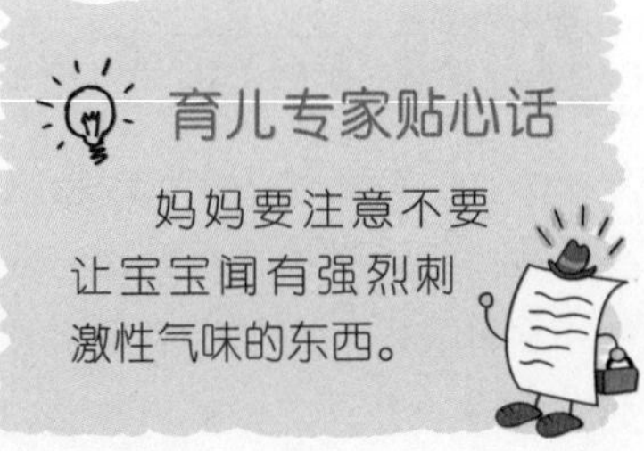

089 有爱心的好宝宝

从小就要培养宝宝的爱心，这对宝宝长大以后形成社会亲和性具有重要意义。

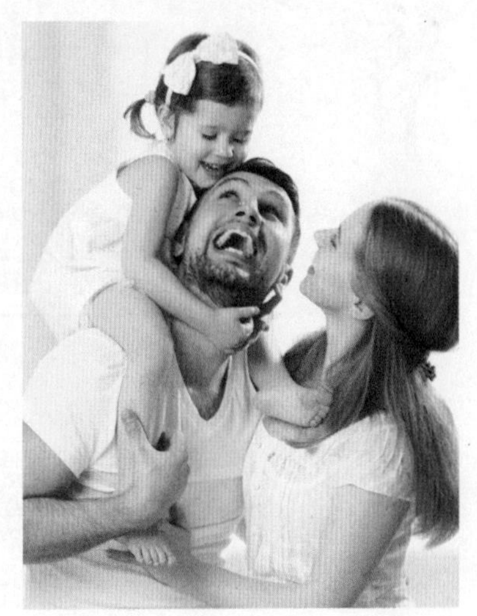

妈妈可以给宝宝买一些柔软的绒毛玩具，比如小熊、小狗、娃娃等。把玩具交给宝宝以后，妈妈应鼓励宝宝温柔地对待他的玩具，和他的玩具一块做游戏。这个阶段的宝宝已经有了很强的模仿力，妈妈的教导一定会让宝宝学会彬彬有礼和善意待人的好品德。

由于宝宝在第 6 个月以前就学会追视，妈妈可以给宝宝准备一个镜子。当宝宝看到镜子中的自己时，常常把镜子里的自己当成另一个“小伙伴”。宝宝笑，小伙伴也笑，看到镜子里小伙伴愉快的笑容，宝宝就会做出亲昵友爱的反应，可以培养宝宝的爱心。

090 爱交际的宝宝

这一时期是宝宝认人的阶段，是宝宝最爱交际的时候，一定要多带宝宝出门，见各种各样的人。宝宝适应社会的关键一步就是通过打招呼建立起与他人的关系。

妈妈可以教宝宝养成与别人打招呼的习惯。早上爸爸出门时，妈妈可以抱着宝宝，抓着他的手向爸爸挥手说“爸爸，早点回来”。

另外，遇见街坊邻居时也是一样。首先妈妈向别人打招呼“你好”，然后再对宝宝说“我们宝宝也要向奶奶问好”，让他也点头问好。

让宝宝学习打招呼不只是要他记住语言，也带有教养的意义，通过与别人打招呼，使宝宝学习与人相遇和分开时的区别。例如，当宝宝学会“拜拜”时，就会了解当自己说“拜拜”时，对方就会离开自己。

Message

这个时期的宝宝还不会说“你好”。但随着他与人接触的机会不断增加，重复练习，宝宝会很快学会的。

091 培养宝宝的认知能力

6个月的宝宝，头已竖得很稳，视野更加扩大，对周围环境的事物开始感兴趣，妈妈要利用宝宝对某些事物感兴趣这一特点，教会他认识一些事物。

平时妈妈一定要观察宝宝最爱盯住什么看，找出他最爱看的东西让他学习，才能容易学会。如宝宝喜欢看灯，妈妈可把台灯拧亮又拧灭，引导宝宝视线落在灯上后，然后教宝宝说“灯”。有时宝宝会盯着妈妈脸或手看而不去看灯，这时妈妈可熄灭了灯后拿宝宝小手摸着灯的开关把灯拧亮再告诉他“灯”，使他把声音和发亮的物件联系起来，以后妈妈再说“灯”时，宝宝就会抬头看灯。

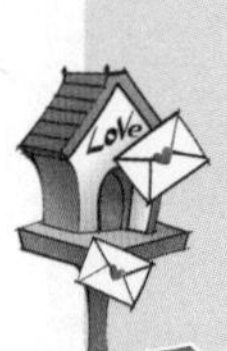

妈妈平时无论做什么事均要对宝宝边说边做，特别是宝宝日常接触的事物，经常看到的物体均用语言强调，如“我们吃奶”“奶瓶”“水”“电视机”等。

爱心提示

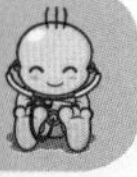

092 让宝宝展示自己的力量

6个月的宝宝的上身已经有一定的力量，并且可以完全控制自己的头部，大多数宝宝也能从俯卧姿势翻身到仰卧姿势了。这时妈妈可以试着和宝宝在地板上或床上玩一些翻身、扭头、起坐等形体游戏，让宝宝尽量展示自己的本领，既可以锻炼体能又可以达到展示自己力量的目的。

妈妈还可以让宝宝堆砌积木，然后再把堆砌好的积木弄倒。这种自己动手之后能够产生声响效果或形象效果的玩具玩法，既提高了宝宝的兴趣，也潜移默化地培养了宝宝的信心。

育儿专家贴心话

在做形体游戏时，最重要的是注意安全，宝宝体能不允许的或宝宝还没学会的动作坚决不做。

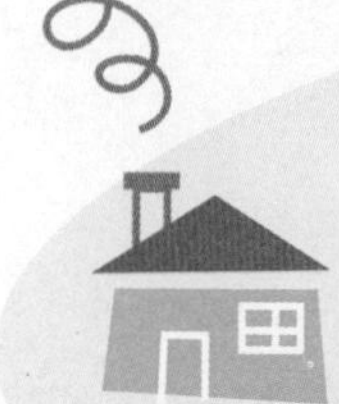

跳　绳

一根绳，两人摇。摇下来，像小船；
摇上去，像小桥。你来跳，我来跳，
蹦蹦跳跳多可爱。

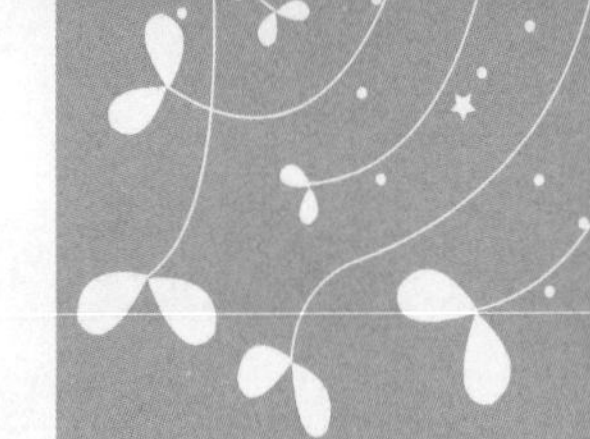

第四章

7~9个月宝宝养育常识

喂养常识

093 开始添加固体食物

这个阶段宝宝的口腔唾液淀粉酶的分泌功能日趋完善，神经系统和肌肉控制等发育已较为成熟，而且舌头的排解反应消失，可以掌握吞咽动作，表示这个月龄的宝宝消化能力又比以前强了，而且唾液能将固体食物泡软利于宝宝下咽。再加上这个时候的宝宝大部分长有 2 颗牙，咀嚼能力提高了，可以吃一些固体食物，这可以训练宝宝咀嚼动作、咀嚼能力，并且可以通过咀嚼刺激唾液分泌，促进牙齿的生长。

此时宝宝的手已经可以抓住食物往嘴里塞，虽然掉的食物比吃进嘴里的要多，但妈妈还是可以给宝宝准备条形饼干、条形面包或馒头干让宝宝抓着吃，以培养手眼协调能力。

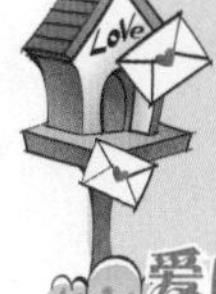

爱心提示

宝宝从吸吮乳汁到用碗、匀吃半流质食物，直到咀嚼固体食物，食物的质和饮食行为都在变化，这对宝宝提高食欲是大有益处的，同时对宝宝掌握吃的本领也是个学习和适应的过程。

094 宝宝没吃饱也会拉肚子

宝宝腹泻除了由肠道病毒和细菌、非肠胃系统的传染病灶等引起之外，因喂养不足而引起的饥饿性腹泻也占一定的比例。

饥饿性腹泻是指由于喂养食物的质和量不足，导致宝宝胃肠功能紊乱，肠道的蠕动加快而发生的腹泻。

宝宝饥饿性腹泻的治疗应注意下列几方面问题：凡有母乳不足者，每次喂奶后可适当加喂一些配方奶，并注意及时按月龄适当增加各种辅食。对于食欲不好、吐奶、腹泻次数每天超过 10 次以上的重症宝宝，则需要带宝宝去医院。

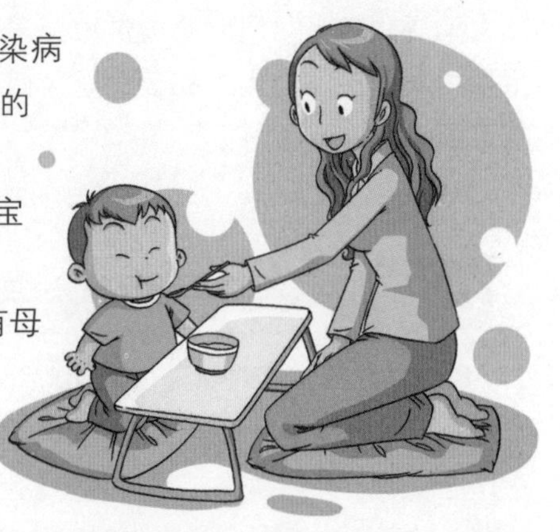

095 不宜添加或只可少量添加的食物

1 刺激性太强的食品。咖啡、浓茶、可乐等饮品不应给宝宝饮用，以免影响神经系统的正常发育；汽水、清凉饮料等一旦喝上瘾就不肯放嘴，一直想喝，容易造成食欲不振；辣椒、胡椒、大葱、大蒜、生姜、酸菜等食物，极易损伤宝宝娇嫩的口腔、食道、胃黏膜，不应食用。

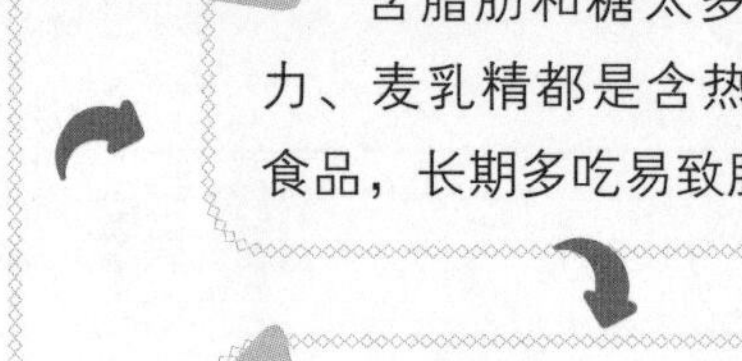

2 含脂肪和糖太多的食品。巧克力、麦乳精都是含热量很高的精制食品，长期多吃易致肥胖。

3 不易消化的食品。章鱼、墨鱼、竹笋和牛蒡之类均不易消化，不应给宝宝食用。

4 小粒食品。花生米、黄豆、核桃仁、瓜子极易误吸入气管，应研磨后供宝宝食用。

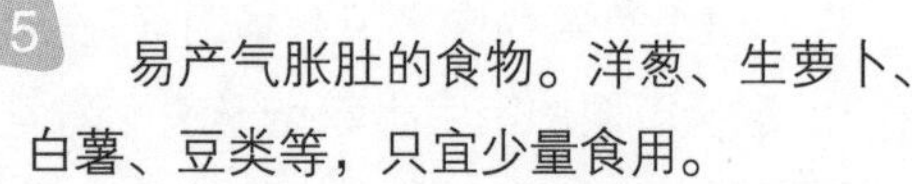

5 易产气胀肚的食物。洋葱、生萝卜、白薯、豆类等，只宜少量食用。

096 给宝宝添加种类更丰富的辅食

到宝宝8个月大时，妈妈的乳汁的质和量都已经开始下降，难以完全满足宝宝生长发育的需要。已经8个月大的宝宝要是还以母乳为主，就容易导致缺铁性贫血。所以添加辅食显得更为重要。

从这个阶段起，妈妈可以让宝宝尝尝配方奶的味道，为断掉母乳后添加乳类食品做好准备。辅食方面，可以让宝宝尝试更多种类的食品。由于此阶段大多数宝宝都在学习爬行，体力消耗也较多，所以应该供给更多的碳水化合物、脂肪和蛋白质类食品，像肉末胡萝卜汤、西红柿酸奶糊、鲜虾泥等都可以为宝宝添加。

Message

宝宝患病时，或天气太热，或宝宝有消化不良和腹泻时，应当延缓增加新食品，避免导致或加重消化不良。

097 不要给宝宝喂过多甜食

8个月大的宝宝对味道很敏感，而且容易对喜欢的味道产生依赖，尤其是甜食，很多宝宝都喜欢。但如果大量进食含糖量高的食物，宝宝得到的能量过多，就不会产生饥饿感，不会再想吃其他食物。久而久之，吃甜食多的宝宝从外表上看，长得胖乎乎的，体重甚至还超过了正常标准，但是肌肉很虚软，身体不是真正健康。

育儿专家贴心话

给宝宝喝的牛奶要选择不含巧克力等其他成分的纯牛奶。巧克力牛奶中含有大量的白糖，巧克力还会妨碍机体吸收牛奶中的钙，而且有些宝宝会对其产生过敏反应。

宝宝吃过多甜食还容易患龋齿，不仅影响乳牙生长，还会影响将来恒牙的发育。所以，妈妈千万不要给宝宝吃过多的甜食。

如果在宝宝周岁之前就开始喂甜食，那么此后就很难使宝宝放弃甜食，因此，这时不要喂含糖的食物。

098 宝宝的辅食添加食谱

肉末胡萝卜汤：瘦猪肉洗净剁成细末，加盐少许，蒸熟或炒熟；胡萝卜洗净，切成大块，放入锅中煮软，捞出挤压成糊状，再加入原汤中煮沸；将熟肉末加入胡萝卜汤中拌匀。

骨汤面：将猪骨砸碎，放入冷水中用中火熬煮，煮沸后酌加米醋，继续煮 30 分钟；将骨弃去，取清汤，龙须面折断下入骨汤中，洗净、切碎的青菜加入汤中煮至面熟，加少许盐搅匀即成。

鲜虾泥：将鲜虾（河虾、海虾均可）去壳、去虾线，洗净、剁碎，放入碗内上笼蒸熟；加入少许精盐及香油拌匀即成。

胡萝卜豆腐泥：将去皮胡萝卜切碎后烫熟；加入嫩豆腐煮到汤汁变少，再将蛋黄打散加入锅里煮熟即可。

冬瓜蛋花汤：将冬瓜切碎；蛋黄搅匀；将植物油倒入锅内，油热后放入冬瓜煸炒几下，加入鸡汤、淋入蛋黄液，加入少许精盐煮熟即可。

蔬菜鸡蛋蒸糕：将洋葱、胡萝卜、菠菜用开水焯一下，然后切碎；将蛋黄打散后加等量凉开水搅匀，加入蔬菜上锅蒸至软嫩即可。

南瓜羹：将甜南瓜去皮去瓤，切成小块；放入锅中倒入肉汤煮；边煮边将南瓜捣碎，煮至稀软即可。

蛋黄粥：将鸡蛋煮熟、剥壳，取出蛋黄，蛋黄可用开水调和，在两次喂奶中间给宝宝吃；也可直接调入米粉。开始时每天喂一只蛋黄的 1/8，以后逐渐增加到 1/4、1/2，直至整个蛋黄。

肉泥：将肉洗净剁碎，加少量水煮熟，捣成泥状，加少许盐或调料即可。可用小勺喂食，或放入煮烂的粥、面条中混合喂食。

肝泥：将猪肝剁碎，放少许水煮熟，捣成泥状，可加少许盐或调料即可。可用小勺喂食，或放入煮烂的粥、面条中混合喂食。

鱼泥：将收拾干净的鱼放入开水中，煮后剥去鱼皮，除去鱼刺后把鱼肉研碎，用干净的布包起来，挤去水分。将鱼肉放入锅内，加入白糖、精盐搅匀，再加入开水（100 克净鱼肉加 200 克开水），直至将鱼肉煮熟即可。

爱心提示

给宝宝添加的辅食最好现吃现做，如不能现吃现做，也应将食物重新蒸煮。

099 减少喂奶次数

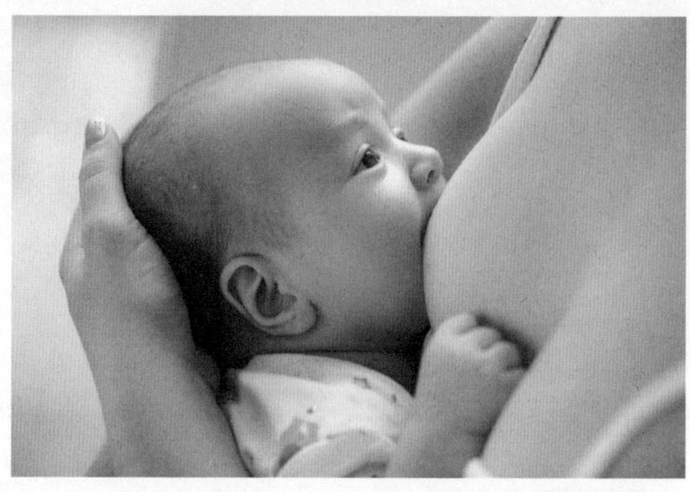

从这个月起，母乳开始减少，有些妈妈奶量虽没有减少，但质量已经下降，所以喂奶次数可以逐渐从3次减到2次，也可以增加一次配方奶，而辅食要逐渐增加，早、中、晚餐可以辅食为主，为断奶做好准备。

宝宝的辅食营养搭配要合理，一天的食物中仍应包括谷薯类，肉、禽、蛋、豆类，蔬菜、水果类和奶类。从8个月起，消化蛋白质的胃液已经充分发挥作用了，因此9个月时可多吃一些蛋白质食物。增加一些土豆、白薯等含糖较多的根茎类食物。由于9个月的宝宝已经长牙，有咀嚼能力了，可以让其啃食硬一点的东西，因此应增加一些粗纤维的食物，这样有利于乳牙的萌出。

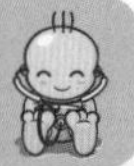

100 让宝宝爱上吃蔬菜

宝宝在第8个月的时候，对于食物的好恶也逐渐明显了。不喜欢蔬菜的宝宝，给他喂蔬菜时他就会用舌头向外顶，这时候妈妈就要想想办法了。

改变烹调方法，是让宝宝爱上蔬菜的一个重要办法。妈妈可以把蔬菜做成凉拌菜，如果宝宝爱吃肉，可以在炖肉的时候配一些土豆、胡萝卜、蘑菇等蔬菜，或者将蔬菜切碎放入汤中或做成菜肉蛋卷等，让蔬菜的味道变得更让宝宝接受。另外，宝宝通常喜欢外观漂亮的食物，妈妈要尽可能把蔬菜做得色彩和形状都更漂亮些，把不同的色彩配在一起，将蔬菜摆出不同的可爱形状等。

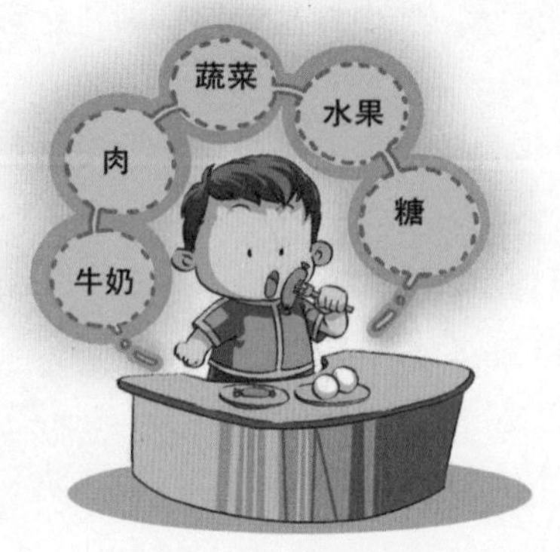

Message

对于宝宝的偏食嗜好，不必急着在婴儿期强行改变，在一定程度上努力是可以的，但不能过于勉强，有许多在婴儿期不爱吃的东西，到了幼儿期，宝宝会高高兴兴地吃。

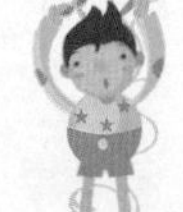

日常护理常识

101 防止宝宝睡觉踢被子

宝宝夜里睡觉时喜欢踢被子，往往与妈妈照护不当有关。

宝宝睡觉盖得过厚过重，或者穿得过多，宝宝睡得闷热、出汗，自然会不自觉地把被子踢开来透透风，所以，妈妈应该给宝宝选择轻软的被子，特别是开着暖气睡觉时。

宝宝睡觉如果喜欢把头蒙在被子里，或将手压在胸前，很可能会因过热或做噩梦而把被子踢掉，所以最好让宝宝养成侧睡的习惯。有些时候，宝宝是因为某种疾病的影响而睡眠不安，进而踢被子的，比如患蛲虫病，宝宝睡觉时会因肛门瘙痒而不安，手脚乱动而蹬开被子；患佝偻病的宝宝可能夜惊、睡眠不安踢被子。如果怀疑宝宝患有这些疾病，应及时带宝宝去医院检查。

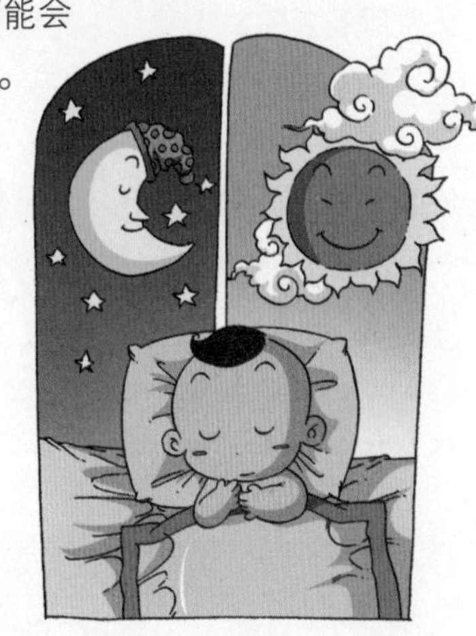

入睡前，妈妈不要让宝宝吃得过饱，也不要把宝宝逗弄得很兴奋。不然，宝宝会睡眠不安，手脚乱动，从而把被子踢掉。

爱心提示

102 怎样给宝宝剪指甲

宝宝的指甲长得特别快，几个月的宝宝指甲以每天 0.1 毫米的速度生长，宝宝的指甲很薄很锋利，宝宝的小手乱动的时候很容易在自己的脸上、身上留下道道伤痕，所以妈妈每间隔几天就要给宝宝剪 1 次指甲。

妈妈要选择在宝宝睡着时给宝宝剪指甲，可以避免因为宝宝乱动带来的意外伤害。宝宝的指甲很小，很难剪，所以尽量用细小的专用的宝宝剪刀来剪。宝宝喜欢用手抓挠脸部和身上其他部位，往往会抓破皮肤，所以剪指甲时不要留角，要剪成圆弧形。

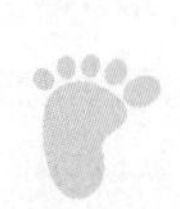

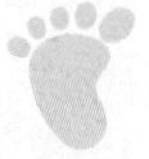

育儿专家贴心话

如果不小心剪伤了宝宝的手指的话，妈妈可以用纸巾将宝宝的手指包住然后轻轻压住，通常在几分钟以后就会止血。千万不要用绷带来给宝宝包扎伤口，绷带滑落的话宝宝很容易放进口中引起危险。

Part 3 育儿篇

103 逗宝宝动作别过度

父母爱宝宝，逗他们玩本是好事，但如果逗玩的方法不当则会使宝宝受到伤害。

❶**抛举宝宝**。手托宝宝的屁股往上抛，然后接住。这时宝宝自上而下跌落的力量非常大，其产生的重力加速度，不仅有可能损伤成年人，而且成年人的指骨也可能挫伤宝宝的肌肉、骨骼，更严重的是，一旦未接住宝宝，后果则不堪设想。

❷**转圈圈**。拉着宝宝的双手，快速地转圈圈，转得宝宝头昏眼花，站立不稳。这样容易造成跌伤、骨折。

❸**捏鼻子**。有些人见宝宝鼻子长得塌些，或想逗宝宝笑，常常用手捏宝宝的鼻子。这样对宝宝的健康没有好处，乱捏鼻子会使宝宝鼻腔中的分泌物通过耳咽管进入中耳，诱发中耳炎。

育儿专家贴心话

有的成年人爱逗弄宝宝的“小鸡鸡”，这是一种不文明、不卫生的做法，还会使宝宝养成玩弄生殖器的不良习惯。

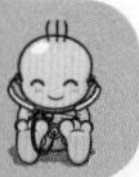

104 “抱睡”不可取

喜欢被爸爸妈妈抱在怀里是宝宝的天性。在父母的怀里，宝宝会感到最安全、最幸福。但是父母若是一味地迁就宝宝，一哭就抱或者抱在怀里哄着睡，甚至睡着了也不放下，慢慢地宝宝就有了过分依恋即依赖心理，最后就变成只有抱着才肯睡觉。

“抱睡”不利于宝宝独立个性的培养，也不利于养成良好的睡眠习惯，长期“抱睡”还不利于宝宝脊柱的正常发育；有的妈妈喜欢边抱边晃宝宝，很容易使宝宝脑部受损。

爱心提示

有的宝宝生病的时候会特别粘人，抱睡的坏习惯就有可能在宝宝生病的时候养成，妈妈要特别注意。

105 阳光浴，晒出健康好宝宝

适当的日光照射，可促进宝宝生长发育，预防佝偻病，增强机体的抗病能力。

妈妈可选择清洁、平坦、干燥、绿化较好、空气流通但又避开强风的地方。根据宝宝体质状况，妈妈选择阳光温和的时候，把宝宝抱出去晒太阳，出去时衣服要少穿，尽量露出宝宝皮肤，刚开始可以露出头部、手和脚、臀部，每次晒 3~5 分钟，以后可视宝宝的耐受情况，延长一些时间。

日光照射时，妈妈要观察宝宝反应，如脉搏、呼吸、皮肤发红度及出汗情况，以判断宝宝可接受日光照射的时间和强度。若日光照射后，宝宝出现虚弱、大汗淋漓、神经兴奋、睡眠障碍、心跳加速（脉搏增加 30%）等情况，应减少或停止日光照射。

在宝宝进行日光浴前，应有 5~7 天的户外活动，让宝宝有个适应的过程。

106 谨防学步车让宝宝受伤

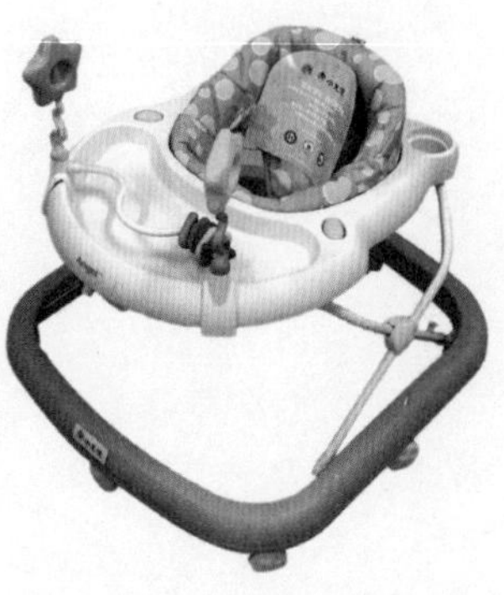

宝宝发育有自身的规律，与神经、肌肉发育的成熟程度及视力发育密切相关。学习行走需要眼、手、足的协调，而坐上学步车，宝宝的行动被限制，这样违背婴儿生长规律的人为“助走”，会对宝宝的生长发育造成不良影响。如7个月的宝宝坐学步车，会因个子小，坐垫过高，脚不能完全着地，只能用脚尖触地滑行。久而久之，宝宝就会形成前脚掌触地的踮脚走路姿势。

107 保护宝宝的小屁股

宝宝的小屁股经常捂着厚厚的尿不湿，尿布疹这些烦恼就会接踵而至，因为，宝宝皮肤表面的角质层还没有完全形成，真皮组织较薄，纤维组织少，所以看起来娇嫩喜人，但是同样也很弱不禁风。只要护理不当，就会对宝宝的皮肤造成伤害。

首先，要保持宝宝皮肤的清洁、干燥。冬天，每周至少洗澡1次，不洗澡也得每天洗屁股；夏天应每天洗澡，洗澡后换上清洁柔软的衣物。用尿布的宝宝要经常换尿布，以保持宝宝臀部皮肤干燥，防止尿布疹。其次，要保持居室的空气流畅，勤晒被褥和衣物。室内物品要摆放有序，防止宝宝被碰伤、烫伤。多给宝宝吃新鲜蔬菜和水果，特别是胡萝卜和绿叶蔬菜，以保证皮肤上皮细胞代谢所需要的维生素。

育儿专家贴心话

棉质尿布应用弱碱性肥皂洗涤，还要用热水清洗干净，以免残留物刺激皮肤而导致宝宝屁股发红。

108 怎样给宝宝洗发护发

8个月的宝宝皮脂分泌旺盛，易导致皮脂堆积于头皮，形成垢壳，堵塞毛孔，阻碍头发生长。因此，合理护发对宝宝的头发生长十分重要，妈妈要了解给宝宝洗发的要点。

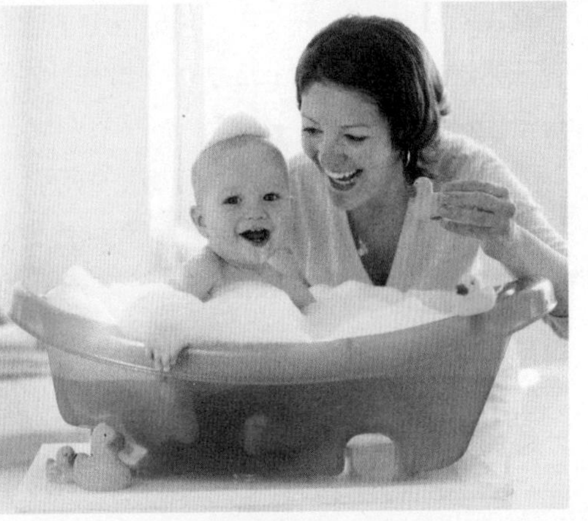

1 水温保持在37～40℃。

2 选择宝宝洗发水，不用成人用品。因为成人用品过强的碱性会影响宝宝头皮皮脂的分泌，造成头皮干燥发痒，缩短头发寿命，使头发枯黄。

3 勿用指甲抠挠宝宝的头皮。正确的方法是用指腹轻轻按摩头皮。炎热季节可用少许宝宝护发剂。

4 洗发的次数，夏季1～2天一次为宜，冬春季3～4天一次。

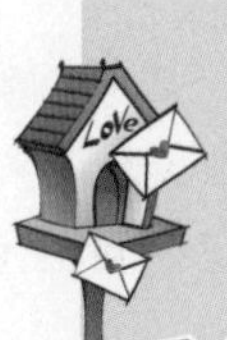

宝宝不喜欢洗头，妈妈要注意感情安慰，洗头时，妈妈不断说："宝宝乖，现在妈妈给你洗头，妈妈在身边"等类似的话，以增加宝宝的安全感。

爱心提示

109 聪明应对宝宝的恋物癖

许多宝宝会对小包被、小抱枕、绒布熊等很有质感的用品"上瘾"。宝宝"迷恋"这些物品是因为宝宝缺乏安全感，尤其在白天变成黑夜、宝宝想睡又怕失去知觉时，不安全感就会大大增加，此时某些物品对宝宝来说就非常重要。所以预防或逐步戒除宝宝的"恋物瘾"，要从增强宝宝的安全感入手，争取为宝宝创造一个开放式的家庭环境。家人平时多拥抱宝宝，多拍抚宝宝的背部和头顶，以解其"皮肤饥饿"；妈妈在选购幼儿用品时，就要有意识地备下几个"迁移载体"，让宝宝无法对其中的某样东西"专情"。

Mesaage

父母在宝宝独睡前陪伴宝宝，唱催眠曲或读一两个美妙的童话，点亮一盏小灯，等宝宝睡着后再离开，比较容易使宝宝对襁褓、包被之类物品"脱瘾"。

优孕胎教育婴

110 宝宝长牙慢，妈妈别担心

宝宝出生时，乳牙就已经在牙床里发育完成，因此，除了少数状况外，长牙就只是时间的问题。多数宝宝在6个月左右会长出第一颗牙，只要宝宝的饮食均衡，其他发育正常，到1岁零3个月才长牙都算是正常的，家长无须过于担心。

万一宝宝真的不长牙则可能是先天没有牙苞，就需要就医检查。若是所有的牙齿均出现延迟生长的情形，则要考虑是不是全身性的疾病或有没有严重的营养不均衡问题，如脑垂体功能不足、甲状腺功能低下或是唐氏综合征等。不过，上述病症并不常见，且牙齿的问题并不会是唯一的症状。

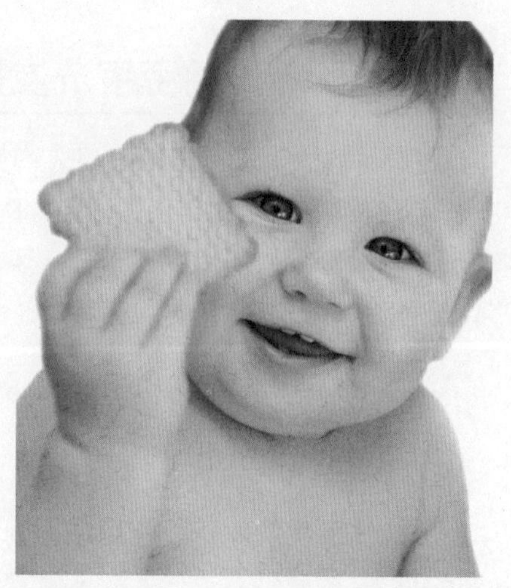

111 给宝宝准备一个吸鼻器

空气中的许多尘埃会随着呼吸进入鼻腔，可宝宝的鼻纤毛发育还不完善，不能及时把鼻腔里的脏东西排出去，这使得小宝宝很不舒适甚至影响呼吸。而宝宝的鼻腔那么小，最好的办法是使用宝宝专用吸鼻器吸出脏东西。

宝宝专用吸鼻器在正规超市可以买到，它的材料以及制作的角度和尺寸都是为婴儿专门设计的，其弯度不会使宝宝感到不舒适，圆头也不会伤及皮肤，并且利于清洗。

使用吸鼻器时，妈妈先用手捏住吸鼻器的皮球将软囊内的空气排出，捏住不松手。另一只手轻轻固定宝宝的头部，将吸鼻器轻轻放入宝宝鼻腔里，松开软囊将脏东西吸出，反复几次直到吸净为止。

育儿专家贴心话

不要用棉签清理宝宝鼻腔，那样很容易把脏东西推到宝宝鼻腔的更深处。

112 准备一个家庭小药箱

宝宝容易生病，容易碰伤、刮伤，有宝宝的家庭，最好准备一个小药箱，以备不时之需。

1 内服药。退烧药，如美林、泰诺林等；感冒药，如小儿感冒冲剂、小儿清咽冲剂等；助消化药，如小儿化食丸；止泻药等。

2 外用药。碘附、75%酒精、创可贴、棉棒、纱布、脱脂棉、绷带以及止痒软膏、抗生素软膏、眼药水等。

3 医疗器械。温度计（腋下）、剪刀、镊子等。

113 防止衣服束缚宝宝

9个月的宝宝体格生长迅速，而有的家长不知道应随宝宝体格的增长，将松紧带或衣服放宽，往往是在给宝宝进行体格检查时，才发现束胸现象，即在宝宝的胸部出现一条深深的红色痕迹。这对宝宝危害很大，宝宝衣服如果过紧，影响胸廓及肺部发育。长时间压迫肺部，使宝宝易患呼吸道感染。

因此，宝宝的衣服要柔软宽大。这样可以使宝宝的四肢有足够的活动余地，有利于生长发育。而且，衣服大，穿脱也比较容易。

爱心提示

给宝宝穿系带式内衣时，要注意，带子不宜过长，否则不小心绕住宝宝的脖子、手指等，会给宝宝带来不必要的伤害。

114 宝宝洗澡时防意外

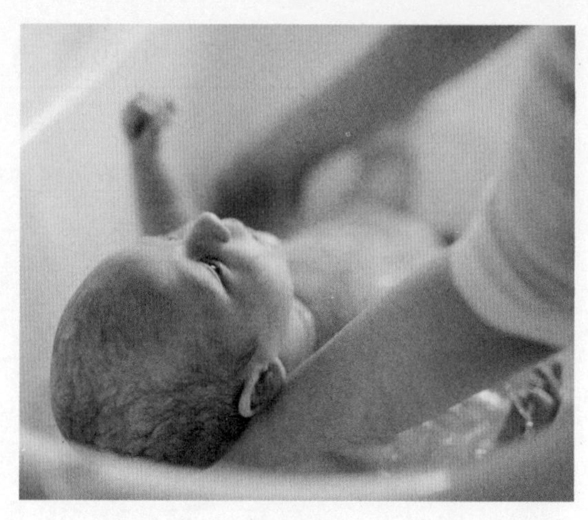

9个月的宝宝已能很好地独坐了。有的妈妈让宝宝单独坐在浴盆中，就有可能发生意外伤害，轻者碰伤皮肤，重者会导致宝宝呛水、溺水或烫伤。

在给宝宝洗澡时，妈妈一刻也不能离开。最好用宝宝浴盆给宝宝洗澡，先将浴盆中的水温调节好，切不可在洗澡过程中添加热水，这样很容易烫伤宝宝。非要添加热水时，可先将宝宝抱出来后，再加热水。为防止宝宝在浴盆中滑倒，可在盆底放一块大毛巾。在洗澡过程中，妈妈始终要用手扶住宝宝，以便在宝宝滑倒时能及时抱住他。洗澡后，将宝宝抱出水面时，最好用一条大毛巾将宝宝裹紧，既保暖，又可防止宝宝身体太滑失手跌伤宝宝。

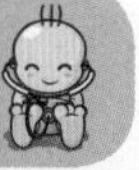

115 训练宝宝的排便习惯

良好的排便习惯，不仅能减少妈妈的许多麻烦，还有利于宝宝的健康。妈妈需要密切观察宝宝大小便的规律，来把宝宝大小便。

Message

不能过于频繁地给宝宝把尿，这样会减低宝宝膀胱的充盈程度，给宝宝以后的生活带来麻烦。

开始时，可在宝宝睡前、醒后、吃奶后，以及外出前和外出回来后把大小便。在宝宝醒着时，可观察宝宝排小便前的表情或反应，及时把尿。

在宝宝添加辅食后，大便次数会明显减少，一般每天1~2次。开始培养大便习惯时，可在吃奶后把大便一次，或在睡前、醒后把大便一次。逐渐摸清宝宝大小便的规律和时间，就可以在固定的时间把大小便了。

116 玩具陪睡不可取

宝宝喜欢玩具陪睡有时候是宝宝“心理饥渴”的一种表现。宝宝孤独不安，只好通过自己心爱的玩具寻求内心的安定，长此下去，会使宝宝变得内向而敏感，不利于正常的心理机制的建立，对宝宝的发展不利。

另外，布制玩具和长绒毛玩具，如布娃娃、长毛狗之类，容易携带细菌和灰尘，宝宝睡觉时置于身边不卫生；金属玩具、硬塑玩具，如枪、变形金刚等，棱角尖，质地硬，放在宝宝身边也不安全。

117 宝宝什么都往嘴里塞不是因为饿

宝宝总是往嘴里放东西，很多父母误认为宝宝饿了，赶忙主动给宝宝食物，而这些食物多半被宝宝拒绝。这是因为宝宝在长牙，牙床间歇地发痒和疼痛，宝宝往嘴里塞东西可能就是试图减轻牙痒和牙疼等不适。

宝宝长牙后，喜欢咬硬一点的东西，拿玩具放在嘴里啃。家长可以给宝宝吃一些硬的食物，如馒头干、饼干等。也可以给宝宝准备一根磨牙棒，有利于宝宝顺利萌牙。

育儿专家贴心话

有的宝宝喜欢咬人，咬人不一定是讨厌，也许是高兴，咬住就不松口。家长对宝宝咬人的行为反应不要太大，宝宝会觉得家长的反应很有趣而继续咬人。

118 摸清宝宝的活动量

活动量指的是宝宝在一天的活动中所表现出的动作节奏快慢，以及其活动量的范围。一般来说，妈妈可从宝宝吃饭、洗澡、换尿布、睡觉，以及平常的活动来观察其表现。

活动量大的宝宝一般不肯乖乖吃奶，洗澡时会不断玩水，或是经常动来动去，即便是几个月大，妈妈可能也会抱不住。这样的宝宝，妈妈要有意识让他消耗精力，引导他进行安静的活动。

活动量小的宝宝在妈妈眼里属于安静的乖宝宝，无论是喂奶、洗澡，或是换尿布时，他都表现得很安静，很乖巧。另外，这类宝宝的睡眠时间较长。妈妈必须多陪着宝宝玩，一开始带宝宝进行活动时不必要求时间太长，之后再每天逐渐增加活动的时间。

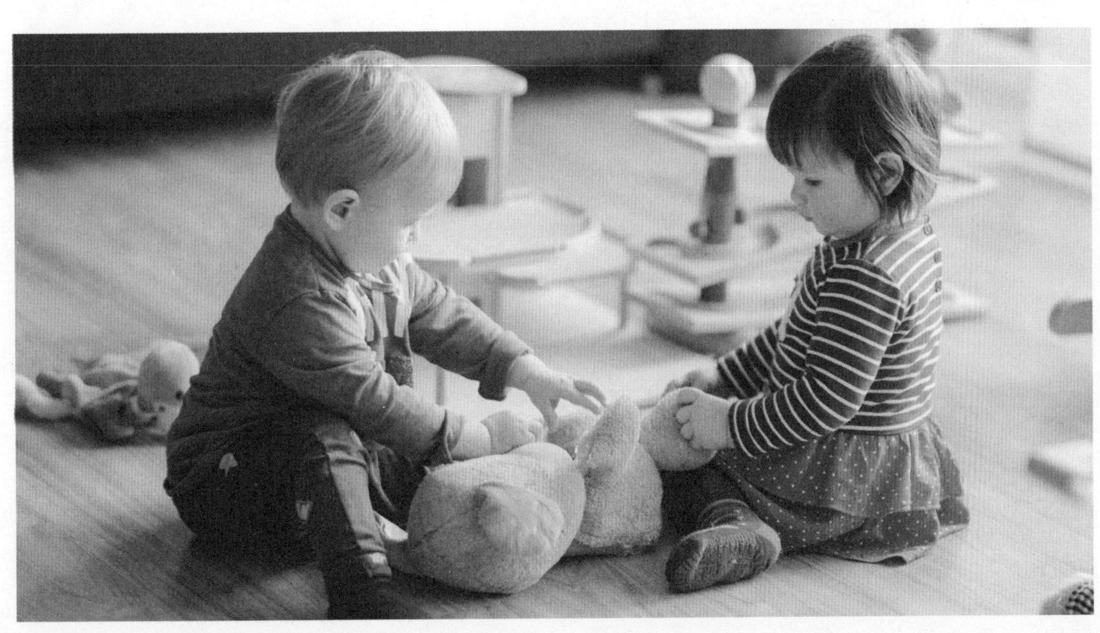

早教常识

119 会听故事的宝宝

这个阶段妈妈可以开始给宝宝讲故事了，选择有图和有简单情节的书，照着书上的内容带着表情慢慢地朗读。妈妈也可一面读，一面让宝宝看插图。讲故事时要注意发音准确，吐字清楚，语速适中，语调要抑扬顿挫，努力做到绘声绘色。故事中人物的动作、思想感情，也要尽可能通过手势、声调和面部表情表达出来。

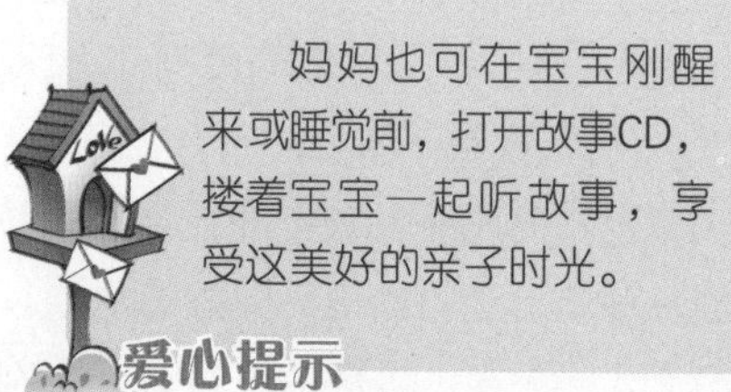

爱心提示

妈妈也可在宝宝刚醒来或睡觉前，打开故事CD，搂着宝宝一起听故事，享受这美好的亲子时光。

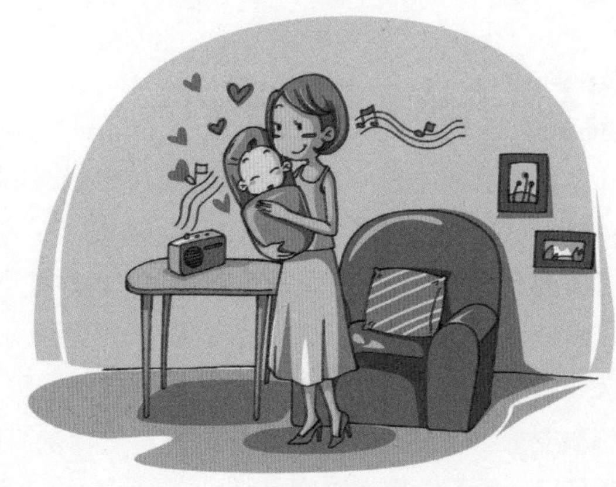

120 训练宝宝感知多和少

此阶段的宝宝，妈妈可以有目的地训练宝宝感知“多”和“少”，为宝宝今后发展数学比较和分类概念打下良好的基础。

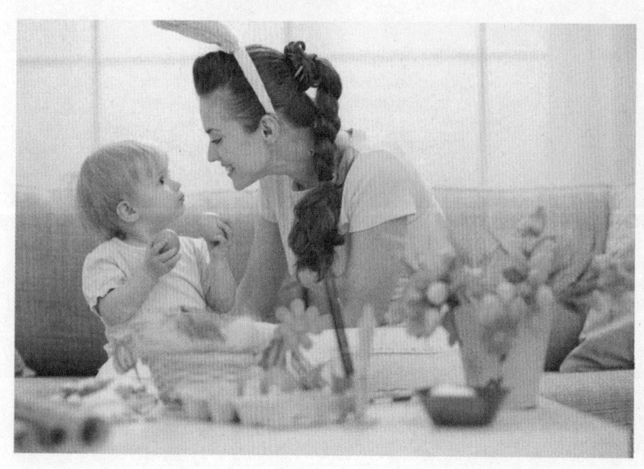

妈妈可以利用生活中数量不同的物体，不断给宝宝强化“多”和“少”的概念。比如，当妈妈拿着多少不同的食物时，就可以说，“这个盘子里的水果多，那个盘子里的水果少”，或是“这个奶瓶里的牛奶多，那个奶瓶里的牛奶少”，等等。也可以在宝宝吃奶时，说：“宝宝吃得真多，吃多了才能长得快！”总之家长要抓住生活中的事件，来强化宝宝“多”和“少”的概念。

121 宝宝的成长需要小伙伴

宝宝要有自己的小伙伴，伙伴可以让宝宝学会人际交往、培养开朗外向的性格。小伙伴之间的教育，是其他任何教育所不能替代的。

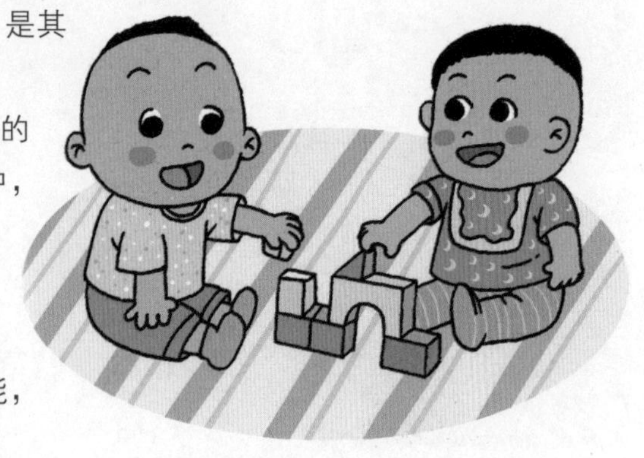

家长应重视“伙伴教育”，让宝宝结识更多的小伙伴。现在，大多数家庭都住在高楼大厦之中，相互来往日渐减少，为了让宝宝结识小伙伴，妈妈应多带宝宝到户外，让宝宝和别的妈妈抱着的宝宝相互接触，看一看或摸一摸别的宝宝。也可以让宝宝在别人面前表演一下他的新技能，让宝宝和其他同龄小宝宝在垫子上一起玩耍。

122 连续翻滚，滚出一个聪明宝宝

连续翻滚能锻炼前庭和小脑的平衡。妈妈可以在宽敞安全的地板上铺上毯子或凉席，然后拿玩具诱导宝宝翻身。先将玩具放置一侧使宝宝侧翻；接着让他从侧翻变成俯卧；再从俯卧变成仰卧；最后学会连续翻滚。宝宝要拿远处的物品，一般情况下会选择爬。如果宝宝翻身比较困难，大人可协助宝宝，用手轻推他的肩部和臀部让他顺利翻身。

Message

宝宝学会连续翻滚以后，发生坠床等意外事故的可能性增加了，爸妈们更应该时刻看顾着宝宝。

123 开发宝宝的音乐智能

育儿专家贴心话

日常生活中有许多声音，如水龙头流水的声音、风吹动树叶的声音、猫叫和狗叫声等，都可以教宝宝模仿。

音乐智能是宝宝最早开发的智能。在宝宝出生之后，如果在睡前播放以前听熟了的胎教音乐，宝宝就能很快入睡，有利于养成良好的昼夜作息规律。

胎教时听过的音乐一定要复习，父母也要定时给宝宝唱歌，复习他听熟了的音乐，保持胎教养成的良好影响。

给宝宝洗澡时播放欢快的乐曲，带着宝宝逛公园时播放舒缓的歌曲，看到宝宝跳舞就播放节奏性强的音乐，使宝宝体验多种视听感受，以建立情景与音乐的联系。

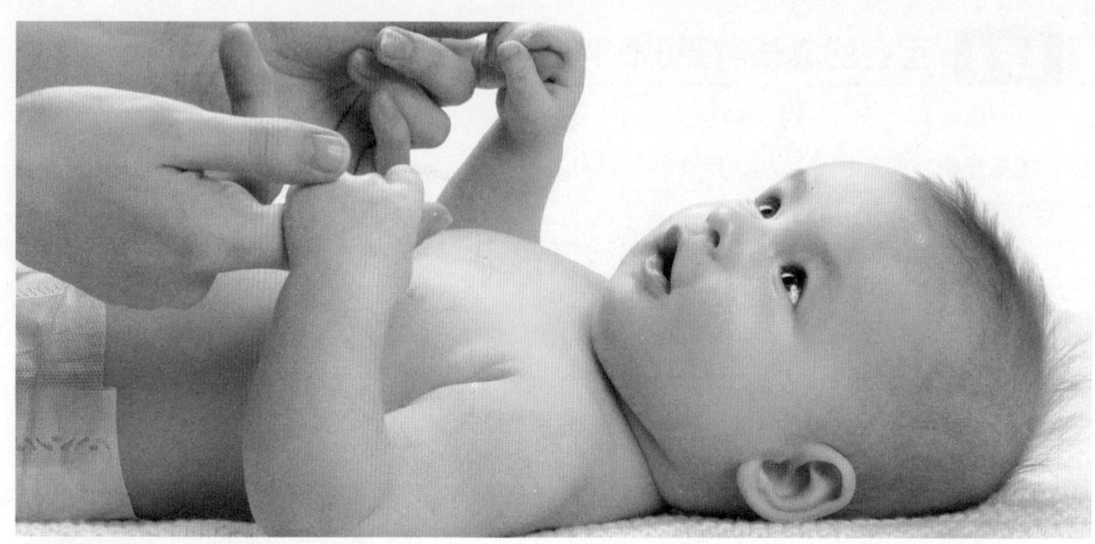

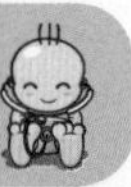

124 教宝宝双手拿东西

8个月的宝宝会出现注意力只能集中于一只手上的情况。他手里如果有一件东西，再递给他一件东西，他便把手里的扔掉，接住新递过来的东西；当他用左手抓住物品时，右手中原有的物品会被丢开。所以，要训练宝宝用双手同时分别拿东西。开始时妈妈可以让他用两只手同时拿一个物品，然后再帮助他两只手分别拿住不同的物品，将两个物品碰撞，最好能发出好听的响声，以此吸引宝宝自主地碰撞两件物品。

经过训练，妈妈先给宝宝一个玩具，再递给宝宝另外一个玩具的时候，宝宝会用另一只手去接。宝宝可以一只手拿一件物品，相互敲打。这对宝宝左右脑的平衡开发很有好处。

Message

8个月的宝宝手的动作有极大的进步，开始想要试用工具，想自己拿勺子吃饭，自己拿杯子喝水，妈妈应给宝宝创造条件，多给机会，让宝宝得到锻炼。

125 宝宝越爬越聪明

爬行比坐更能扩大宝宝认识世界的范围，因此爬行是宝宝独立行走前助长脑发育十分重要的阶段，家长应给予重视。爬行可训练身体和四肢肌肉动作，并通过脑的指挥，协调向前、后退和移动等动作。爬着寻找玩具使宝宝意识到东西看不到但可以找到，这是他认识物质的一个起点。

妈妈可以在木制地板上，或者彩色的拼装地垫上，为宝宝设计一些有趣味性的小游戏，让宝宝练习爬行。比如设置一个“山洞”进行钻爬训练，或者设置障碍进行绕行训练等。

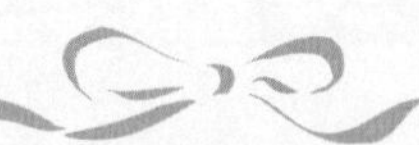

刚学会爬的宝宝，一般会先往后倒退爬。这时，可以在宝宝前边用他喜欢的玩具逗引他，并反复叫他的名字，引导他向前爬。

126 训练宝宝的“顺风耳”

家长要在日常生活中训练宝宝的听力，要在活动中为宝宝创造听知环境，如可以录制一盘常听到的声音的磁带，像自来水的流水声、房间里的脚步声、常见动物的叫声等，经常放给宝宝听。妈妈可以将录音机放在沙发后、桌子下等地方，鼓励宝宝寻找声音的来源。这样不仅可以锻炼宝宝的听力，还可以增进宝宝对空间的感知力。

育儿专家贴心话

妈妈可以让宝宝看图，一边给宝宝讲故事，一边让宝宝指出图片上的实物，这样就可以巧妙地将听力培养渗透其中。让宝宝耳听、眼看、手动，同步接受“同一意义”的听觉信息。

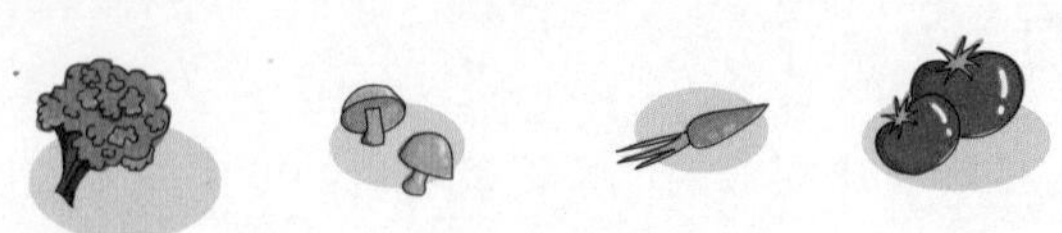

127 宝宝感觉大和小

感觉教育的主要目的是通过训练宝宝的注意、比较和判断的能力，使宝宝的感受性更加敏捷、准确、精练。因此，在幼儿时期进行各种感觉教育显得至为重要。

物体有许多属性，除了颜色、材质外，还有大小、轻重等。妈妈可以让宝宝拿一些东西，让他感受物体的大小，也是发展数学比较和分类概念的基础。虽然宝宝现在还不能理解大小的概念，但是他能通过触觉感知，再加上妈妈对宝宝的语言引导“大的”或“小的”，让宝宝在头脑中积累物体不同大小的感性经验。这会为宝宝今后发展真正的大小概念打下良好的基础。

爱心提示

8个月宝宝各种感觉特别敏锐，处在各种感觉的敏感期，在这一时期最适合进行充分的感觉活动。

128 让儿歌帮助宝宝学语言

儿歌是宝宝非常喜欢的一种文学体裁，它短小精湛、朗朗上口、易读易记，因此，借助儿歌帮助宝宝发展言语表达能力是非常可行的。

妈妈可以创造一个较真实的情景，让宝宝成为情景的主人，引导宝宝和家长互动，从而达到发展宝宝语言能力的目的。

如吃饭的时候，妈妈可以唱《吃青菜》的儿歌给宝宝听：宝宝乖，宝宝乖，宝宝喜欢吃青菜；绿菠菜，翠黄瓜，胡萝卜，嫩白菜，多吃青菜身体好，多吃青菜长得快。将儿歌与现实情境结合，有利于宝宝语言能力的发展。

129 不识字也要多看书

看书是一个潜移默化的过程，虽然宝宝还不识字，但是并不代表他不能看书。在人生的启蒙阶段看书，正是引领宝宝读书识字的最佳方式。

看书是一切学习活动的基础。如果能在婴幼儿时期多接触书本，进而培养出良好的阅读习惯，将能够增加宝宝视觉感官的敏锐度，还能在翻、玩、拿书的过程中加强肢体发展与大脑协调能力。让宝宝多多接触书籍，可以满足其探索的欲望，虽然这个时候宝宝只要拿到书籍，就会咬书、撕书、乱画，但这都属正常现象，妈妈不应该制止，可以买难以撕坏的布书给宝宝看。

130 观察宝宝的适应能力

妈妈要观察宝宝的适应能力。例如，改变婴儿床摆放的位置以及将爸妈的房间变成婴儿房，宝宝会不会不容易睡着？换不同品牌的奶粉时，需要多久时间才能接受？换不同品牌的纸尿裤时，很快接受或是需要一段时间才能接受？

宝宝适应能力好，受外在环境影响的机会也增加。对于宝宝的成长环境和学习对象，家长有帮助宝宝把关的责任。

对适应能力较差的宝宝来说，安全感的建立很重要！家长最好能陪伴宝宝一起适应陌生的人、事、物，多给宝宝一点时间，陪伴在宝宝身旁，家长可以轻柔地和宝宝说说话，让宝宝充满安全感。

育儿专家贴心话

适应能力好的宝宝，面对陌生的事物，因为没有明显的哭闹，所以家长容易忽略了宝宝的感受和想法，会对宝宝的心理造成伤害。

131 训练宝宝手的操作能力

这个阶段宝宝手的操作能力增强了，可以进行挤、拍、滑动、捅、擦、敲和打等动作了。妈妈可以在这一阶段进一步训练宝宝的操作能力。

妈妈和宝宝玩玩具时，训练他有意识地将手中玩具或其他物品放在指定地方，家长可给予示范，让宝宝模仿，并反复地用语言示意他“把 ×× 放下，放在 ×× 上”。由握紧到放手使手的动作受意志控制这一过程，使宝宝的手眼脑协调又进步了。

在宝宝能有意识将手中的物品放下的基础上，训练宝宝玩一些大小不同的玩具，并教宝宝将小的物体投入到大的容器中，如将积木放入盒子内，反复练习。

爱心提示

随着宝宝手的操作能力增强，妈妈要更加注意不要让宝宝可以随手拿到一些小的玩具或者物体，以防止宝宝将小东西放入口里，发生危险。

132 阅读兴趣从“玩”书开始

为了让宝宝了解、认识书，可以给宝宝买一些颜色丰富的图画书，不必强求学习书中的文字，目的只为了让宝宝喜欢上书。只有把书当玩具一样喜欢的宝宝，才有可能产生阅读的冲动，才有可能对妈妈给他讲书中的故事产生兴趣。

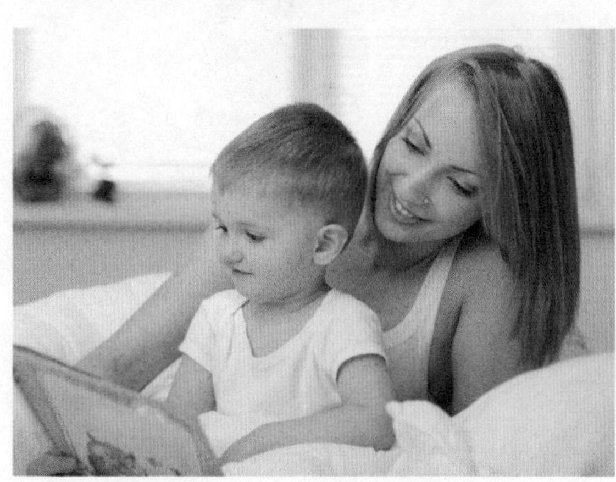

妈妈可以用儿童的语言和腔调来念书上的文字给宝宝听。更要对图画中的信息进行发挥，比如“鸭妈妈带着它的鸭宝宝们小心翼翼地游过河”，讲故事时就可以适当发挥：“鸭妈妈‘嘎嘎’地招呼鸭宝宝们，要小心翼翼地过河。”

当宝宝在妈妈念书的时候积极回应，妈妈一定对宝宝的出色表现给予奖励和表扬。对于年龄小的宝宝，用肢体语言来奖励宝宝，效果更好。

133 让宝宝走向集体

随着宝宝年龄的增长，生活范围的不断扩大，宝宝会从最初的“独自游戏”阶段过渡到“集体游戏”阶段。集体游戏就是两个或几个宝宝一起玩，独自游戏的经验是集体游戏的基础。

父母要尽量让宝宝同小朋友一起玩耍，并鼓励他们与同伴交谈，共同玩一个玩具或同一种游戏，使宝宝逐渐摆脱依赖父母的习惯，从而在集体游戏中找到乐趣。宝宝可以在游戏中获得快乐，学会遵守规则，与人交往，独立思考解决问题，让心智得到充分发展。所以，妈妈一定要给宝宝找小伙伴，让宝宝渐渐从最初的“独自游戏”阶段过渡到“集体游戏”阶段。

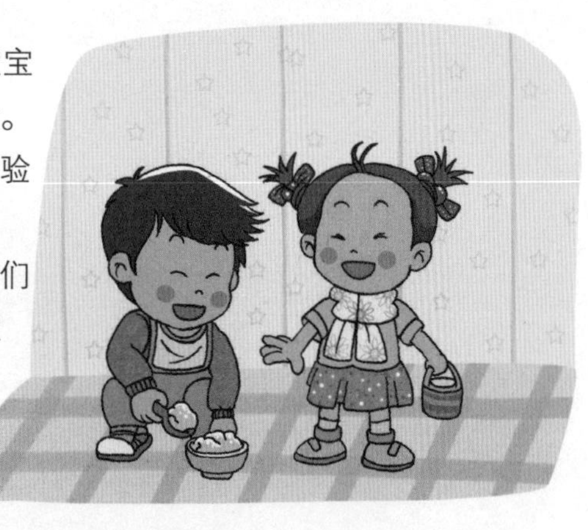

Message

集体游戏时，妈妈要让宝宝们遵守一定的规则，例如学会谦让玩具等，也有的宝宝在游戏中学会了如何控制自己的情绪和行为，如何帮助小伙伴等。

134 让宝宝学会用杯子喝水

妈妈可以让宝宝尝试用水杯饮水，逐渐减少使用奶瓶的次数，让宝宝慢慢适应没有奶瓶的生活。

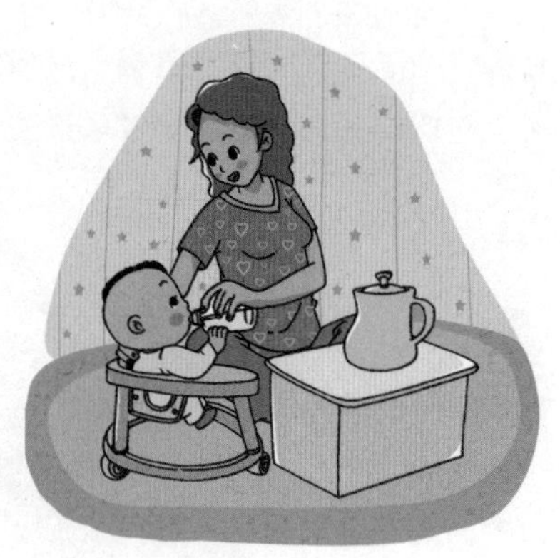

会用杯子喝水是一种复杂的技能，和用奶瓶喝水完全不同。不要一下子突然改用杯子喝水，这可能会使宝宝因为无法顺利喝水影响对杯子的好感，开始要用小勺喂水，他会一口一口咽，再用杯子。在用杯子时，起初只盛喝一两口的量，根据宝宝学习适应的情况，再逐渐增加。宝宝受动作发育的限制，边喝边漏，没有轻重，打翻杯子是常有的事，但不管怎样，训练一旦开始就要坚持。如果宝宝一哭一闹，妈妈就把奶瓶送回他的嘴边，将对培养宝宝的新习惯非常不利。

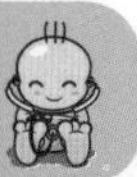

135 教宝宝多用手语

教宝宝多用手语，可以促使他们更快学会说话，甚至还可以促进他们的智力发展。手语是宝宝说话的桥梁，对于简单的容易发音的词，他会尝试着说，对于难发音的词，宝宝也会用手语表达，这样无疑会促进语言能力的发展。

妈妈可以购买教宝宝手语的录像和光盘，或一些关于宝宝手语的书籍。在教手势时，妈妈要记住把手势与实物联系以来。比如，表达吃时，用食指轻触嘴巴；表达牛奶就可以用牧民挤奶的动作代替，反复握紧、张开拳头。

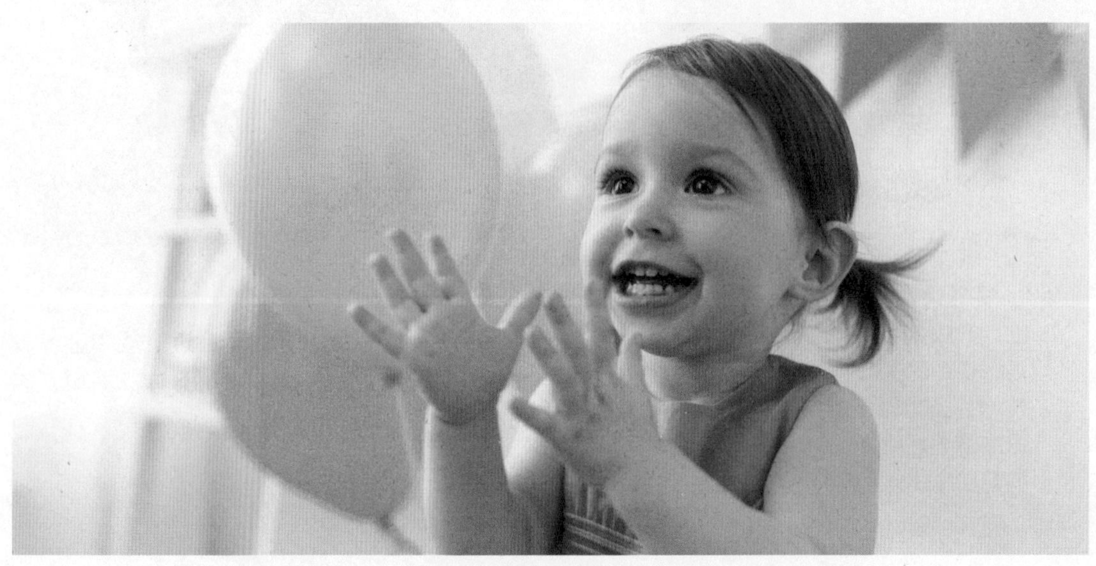

第五章

10~12个月宝宝养育常识

喂养常识

136 减少哺乳次数

宝宝10个月时就进入了断奶末期。这个阶段原则上继续沿用第9个月时的哺喂方式，可以把哺乳次数进一步减少，但不可以少于2次，让宝宝进食更丰富的食物，以利于各种营养元素的摄入。可以让宝宝尝试软饭和各种绿叶蔬菜，既增加营养摄入又锻炼咀嚼能力，同时仍要注意微量元素的添加。

给宝宝做饭时多采用蒸煮的方法，比炸、炒的方式保留更多的营养元素，口感也较松软。同时，还保留了更多食物原来的色彩，能有效地激发宝宝的食欲。

育儿专家贴心话

蛋白质仍是这一时期的宝宝需要重点补充的营养，其主要来源还是奶、蛋类、肉类。这些动物蛋白质是优质蛋白质，吸收率和利用率要比植物蛋白高。

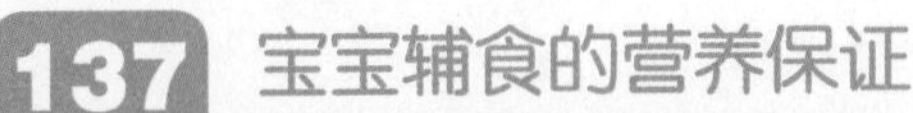

137 宝宝辅食的营养保证

1 选择食物要得当，食物的营养应全面和充分，除了瘦肉、蛋、鱼、豆制品外，还要有蔬菜和水果。断奶初期最好要保证每天饮用一定量的牛奶。食品应变换花样，巧妙搭配。

2 烹调要合适，要求食物色香味俱全，易于消化，以便满足宝宝的营养需求，适应宝宝的消化能力，激发宝宝的食欲。

3 饮食要定时定量，此阶段的宝宝，每天要吃5餐，早、中、晚餐时间可与大人统一起来，但在两餐之间应加牛奶、点心和水果。

4 添加辅食要循序渐进，即由稀到稠、由细到粗，辅食的种类和量要由少到多。

138 宝宝离不开母乳怎么应对

宝宝在半岁以后，开始懂得了妈妈是自己最亲近的人，妈妈温暖舒适的怀抱、甜甜的乳汁使宝宝感到安全，得到温暖，消除寂寞，感情上得到极大的满足。特别当宝宝情绪急躁、哭闹时，妈妈的乳汁是安慰剂。久而久之，宝宝不仅饿了要吃奶，在情绪急躁不安时也要寻求母乳，从而加剧了宝宝对母乳的依赖。

对于宝宝依赖母乳，妈妈首先应该更多地从情感上给宝宝安慰，可以多和宝宝做游戏，宝宝入睡时，妈妈可以守候在他的床边，让宝宝不担心与妈妈分离，使宝宝心里更踏实，能安安稳稳地入睡，渐渐淡化宝宝对母乳的依恋。

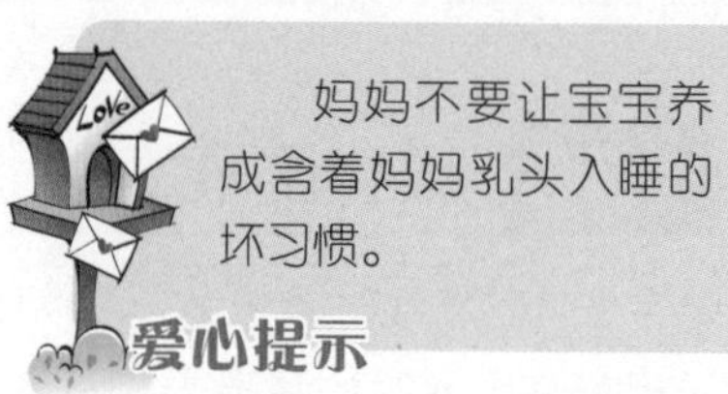

妈妈不要让宝宝养成含着妈妈乳头入睡的坏习惯。

爱心提示

其次，妈妈可以把宝宝的食物做得软烂一些、味道香、颜色好，以便吸引宝宝。时间一长，宝宝会逐渐喜欢吃些食物，就不会只恋母乳了。

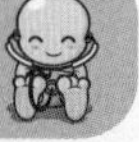

优孕胎教育婴

139 宝宝的辅食添加食谱

西红柿肉末：将西红柿洗净，用热水烫后剥去皮，去子后切碎；瘦猪肉剁成末；锅置火上，倒入油，油热后倒入西红柿末和肉末，边煮边搅拌，并用勺子背将其研成糊状，加入少许盐即可。

虾末什锦菜：虾放入开水中煮熟后去皮切碎；嫩豌豆苗洗净后切碎一起加入海味汤中煮5分钟，加入酱油、香菜末、盐各少许，即可。

猪肉水饺：将几种蔬菜剁成碎末，挤去水分；猪肉剁成蓉，加入精盐、葱姜末拌匀，再加入适量的水调成糊状，最后放入菜末拌成馅，包入面皮中煮熟即可。

西红柿鱼肉：鱼肉放入开水中煮熟后，除去骨刺和皮；西红柿用开水烫一下，剥去皮，切成碎末；将高汤倒入锅内，加入鱼肉、西红柿、精盐，再用小火煮至糊状。

140 向幼儿的哺喂方式过渡

11个月的宝宝普遍已长出了上、下、中切牙，能咬下较硬的食物。相应地，这个阶段的哺喂也要逐步向幼儿方式过渡，餐数适当减少，每餐量增加，除奶类以外，还应添加含碳水化合物、脂肪、蛋白质较为丰富的食物。

11个月的宝宝以软饭、软面为主食，适量增加蛋黄羹、肉末、蔬菜之类。多给宝宝吃些新鲜的水果，但吃前要帮宝宝去皮、去核。这时，一般的宝宝不愿意吃太碎的水果羹，更想要嚼食果肉，品尝味道。

育儿专家贴心话

宝宝吃西红柿、西瓜等时，其大便中也会排出原物，这是正常现象，即使带色，也不要以为是消化不良。

141 宝宝饮食食谱（上）

鲜茄猪肝

猪肝洗净，放在生抽、盐、糖制成的腌料中腌 10 分钟，去水后切成碎粒；茄子连皮洗干净，放在水中煮软，捞起剥皮，压成泥状；加入猪肝粒搅拌成糊状，再用手捏成厚块，放进油锅中煎至两面呈金黄色即成。

四喜小丸子

将肉馅放入盆内，加入鸡蛋、葱姜末、精盐、香油、清水各少许，搅至有黏性时，把肉馅做成 15 个丸子蒸熟即成。

清水煮荷包蛋

锅内加水，倒入醋，水烧开后将鸡蛋磕开后徐徐倒入水内，煮至蛋清凝固即可。

排骨汤煮饺子

将煮熟的排骨肉切碎，加入洋白菜末、鸡蛋末，滴入酱油、香油少许拌匀制成馅，用小饺子皮包成饺子 5 ~ 7 个；放入排骨汤煮熟加一点盐即可。

142 宝宝最容易缺乏的营养元素

蛋白质：蛋白质主要由动物性食物或奶类提供。如果母乳量不足而用人工喂养，以米粉冲成米糊或用麦乳精、甜炼乳喂养等都可能导致宝宝蛋白质摄入不足。

维生素 D：即使是母乳喂养的宝宝，也会缺乏维生素 D，缺乏维生素 D 会使宝宝骨骼发育受到影响。

铁：铁是造血原料之一。宝宝出生后由母体获得的铁会贮存在体内，可供出生后 3 ~ 4 个月之需。如果第 4 个月后不及时补充含铁丰富的食品，则宝宝可能会出现营养性缺铁性贫血。鱼、肉类、猪肝、动物血中含铁量多而且易被吸收，大豆中的含铁量也不低。维生素 C 可以促进铁吸收，应给宝宝适当补充维生素 C。

钙：钙为骨骼中的重要成分。婴幼儿正处于生长发育阶段，可适当多食用含钙高的食物。

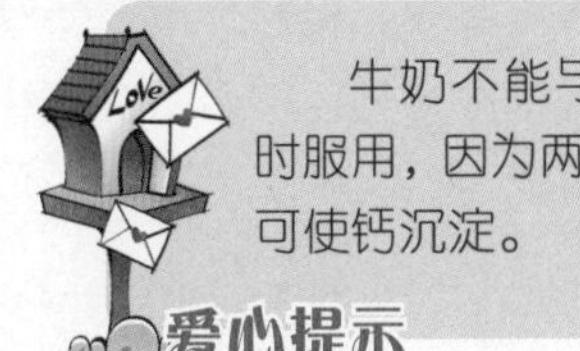

牛奶不能与钙剂同时服用，因为两者相遇，可使钙沉淀。

爱心提示

143 让宝宝自己拿勺子

此阶段宝宝的手已经具备了不错的抓握能力，父母可以教宝宝自己使用勺子吃饭了。训练宝宝使用勺子需要几个星期甚至更长的时间，父母要有耐心。开始时可以给宝宝一把勺子让他玩，他可能拿着勺子来回挥动、敲打东西，把勺子丢在地上或放到嘴里，等宝宝对勺子有了一定的认识，就可以开始教宝宝使用勺子了。

准备一只碗，碗要重一些且不易碎，以免宝宝动不动就把碗弄翻而产生挫折感。碗里放些大枣（或其他物品），父母先给宝宝示范用勺子舀起碗里的大枣，然后把勺子给宝宝，让他自己试验。在宝宝成功舀起大枣时，一定要表扬他。

Message

训练宝宝自己进食是为了锻炼宝宝的生活自理能力，也是为以后顺利地和大人一起在餐桌上吃饭打好基础。

144 宝宝饮食不必过于鲜美

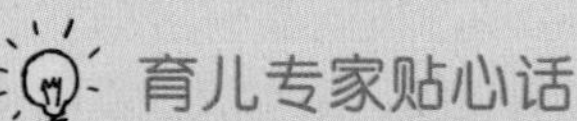

育儿专家贴心话

烹调要讲科学，蔬菜要新鲜，做到先洗后切，急火快炒，以避免维生素C的丢失。蔬菜烫洗后，会使维生素C损失90%以上。

饮食一味追求鲜美会使宝宝产生美味综合征。美味综合征的病因是，鸡、鸭、鱼、肉等美味食品中含有较多的谷氨酸钠，它是味精的主要成分，食入过多会使新陈代谢出现异常，导致疾病的发生。美味综合征的表现一般是在进食后半小时发病，出现头昏脑涨、眩晕无力、心慌、气喘等症状，有些宝宝会表现为上肢麻木，下肢颤抖，个别宝宝则表现为恶心及上腹部不适。

145 宝宝饮食食谱（下）

清烧鱼

鳕鱼肉洗净，用盐、葱、姜浸透；将鱼肉入锅煎片刻，加少量白糖和水，加盖焖烧约15分钟即可。

土豆饼

将土豆洗净切丝，西兰花用开水焯一下；将土豆、西兰花、面粉、牛奶各适量和在一起搅匀；锅里放食油，把拌好的原料煎成饼即可。

鱼肉蒸糕

将鱼肉切碎，加洋葱末、蛋清、盐适量，放入搅拌器搅拌好；拌好的材料捏成有趣的动物形状，放在锅里蒸10分钟即可。

番茄酱饭卷

将蛋黄调匀后放平锅内摊成薄片；切碎的胡萝卜、葱头各适量用油炒软，加入番茄酱、软米饭适量拌匀；将混合后的米饭平摊在蛋皮上，卷成卷，再切成段，即成。

日常护理常识

146 培养宝宝良好的睡眠习惯

要培养宝宝良好的睡眠习惯，妈妈要做到：

每当宝宝到了睡觉的时间，只要把宝宝放在小床上，保持安静，他躺下去一会儿就会睡着。

如果宝宝暂时没睡着，让宝宝躺在床上，不要逗他，保持室内安静，过不了多久，也会自然入睡。

不要抱着宝宝睡觉，不要手拍着宝宝、嘴里哼着儿歌、脚不停地来回走动；不要给宝宝吸吮安抚奶嘴，引诱宝宝入睡，这些坏毛病导致宝宝睡觉的时候就开始哭闹，不拍不抱睡不着，久而久之养成依赖大人、缺乏自理能力的不良习惯。

147 带宝宝串门要适度

妈妈可以在节假日里适当地带宝宝外出到亲友家串串门，对宝宝来说也是一种有趣的经历，宝宝可以从中学到一些社交礼仪及待人接物的方法，可以从别的小朋友那里学到一些新的游戏形式、学习怎样与陌生人相识相处。但是过多地带宝宝串门，对宝宝不利。

这个年龄的宝宝好奇好动，抵抗疾病的能力低下，到了别人家喜欢到处乱抓乱摸，容易感染上各种呼吸道、消化道疾病及各种传染病。可以说，串门的机会愈多，宝宝患各种疾病的可能性愈大。此外，还会使宝宝养成不稳定的性格和走东串西的不良习惯。这种宝宝一旦被要求待在家里，不容易集中精力坐下来做成一件事，难以养成专注、认真做事的习惯。

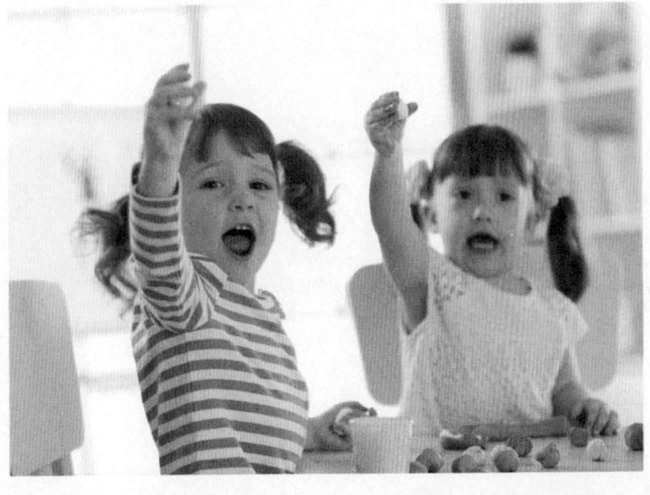

148 赶走宝宝的小呼噜

打呼噜并不是宝宝睡眠香甜的证明，相反很可能是宝宝睡眠出现了障碍。

打呼噜可能是宝宝上呼吸道急性感染，宝宝感冒发烧流鼻涕，容易引起鼻咽喉部的充血肿胀和分泌物增多，引起宝宝打“呼噜”。此外，打呼噜与宝宝肥胖有关，肥胖使宝宝口咽部脂肪垫增厚，导致本就窄小的鼻咽喉部更加狭小，睡觉时更易堵塞。

对于宝宝打呼噜，妈妈首先要均衡宝宝膳食，10个月的宝宝要合理添加辅食，增加食物的多样性，合理喂养。要帮助宝宝增强体质，减少上呼吸道感染的概率，比如多晒晒太阳，呼吸新鲜空气；做做爬行小游戏，让宝宝身体结实起来。若宝宝仰面睡觉打呼噜时，可尝试给宝宝换个睡姿，头部亦可用宝宝枕适当垫高。

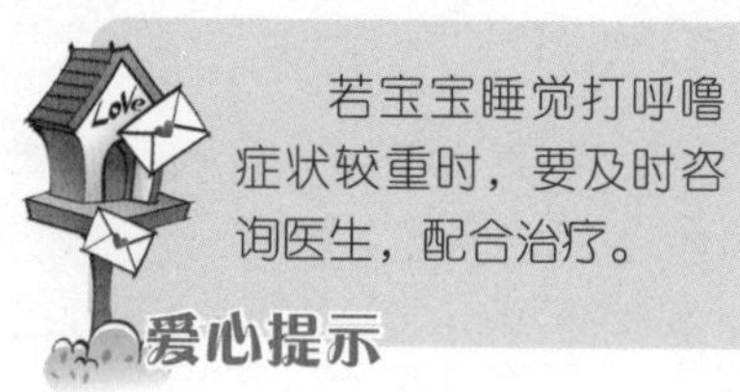

若宝宝睡觉打呼噜症状较重时，要及时咨询医生，配合治疗。

爱心提示

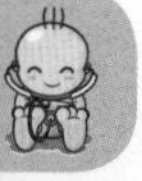

149 给宝宝准备学步的鞋子

这个阶段的宝宝大动作发展迅速，要爬、要站，扶栏杆走等。因此，应给宝宝准备几双鞋子，不仅便于活动，还可起到保暖的作用。

穿合脚的鞋子对宝宝十分重要，因为宝宝的骨骼还没有完全骨化，穿太紧或是不合脚的鞋子，虽然宝宝并不会觉得痛，但事实上稚嫩的小脚已经受到伤害。再者，脚底有许多穴道，穿合适的鞋子可以刺激脚底的穴道、帮助成长。简单地说，宝宝穿鞋可以保护足部，支撑足部骨骼稳定成长。

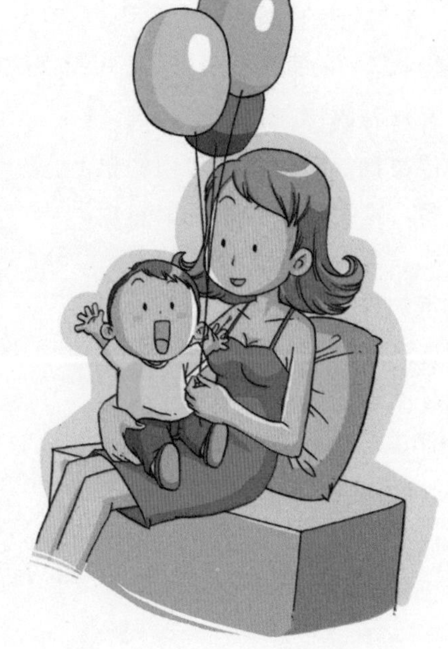

Message

这个月龄的宝宝脚长得较快，一般来说2个月就要换一双鞋，因此，家长应经常给宝宝量量脚的大小，及时更换鞋子。

150 温柔地给宝宝断奶

最好的断奶过程应该是温柔的、循序渐进和充满爱的。采取“突然断奶”的方法不可取。这样做不但妈妈自己会遭遇乳房胀痛甚至是乳腺炎的折磨，宝宝也会很痛苦。

最好是每隔一段时间取消一顿母乳，代之以人工喂养。这“一段时间”可能是几天，也可能是几个星期。如果妈妈觉得乳房涨得难受,可以适当挤掉一些乳汁。注意：只是挤出来一部分，而不是完全挤空。这样可以给妈妈的身体传递一个信号，逐渐减少乳汁的“产出”。

151 宝宝不宜穿开裆裤

婴幼儿探索周围的世界，大部分是通过自己的小手。小手对外界探索的过程，也包括对自己身体的了解。不可避免地，穿开裆裤的宝宝的小手会触摸到自己的生殖器部位，容易把其他地方的污物、病原体带到尿道口和肛门。

尿道口和肛门由于有分泌物的湿润，在局部形成了一个有利于细菌、病毒生长的环境，成为病原体的温床和培养地。病原体能通过娇嫩的黏膜、皮肤入侵到体内，使宝宝生病。

宝宝阴部是身体中最柔弱的部位之一，没有了衣服或尿布的保护，外界物体的碰、撞、刺、夹、烫、擦等都会伤害到宝宝的阴部、生殖器官等。蚊虫的叮咬，一些宠物如猫、狗等的抓、咬，都会影响到宝宝的健康。

Message

穿着开裆裤容易使宝宝受凉感冒，特别是在冬季，妈妈要给宝宝穿闭裆的罩裤和闭裆的棉裤，或带松紧带的毛裤。

152 宝宝不宜长时间坐学步车

宝宝运动能力逐渐发展后，可将他放入学步车内，不过宝宝每次在学步车里待的时间不要超过半小时。

1 把宝宝固定在学步车内，使宝宝失去学习各种动作的机会。如果宝宝处在学爬期，使宝宝得不到爬行的锻炼；如果宝宝处在学站、练走阶段，他不能独站，将来学走路也会更困难一些。

2 父母忙于自己的事务，不与宝宝说话玩耍，宝宝缺乏同自身周围各种事物的联系能力，宝宝的学习感觉、思维和语言发展都会受到限制。

3 家长疏于照顾，宝宝在学步车内到处猛冲，可能触着门的边沿、石头、地毯而使车翻倒，或墙边、桌角碰着宝宝的手，致宝宝受伤。

153 宝宝要睡木板床

人体的脊柱有三个生理弯曲，即颈曲、胸曲和腰曲，婴幼儿期宝宝身体各器官在迅速发育成长的同时，这些弯曲也逐渐形成。婴幼儿期宝宝骨骼中所含有机物质较多，钙、磷等无机盐含量相对较少，因此具有弹性大、柔软、不易骨折的特点，睡木板床可使脊柱处于正常的弯曲状态，不会影响婴幼儿期宝宝脊柱的正常发育。

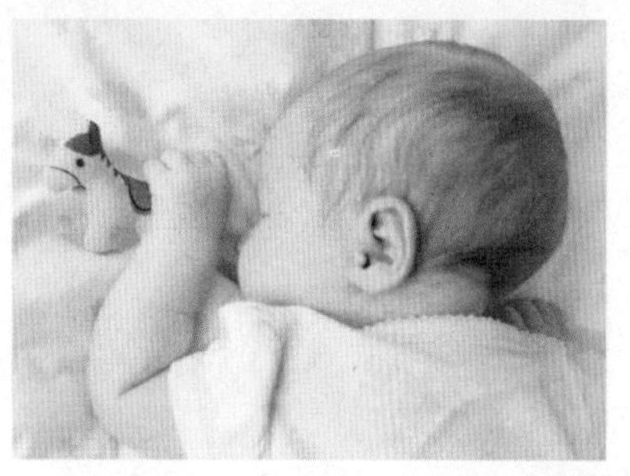

由于婴幼儿期宝宝脊柱的骨质较软，周围的肌肉、韧带也很柔软，臀部重量较大，如果睡弹簧床的话，平卧时可能会造成胸曲、腰曲形成障碍，侧卧可导致脊柱侧弯，无论是平卧或侧卧，脊柱都处于不正常的弯曲状态，久而久之会形成驼背、漏斗胸等畸形，不仅影响宝宝体形美，而且更重要的是妨碍内脏器官的正常发育。

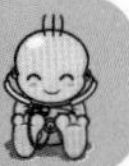

154 不要让宝宝逼迫父母“就范”

宝宝有时会向父母提出一些不合理的要求，如要玩剪刀、开电视等。当要求得不到满足时，宝宝就会大哭大闹。

大哭大闹往往是1岁左右宝宝逼迫父母“就范”的主要手段。遇到这种情况，父母首先要耐心劝阻，说明原因。如果宝宝不听，父母应想办法分散他的注意力，如用一件宝宝平日十分喜欢的物品逗引他。倘若宝宝仍不肯罢休，可以采取冷处理，让他自己哭一阵，待发泄后，再和他讲道理。

宝宝如果在公共场合发脾气，会让父母感到很难为情，为了制止宝宝哭闹，常不由自主地做出一些过激的动作（如打宝宝）。无论如何父母不能乱了方寸，首先要克制自己的情绪，同时尽快把宝宝带离人多的地方，再心平气和地进行处理。

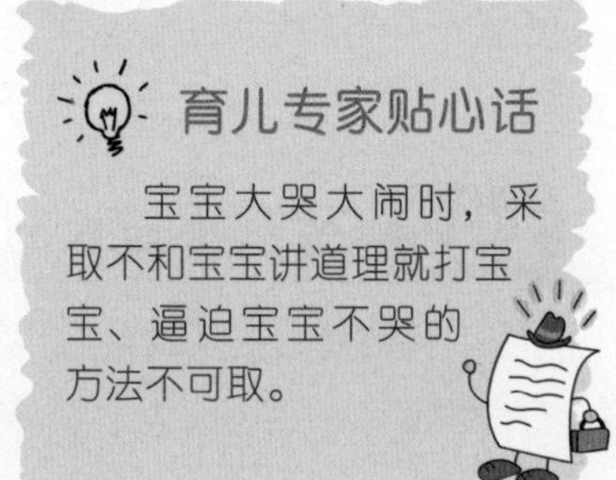

育儿专家贴心话

宝宝大哭大闹时，采取不和宝宝讲道理就打宝宝、逼迫宝宝不哭的方法不可取。

155 吓唬会让宝宝心灵遭受创伤

吓唬宝宝会使宝宝心理遭受创伤，宝宝年龄小，正处于生长发育时期，神经系统比较脆弱，吓唬对他们来说不仅对神经系统而且对心理也是一种强刺激，会使宝宝过分紧张，进而受到精神损伤。

有些父母喜欢利用宝宝的弱点来吓唬宝宝，明知宝宝怕黑，还吓唬他要把他关进黑屋子。宝宝为了避免黑暗而暂时求饶，这就造成了宝宝性格上的懦弱和人格上的压抑。

有些父母还利用宝宝怕父母的一方而吓唬宝宝。如“爸爸回家要狠狠揍你的”“妈妈回来要把你赶出去的”等等。次数多了，不仅降低父母的威信，而且容易使宝宝产生对立情绪。

156 让早起闹腾的宝宝自己玩

天还没亮，宝宝已经兴致勃勃地在小床上闹腾，弄得妈妈因睡眠严重不足而疲惫不堪。其实，宝宝之所以一大早就起来纠缠妈妈，问题在宝宝，同时也在妈妈。

Message

妈妈平时可以有意训练宝宝，在宝宝玩得开心的时候，适当地离开他一会儿，让他有尝试自己独自玩耍的机会。

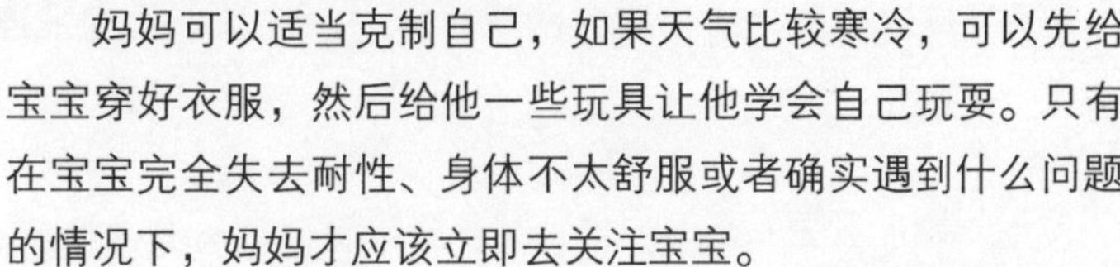

妈妈可以适当克制自己，如果天气比较寒冷，可以先给宝宝穿好衣服，然后给他一些玩具让他学会自己玩耍。只有在宝宝完全失去耐性、身体不太舒服或者确实遇到什么问题的情况下，妈妈才应该立即去关注宝宝。

如果妈妈对宝宝的关注太多太及时，宝宝习惯了妈妈这种及时雨般的关注，他就会每天一睁眼就开始不停地闹腾，直到他通过努力达成自己的目标为止。

157 注意宝宝的玩具卫生

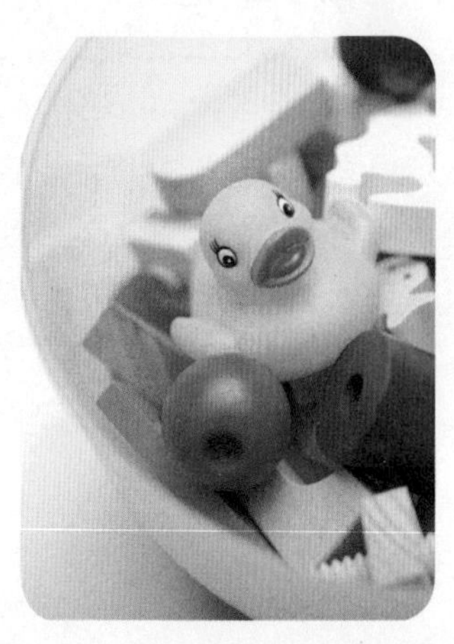

玩具是宝宝日常生活中必不可少的好伙伴。但是，玩具很可能受到细菌、病毒和寄生虫的污染，成为传播疾病的“帮凶”。根据测定，把消毒过的玩具给宝宝玩 10 天以后，塑料玩具上的细菌集落数可达 3000 个，木制玩具上近 5000 个，而毛皮制作的玩具上竟达 2 万个。可见，玩具的卫生不可忽视，妈妈要定期对玩具进行清洗和消毒。

一般情况下，皮毛、棉布制作的玩具，可放在日光下暴晒几小时；木制玩具，可用煮沸的肥皂水烫洗，再放在日光下暴晒；塑料和橡胶玩具，可用市场上常见的 84 消毒液浸泡洗涤，然后用水冲洗、晒干。

158 宝宝走路，安全第一

会走后的宝宝，面临的危险一下增多了，这时候妈妈一定要仔细检查排除可能存在的危险。

宝宝一旦会走了，阳台就应成为妈妈特别关注的地方。阳台上不要摆放小凳子，以免宝宝爬上去；阳台围栏要有 85 厘米高，栅栏的间隔应在 10 厘米以内。

家具尽量靠墙边放，危险物品要放在高处或收在柜子里锁好，家具的尖角，要用防护软垫包好。开关门时很容易夹伤手，最好在门缝处装防夹软垫。宝宝开关门时，最好有人在旁边看护。

159 宝宝爱玩自己的“小鸡鸡”怎么办

随着宝宝一点点长大，自我意识加强，开始产生了强烈地想要了解自己身体的欲望，加上控制自己小手的能力加强，出于好奇，他会不自觉地去触摸自己的“小鸡鸡”。

妈妈应该平静地对待宝宝的这种行为。这么小的宝宝还没有性的概念，玩自己的生殖器，仅仅因为他对这个器官感兴趣，就好比他玩自己的小手、小脚和肚脐眼一样。宝宝的这种行为并不值得父母太过担忧，妈妈可以用玩具或者游戏来转移宝宝注意力。给宝宝一个好玩的玩具或者和他玩手指游戏，让他搭积木、玩球类游戏等都是不错的选择。

有的成人喜欢碰宝宝的“小鸡鸡”逗宝宝玩，于是，宝宝就很容易在这些人的影响下，养成没事儿就玩“小鸡鸡”的习惯。如果家人或旁人喜欢这样逗弄宝宝，妈妈应礼貌地予以制止。

爱心提示

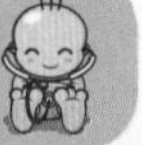

160 宝宝有攻击性行为怎么办

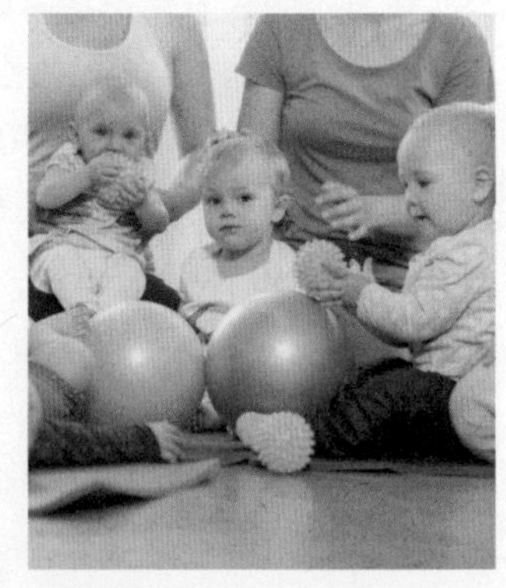

有的宝宝在和小伙伴一起玩耍时，会无端用玩具砸小伙伴，或者用力将小伙伴推倒。当宝宝出现这种攻击性行为的时候妈妈第一步需要做的事情不是埋怨批评宝宝，过激反应可能给宝宝心理上造成不必要的压力。妈妈应该了解宝宝欺负别人的原因并站在宝宝的立场考虑，看看宝宝是不是受了委屈了？宝宝是不是根本就无心要攻击他人？在了解宝宝的基础上给宝宝讲道理，并告诉宝宝正确的处理方法。

当宝宝比较小时，妈妈也可以采取冷处理的方式，假装对宝宝的行为视而不见，达到淡化宝宝这种行为的目的。有时候，宝宝的攻击性行为是想获得关注，于是他会不断采用这种方式来达到自己的目的。

161 冬天要关注宝宝睡眠

冬天天冷，许多家庭习惯门窗紧闭，这就让屋内空气不流通。家庭污染主要有三个原因：燃料烟雾、尘埃、人体自身污染等。门窗紧闭，通气不够，污染密度就会增高。这样就特别容易给抵抗力较弱的宝宝带来危害。

冬天，有的宝宝怕冷或者因为害怕，就将头缩进被窝睡觉，这是很不好的习惯。被窝里含氧有限，而且空气流通不畅，时间稍长就变得空气混浊，氧气稀少。在这样的环境呼呼大睡，会胸闷、恶心或从噩梦中惊醒、出虚汗，睡眠质量很差，第二天起床会感到头昏脑涨。妈妈要及时纠正宝宝的不良习惯。

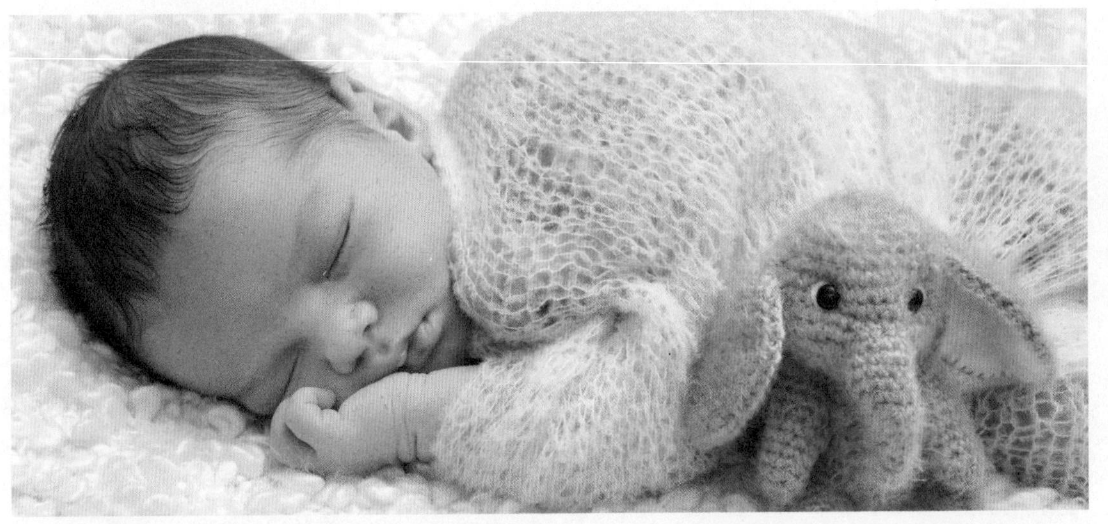

162 左撇子宝宝的安全之道

据统计，左撇子宝宝发生意外事故，如跌跤、被尖锐硬物割伤、运动中受伤的可能性，要比一般宝宝大一倍多。

左撇子宝宝的脑结构决定了其身体协调和平衡能力稍逊于右撇子。如左撇子宝宝一听到声响，不管来自左方还是右方，往往把头一律偏向左侧。正因为如此，他们走路、骑车、溜冰时较易摔倒。

所以，左撇子宝宝在运动的时候，妈妈要加强安全意识，保护宝宝的安全。另外，在给宝宝布置房间的时候，爸爸妈妈要把它布置成宝宝自己的个人空间，“左气”十足，书架、玩具盒、台灯等都放在桌子的左侧，便于宝宝左手动作，舒适、方便。

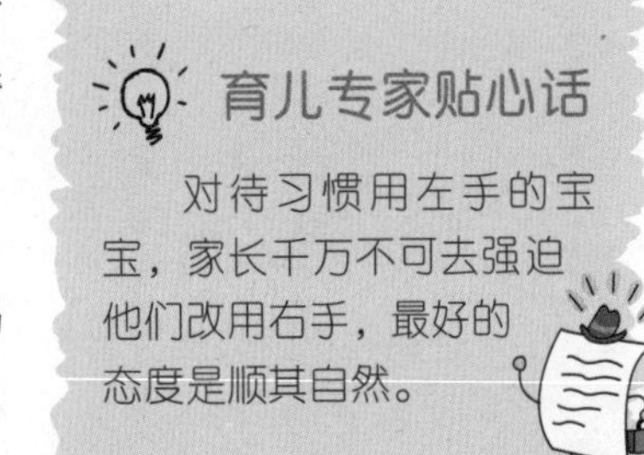

163 训练宝宝说话

10个月的宝宝在大人有意识的引导下，会说出一些简单的词语来。比如“爸爸”“妈妈”“坐”“拿”等。家长应该抓紧时间对宝宝进行培养，让宝宝练习发音，训练宝宝早说话。

对于宝宝日常生活中亲密接触的人和事物，要反复地说给宝宝听，这样宝宝通过反复的刺激，能更快学会说一些日常的如“坐”“拿”之类的词语。

也可在宝宝情绪愉快的时候，问宝宝：“爸爸在哪里？妈妈在哪里？”“阿姨在哪里？小朋友在哪里？”让宝宝听懂大人的话，用眼光去追寻或用手指，并模仿发出“ba”“ma”等音节。

164 敲敲打打真好玩

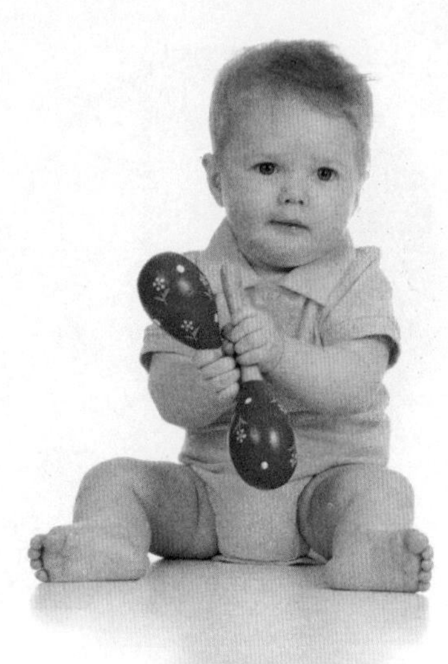

敲打是宝宝在发育过程中的一种探索行为。8~12 个月的宝宝，要了解各种各样的物体，了解物体与物体之间的相互关系，了解他的动作所能产生的结果，通过敲打不同的物体，使他知道这样做就能产生不同的声响，而且用力强弱不同，产生音响的效果也不同。比如，用木块敲打桌子，会发出“啪啪”的声音；敲打铁锅则发出“当当”声；一手拿一块木块对着敲，声音似乎更为奇妙。

妈妈可以多给宝宝一些敲打可以发出不同声音的玩具，如拨浪鼓、风铃等，宝宝很快就学会选择敲打物，学会控制敲打的力量，发展了动作的协调性。

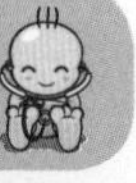

165 涂鸦，提升智能的快车道

涂鸦对宝宝手、眼、脑的协调配合，以及增强脑、眼对手的指挥能力有着巨大的促进作用。这种作用，是其他活动所不能替代的。从涂鸦期开始的绘画活动，有助于宝宝动作协调发展、认知能力与创造力的增进，在幼儿的心智发展上有着重要的指导性意义。涂鸦是宝宝发展想象力的途径。通过涂鸦，宝宝站在原创的高度，不受任何限制地根据他的直觉挥洒他的创意，从中获得创作的乐趣与成就感。

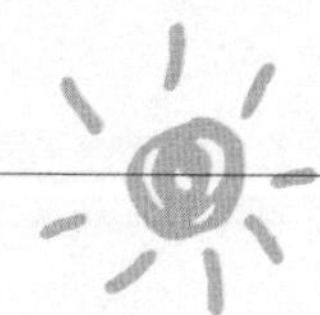

面对宝宝的涂鸦活动，不管他涂得如何，家长都不要过早指导，想象力比绘画技巧重要得多。

爱心提示

涂鸦是宝宝与生俱来的才情。妈妈可以给宝宝一根粉笔，让他在小黑板上或地板上随意地画。也可给宝宝一张纸和各种不同颜色、类型的画笔，让宝宝随时将生活体验、感受与情绪，通过画笔表达出来。

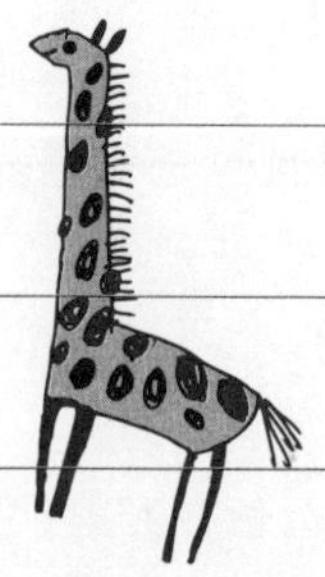

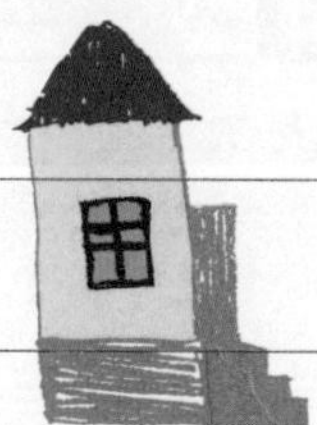

早教常识

166 帮宝宝站立迈步

把宝宝放在有围栏的地方，在围栏上方挂满他爱玩的玩具，宝宝会为了抓取玩具而扶着栏杆站起来。起初，宝宝可能会掌握不了平衡而跌倒，妈妈可不要心软去扶他，要鼓励宝宝再次站起来。经过多次锻炼后，宝宝一定能够站稳的，还能塑造宝宝坚强独立的性格。

妈妈将宝宝放在高度适中的桌子或茶几前，将他喜欢的玩具放在上面，让他站着玩玩具，借此训练宝宝站立的稳定性。注意站立时间不宜过久。

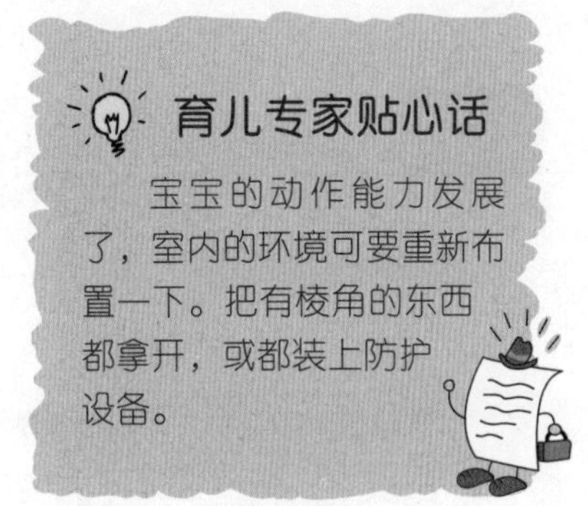

育儿专家贴心话

宝宝的动作能力发展了，室内的环境可要重新布置一下。把有棱角的东西都拿开，或都装上防护设备。

167 爱扔东西的宝宝

许多宝宝在七八个月到一岁多的时候都喜欢扔东西，只要宝宝拿到手里的东西，看几眼，晃几下之后就会“啪”把东西扔到地上。其实宝宝扔东西是他探索世界的方式之一，是在满足他自己的好奇心。扔东西是宝宝“学习”的一种方式，扔东西不仅可以提高宝宝臂力、投掷能力，还能使宝宝手眼动作更协调。爸爸妈妈们不妨多给宝宝一些机会，让他学习、观察，满足他的好奇心和探索欲。

妈妈准备一些可以扔的东西，比如塑料盒、不同材料的球、旧书等，让宝宝“为所欲为”。

168 让宝宝多认识事物

宝宝就是在不断地看和摸索中学习知识的，尽量让宝宝接触各种事物和人，这对促进宝宝与他人的交往能力、积累交往经验是很有必要的。

家长可以利用电视或图画书让宝宝重复认识各种东西，让他学着把电视或图画书中的内容与实际事物联系起来。

对宝宝来说，在屋外看到的任何东西都是很新奇的，所以家长应该充分利用每一次外出的机会。比方说出去买东西，家长可以带着宝宝一起去，让宝宝体验外面的景色、声音、行人、商品等，让别人逗逗宝宝，这些会让宝宝取得很大的收获。

家长应该鼓励宝宝多交朋友，让宝宝们互相分吃东西，分享玩具，学习分享和谦让。

爱心提示

169 训练宝宝下蹲站起

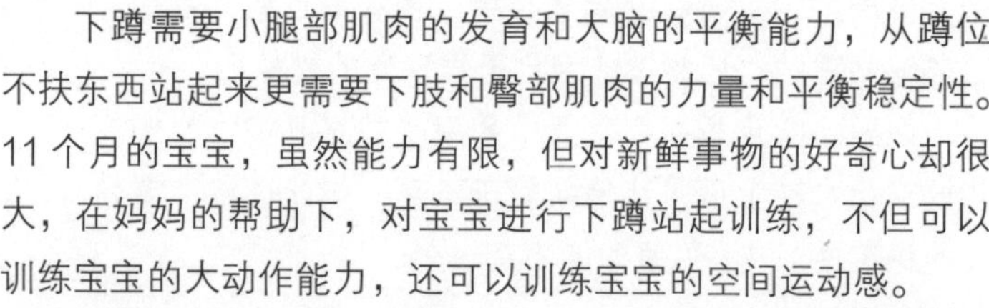

Message

用玩具来引导宝宝练习下蹲的动作效果更好，妈妈可以在低矮处放一些玩具，然后扶住宝宝的腋下让宝宝蹲下去取玩具。

下蹲需要小腿部肌肉的发育和大脑的平衡能力，从蹲位不扶东西站起来更需要下肢和臀部肌肉的力量和平衡稳定性。11个月的宝宝，虽然能力有限，但对新鲜事物的好奇心却很大，在妈妈的帮助下，对宝宝进行下蹲站起训练，不但可以训练宝宝的大动作能力，还可以训练宝宝的空间运动感。

妈妈可以和宝宝一起锻炼，产后一年内也正是妈妈运动康复的最佳时期。下蹲式锻炼可以改善妈妈盆底肌群的力量，对妈妈的体型恢复很有好处。

170 教宝宝学动物叫

此阶段宝宝已经会说简单的词语了，会模仿一些动物叫声了，这时利用宝宝的这个特点，妈妈也可以通过游戏和宝宝互动，发展宝宝的语言能力，培养宝宝的爱心。

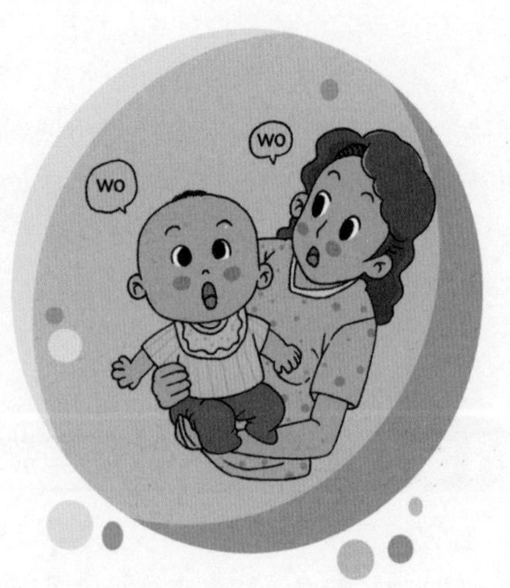

妈妈先准备小鸡、小鸭、小猫、小狗、小羊、青蛙的图片，然后给宝宝呈现一幅小狗的图片，告诉宝宝："小狗小狗这样叫：汪汪汪"，接着让宝宝模仿。

等宝宝熟悉以后，和宝宝玩"听叫声找图片"的游戏，即妈妈模仿动物的叫声，宝宝根据叫声去找出相应的图片；还可玩"听指令取图片"的游戏，即妈妈说出动物的名称，宝宝取出图片。

171 耐性是宝宝成功的基石

缺乏耐性的宝宝，碰到稍陌生或困难的问题，便丧失了独自解决问题的意志，转而向别人求助，这种依赖性会使宝宝渐渐变得意志薄弱。

培养宝宝耐性，首先家长要做好榜样，如果爸妈性子急躁，宝宝长大后就很可能会存在畏怯或霸道等情绪问题。

其次，让宝宝玩一些具有开发智力功能的玩具，如积木类。一个个小木块堆积在一起组成不同的形状，在这个过程中锻炼了宝宝的耐性；多带宝宝玩集体游戏，与单独玩相比，多玩一些集体游戏不仅可以使宝宝养成遵守规则的习惯，还可以培养宝宝的耐心和团结协作的精神。

172 培养宝宝的自我意识

培养宝宝的自我意识，妈妈可以把宝宝的东西，如玩具、衣饰等和大人的物品放在一起，鼓励宝宝从中找找什么是自己的东西，什么是爸爸妈妈的东西。也可以把宝宝的玩具，与其他小朋友的东西放在一起，让宝宝试着找出自己的东西。

帮助宝宝认识和自己有关的物品，也是增强宝宝的归属感、促进宝宝认识自我的重要途径。因为宝宝在分辨、指认自己的物品的同时，也产生一种“这是我的”的意识体验，从而发展宝宝自我认知的概念。

爱心提示

妈妈可以在跟宝宝做游戏、穿衣服，或进行其他一些活动时对宝宝的玩具、服饰等进行夸奖，培养宝宝对自己东西的热爱。

173 锻炼宝宝的交际能力

锻炼宝宝的交际能力，首先家长要做好榜样，家长的一言一行都会给宝宝留下深刻的印象。如果家长在家能够注意营造出和谐的家庭氛围，和宝宝平等相处，遇事能多为别人着想，宝宝以后也会更加懂得礼貌和谦让。

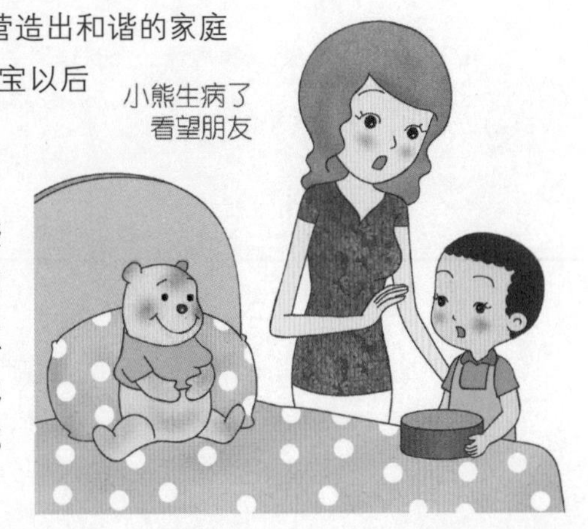

家长应该帮助宝宝学会解决交往中发生的问题，这一点是最为重要的。宝宝在交往中难免会遇到一些问题与矛盾，要帮助他们通过友好的办法去解决。例如，大家都想玩同一个玩具时，如果家长不告诉他怎么去做，有可能就出现争吵的结果。这时如果告诉他们要学会与小朋友商量，轮流玩，或大家一起玩，那么宝宝会有更多的好朋友，也会受到同伴的喜欢。

174 宝宝为何“喜旧厌新”

宝宝突然离开已经熟悉的生活环境，来到一个陌生的新环境时，往往表现出各种不适。怎样使宝宝融入新环境是让家长发愁的一件事情。

当宝宝难以适应新环境时，父母首先要给予宝宝同情和理解，肯定宝宝对旧环境的留恋之情，可以用轻松的口吻，和宝宝聊聊以往喜爱和难忘的人、事、物，让宝宝恋恋不舍的情绪有所释放。

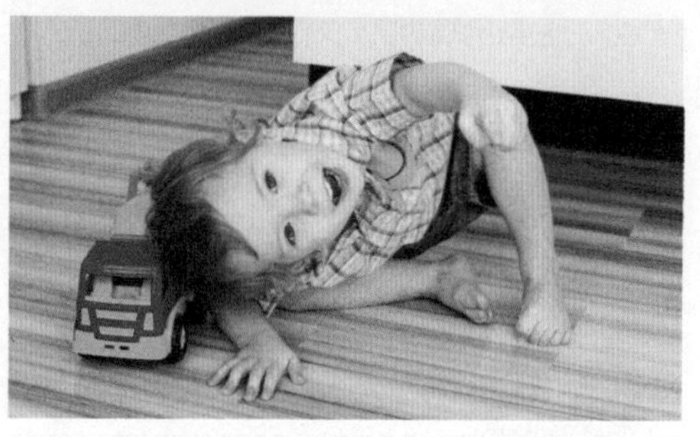

换新环境后，除了想办法让宝宝适应新环境，家长还要有意识地多带宝宝外出，游园赏景，到亲友家做客，参加为宝宝举办的各种社会活动，让宝宝开眼界、长见识。经常外出走动，无形中就能让宝宝接触到各种各样不同的环境，增强适应能力。

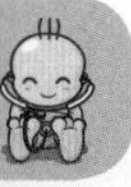

175 训练宝宝的语言能力

在日常生活中，由家长自编自创的口语旋律及歌曲带给宝宝的感受，是一般音乐所无法比拟的。家长们千万不要放弃这美好的、自然的歌声。用音乐和宝宝说话，对宝宝智能提升与语言能力发展也有很大的助益。

另外，妈妈也可以通过一些游戏提高宝宝的语言能力。妈妈在宝宝耳边讲一些有趣的简短的内容，如小猴跳舞、小老鼠打架等，可多次重复，引导宝宝发音。

Message

训练宝宝的语言能力，最重要的是在日常生活中家长要多和宝宝说话。

176 宝宝，起步走

1岁的宝宝已经有了独立行走的愿望和能力，可以开始训练独走。

训练可以在室内或室外进行。在室外进行时，可选在比较平坦的草坪或泥土地上，妈妈手拿一个宝宝比较喜欢的玩具，在距宝宝两三步远处逗引其走过去，爸爸则在宝宝背后随时保护他。在以上练习完成较好的基础上，还可逐渐增加宝宝和妈妈之间的距离。在室内进行时，让宝宝面对着妈妈，背靠着墙或家具站立，妈妈在距宝宝两三步远的地方拿玩具逗引他，让他向妈妈走过来。为充分练习宝宝的独走能力，妈妈要注意慢慢向后退，以加大距离。

育儿专家贴心话

如果发现宝宝走路时出现八字脚，要及时矫正，先给宝宝摆正步型，然后教他踏着节拍迈步，或用粉笔在地上画两条直线，教宝宝沿直线走。

177 宝宝也会收拾玩具

日常生活中，家长可以在和宝宝做完游戏后，拿出不同的纸盒，把宝宝的玩具分类放进去，让宝宝也来帮忙。对于宝宝的帮忙，妈妈要注意正确引导，可以在宝宝还没有把玩具放在某一个盒子时，抓住宝宝的手引导他把类似的玩具放在同一个盒子里，反复进行这样的训练，可以让宝宝感受到，有一些物品是应该放在一起的，是属于一类的。

分类也是数学能力发展的重要组成部分，尽早让宝宝接触分类概念，学习分类，这是锻炼和提高宝宝数学逻辑推理能力的重要手段。

178 教会宝宝分享

1 岁左右的宝宝，正处于分不清楚“你的”和“我的”的童稚阶段。因此，看到喜欢的东西就会拿走、感兴趣的东西就据为己有，这些是很正常的。

宝宝已经形成所有权的概念之后，占有欲仍然非常强烈，妈妈应该采取正确的教导方法使宝宝学会分享，比如吃饼干时和宝宝分着吃、买东西时家人各一份，甚至买玩具的时候还可以给亲戚朋友家的宝宝也买一份，渐渐地，宝宝就会发现分享的快乐，独占的心理就不会那么强烈了。同时，强调宝宝“借”“还”的概念也很重要，让宝宝知道，喜欢的东西可以暂时借来玩，但是要还给别人。这样可以让宝宝尽快建立所有权的观念。宝宝分清你、我、他之后，独占习惯和行为就会慢慢改善。

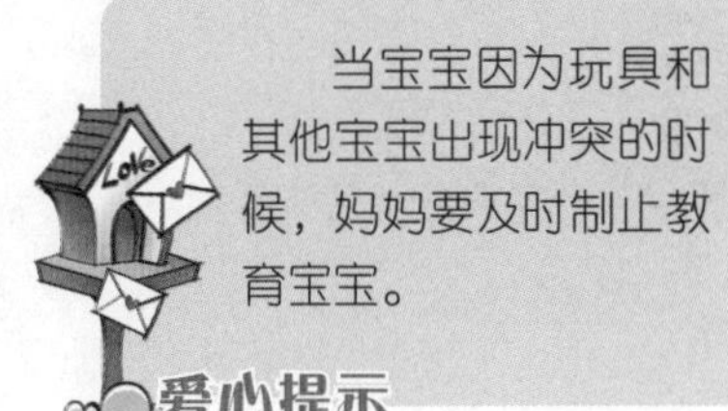

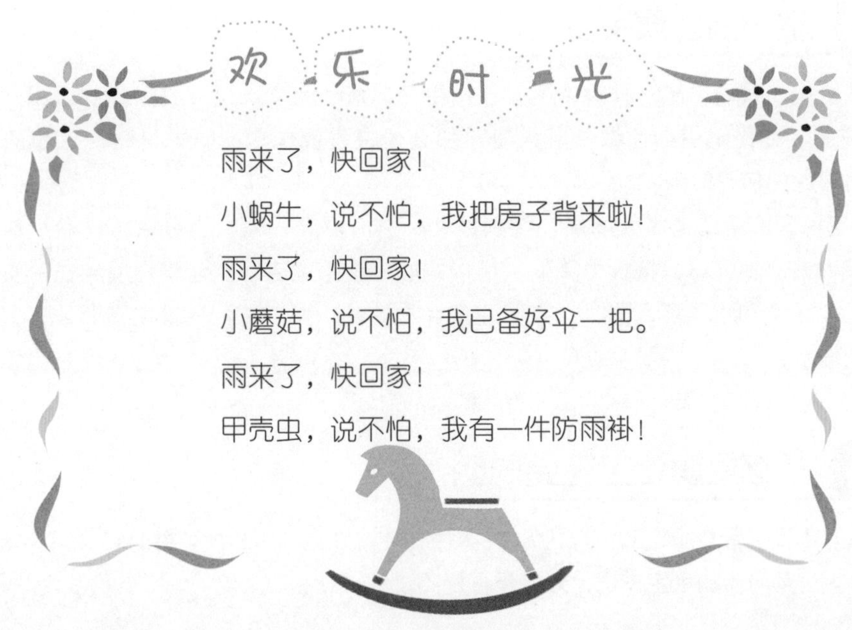

雨来了，快回家！
小蜗牛，说不怕，我把房子背来啦！
雨来了，快回家！
小蘑菇，说不怕，我已备好伞一把。
雨来了，快回家！
甲壳虫，说不怕，我有一件防雨褂！

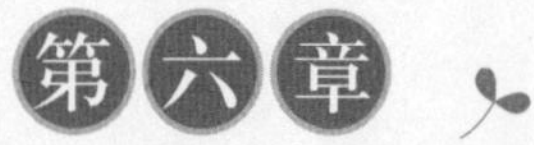

1岁~1岁半宝宝养育常识

喂养常识

179 宝宝早餐要吃好

宝宝的胃容量有限，再加上宝宝白天的活动量又比较大，吃好早餐是非常重要的。

我国很多家庭的早餐习惯一稀一干。“稀”一般是喝粥，然后加一些面食如大饼等。可是，对于正在生长发育期的宝宝来说，粥并不是最好的早餐饮品，因为粥所提供的热量和营养都不能满足宝宝一上午活动的消耗。

宝宝的早餐应该由三部分组成：蛋白质、脂肪和碳水化合物。例如，早餐光喝牛奶、吃鸡蛋是不够的，有脂肪和蛋白质，但缺少碳水化合物，也就是提供热量的淀粉类食品，如果再加点面包或粥营养会更全面。

妈妈应该了解一些科学喂养常识，了解一些食物主要的营养元素。

爱心提示

180 做个蛋白质宝宝

我们的肌肉、骨骼、脑、神经、毛发、指甲、血液、激素以及五脏六腑的组织几乎都是由蛋白质构成的。如果把生命比做一艘大船，那么蛋白质就是建造船的材料，生命的小舟要起航，蛋白质无论如何不能少。

1岁宝宝每天的活动量大大增加，特别是在炎热的夏天，体内的蛋白质代谢加快，汗液带走了很多营养素，使人体的抵抗力降低，所以妈妈应该给宝宝补充含蛋白质丰富的食物，如禽蛋、豆制品、蔬菜和水果等，同时，还要注意食物的色、香、味，尽量在烹调技巧上下功夫，使宝宝食欲增加。

181 常吃豆腐让宝宝更聪明

豆腐含有丰富的蛋白质，300 克豆腐大约就能提供 20 克的蛋白质，并且还含有丰富的钙，对于即将迈开人生第一步的宝宝来说，无疑是再好不过的“补品”了。

Message

1岁多的宝宝发育迅速，食物应当含营养物质丰富且易于消化，以供生长的需要。

从营养学的角度来讲，豆腐属于营养价值非常高的食物，又利于消化，但需要注意的是，豆腐不宜单独烧菜，因为这样不利于豆腐中蛋白质被人体利用、吸收。

妈妈可以将豆腐和其他的肉类、蛋类食物搭配在一起，做到营养互补，从而使人体必需氨基酸的整体配比趋于平衡，便于宝宝充分吸收食物中的营养，对宝宝聪明健康非常有利。

182 给宝宝吃水果有学问

怎么给宝宝吃水果是有学问的。有的妈妈喜欢从早餐开始，就在餐桌上摆放一些水果，供宝宝在餐后食用，认为这时吃水果可以促进消化。其实，这种吃法对于正在生长发育中的宝宝并不适宜，容易导致便秘。

餐前也不要给宝宝吃水果，因为宝宝的胃容量还比较小，如果在餐前食用，就会占据一定的容积，从而影响宝宝正餐的营养素摄入。最佳的做法是，把食用水果的时间安排在两餐之间，或是午睡醒来后，这样，可让宝宝把水果当作点心吃。

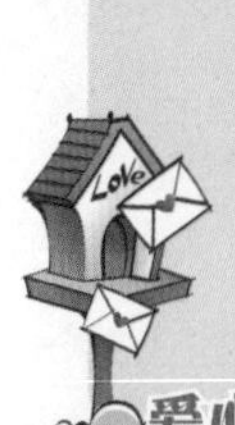

宝宝喜欢吃水果，妈妈就让宝宝一个劲儿地吃，这也是不好的，像荔枝、西瓜、香蕉等多种水果，宝宝一次吃得过多会导致腹泻。

爱心提示

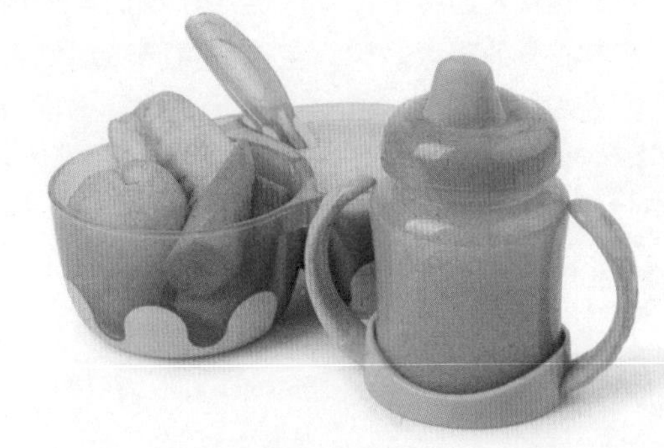

183 宝宝应该多吃鱼

吃鱼不但让宝宝更聪明，还可以保护宝宝的心血管，甚至会让宝宝更快乐。

鱼是优质蛋白质来源。蛋白质不但能促进幼儿成长发育，而且在机体有伤口的时候，它可以促进伤口愈合。而鱼类的蛋白质含有人体所需的九种必需氨基酸，鱼类所含其他营养素也非常丰富；鱼肉中EPA及DHA可降低血脂，减少患心血管疾病的风险。并且，鱼肉易被消化吸收，人体对鱼肉的吸收率高达96%。但在给宝宝吃鱼时，除了要选择刺少肉嫩的鳕鱼等鱼类外，还要注意剔除鱼刺，以免鱼刺卡在咽喉。

育儿专家贴心话

鱼汤很清爽，如果要给宝宝喝鱼汤的话，可以将鱼装在消毒纱布里再煮，避免汤里有鱼刺或其余残渣。

184 拒绝油炸，吃得健康

油炸食品中的炸薯条、炸土豆片是宝宝喜爱的小食品，目前自选商场内提供各种各样的油炸制的半成品食物，如鸡块、羊肉串等，它们为家庭制作油炸食品提供了极大的方便，这样一来，宝宝吃油炸食品的机会也就越来越多了。但是，如果宝宝经常食用油炸食品对他的生长发育是很不利的。

油炸食品在制作过程中，油的温度过高，会使食物中所含有的维生素被大量破坏，使宝宝失去了从这些食物中获取维生素的机会。如果制作油炸食物时反复使用以往使用过的剩油，里面会含有 10 多种有毒的不挥发物质，对人体健康十分有害。另外，油炸食物也不好消化，易使宝宝的胃部产生饱胀感，从而影响宝宝摄取其他食物的兴趣，影响宝宝的食欲。

Message

妈妈如果从小就不让宝宝吃一些味道重的油炸食物，就可以避免宝宝经不住油炸食物的诱惑而哭闹。

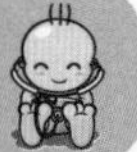

185 尽量少给宝宝喝冷饮

炎热的夏天，喝一点冷饮确实让我们感觉很凉爽，可是，冷饮喝得过多，会影响宝宝对食物中营养成分的吸收。因为宝宝的胃肠道功能还没有发育完全，消化道黏膜、血管及有关器官对冷饮的刺激还不能很好地适应。冷饮喝得太多，可能会引起腹痛、腹泻、咳嗽等症状。所以，夏天不能由着宝宝的性子让他随意喝冷饮。

虽然常喝冷饮会影响宝宝的胃肠功能，但也不必把它视为毒药，碰都不能碰，偶尔给宝宝喝少量的冷饮也是可以的。

爱心提示

妈妈可以用新鲜的瓜果或新鲜的果汁代替冷饮。在制作果汁时，可以让宝宝也参与进来，以提高宝宝的兴趣。

186 天热要让宝宝有胃口

夏季到来，医院里出现很多因胃口不佳前来找中医调理脾胃的宝宝。一方面，宝宝消化功能较弱，夏季体内所需热量降低，越发不容易感到饥饿；另一方面，天天待在空调房的宝宝运动量锐减，加之天热引起的精神疲惫，自然食欲不振。

当然，经常吃零食也是导致宝宝食欲不佳的重要原因之一，尤其在饭前吃甜食和冰淇淋，会影响胃的蠕动和胃液分泌，食欲自然大打折扣。

夏季是宝宝肠胃的脆弱期，容易消化不良，引起腹泻。这个时候要切忌暴饮暴食，少吃多餐为好。此外，绿豆、西瓜等“清补”食品有利于宝宝趋散体热，增进食欲。

187 宝宝不宜多吃巧克力

巧克力是一种以可可豆为主要原料制成的含糖食品，它的味道香甜，食后回味无穷，很受宝宝的喜爱。许多舞蹈演员、运动员、重体力劳动者在消耗热能较多的情况下吃巧克力，可供给能量，振奋精神。但是巧克力的蛋白质含量很少，维生素含量也非常少，它不能满足宝宝生长发育中的营养需求，妈妈不宜多给宝宝吃巧克力。

吃巧克力还有许多对宝宝不利的因素。吃巧克力后宝宝会有饱腹感而影响食欲，再美味的饭菜他也吃不下去，打乱了良好的进餐习惯，直接影响了宝宝的营养摄入和身体健康；宝宝吃巧克力会诱发口臭和蛀牙，并使宝宝发胖，巧克力中的草酸，还会影响钙的吸收。

育儿专家贴心话

宝宝如果非常爱吃巧克力，家长要鼓励宝宝限量食用巧克力，不能强行禁止食用，应逐渐减量，同时，家中也要尽量不要存放巧克力。

188 注意宝宝秋季保健

随着秋天的到来，气温开始下降，天气也变得干燥。宝宝适应能力差，皮肤稚嫩，同时因为刚度过夏季，人体消耗较大，免疫力也下降，病毒便会乘虚而入。因此，做好各项保健措施，对维护宝宝健康十分重要。

1. 让宝宝多喝水，保持宝宝体内水和电解质平衡。

2. 少吃“上火”食物、偏咸的食品、热量过高的油炸食品和一些热性水果，如荔枝、桂圆、橘子等。

3. 营养调理，荤素搭配，粗细搭配，做到平衡饮食，才能减少秋季发病。

4. 要注意饮食卫生，不吃生冷食品，定期给玩具和食具煮沸消毒。

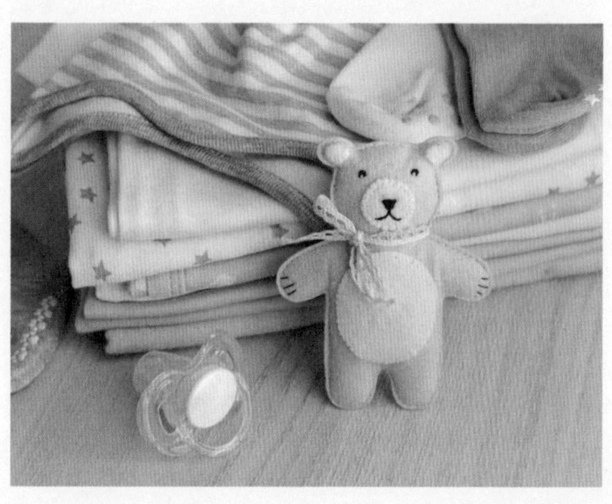

日常护理常识

189 宝宝定期体检

儿童健康体检根据实际情况可选择的内容包括：生长发育监测、营养评估咨询指导、神经系统及早期发展水平测试、钙营养测试、过敏试验、听力筛查、视力筛查、喂养行为测定、膳食分析指导、智力测定、注意力测试，等等。

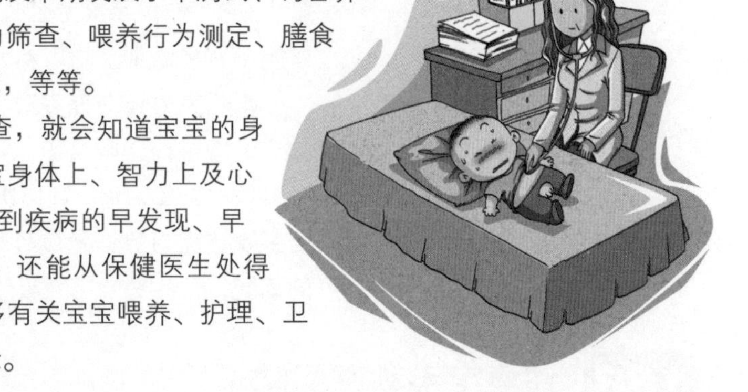

每年定期进行全面的健康检查，就会知道宝宝的身体状况，有利于在早期就发现宝宝身体上、智力上及心理上存在的“隐患”，从而真正做到疾病的早发现、早治疗。另外，在定期身体检查时，还能从保健医生处得到科学育儿的知识指导，了解许多有关宝宝喂养、护理、卫生保健和早期教育等方面的新理念。

190 纠正边吃边玩的坏习惯

宝宝一边吃饭一边玩是一种不良的进食习惯，它既不科学又不卫生。边吃边玩的习惯不仅损害了宝宝的身体健康，也会使宝宝从小养成做什么事都不专心、不认真、注意力不集中的坏习惯。

改变宝宝边吃边玩的习惯，家长要重视培养宝宝定时、定地点吃饭的饮食行为，同时还要注意饭前 1 小时内不再给宝宝吃零食，如果两顿饭之间的零食吃得过多，宝宝不感到饥饿，就会在吃饭的时候心不在焉。

爱心提示

在两餐之间如果宝宝饿了，妈妈可给他一些点心，不宜将下一餐的时间提前。

191 通过睡眠观察宝宝的健康

正常情况下，宝宝睡眠应该是安静的、舒服的、呼吸均匀无声，小脸上会出现各种丰富的表情。但是，当宝宝患病时，睡眠状态就会出现一些异常情况，妈妈要特别留心。

如宝宝入睡后，翻来覆去，反复折腾，并伴有口臭、口干、口唇发红、大便干燥等症状，提示消化系统有问题；睡眠时，不停哭闹，时常摇头，用手抓耳，可能是患有外耳道炎或是湿疹，也可能是患有中耳炎。父母只要及时发现宝宝的睡态异常，就可以及早地发现疾病，及早治疗。

192 宝宝误吃药品妈妈要冷静

发生宝宝误服药品这种情况后，妈妈一定不要手忙脚乱，或是受情绪影响，打骂宝宝。应该耐心细致地查看和想方设法了解清楚：宝宝到底误吃了什么药，吃了多少。确定宝宝误服了何种药物后，应该马上送医院，如果送医院路程较远，可以先在家中进行必要的急救措施。

育儿专家贴心话

家长平时应该管理好家里的药物，不能到处乱放。药物应放在上锁的柜子里。

如果误服维生素、止咳糖浆等不良反应或毒性较小的药物，让宝宝多喝凉开水，使药物稀释并及时排出体外。

如果误服了安眠药、某些解痉药（阿托品、颠茄合剂之类）、退热镇痛药、抗生素及避孕药等，妈妈应该用手指轻轻刺激宝宝的咽部，让宝宝将误服的药物吐出来。

如果误服的是药水，可先给宝宝喝一点浓茶或米汤后再引吐，反复进行，直到呕出物无药水色为止。最后还是要送医院作进一步的观察和处理。

193 爱咬人的宝宝

宝宝具有模仿的天性，所以，宝宝咬人一般是在模仿父母逗他时的亲咬动作。另外，有的宝宝因这个时期语言词汇掌握得很少，无法用完整、正确的语言来表达自己的愿望与需求，只能借助身体的某个部位来表达自己的需求，就发生了咬人这一现象。一般来说，这个年龄宝宝咬人的习惯不会持久，属于正常现象。

一旦发现宝宝有咬人的行为，妈妈不要大声呵斥宝宝。过激反应可能会给宝宝心理上造成压力，或是让宝宝误以为这是吸引父母注意的一种有效方式。可以采取冷处理的方式，假装对宝宝的行为视而不见，让他意识到咬人的宝宝是不受欢迎的，达到淡化宝宝咬人行为的目的。

Message

第一次发现宝宝出现咬人行为时，如果父母处理不当，很有可能就会强化宝宝的这种行为。

194 宝宝能吃也不能尽情吃

人们总以为吃得多，身体才会健壮。实际上进食过量对宝宝是不利的，长期过量进食，造成营养过剩，体内脂肪堆积，容易养成肥胖宝宝。同时还会影响智能发育，导致“脂肪脑”。这是因为摄入的热能过多，糖可转变为脂肪沉积在体内，也沉积在脑组织，使脑沟变浅、脑回减少，神经系统发育欠佳，智能下降。

当每顿饭的饭量已经严重超标时，妈妈可以跟宝宝说：“我们不吃饭了，来帮妈妈擦桌子好吗？”这时候，宝宝可能会把注意力集中到擦桌子上面去。

195 宝宝午睡不能免

足够的睡眠能使宝宝精神活泼、食欲旺盛、促进正常的生长发育。宝宝活泼好动，容易兴奋也容易疲劳，所以宝宝年龄越小睡眠时间越长。到了一岁半以后，白天还需睡一次午觉，因为宝宝活动了一个上午，已经非常疲劳，在午后舒舒服服地睡一觉，使脑细胞得到适当休息，可以精力充沛、积极愉快地进行下午的活动。午睡对于1～3岁的宝宝来说是必不可少的。

许多宝宝不愿意午睡，妈妈要采取相应的措施。如果宝宝每天早上睡懒觉，到了午后还不觉疲劳，自然不肯午睡。妈妈要注意调整宝宝的睡眠时间，早上按时起床，上午安排一定的活动量，宝宝有疲劳感就容易入睡了。

育儿专家贴心话

要在固定的时间安排宝宝午睡，节假日带宝宝去公园或到亲戚朋友家做客，也不要取消午睡。

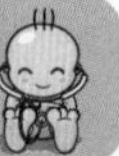

196 不爱理发的调皮蛋

宝宝不愿意理发的原因有很多，如最开始理发时弄疼了；洗头时水进眼睛、鼻子或耳朵里了；头发茬掉在身上扎皮肤，等等。这些在大人看来无所谓的小细节，却成为宝宝记忆中不太愉快的经历，让宝宝对理发望而生畏。

理发时，除了尽量避免出现以上情况外，还要消除宝宝的恐惧心理。可以带宝宝和其他小朋友一起去理发，并跟宝宝说“宝宝和哥哥一起剪头发，看谁更乖一些”。也可以父母和宝宝坐在一起理发，告诉宝宝理发不可怕。看到宝宝不愿意理发时，千万不要强迫，这样更会加重宝宝对理发的恐惧心理，也不利于心理健康。

197 温水擦身让宝宝更健康

想要增强宝宝的体质，除了进行户外活动、开窗睡眠、做操、进行空气浴和日光浴以外，用温水给宝宝擦身也是好方法之一。

把毛巾在温水中浸透，稍稍拧干，先擦拭宝宝的四肢，再依次擦颈、胸、腹、背部。擦过的和没有擦过的部位都要用干的浴巾盖好。湿毛巾擦完后，再用干毛巾擦。水温稍低于宝宝体温即可。在给宝宝擦身时，可以一边说话一边擦身，还可以在室内放些轻音乐，或者妈妈给宝宝哼两句歌，分散宝宝的注意力，使宝宝乖乖配合擦身。

Message

妈妈平时用水温20~30℃的冷水给宝宝洗手、洗脸、洗脚，宝宝身体局部受寒冷刺激，会反向性地引起全身一系列复杂的反应，能有效地增强宝宝的耐寒能力，帮助宝宝少患感冒。

198 给宝宝选衣服的注意事项

妈妈给宝宝买衣服时需注意：

❶ 宝宝的衣服不要有许多带子、纽扣，内衣可为圆领衫，外衣可带2～3个大按扣即可，方便穿脱。

❷ 不影响活动；上衣要稍长，以免宝宝活动时露出肚子着凉。

❸ 不宜过于肥大或过长，使宝宝活动不便；也不宜太短小，影响动作伸展。

❹ 衣领不宜太高太紧，以免影响宝宝呼吸，限制头部活动。

❺ 女孩不宜穿长连衣裙，最好穿儿童短裤，以免宝宝活动时摔跤。

199 容易惹祸的凉席

夏季气温高，睡凉席比较凉爽舒服，宝宝也可以睡。但是，凉席有一个缺点，就是不吸汗。如果宝宝出汗比较多，可以在凉席上再铺一层薄薄的床单或纱布。

宝宝睡凉席时，妈妈要先查看一下凉席表面是不是光滑无刺。如果宝宝出汗多，要经常擦洗、晾晒。天气转凉后，要及时撤掉凉席，以免宝宝受凉。

有的宝宝在凉席上睡觉后，身体接触凉席的地方会红肿、刺痒、疼痛，还会起小红疙瘩，这种皮肤病因睡凉席而引起，所以称为“凉席性皮炎”。因为新凉席中含有螨虫等多种致敏原，宝宝皮肤又比较敏感，所以发病率比较高。如果宝宝已经出现“凉席性皮炎”，要马上撤掉凉席，并带宝宝去看皮肤科医生，请医生给予针对性的治疗。

200 防蚊，让宝宝睡个安稳觉

宝宝被蚊虫叮咬后，不仅又痒又疼，而且有可能患乙型脑炎等传染病。所以，妈妈一定要做好防蚊工作。

❶ **蚊帐**。放下蚊帐前要仔细检查蚊帐里是否有“潜伏”的蚊虫、蚊帐有无破洞等。

❷ **防蚊露**。要购买儿童专用的防蚊露，先在小范围内给宝宝试用，没有过敏反应才可继续使用。另外，先给宝宝涂抹一层护肤霜，再用防蚊露，也能使皮肤少受刺激。如果宝宝皮肤上有伤口或皮疹，则不能使用防蚊露。

❸ **蚊香、电蚊香**。宝宝睡觉时不宜点蚊香，建议在睡前半小时使用，并保持室内通风。

❹ **花草**。养一两盆有“驱蚊功效”的花草，既能装点居室，又能起到防蚊效果。能驱蚊的植物除了猪笼草外，还有万寿菊、茉莉花、薄荷等。

育儿专家贴心话

如果宝宝被蚊虫叮咬处肿得特别厉害，局部出现感染症状，或者宝宝表现得很烦躁，说明情况比较严重，要带宝宝去看医生。

201 宝宝吹空调要谨慎

空调产生的冷气会给人凉爽舒适的感觉，但是使用不当会带来一些小麻烦。宝宝频繁进出冷气房、冷热交替，容易引起感冒、发热、咳嗽等病症，俗称空调病。

如果在使用空调时遵守以下原则，空调病是完全能够避免的。

❶ 空调的温度不要调得太低，以室温26℃为宜；室内外温差不宜过大，比室外低3～5℃为佳。另外，夜间气温低，应及时调整空调温度。

❷ 定时给房间通风，至少早晚各一次，每次10～20分钟。大人应避免在室内吸烟。如宝宝是过敏体质或呼吸系统有问题，可在室内装空气净化机，以改善空气质量。

❸ 及时给宝宝补充水分，并加强对干燥皮肤的护理。

202 宝宝憋尿危害多

Message

妈妈要及时发现宝宝憋尿的“先兆”。如当宝宝精神紧张、坐立不安、夹紧或抖动双腿时，就要赶快问问宝宝是不是想排尿，如果确是憋尿，要立即带他去厕所。

不少宝宝有过憋尿的经历，有的是迫不得已，有的则是形成了习惯。这种坏习惯一旦养成，久而久之，就会对宝宝的身体健康甚至大脑功能造成负面影响。

在日常生活中，家长要让宝宝养成及时排尿的好习惯，要注意提醒宝宝及时排尿。带宝宝外出的时候，要特别留意厕所的方位。一旦宝宝需要排尿，就可以带他找到厕所。既不致造成憋尿的不良后果，也不会影响到环境卫生。

如果发现宝宝经常憋尿，家长就要带宝宝去医院检查，看看宝宝的生殖系统是否发生了畸形，因为有些宝宝憋尿的原因跟生殖系统发生畸形有关。

203 出门在外怎么上厕所

宝宝有时在某些情况下十分需要上厕所，但在这个时候偏偏要走很长的一段路才到厕所，或者在宝宝很需要上厕所的时候洗手间里面有人的话，妈妈就不得不让宝宝在室外小便了，但仍需要找一个相对隐蔽的环境。随着年龄增长，宝宝逐渐可以控制排便时，就不可以让宝宝在户外大小便了，以免养成不好的习惯。

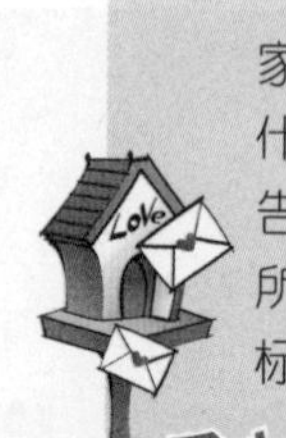

爱心提示

去公厕的时候，家长可以教宝宝辨认什么是厕所的标志，告诉宝宝如果要上厕所就要找到厕所的标志。

早教常识

204 宝宝不要妈妈喂饭了

1 周岁的宝宝，随着两手动作能力的发展和对周围事物的兴趣不断增加，渐渐不满足于别人喂食，而愿意自己动手吃东西了。

宝宝会喜欢跟父母一起上桌吃饭，不能因为怕他“捣乱”而剥夺了他的权利，妈妈可以用一个小碟子盛上适合他吃的各种饭菜，让他自由地用手或用勺子进食，即使吃得一塌糊涂也无所谓。其实，宝宝在自己动手的过程中，慢慢就学会了吃饭技巧。当然，妈妈也可以在这个过程中帮助宝宝。

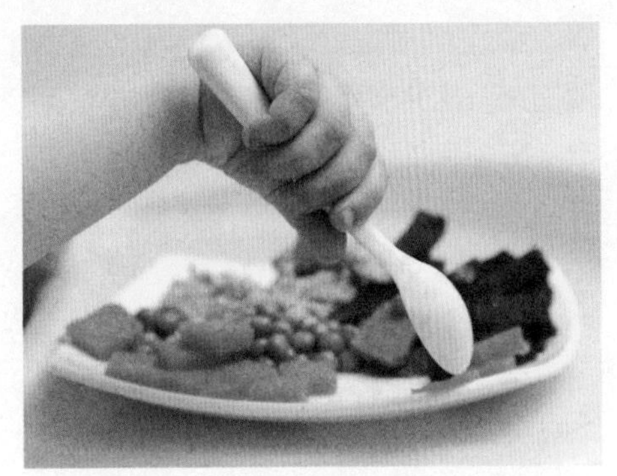

宝宝开始自己吃饭时，妈妈要鼓励宝宝，给宝宝准备不易打碎的餐具、戴上围嘴等，耐心地帮助宝宝使用小勺、小碗自己吃辅食。这对于培养宝宝的良好的进食习惯，锻炼手的能力都有好处。

205 让宝宝更具幽默感

具有幽默感的宝宝大多开朗活泼，更容易融入周围的环境中，为周围人群所接受。同时，具有幽默感的宝宝也比较容易从各种消极情绪中摆脱出来，不会长久地沉溺于各种不良情绪中不能自拔，将来也就能拥有更加快乐积极的人生。所以，培养宝宝的幽默感对宝宝今后的人生是很有帮助的。

一个幽默的宝宝肯定是一个爱笑的宝宝，爱笑的宝宝往往善于发现幽默和制造幽默。在日常生活中，家长可多跟宝宝玩一些有趣的亲子游戏，如躲猫猫、挂苹果，让宝宝在游戏中开怀大笑。

爱心提示

1岁左右的宝宝已对他人的脸部表情十分敏感。当他学步摔倒、不小心碰到头时，或做错事心情沮丧时，家长可以做个鬼脸，表示没关系。潜意识中，他还会学会这种扮鬼脸的方式，为身边的人带来更多的快乐。

206 训练宝宝坐便盆

让宝宝坐便盆是培养宝宝良好的大小便习惯的方法之一。良好的排便习惯，不仅能减少妈妈的许多麻烦，而且也有利于宝宝的健康。

在宝宝 1 岁半时，可培养其坐便盆或宝宝马桶等进行大小便。将便盆或者宝宝马桶等放在房间内固定的地方，若发现正在玩耍的宝宝出现发呆、停止玩耍、扭动两腿、不安躁动时，应及时让他坐便盆。开始时，妈妈应扶住宝宝坐在便盆上大小便，可以告诉宝宝："宝宝，坐在便盆上大便(小便)了！"开始坐便盆时，每次2～3分钟，逐步增加到5～10分钟，时间不能过久，如未解出大便，可起来活动一下，过一会儿再坐便盆。

207 小模仿激发大智慧

宝宝天生喜欢模仿。如果他被允许去做"大人"的事情时会非常高兴。例如，大部分宝宝都喜欢抱着娃娃，给娃娃穿衣服、喂娃娃"吃饭"等，大人看见宝宝出现这样的行为时，无须制止，这并非不好的行为，妈妈甚至还可以跟宝宝一起玩，教宝宝如何给娃娃穿衣服、喂饭等，这对宝宝各方面发展都是有利的。

在日常生活中，妈妈对宝宝好的模仿行为加以支持，并给予表扬和奖励，使之强化。如果宝宝已经出现了不良模仿行为，不要打骂他，应该用其他方法加以纠正。宝宝的辨别能力比较差，所以妈妈的任务就是要让宝宝模仿正确的行为。

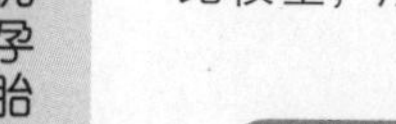

Message

爸爸妈妈平时一定要注意言行，在宝宝面前不要做出不好的行为，发现宝宝模仿了不好的行为时要找出原因，及时纠正。

208 和宝宝一起玩"躲猫猫"游戏

躲猫猫游戏，可以锻炼宝宝的智能和身体感觉，体验空间的位置，是发展宝宝空间知觉的重要方法。

妈妈可以把玩具藏到不易找到的地方，让宝宝去找。宝宝会很认真地寻找，东转转，西瞅瞅，经过自己的努力，终于找到了，宝宝会表现得极为高兴。

这个时候的宝宝非常调皮、好动，稍不小心就会受伤。父母在与宝宝玩躲猫猫时，一定要注意照看好宝宝的安全。首先，在家玩躲猫猫之前，要将家里的不安全物品统统收起，使空间变得既宽敞又安全。其次，在玩游戏的过程中，要学会偷偷"照顾"宝宝，绝对不要让宝宝长时间脱离妈妈的视线。

育儿专家贴心话

游戏结束后要让宝宝洗手，坐下来休息一下，喝点水或吃些小点心，补充能量。

209 宝宝学下床

这个时期宝宝的大动作能力进一步发展，妈妈应该抓住这样的好时机，教宝宝学习新的本事，比如教宝宝自己下床。

先把宝宝放到床边，姿势是面朝下。然后让他自己挪动屁股，把腿垂下来，一点一点地退下床。第一次的时候宝宝有些害怕，因为之前他要是想下来总会张开双臂让大人把他抱下来，从没尝试过这种姿势。虽然床和地面的距离并不远，但对于宝宝来说，就像拓展训练，需要克服的是心理障碍。如此练习两三次，宝宝会隐隐地感觉到这项“技能”也不是那么难，慢慢地，宝宝会熟练地掌握这项技能。

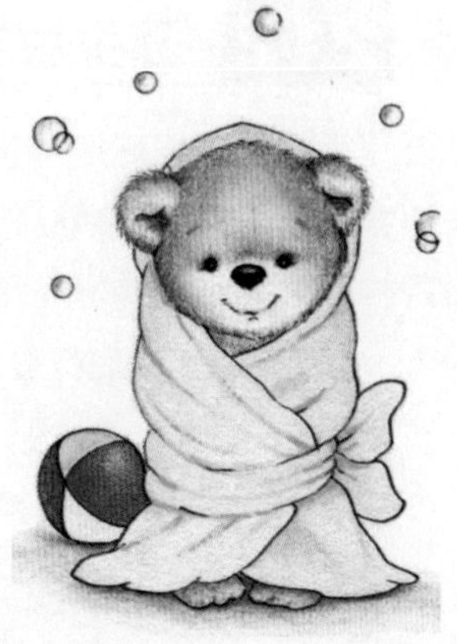

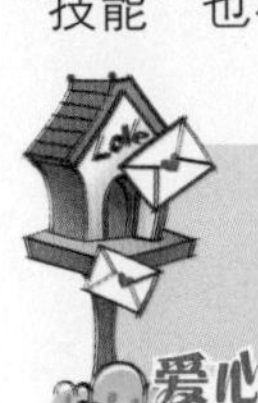

宝宝学会自己下床以后，妈妈要更加注意宝宝的安全。

爱心提示

210 东涂涂，西画画

妈妈要时刻给宝宝创造涂鸦的机会，让他在黑板上用粉笔作画，在画布上涂水彩。最关键的一点就是，要让宝宝在轻松快乐的氛围中开展自己的涂鸦创作。

Message

如果妈妈怕宝宝把家里弄得一团糟，最好选用一些可以擦洗掉的水笔。不要对宝宝造成的卫生麻烦喋喋不休，这样会很容易打消宝宝的创作积极性。

妈妈秉持“游戏＋体验＝学习”的观念，只有在快乐的游戏中，才能让宝宝真正感受到学习的乐趣。不要给宝宝压力，完全靠他自己的兴趣爱好去玩，妈妈要做的只是一个适当的引导。当妈妈在写日记或者写购物清单的时候，也给宝宝一张纸，让宝宝学着妈妈的样子，一起来“填写”。在这个过程中宝宝会慢慢感觉到，这也是生活的一部分。

211 宝宝练习跑

婴幼儿动作的发展是神经系统发育的一个重要标志。动作发展与心理、智能的发展密切相关，尤其是在婴幼儿期，由于语言能力有限，心理发展离不开动作。因此，只有动作发展成熟了，才能为其他方面的发展打下良好基础。

宝宝1岁半以后，便可以开始学习跑步。起初，宝宝跑的动作有些踉踉跄跄，控制不住自己的身体，速度有些慢和僵硬。家长应给宝宝准备一个安全的环境，不要怕宝宝摔倒，因为宝宝能够本能地进行自我调控。经过多次练习，宝宝慢慢地能够动作协调地跑，并且速度逐渐加快。

育儿专家贴心话

当宝宝不慎摔倒，父母最好以平静的心态对待，妈妈可以跟宝宝说：“宝宝真勇敢，自己爬起来了！”可以培养宝宝勇敢、坚强的性格。

212 教宝宝学会洗手

手接触外界环境的机会最多，也最容易沾上各种病原菌，尤其是手闲不住的宝宝，哪儿都想摸一摸。如果再用这双小脏手抓食物、揉眼睛、摸鼻子，病菌就会趁机进入宝宝体内，引起各种疾病。这时候妈妈需要教给宝宝最简单的一招防病措施——洗手!

❶ 用温水彻底打湿双手。

❷ 在手掌上涂上肥皂或倒上一定量的洗手液。

❸ 两手掌相对搓揉数秒钟，产生丰富的泡沫，然后彻底搓洗双手至少15秒钟；特别注意手背、手指间、指甲缝等部位，也别忘了手腕部。

❹ 在流动的水下冲洗双手，直到把所有的肥皂或洗手液残留物都彻底冲洗干净。

❺ 用纸巾或毛巾擦干双手，或者用热风机吹干双手，这步是必需的。

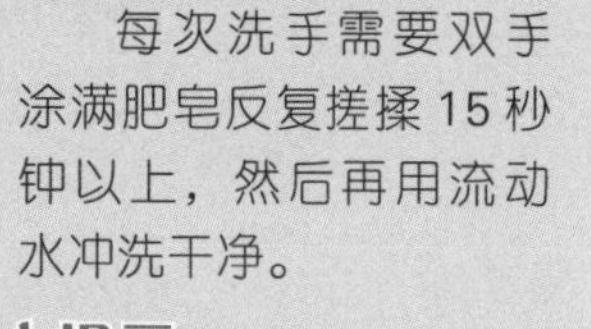

每次洗手需要双手涂满肥皂反复搓揉15秒钟以上，然后再用流动水冲洗干净。

爱心提示

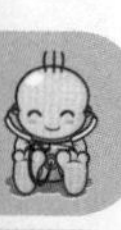

213 展开宝宝联想的翅膀

联想是创造的先导，从小注意培养宝宝的联想、想象等非逻辑形式的思维，无异于给宝宝插上了一对翅膀，让宝宝翱翔于童话般的五彩天空，带给他更丰富的人生。

要开发宝宝的联想力，首先就要求爸爸妈妈们在平时的生活中多留个心眼，不放过任何启发宝宝的机会。

当宝宝向妈妈提出问题时，先让宝宝自己想象，然后回答。

当宝宝愿意让妈妈向他提问时，妈妈应该结合宝宝实际水平提出问题。

当宝宝组合复杂玩具不成功时，妈妈提示某个步骤，让宝宝自己完成。

当宝宝对学习最感兴趣时，妈妈中断教学流程，让宝宝提出要求再接着教。

当宝宝对身边的物品产生兴趣时，告诉他相应的名称，过段时间再提问。

当妈妈教宝宝数数时，可以找出相同的物品对照，比如“1”是根棍子。

Message

宝宝在图片上见过大狮子，每每路过路口的石狮子的时候宝宝总会学狮子叫；图片上有杯子，宝宝也会拿着杯子并演示如何喝水，等等，妈妈要对宝宝的这些行为加以表扬。

214 教宝宝正确发音

这个时候宝宝刚刚学会一些简单的词语，并能基本上用语言表达自己的愿望和要求，但是还存在着发音不准的现象，如把“吃”说成“七”，把“狮子”说成“狮几”，把“苹果”说成“苹朵”，等等。这是因为宝宝发音器官发育还不够完善，听觉的分辨能力和发音器官的调节能力还比较弱，不能准确地掌握某些音的发音方法，不会正确运用发音器官的某些部位。

这是大多数宝宝在说话初期都会出现的情况，妈妈应当给宝宝示范正确的发音，张开嘴巴让他看说话时舌尖放的位置，训练他正确发音。

215 帮妈妈做家事

做家事应当是家长给予宝宝最好的教育之一。宝宝协助做家事，可发展身体和心理上的技能，例如可以训练他的观察力、理解力、应变能力及体能。宝宝每学会一项新的任务，他的能力和自信心便会向前迈进一步。而借由做家事，宝宝也会有参与感、成就感和荣誉感，培养宝宝对家庭的责任心和归属感，还能培养宝宝的独立性和自主性。

在教宝宝做家事时，家长要有耐心且不厌其烦。虽然宝宝的热心参与，可能往往是越帮越忙，如洗菜、洗水果，溅的到处都是水，但家长必须容忍这些混乱，并将每件事分解成小步骤来教宝宝。

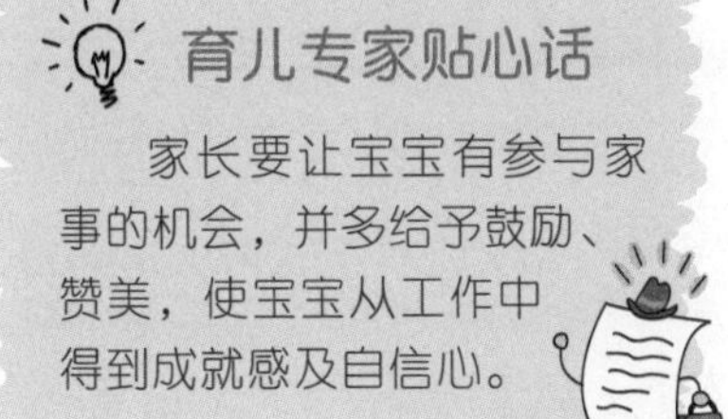

育儿专家贴心话

家长要让宝宝有参与家事的机会，并多给予鼓励、赞美，使宝宝从工作中得到成就感及自信心。

216 宝宝学习认字

识字是写作和阅读的基础，也是学习的基础。为了使宝宝在愉快轻松的气氛中主动地识字，父母应该采取各种有效途径，有意识地激发他们的识字兴趣，拓宽识字途径，使宝宝乐于识字，学会识字。

教宝宝识字，要让宝宝从中感受到学习和创造带来的快乐，使“苦学”变为“乐学”。具体方法有四种，即在生活中识字、在游戏中识字、在情景中识字、在图画中识字。不需要刻意去教，宝宝随时随地都能接触到汉字，家长只需要稍作引导就能使宝宝喜欢上识字，并不知不觉地认识很多汉字。

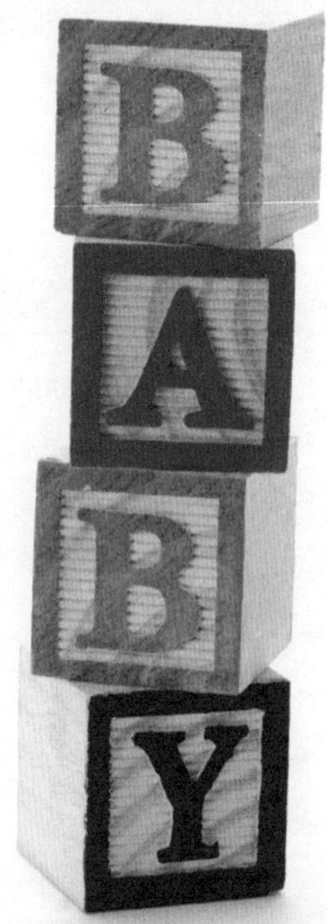

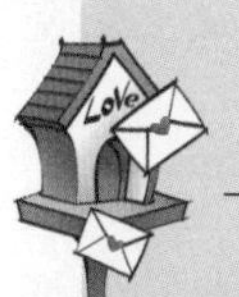

爱心提示

宝宝一次学习时间不能太长，5～10分钟为宜；每教宝宝一个字，家长应尽量给宝宝讲解明白，使他易于掌握。

217 认识新“朋友”

教宝宝认识动物，可以增强宝宝的认知能力，培养宝宝的观察力和想象力，还能使宝宝更亲近大自然，在潜意识中懂得要爱护小动物，培养宝宝的爱心。

首先，妈妈要买一些读书卡、挂图，让宝宝看图片，并教他认识各种动物。每教一种动物后妈妈要问他：“这是小鸡吗？”然后拿一个鸭子的图片问：“这是小鸡吗？”看宝宝能不能区分。如果宝宝答错了，要告诉宝宝小鸡和小鸭的区别。答对了，要及时地给予表扬，以鼓励他认识更多的小动物。

日常生活中，可以通过念儿歌、猜谜语、听童话故事等方式，让他对动物了解得更深入。还可以让宝宝适当地看看电视里的《动物世界》节目，妈妈可以陪着宝宝一边看一边为宝宝讲解。

218 别让宝宝说脏话

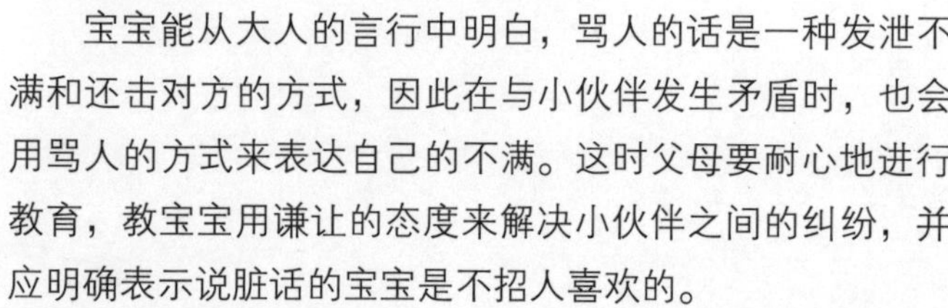

宝宝能从大人的言行中明白，骂人的话是一种发泄不满和还击对方的方式，因此在与小伙伴发生矛盾时，也会用骂人的方式来表达自己的不满。这时父母要耐心地进行教育，教宝宝用谦让的态度来解决小伙伴之间的纠纷，并应明确表示说脏话的宝宝是不招人喜欢的。

如果宝宝是出于好奇才学着骂人的，父母切忌觉得挺好玩而故意引逗他或哄然大笑，这样会强化他的这种行为；而应该告诉他：“这句话是骂人的话，不好听，宝宝不学。”把不文明的行为消灭在萌芽状态。

育儿专家贴心话

很多宝宝骂人都是通过模仿父母学会的，因此，父母一定要以身作则，为宝宝营造文明、礼貌的语言环境；父母还可以通过讲故事、做游戏等形式教会宝宝学用礼貌用语。

219 宝宝爱劳动

从小热爱劳动的人，成年后的生活比不爱劳动的人更充实，事业上也更容易取得成功。劳动对宝宝的身心发展意义重大，因此，从小培养宝宝劳动的习惯非常重要。妈妈应该放开手脚，积极鼓励、启发、引导宝宝，为宝宝创造条件。例如，带宝宝去农场摘摘菜，植树节也带宝宝去参加集体活动，让宝宝从小就爱劳动。

妈妈可以适时地教给宝宝一定的劳动程序、方法和技能，分配劳动任务给宝宝，强度和难度要适当，时间也不宜过长。可以边劳动边给宝宝讲解有关知识，如剥豆时讲大豆的营养价值，洗手帕时谈肥皂的妙用，增强宝宝的求知欲。

爱心提示

若宝宝对劳动有抵触情绪，千万不要强迫。最好是对宝宝晓之以理，让他懂得劳动的光荣，产生劳动的愿望，并及时给予鼓励。

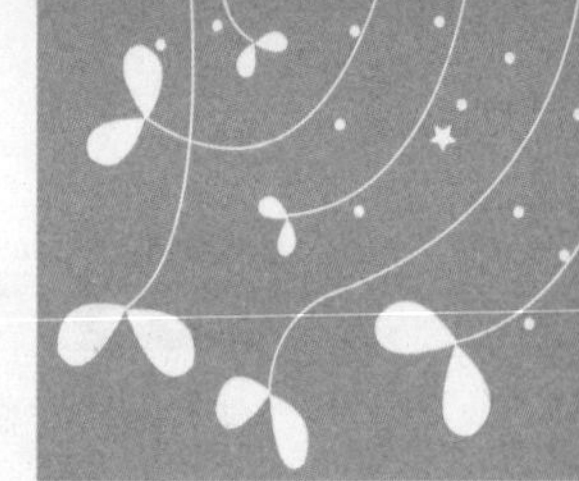

第七章

1岁半~2岁宝宝养育常识

喂养常识

220 让宝宝多吃粗粮

宝宝的发育离不开充足的营养，要想宝宝健康成长，注重日常的膳食搭配、营养平衡是最有效的，父母在宝宝的饮食安排上要注意粗粮的摄入。粗粮中含有丰富的营养物质，如B族维生素、不同种类的氨基酸、铁、钙、镁、磷等，能满足宝宝的营养需求。粗粮中还含有大量的膳食纤维，膳食纤维能在胃肠道内吸收比自身重数倍甚至数十倍的有害物质，并在胃肠道中形成凝胶物质而产生饱腹感，减少进食，利于控制体重。经常吃些粗粮，不仅能锻炼宝宝的咀嚼能力、促进牙床的发育，还可将牙缝内的污垢冲刷掉，起到清洁口腔、保护牙周健康的作用。

Message

妈妈在为宝宝安排每天饮食时要注意食物品种的多样化，粗细粮搭配、主副食搭配、荤素搭配、干稀搭配、甜咸搭配。

221 蔬菜养出健康宝宝

蔬菜含有大量维生素、纤维素和微量元素，吃蔬菜过少的宝宝，免疫力和健康水平会降低。宝宝吃肉时，加吃新鲜蔬菜，蛋白质的吸收可高达89%，比单纯吃肉类多20%。有些蔬菜如红辣椒、番茄、胡萝卜等，富含胡萝卜素和维生素A，对宝宝上皮组织和呼吸道黏膜有很强的保护作用，可提高预防感冒的能力。

爱心提示

妈妈要鼓励宝宝多吃蔬菜，尤其是有色蔬菜，可以有意识地选购色彩鲜艳的图画，帮助宝宝从画面上认识蔬菜，增加感性知识。

帮助宝宝养成爱吃蔬菜的好习惯，要从小抓起，循序渐进。这个年龄的宝宝认知和活动能力有所加强，妈妈可以带宝宝去市场买菜，或利用假日去农村参观，让宝宝能够亲眼看见地里的萝卜、青菜长什么模样，激发宝宝的兴趣，让宝宝爱上蔬菜。

222 宝宝长高的保险单

没有绝对能帮助宝宝长高的食品，最重要的还是保证营养均衡、充足、全面。

均衡营养即保证宝宝每天蛋白质、脂肪、碳水化合物以及铁、铜、碘、铬、锌等微量元素的摄入。其中，鱼、肉、蛋的组合及多食贝壳类海鲜，可保证锌的摄入，此外蔬菜、水果等能补充多种维生素。至于甜食、碳酸饮料、膨化食品等零食，宝宝要少吃或不吃，否则，可能阻碍宝宝长高。

此外，适量适度的运动，充足且高质量的睡眠，以及宝宝愉快的心情，这些都是宝宝长高的重要因素。

223 谨防宝宝伤食

伤食，是指宝宝进食超过了正常的消化能力而出现的一系列消化道症状，如厌食、上腹部饱胀、舌苔厚腻、口中带酸臭味等。

宝宝生性贪嘴，眼饥肚饱，父母应照顾好宝宝的饮食，避免宝宝伤食。

1 瓜果一定要洗干净，最好是削皮后再给宝宝食用。

2 不要贪吃过多的油腻食品。许多家庭会准备很多如鸡肉、鸭肉、猪肉等肥腻及高盐食物，致使宝宝因过多食用油腻食物而消化不良，引起腹痛、腹泻等不良反应，伤及脾胃。

3 注意饮食适量，切忌让宝宝暴饮暴食，加重胃肠负担，破坏消化系统的规律而造成消化不良。

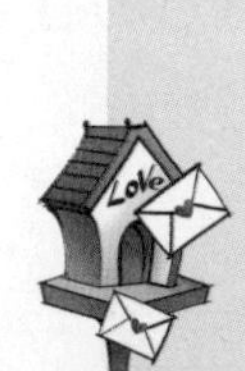

爱心提示

一旦出现伤食，还得从调整饮食入手。可暂停进食或少食一两餐，同时喝些食醋，1～2天内不吃脂肪类食物，可吃些粥、腐乳、肉松、蛋花汤、面条等。

224 调整饮食增强宝宝抵抗力

要增强宝宝的抵抗力，妈妈可以从调整宝宝的饮食做起。

❶多吃蔬菜、水果。天天五份蔬果，不只是成人饮食的信条，也适合推广到幼儿身上。宝宝若不喜欢蔬菜，可以将它剁碎，混合谷类或肉类做成丸子、饺子或馄饨，宝宝就容易接受了。

❷五谷类是人类的主食，谷类含胚芽、多糖、B 族维生素和维生素 E，这些抗氧化剂能增强免疫力。

❸婴幼儿正值身体快速增长及脑神经发育期，对蛋白质及钙质的需求量相当高。因此，在食物的选择上可考虑增加一些如牛肉、鱼肉、鸡肉等肉类食品或豆制品。

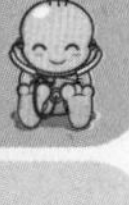

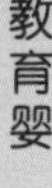

225 预防宝宝缺锌

锌在人体健康中发挥着重要作用。当其缺乏时，机体会发生生理或病理改变，从而造成不良后果。为了促进宝宝的健康生长发育，应注意预防锌的缺乏。

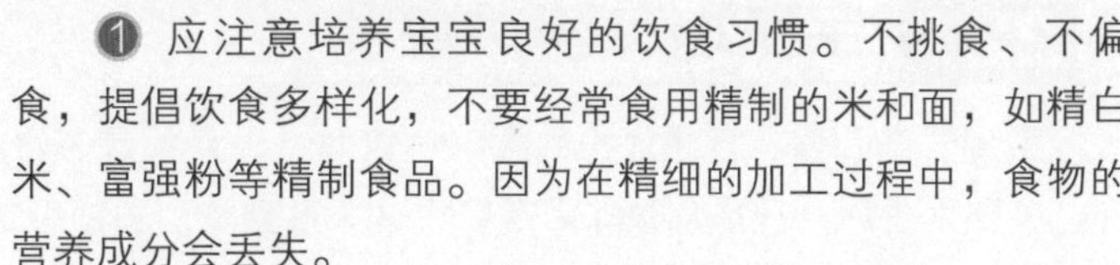

❶ 应注意培养宝宝良好的饮食习惯。不挑食、不偏食，提倡饮食多样化，不要经常食用精制的米和面，如精白米、富强粉等精制食品。因为在精细的加工过程中，食物的营养成分会丢失。

❷ 宝宝的饮食中应搭配含锌量较高的食物，如鱼肉、蛋类、豆制品、坚果类等。含锌的食物很多，动物性食物含锌量高于植物性食物，吸收利用率也高。

❸ 对于低出生体重儿，营养不良儿，长期腹泻、反复感染的宝宝，在饮食补充的同时，可服用适量的锌剂。

Message

已确诊为锌缺乏症的宝宝，应在医生的指导下服用锌剂，但不得滥用。锌剂服用过量会影响体内其他微量元素的吸收利用，如导致铜缺乏或贫血，故应科学合理地使用锌剂。

226 果味维生素C片不能代替蔬果

维生素C具有维持人体正常生理功能、促进健康、增强机体抵抗力的作用。蔬菜和水果是富含维生素C的主要食品，已为人们所熟知。经常见到父母因宝宝不爱吃蔬菜、水果，而以果味维生素C片代替，加之果味维生素C片的味道偏甜，有的宝宝一连吃上四五片的事常有。这样做是不好的。

蔬菜、水果中的天然维生素C是以两种物质即维生素C与维生素P组成的状态而存在的。在人体中，维生素P起着协助维生素C发挥效力的作用，而人工合成的维生素C是纯药物制剂，效果远不如天然的。

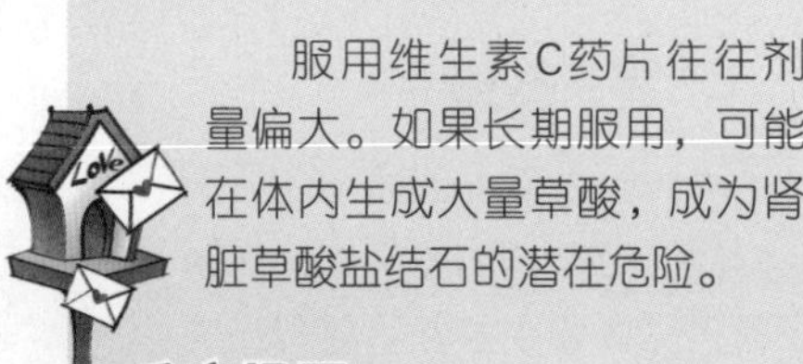

服用维生素C药片往往剂量偏大。如果长期服用，可能在体内生成大量草酸，成为肾脏草酸盐结石的潜在危险。

爱心提示

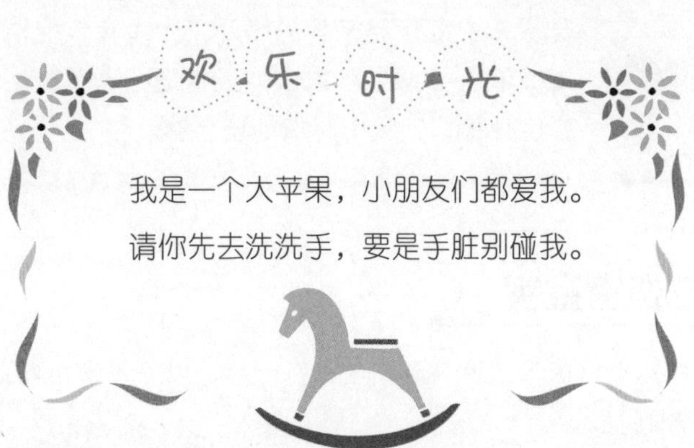

欢乐时光

我是一个大苹果，小朋友们都爱我。
请你先去洗洗手，要是手脏别碰我。

日常护理常识

227 宝宝烫伤妈妈别慌乱

宝宝好奇心强、自我保护的意识还较弱，一旦父母在看护时稍有疏忽，就容易发生烫伤意外。烫伤发生后，现场急救非常重要，这关系到烫伤的预后是否良好。

❶ 迅速脱离热源。

❷ 采取“冷疗”的措施，用冷水持续冲洗伤部，或将伤处置于盛冷水的容器中浸泡，持续30分钟，以脱离冷源后疼痛已显著减轻为准。

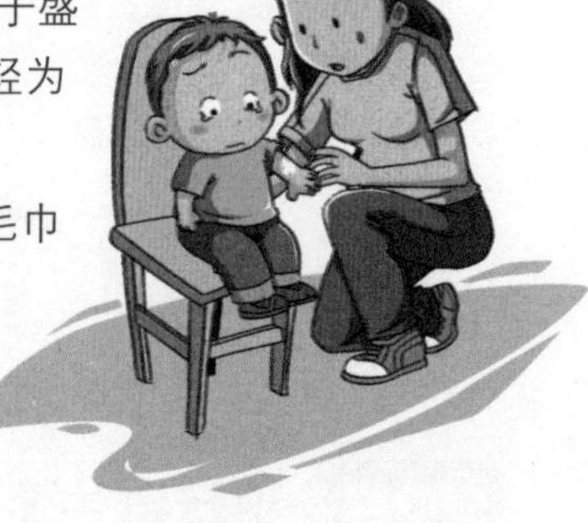

❸ 千万不要揉搓、按摩、挤压烫伤的皮肤，也不要急着用毛巾擦拭，伤处的衣裤应剪开取下，以免表皮剥脱使皮肤的烫伤变重。

❹ 及时就诊，移动身体时创面应用消毒敷料或干净衣被遮盖保护。

228 宝宝也适合“春捂秋冻”

很多父母一年四季都在担心宝宝感冒，总是给宝宝穿很多衣服来“预防”感冒。殊不知，宝宝被厚厚的衣服包裹后，动作变得笨拙而缓慢，因此，也就缺少了必要的身体锻炼，宝宝的体质反而会变差，更容易感冒。

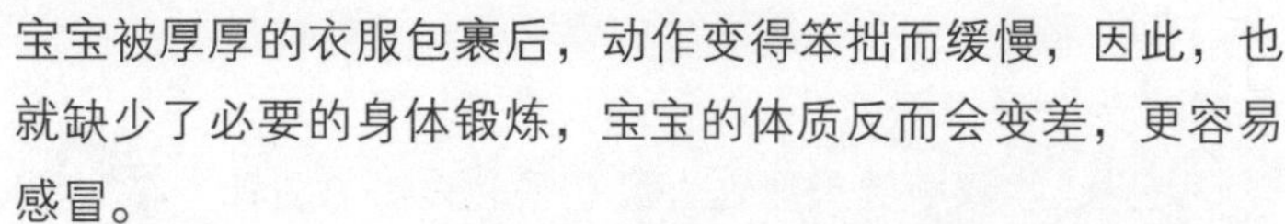

宝宝少穿衣，多接触外界空气，会使自主神经得到锻炼，达到强身健体、预防感冒的目的。但这种锻炼并不是入冬以后才开始的，而是从秋天开始就让宝宝逐渐习惯起来。一般来讲，宝宝玩起来容易出汗，大人应该视情况及时给宝宝脱衣或者换掉湿了的内衣，经常进行调节。平时，尽量天天带宝宝外出，让宝宝尽情地玩个够。

Message

每次在给宝宝换衣服时，用刚换下来的内衣轻轻摩擦宝宝的手脚及背部皮肤，虽然只不过是顺手之举，但只要坚持不懈，就能取得增强宝宝免疫力的效果。

229 当心宠物伤害宝宝

为了宝宝安全起见，妈妈不可留下宝宝与宠物单独在一起，以免宠物伤害宝宝。

❶禁止宠物与宝宝一起睡觉。

❷动物食用的碗盘应该保持干净，并防止宝宝用手触摸。

❸将鱼缸、鸟笼、松鼠笼及该类的东西放置于宝宝触摸不到的地方。

❹预防宠物身上长跳蚤，跳蚤对宝宝具有伤害力。

❺绝对不可以用宠物来逗宝宝玩。

如果宝宝不小心被狗或者猫咬伤抓伤，妈妈要及时帮助宝宝将伤口的血挤出来。猫、狗的牙齿附着很多细菌、狂犬病毒，挤出血液可以减少细菌、病毒进入血液循环，之后用20%的肥皂水和大量清水反复冲洗伤口，然后马上带宝宝去医院。

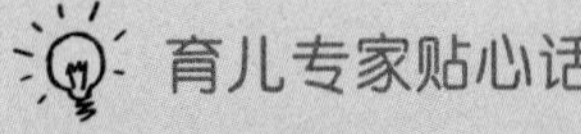

当宝宝渐渐长大时，妈妈可以教导他温和地对待宠物，如此可以逐步地培养彼此间的信任。

230 宝宝被鱼刺卡喉咙的紧急处理

宝宝如果不慎卡到鱼刺，家长也不要手忙脚乱。首先让宝宝尽量张大嘴巴，然后找来手电筒照亮宝宝的咽喉部，观察鱼刺的大小及位置。如果能够看到鱼刺且所处位置较容易触到，就可以用小镊子(最好用酒精棉擦拭干净)直接夹出。不要用连吃几口米饭、大口吞咽面食或喝醋的土办法来应对，这些方法都是不科学的。这样做有可能使鱼刺扎得更深，若强行吞咽还可能使鱼刺划伤宝宝娇嫩的喉咙或食管，从而导致局部发炎或并发症。

如果根本看不到宝宝咽喉中有鱼刺，但宝宝出现吞咽困难及疼痛，或是能看到鱼刺，但位置较深不易夹出，一定要尽快带宝宝去医院请医生处理。

鱼刺夹出后的两三天内也要注意观察，如宝宝还有咽喉痛、进食不正常或流口水等表现，一定要带宝宝到正规医院的耳鼻喉科做检查，看是否有残留异物。

231 夏季宝宝游泳要小心

游泳给宝宝带来乐趣，也潜藏风险。每年都有不少宝宝在水边玩耍时不幸落水，如果救治不及时，会因大脑缺氧而留下智力减退等后遗症，甚至导致死亡。还有些宝宝由于掉入没有盖子的窨井而溺水死亡。还有不少临水小区，如果家长看护不当，也往往是宝宝失足落水的危险地带。

宝宝一旦发生溺水，大人迅速将溺水宝宝救出水面后，应立即将宝宝体内积水倾倒出体内，救护者可将宝宝的腹部置于自己的肩部，扛着宝宝，让宝宝头在前、足在后，快步奔跑，借跑步的颤动，让溺水宝宝呼吸道内的积水迅速排出。

爱心提示

父母一定要注意现场抢救或者边抢救边转送，千万不要只注重送往医院，而不进行现场急救，因而贻误抢救的关键时机。

232 给宝宝驱虫

人体内的寄生虫是危害身体健康的要犯，对于生长发育期的宝宝，它们的影响力和破坏力更大。

寄生虫与人体争夺营养，诱发宝宝贫血，造成人体营养不良、发育迟缓等，既影响宝宝的体格发育，又损害宝宝的智力发育。

如宝宝出现身体消瘦、挑食、常肚子痛（痛得不严重，以脐周为主）、脸上有圆形白斑点（有的白眼球上有紫蓝色小斑点）、因肛门瘙痒常挠屁股等，宝宝可能要驱虫了。

育儿专家贴心话

夏季是宝宝外出活动最频繁、与大自然接触最亲密的季节，接触到脏东西的次数也最多。只要宝宝的卫生防御稍有松懈就有可能使寄生虫的虫卵进入体内。

233 爸爸吸烟，宝宝受罪

爸爸吸烟获得的快乐是以牺牲宝宝的健康为代价的，不知不觉中，宝宝就成了二手烟民。香烟燃烧之后会产生3 000多种化合物，其中大多数都是对身体健康有害的，如焦油、尼古丁、一氧化碳、吡啶等，这些物质对宝宝的影响不可忽视。

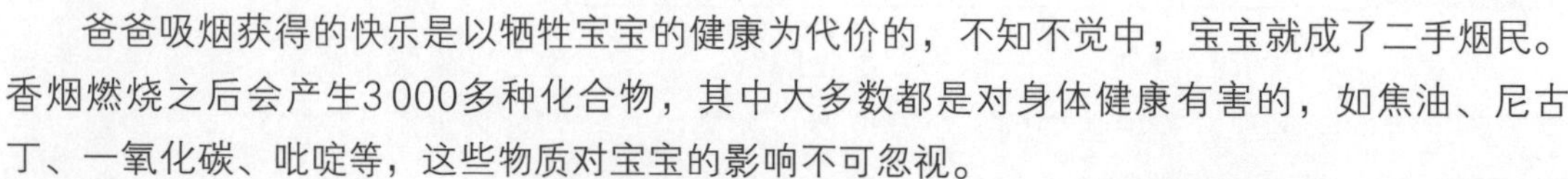

1 宝宝容易患支气管炎、细支气管炎或肺炎。

2 如果爸爸在宝宝进餐时吸烟，很容易影响宝宝的食欲。

3 会增加宝宝患急性或慢性中耳炎的可能性。

4 尼古丁在体内分解后所产生的可丁尼会影响宝宝的智力发育。

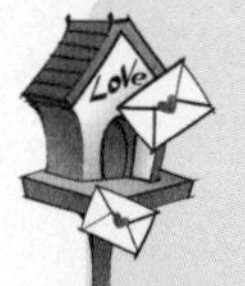

爱心提示

妈妈平时要多给宝宝吃维生素C含量高的食物，如柑橘、柚子等。维生素C可以在一定程度上缓解尼古丁对人体造成的伤害。

所以，为了宝宝的健康，家长一定不要在宝宝身边吸烟。

234 擤干鼻涕，畅快呼吸

1～2岁宝宝自理能力还较差，生活的经验和技巧不足，所以当宝宝经常流鼻涕时，家长一方面要积极地找医生治疗，另一方面还要帮助宝宝及时清除鼻腔的鼻涕。

选择柔软、无刺激的手帕或卫生纸。家长先示范给宝宝看，然后，拿着准备好的手帕或卫生纸放在宝宝的鼻翼上，先用一指压住一侧鼻翼，使该侧的鼻腔阻塞，让宝宝闭上嘴，用力把鼻涕擤出，后用拇指、食指从鼻孔下方的两边向中间对齐，把鼻涕擦净，两侧鼻孔交替进行。

235 别问宝宝喜欢谁

宝宝刚刚学会用语言表达自己的“观点”，着急的父母，就很想知道自己在宝宝心目中的地位。我们耳熟能详的一句经典问话就是“你是喜欢爸爸还是喜欢妈妈？”

这句话本身是在激发宝宝有意识地比较父母，但宝宝年龄太小，他的比较也许就是看谁对他更好，谁对他说话的语气更温柔。家庭教育中父母地位原本就是不分彼此的模糊概念，问话促使宝宝将这一概念在心里明确化，还强化了父母对他重要性的差别感。

236 让宝宝独立用餐

经过一段时间的练习，宝宝已经能够用小匙子盛食物，有的宝宝甚至能使用筷子夹菜，还能准确地将食物送到嘴里。此时，正是指导宝宝正确使用餐具和独立吃饭的好时机。

在学习使用餐具的过程中，宝宝最常出现的问题就是将饭菜撒得到处都是，把吃饭的时间拖得很长。所以，有的父母就会不耐烦，要么责怪宝宝，要么自己喂。久而久之，宝宝不仅在吃饭这件事上总处于被动状态，甚至连性格和其他行为习惯都会变得被动，缺乏自信，自理能力差，依赖性越来越强，责任心淡薄等。这对宝宝身心的健康发展都是不利的。

237 甩不掉的“牛皮糖”

宝宝不合群，总是喜欢黏着妈妈，妈妈到哪，他就会跟到哪；出去玩，也不愿意跟其他小朋友一起玩，而喜欢自己跟着妈妈玩。每天妈妈要去上班宝宝都会眼泪汪汪，紧紧抱住妈妈不肯放手，一脸的依依不舍，就像一块牛皮糖，甩都甩不掉。这怎么办？

首先，要接受宝宝对妈妈的依恋和对分离的恐惧。宝宝的这种依恋来自强烈的安全需要，适度依恋是宝宝心理发展正常的表现。

其次，让宝宝接受妈妈必须离开的事实，传递妈妈的承诺，建立和宝宝之间的信任感。

最后，强化妈妈的承诺，让宝宝感受“离开”和“回来”之间的关系。例如，“宝宝午觉醒来，妈妈就回来了！”

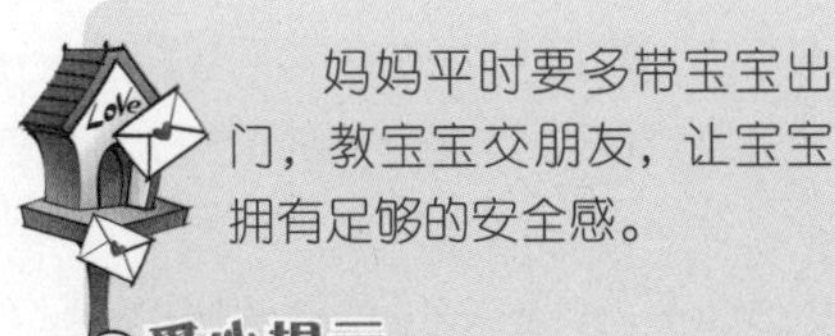

妈妈平时要多带宝宝出门，教宝宝交朋友，让宝宝拥有足够的安全感。

238 引导宝宝看动画片

家长正确地引导宝宝看动画片非常关键。

首先，无论什么动画片，宝宝看的时间都不宜过长。

其次，要选择好的动画片。好的动画片应该具有启迪智慧、陶冶情操的作用，适合该年龄段宝宝的心理发展水平。适合一岁半到两岁宝宝的经典动画片有：《黑猫警长》《葫芦兄弟》《宝莲灯》《阿凡提的故事》《哪吒闹海》《狮子王》《机器猫》《聪明的一休》《西游记（卡通版）》等。

最后，要引导宝宝看动画片，学习里面有正面意义的东西，使宝宝开阔眼界，增长见识，并促进感知能力的发展。

239 左顾右盼过马路

宝宝的心理正处于“自我中心性”阶段，也就是说，他心里只有自己，却不会去思考外界环境。在这种情况下，父母给予宝宝具体的安全指导是极其重要的。

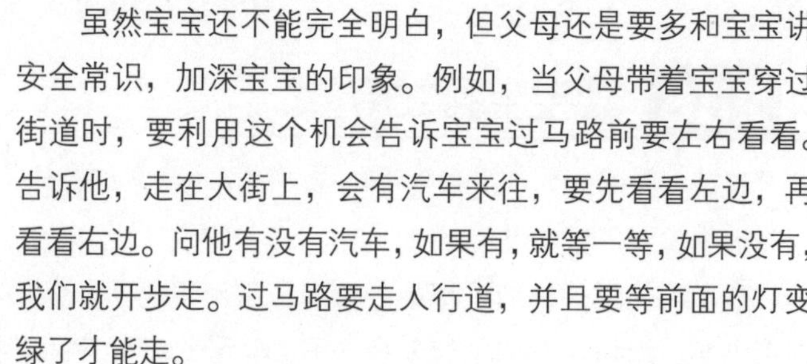

Message

即使是在居住的小区里，父母也不能放任宝宝一个人玩耍，仍要随时看护，避免发生意外。

虽然宝宝还不能完全明白，但父母还是要多和宝宝讲安全常识，加深宝宝的印象。例如，当父母带着宝宝穿过街道时，要利用这个机会告诉宝宝过马路前要左右看看。告诉他，走在大街上，会有汽车来往，要先看看左边，再看看右边。问他有没有汽车，如果有，就等一等，如果没有，我们就开步走。过马路要走人行道，并且要等前面的灯变绿了才能走。

240 兑现对宝宝的承诺

父母要求宝宝不要做某些事情时，常会以其他条件做交换。例如，要求宝宝不要在晚饭前吃糖，因为这样可能会吃不下饭，但是答应宝宝晚饭后让他吃糖。父母一旦做了这样的承诺，无论诺言是大是小，都一定要遵守，否则会失去宝宝对父母的信任，日后就很难以同样的方式要求宝宝了。

父母在给宝宝承诺时，需注意自己是否能够办到，或者是否能够及时办到，而不是轻易许诺。对于宝宝的无理要求，父母可先跟宝宝解释，给宝宝一个可选择的交换条件，让他有一种被尊重的感觉，使他幼小的心灵不受伤害。

如果可能忘记对宝宝的承诺，父母可先准备一个备忘录，当对宝宝承诺了某件事时，将那件事记录在自己的备忘录上，每天一打开就能看见，这样的话就不会忘了。或许宝宝还能感觉到父母的用心，而变得越来越能理解父母，对促进亲子关系也非常有帮助。

241 喝果汁不是多多益善

现在城市中有一种称为“果汁尿”的病发生率越来越高，其原因就在于现代城市居民饮用果汁太多，水果中大量的糖不能为人体所吸收利用，而从肾脏排出，使尿液发生变化所致。长此以往，还会引起肾脏病变。

如果父母们一股脑儿地把高浓度果汁饮料给宝宝喝，就可能使他们患上腹泻、嗜睡症等多种疾病。不少宝宝都在吸收果糖方面存在困难。果糖是水果中所含的天然糖分，高浓度的果汁进入人体后难以被吸收，会导致消化不良和酸中毒现象。因此建议父母们在给宝宝饮用高浓度苹果汁和梨汁时应该用水稀释。

242 早睡早起身体棒

早睡早起，对于宝宝的生长发育及智力发展都具有重大影响，并且对于正在迅速成长的宝宝来说，若父母只是一味要求宝宝早起而没有确保其足够的睡眠时间，绝对是对健康有害的。因此，父母不仅要让宝宝养成早睡早起的好习惯，更要注重宝宝的睡眠质量，把握好宝宝在睡眠中的生长发育契机。

要让宝宝养成早睡早起的好习惯，最好全家人都动员起来，以营造良好的氛围来协助宝宝调整好生物钟。

❶父母也尽量做到早睡早起。

❷睡前为宝宝安排一些安静、有趣的睡前活动，如温和地谈话、讲故事等，能使宝宝更顺利地睡觉。

❸清晨唤醒宝宝。

243 宝宝犯错，及时纠正

现代教育理论认为，惩罚的效果部分是来自条件反射，而条件反射在有条件刺激和无条件刺激的间隔时间越短则效果越好。

所以，父母一旦发现宝宝的行为有错，只要情况许可就应立即予以相应的批评；如果当时的情境（如有客人在场或正在公共场所）不允许立即做出反应，事后也应该及时地创造条件尽可能使宝宝回到与原来相似的情境中去，父母和宝宝一起回顾和总结当时的言行，使他意识到当时的错误行为，并明确要求他改正。

父母教育宝宝要相互配合，态度一致，赏罚分明。不要爸爸刚刚惩罚过，妈妈一会儿又觉得心疼，马上给他一个糖果来安抚宝宝，这将会使惩罚失去作用。

爱心提示

244 给犯错误的宝宝“出路”

有的父母在宝宝犯错之后，斥责两句就完事了，可宝宝年龄尚小，根本不知道自己到底错在哪里，更谈不上改正错误了。

父母批评宝宝不能半途而废，应要求受批评的宝宝作出具体的改错反应才能停止。家长要态度明确，跟宝宝讲清楚他应该怎么做、达到什么要求或标准，否则有什么样的后果。如宝宝有乱丢东西、不爱整理的习惯，父母在批评时就应该让他收拾好东西、整理好玩具。父母千万不能含糊其辞甚至让宝宝“自己去想”。家长不给“出路”，宝宝改错就没有目标，效果就不明显。

早教常识

245 让宝宝树立时间观念

1岁半宝宝的时间概念总是借助于生活中具体事情或周围的现象作为指标的，如早上应该起床，晚上应该睡觉，从小就应该让宝宝养成有规律的生活习惯。虽不必让宝宝知道确切时间，但可经常使用“吃完午饭后”“等爸爸回来后”“睡醒后”等话作为时间的概念传达给宝宝。

另外，宝宝虽然不认识钟表所代表的含义，但还是可以让宝宝明白表走到几点就可以干哪些事情了。比如，用形象化的语言告诉宝宝“看，那是表，那两个长棍重叠在一起，我们就吃饭了，12点了……”不断地这样说给宝宝听，让宝宝有时间的概念。

Message

培养宝宝的时间观念家长要以身作则，言行一致，定下了规矩就不能借口特殊情况而变动。答应宝宝的事也一定要在说好的时间内做到，这样才能在宝宝心中树立守时的观念。

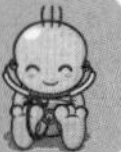

246 观察力是宝宝聪明之基

培养宝宝观察的习惯是发展宝宝智力的基础，敏锐的观察力是促进宝宝发挥想象力和创造力的源泉，父母需要了解宝宝观察力的特点，培养宝宝的观察能力。

1 宝宝喜欢观察活的、运动着的物体，不喜欢观察静止的物体。

2 宝宝喜欢观察颜色鲜艳的东西，不喜欢看颜色单调、灰暗的东西。

3 宝宝喜欢看大而清晰的图像，不喜欢看小而模糊的图像。

4 位置明显的物体容易被宝宝观察到，比如墙上挂的、桌上摆的等。

5 宝宝更容易观察到物体的明显特征而忽略其他特征，比如，宝宝容易记得球的大小有差别，却记不得色彩和图案的差异。

育儿专家贴心话

父母要把握时机，正确引导宝宝去观察、去发现。比如，若家长发现自己的宝宝对某一种植物非常感兴趣，就要引导他去观察思考这种植物是什么、有什么作用等。

247 小筷子激发大智慧

用筷子吃饭，可以锻炼肩部、胳膊、手掌、手指等 30 多个大小关节和 50 多组肌群的能力，这对正处于精细动作发育中的宝宝来说，不失为最好的锻炼方法。

手指头是宝宝的智慧所在，不断的运动会刺激大脑皮质，提升负责想象、创造力区域的活动能力，达到手脑并用的效果，对智力发育有很大的帮助。

妈妈最好为宝宝准备一双儿童筷。最初，妈妈可以握着宝宝的手，教宝宝使用筷子，而且要及时表扬，让宝宝时刻保持兴趣。即使宝宝不会用筷子，也不要给宝宝其他的餐具，让宝宝慢慢习惯只用筷子进餐，往往没有选择的时候，进步更快。

爱心提示

宝宝学习新技能之前，妈妈的任务就是抓住宝宝的兴趣细节，而不是因为到了应该学的年龄，而强迫宝宝去学习，这样做反而适得其反！

248 安静专注的乖宝宝

安静专注是指宝宝一天 24 小时至少有半个小时是安静的，而且是能静下心来做某件事。

专注的宝宝，即使是玩也能玩得专心，全身心地投入在玩耍中，得到最大的快乐和收获。而不能专注的宝宝，该安静时静不下来，注意力分散，长此以往，到念书的时候再去纠正就很困难了，智力发展也会受到严重影响。

为了让宝宝活动时快乐专注，妈妈可以在活动前与宝宝讨论一下想做什么，要争取做得怎样，比上一次做得更好等，以明确目的性，调动积极性。活动过程中多观察宝宝，鼓励他想办法克服困难，坚持到底，做到让妈妈满意为止。有时妈妈可与宝宝一起活动，活动结束后一定要评定、表扬，甚至打分、贴小红花，记载或展示宝宝的成绩。

Message

妈妈平时要观察宝宝的兴趣爱好，尽量让宝宝多玩自己感兴趣的游戏。

249 表扬是宝宝进步的动力

宝宝都是喜欢别人夸他的，哪怕是只有几个月的宝宝。宝宝最早会的是“察言观色”，他会通过大人的脸色、表情、声调去判断好坏。

表扬和鼓励最重要的作用是让宝宝感到成功和快乐。每当他做了一个动作如欢迎、再见等，得到父母的称赞时，宝宝一般都会再重复刚才的动作，让父母再称赞一遍。这是宝宝在体验快乐。从更深层次的意义上去理解，表扬和鼓励就是宝宝智力发展的动力。

爱心提示

在表扬和奖励的时候也不要做得太过。不要每次宝宝做得很好时，都给他发小奖品。那样，宝宝会把关注度放在奖品上，而不是把事情做好。

表扬有的时候也是一种技巧，妈妈要说得详细一些，指出自己觉得宝宝做得好的具体细节。比如，“宝宝会拿勺子吃饭了，真棒！”“宝宝的这棵树画得真不错！”这样的言语比仅仅是拍拍宝宝的肩膀效果要好得多。

250 教宝宝识字

在教宝宝识字的过程中，父母要设计多种多样的游戏来引导宝宝，使宝宝感到识字能获得欢乐，把识字当作每天必不可少的游戏活动，在游戏中识字。

❶ **捉迷藏**：即把字卡藏在容易被找到的地方让宝宝找。宝宝找到了，妈妈便教宝宝读一读，并表扬一番。也可让宝宝去藏字，妈妈找字、读字。

❷ **玩玩具**：宝宝玩什么玩具，就在玩具上写上相应的名称，让宝宝认读。

❸ **做动作**：边教字边做动作，如教“跳”字做一个青蛙跳的动作。凡是动词都可以做相应的动作，加深宝宝的印象。

❹ **做表情**：教带感情色彩的动词和形容词时要有脸部表情。如教“笑”字，要带动宝宝哈哈大笑，教“哭”字要和宝宝一起装作哭的样子，动作、表情的适当夸张，可加深宝宝对文字的记忆。

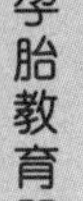

251 宝宝害羞需社交

害羞的宝宝往往缺乏社交技巧，其实宝宝内心也渴望能和同伴一起玩耍，只是缺少交往的勇气和经验。

对于这类宝宝，首先父母要对宝宝多鼓励，少批评，尽可能地多为宝宝提供与人交往的机会。例如，鼓励宝宝与小朋友一起玩；在家可让宝宝接待客人，做一些力所能及的招待活动，让宝宝为客人送茶水、糖果，搬椅子，鼓励宝宝回答客人的问题；父母带宝宝上街买东西时，让宝宝告诉售货员要买什么东西，并向售货员道谢、告别等；向邻居借东西时可跟在宝宝后面让宝宝去说、去做；有事找亲戚、朋友时可让宝宝传话。

252 教宝宝玩简单的拼图

拼图不仅有利于集中宝宝的注意力、观察力，还有助于提升宝宝的视觉空间、图像认知、手眼协调能力。

对于没玩过拼图的宝宝，妈妈最好先演示将四片拼图拼成一幅完整图画的过程，并让宝宝仔细观察最终拼出的图案。接着，妈妈试着将其中的 1 片拼图移开，放在旁边，这样拼图就少了一片，然后让宝宝观察移走的那片拼图的上下左右的边线和颜色特征，并让宝宝尝试将这块拼图放

育儿专家贴心话

在玩拼图时，妈妈需要时时启发宝宝思考和观察，可以在游戏中提醒宝宝，而不要帮宝宝代劳。

回原来的位置，形成一幅完整的图画。当宝宝已经能将移走的 1 片拼图放回相应的位置时，妈妈则可以试着取走 2 片拼图，让宝宝自己思考和解决问题。

253 教宝宝数数

当宝宝成功地从 1 数到 20 时，妈妈会觉得教宝宝数数很简单。其实并非如此，如果把 20 个小石头放在一堆，再让宝宝数，宝宝往往就数不清了。这说明宝宝从会说数到真正会数数还有很大差距。

宝宝总是先从口头数数开始，然后再点着实物数，接着才能根据数的结果说出总数。由此规律出发，宝宝开始学习时，要先让宝宝像背歌谣一样地从 1 数到 10 或 20。当宝宝掌握了这一点，就可以让宝宝手脑并用，手点一个实物数一个数字，这一点需要慢慢掌握。如家里的水果、积木等不同种类的东西都可以让宝宝去学着数。

254 “破坏”也是创造

宝宝喜欢乱拆玩具，是一件令父母感到头痛的事。花几十元钱给宝宝买一个会自动开车、响喇叭、亮灯、转弯的电动玩具卡车，可没过几天，就被宝宝拆得七零八落。好好一件玩具，成了一堆废铜烂铁。

首先，父母要理解宝宝拆玩具的出发点是好奇心和探索欲。宝宝拆玩具是积极思考的表现。所以，不能对宝宝予以训斥、责骂和讽刺。否则，就会扼杀宝宝的好奇心和求知欲。

其次，如果发现宝宝喜欢拆玩具，在购买玩具的时候就多给宝宝买一些易拆装的玩具。让宝宝在拆装玩具中增长知识，培养兴趣，甚至和宝宝一起拆装，探索其中的奥秘。

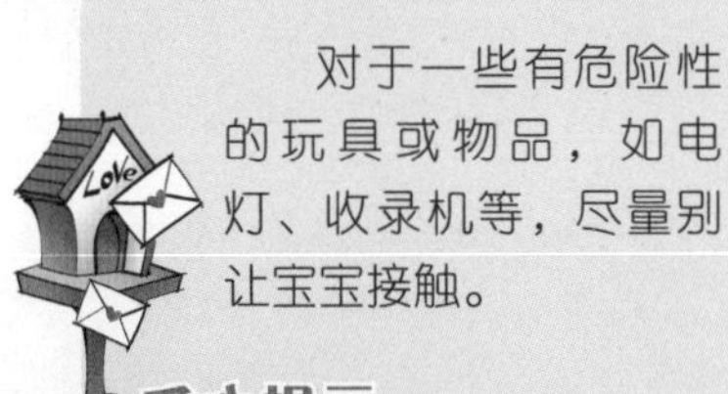

对于一些有危险性的玩具或物品，如电灯、收录机等，尽量别让宝宝接触。

爱心提示

255 培养宝宝的自尊心

自尊即尊重自己，不向别人卑躬屈膝，也不容许别人歧视、侮辱。虽然要完全做到这一点并非一朝一夕之事，它需要一个人长期甚至一生的努力。但是在幼儿期培养其自尊是非常重要和必要的。

第一，父母要为宝宝做出榜样，自尊自信的父母才能培养出自尊自信的宝宝。第二，多鼓励，让宝宝经常感受到成功的喜悦，可以增强自尊心。宝宝失败时，不要过多地指责，否则宝宝的自尊心在父母长期的责难声中将会逐渐消退，以至荡然无存。第三，放手让宝宝参加力所能及的实践，允许宝宝有广泛的探索自由，使宝宝在探索与实践中提高自信心和自尊心。第四，父母要积极聆听宝宝的意见，使宝宝能获得人格尊严和自我价值的满足，从而增进自尊心和自信心。

256 小伙伴是个“大学校”

一个小伙伴就是一位小教师，小伙伴身上好的品质会启发、影响、激励宝宝；小伙伴也是一面小镜子，宝宝从小伙伴身上，可以看到自己应该改正的缺点，通过与小伙伴的游戏、玩耍，逐步使宝宝学会与人交往，走向社会。

有的父母一旦发现宝宝和其他宝宝吵了起来，便训斥宝宝；有的父母看到宝宝在争吵中吃了点儿亏，便心疼得不得了，这样对待宝宝间的争吵，是不对的。宝宝之间的争吵，只要不是暴力行为，对增进他们日后的了解、友谊是一种潜移默化的“催化剂”。所以，对待宝宝间这种几乎是难以避免的争吵，父母不必把它看得过重，可以由宝宝们自己平息争吵。

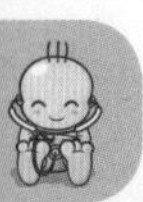

257 舞动的小精灵

舞蹈对宝宝有非常多的好处：

1 宝宝能在舞蹈动作和节奏中提高模仿能力，加深对外界事物的认识和理解。同时，宝宝能通过舞蹈的动作产生丰富的联想，培养创造性思维。

2 舞蹈是人体动态造型美的精华，科学、协调的舞蹈训练会提高宝宝身体各部分的协调性和灵活性，促进宝宝的骨骼发育，增强宝宝的消化机能，增进食欲，提高身体素质。

3 宝宝通过舞蹈的具体形象来认识缤纷的世界，认识美丽，从而培养宝宝感觉美、欣赏美、追求美的能力。

258 听到信号变速跑

让宝宝练习听信号变速跑能使宝宝在听到信号后做出相应的动作，这对培养宝宝的灵活性和协调性是十分有益的。

听信号变速跑是通过一些信号如摇铃、拍手、吹口哨等，让宝宝根据妈妈发出的这些信号的节奏进行变换速度的跑步。妈妈还可让宝宝听信号向指定方向变速跑，如采用摇铃、拍手、放音乐等信号，让宝宝从爸爸身边向指定方向跑到妈妈身边。这时父母可以观察宝宝的反应是否灵敏，姿势是否正确，及时纠正其不正确姿势。

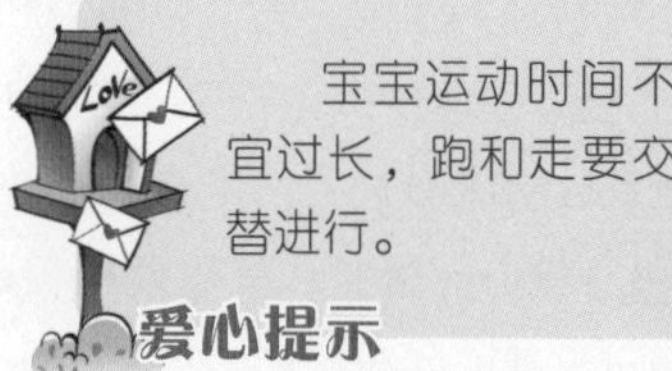

宝宝运动时间不宜过长，跑和走要交替进行。

爱心提示

259 培养宝宝的自控能力

自我控制能力的发展对于个人形成良好的性格极为重要，自我控制能力并非生来就有，它是宝宝在后天的环境中，随着认知的发展和教育的影响而不断形成和发展起来的。培养宝宝这种素质，能使宝宝在没有外界限制的情况下，克服困难、排除干扰、采取某种方式控制自己的行为。

父母要有意识地培养宝宝的自控能力，这种“有意识”并不需要特别的设备，而是需要父母融入宝宝的认知世界中，从而很自然地引导宝宝观察和体验，引导和鼓励宝宝按照自己定的规划来管理自己的思维、言行、作息、卫生、物品等，宝宝的自控能力就随之提高了，认知能力也得到发展了。

Message

妈妈还要帮助宝宝学会评价自己的行为，激发自我教育的情志，是培养自控能力的一个重要方法。

260 爱说礼貌用语的宝宝讨人喜爱

父母教宝宝懂礼貌，首先要让宝宝明白：用不礼貌的方式表达要求得不到好效果。再教会宝宝礼貌用语，强化宝宝的礼貌行为。慢慢地随着语言表达能力的逐渐成熟，宝宝就能用礼貌的方式提出要求和对待他人了。

生活中，妈妈要尽可能表扬宝宝无意识的礼貌行为，不过，要让宝宝明白妈妈为什么表扬他。妈妈应该在表扬宝宝的时候，具体说明原因。如妈妈可以具体地说：“你刚才要糖吃的时候说了‘请’，真是个好宝宝！”或者“你刚才排队等其他小朋友领完冰淇淋才自己领，做得真不错！”妈妈的表扬要具体明确，这样宝宝才知道自己的好表现会得到妈妈的肯定和鼓励，应该坚持下去。

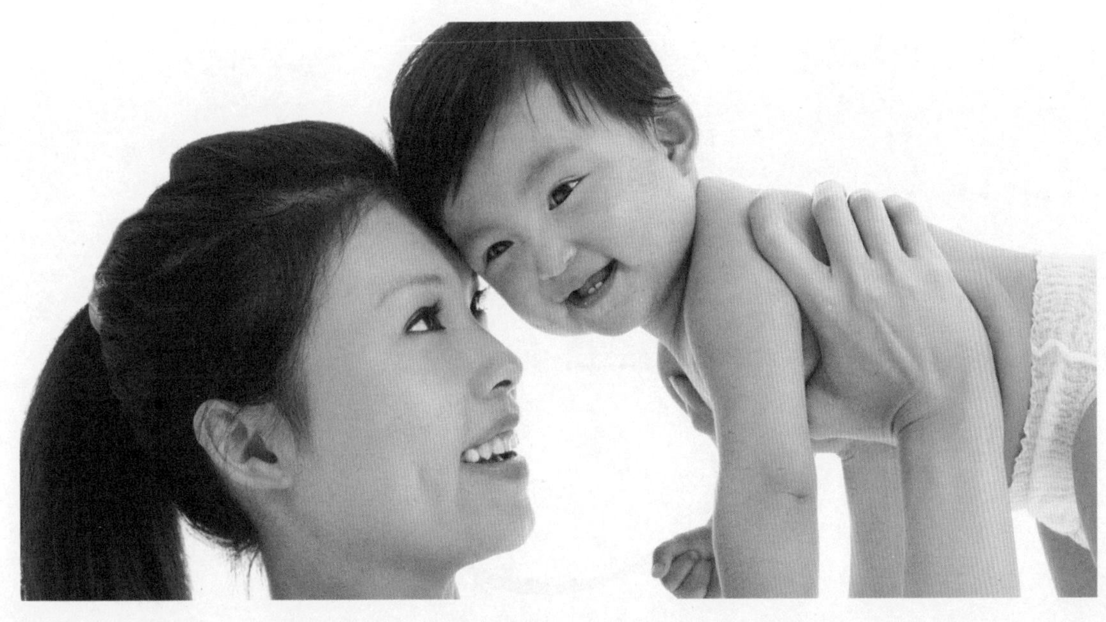

261 找到回家的路

宝宝经常随父母在家门口进进出出，渐渐学会认路。宝宝最先认识回家的路途。宝宝会记住胡同口的店铺或广告牌，经过某棵树或者某个山坡就会走回家。

妈妈可以在每次回家时让宝宝走在前面“带路”，先从胡同口让宝宝“带路”，再在大街口或公共汽车站试着让宝宝“带路”，以后去奶奶家或姥姥家也可让宝宝“带路”。妈妈也可以替宝宝找出可记认的标志，下次再来时就可请宝宝“带路”。

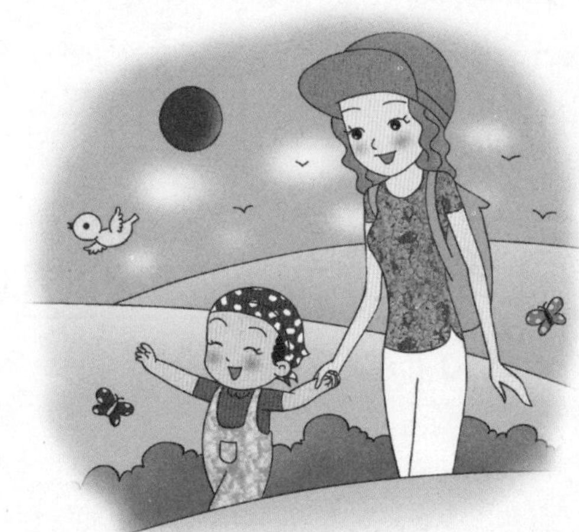

育儿专家贴心话

妈妈还得教宝宝记住家庭电话和住址，教宝宝走丢的时候向交通警察求助。

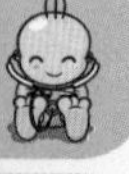

优孕胎教育婴

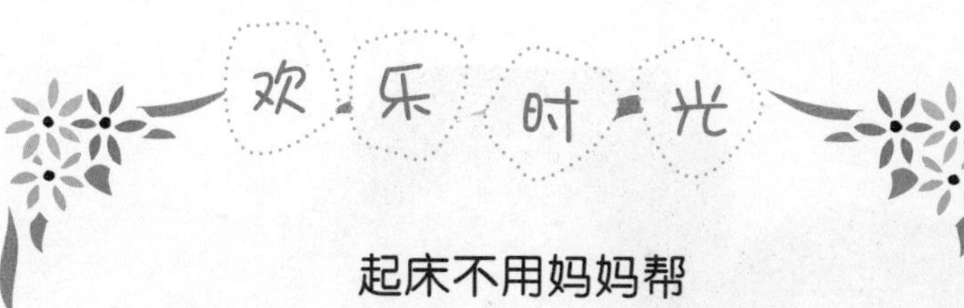

起床不用妈妈帮

大公鸡，喔喔唱，声声催我快起床。
穿好衣服穿好袜，被子叠得四方方。
爸爸夸我好宝宝，起床不用妈妈帮。

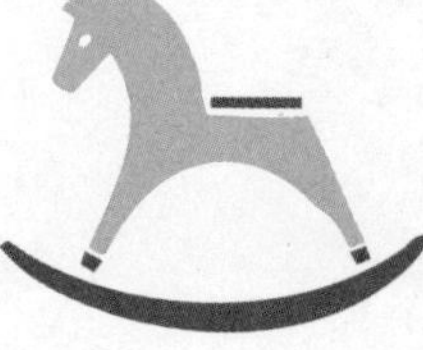

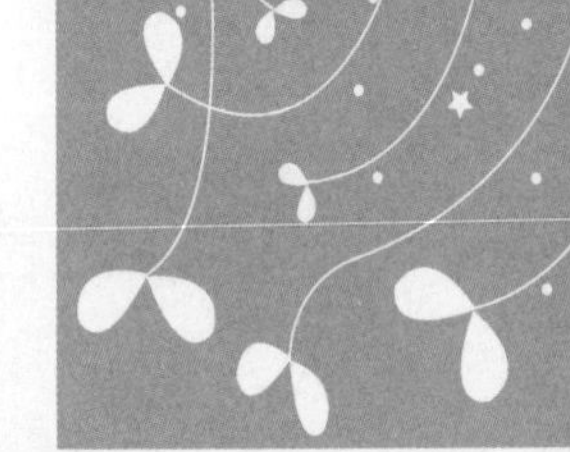

第八章

2~3岁宝宝养育常识

喂养常识

262 合理安排宝宝的早餐

早餐在每个人的生活中占据着很重要的位置，特别是正在快速生长发育的宝宝，吃好早餐尤为重要。给宝宝准备一份营养健康的早餐，妈妈要注意以下几点。

早餐饮品变化多

除牛奶外，豆浆、麦片等都是宝宝早餐主食的好伴侣，妈妈可根据宝宝的口味选择不同的饮品，并且要不断变化。

品种多样丰富

宝宝的早餐应含有肉、蛋、奶及主食（细粮、粗粮），这些食物能给宝宝带来生长发育所需的各种营养素，包括碳水化合物、脂肪、蛋白质、水及维生素等。

花样翻新

早餐食物品种力求多变，摆放力求漂亮、有趣，以增进宝宝的食欲。

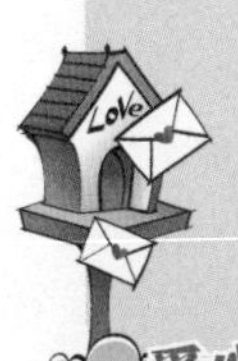

水果应放在早餐后，宝宝的胃容量有限，如果先吃水果会占去一部分胃的空间，别的就吃不下了。宝宝吃水果最好放在两餐之间。

爱心提示

263 吃肥肉要有度

很多妈妈为了避免宝宝从小变成小胖墩，就采用“禁食肥肉”的政策；也有妈妈为了方便宝宝咀嚼，会让宝宝吃很多肥肉，这两种做法都是不好的，脂肪吃多吃少还是需要正确看待的。

脂肪是组成人体细胞的重要成分，是人体不可缺少的七大营养素之一。食物中脂肪含量较多时，可减少人体对维生素的需要量，使人有饱腹感，不易饥饿；脂肪还是合成髓鞘的要素；具有保护内脏器官，维持体温等功能。因此，每日摄取一定量的脂肪是很必要的。

但是脂肪摄入量过多，容易引起肥胖，甚至导致心脑血管疾病。

Message

不要因为宝宝喜欢吃某种食物，妈妈就一味地给他吃，宝宝的辨别能力还不强，需要妈妈的指导，把握好适量才是最重要的。

264 保护眼睛这样吃

经常吃些有益于眼睛的食品，对保护宝宝眼睛，也能起到很大的作用。

瘦肉、禽肉、动物的内脏、鱼虾、奶类、蛋类、豆类等含有丰富的蛋白质，而蛋白质又是组成细胞的主要成分，组织的修补更新需要不断地补充蛋白质，多食这些食物对眼睛也有益。

食用含有维生素 A 的食物对眼睛也有益，维生素 A 的最好来源是各种动物的肝脏、鱼肝油、奶类和蛋类，植物性食物中如胡萝卜、苋菜、菠菜、韭菜、青椒、红心白薯以及水果中的橘子、杏子、柿子等所含的胡萝卜素对眼睛也有益。

食用含有维生素 C 的食物对眼睛也有益。各种新鲜蔬菜和水果中都含有维生素 C，其中青椒、黄瓜、菜花、小白菜、鲜枣等维生素 C 含量较高。

食用含钙的食物对眼睛也是有好处的，钙具有消除眼睛疲劳的作用。豆类、绿叶蔬菜、虾皮含钙量都比较丰富。

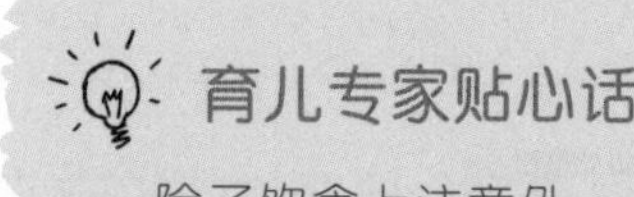

育儿专家贴心话

除了饮食上注意外，平常还要注意别让宝宝长时间看电视、电脑等，以防用眼疲劳。

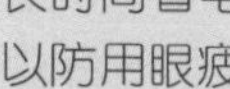

265 常给宝宝吃含胡萝卜素的食品

胡萝卜素不仅可以被人体直接吸收，还可以在肠道转化为维生素 A，维生素 A 对防治干眼症、夜盲症和反复的呼吸道感染有良好效果，胡萝卜素还具有抗氧化的特殊功能，能够清除人体内的“废物”——活性自由基等，所以常给宝宝吃含胡萝卜素的食品对宝宝有好处。

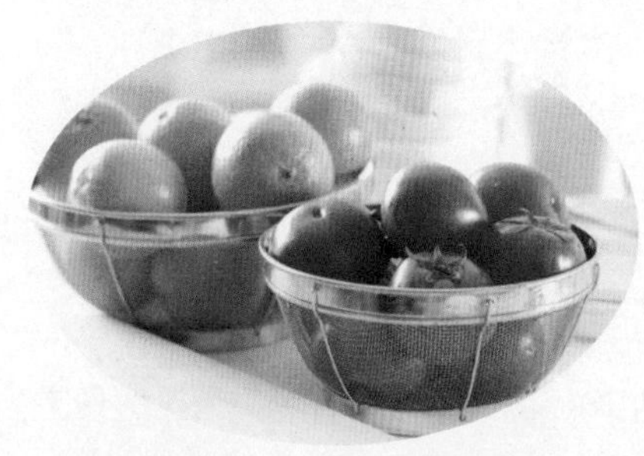

胡萝卜素存在于许多水果和蔬菜当中，含胡萝卜素丰富的食品有南瓜、菠菜、胡萝卜、李子、西红柿、橘子等。胡萝卜含胡萝卜素很丰富，但生吃很难将这些胡萝卜素吸收，因为胡萝卜素是脂溶性的，它几乎不溶于水，因此要将胡萝卜用油炒熟给宝宝食用。

266 常给宝宝吃紫菜

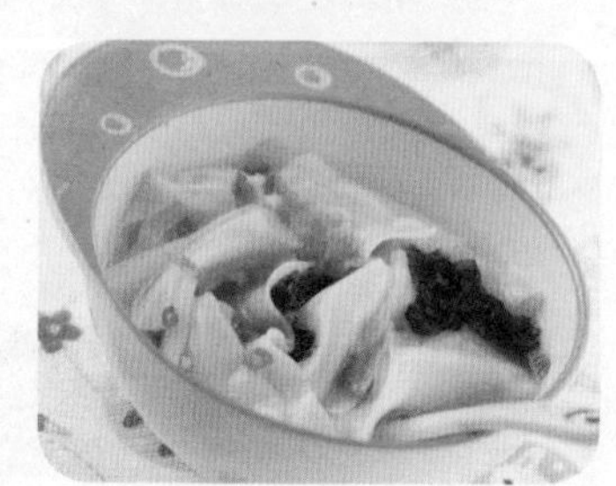

紫菜的营养价值很高，含多种营养成分，特别是碘含量丰富。

常给宝宝吃些紫菜，对宝宝的身体很有好处，可使血浆中胆固醇的含量降低，对防止动脉硬化、降低血压有一定疗效。另外吃紫菜还可以预防淋巴结核、气管炎和甲状腺肿大等疾病，所含丰富的钙、铁、碘元素，不仅是治疗儿童贫血的优良食物，还可以促进幼儿的骨骼和牙齿的生长，紫菜中含有丰富的胆碱分子，有增强记忆的作用，幼儿食用对大脑发育有益。

吃紫菜的方法很多，最常见的是做各种紫菜汤，如紫菜肉片汤、紫菜鸡蛋汤等，还可以制馅包饺子。

爱心提示

紫菜每次食用15克为好。为清除污染、毒素，食用前最好用清水泡发，并换一两次水。胃肠消化功能不好或者腹痛便秘的宝宝应少吃紫菜。

267 给宝宝零食的几个原则

零食是宝宝的最爱，但是父母要是给零食的方式不当，不仅对宝宝的身体健康不利，还会养成宝宝一哭闹就要拿零食来哄的坏习惯。在此，父母要把握几个给宝宝零食的原则。

1 零食最好安排在两餐之间，如上午10点左右，下午3点半左右。如果从吃晚饭到上床睡觉之间的时间相隔太长，这中间也可以再给一次。这样做不但不会影响宝宝正餐的食欲，也避免了宝宝忽饱忽饿。

2 不可让宝宝不断地吃零食，这个坏习惯不但会导致宝宝肥胖症，而且如果嘴里总是塞满食物，食物中的糖分会影响宝宝的牙齿，造成蛀牙。

3 不要拿零食安慰哭闹的宝宝。

268 十月萝卜小人参

我国民间有不少有关食疗的谚语是说萝卜的，比如“萝卜青菜保平安”“多吃萝卜少吃药”等等。

育儿专家贴心话

萝卜含有芥子油和粗纤维，可促进肠蠕动，有助于体内废物的排出。给宝宝吃最好选“萝卜腰”。

从现代的免疫学和营养学角度分析，萝卜确实有“防病”的作用。萝卜含有防病的干扰素诱生剂，任何一种病毒都必须寄生在活的细胞里才能复制、繁殖，而干扰素诱生剂可以刺激人体的细胞产生干扰素，干扰素能干扰病毒的复制，使它成不了气候，达到防病的目的。

另外，萝卜的维生素C含量很高，可以提高人体免疫力，所以宝宝多吃萝卜，是大有好处的。

269 宝宝多吃深海鱼

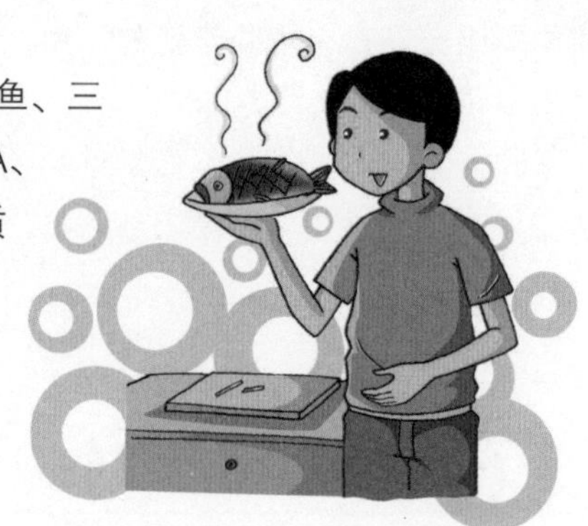

父母可以让宝宝常常吃一些深海鱼，如金枪鱼、沙丁鱼、三文鱼等，这些深海鱼能够提供宝宝大脑发育所必需的 DHA、EPA 等。而且深海鱼鱼肉容易消化，脂肪含量低而蛋白质含量高，85% ~ 90% 为人体需要的各种必需氨基酸，利用率极高。鱼肉中不饱和脂肪酸高达 80%，绝大部分能被宝宝吸收，可以帮助脑细胞及视网膜细胞的发育，有助于宝宝的智力及视力的发展。

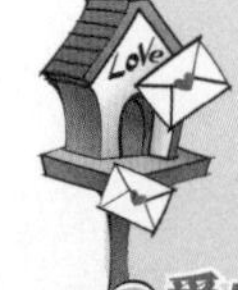

爱心提示

给宝宝补铁，最佳的选择是深海鱼类；其次，肉、蛋中含的铁质也很容易被吸收利用。猪肝含有丰富的铁质，但肝脏容易沉积毒素，不宜给宝宝长期大量食用。

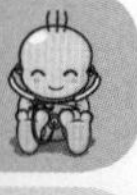

270 营养小米粥让宝宝更聪明

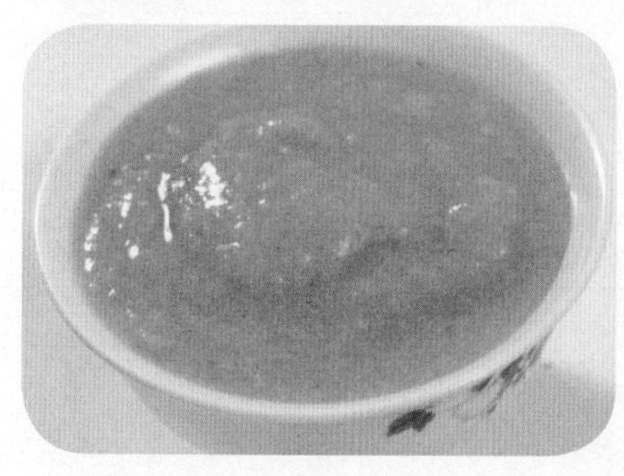

小米熬粥有“代参汤”的美称。一般粮食中不含有的胡萝卜素，小米每 100 克含量达 0.12 毫克，维生素 B_1 的含量位居所有粮食之首，小米中所含的维生素 B_1 和维生素 B_2 分别高于大米 1.5 倍和 1 倍，还含有较多的色氨酸和蛋氨酸，是宝宝生长发育期间需要的重要营养。妈妈只要将小米熬成粥或搭配其他食材熬粥给宝宝食用，就可以促进宝宝的智力发育。此外，小米有健胃消食的作用，适合消化不良或者伴有厌食症的脾虚宝宝。

但是，小米的蛋白质营养价值并不比大米更好，因为小米蛋白质的氨基酸组成并不理想，赖氨酸过低而亮氨酸又过高，所以不能完全以小米为主食，应注意搭配，以免缺乏其他营养。

Message

妈妈熬小米粥时，可添加大枣、红豆、红薯、莲子、百合等熬成甜粥，添加蔬菜、瘦肉、鱼肉等熬成咸粥，都是不错的选择。

271 宝宝吃“苦”好处多

辛、甘、苦、酸、咸是饮食的五种味道，也就是人们常说的五味，只有摄入的五味平衡，人才会健康。但是，现在宝宝摄取的咸、甜之味过多，并已引发许多疾病，造成宝宝体质不佳，抵抗力下降。为了改变五味失衡，应给宝宝吃些苦味食品。

苦味能刺激唾液腺，增进唾液分泌，刺激胃液和胆汁的分泌，加强消化功能。这一系列作用结合起来，便会增进宝宝的食欲，对增强体质、提高免疫力有益。苦味食品可使肠道内的细菌保持正常的平衡状态。这种抑制有害菌、帮助有益菌的功能，有益于肠道功能的发挥，尤其对肠道和骨髓的造血功能有帮助，可以改善宝宝的贫血状态。苦味食物还可以通便，把体内毒素排出，使宝宝不生疮疖，少患疾病。

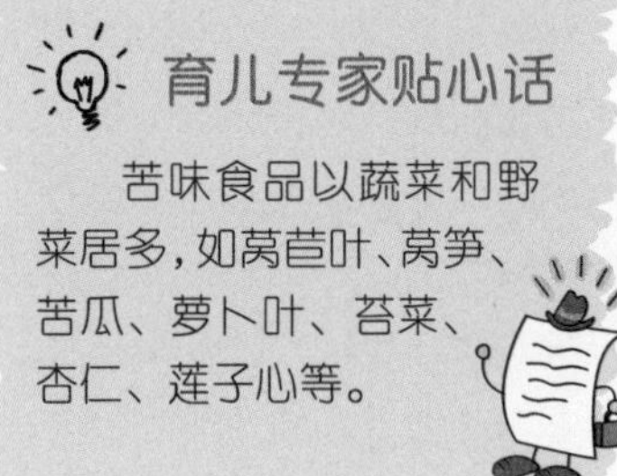

育儿专家贴心话

苦味食品以蔬菜和野菜居多，如莴苣叶、莴笋、苦瓜、萝卜叶、苔菜、杏仁、莲子心等。

272 宝宝超重，调整营养结构

在所有的胖宝宝中，只有5%是由于遗传因素造成的，而其他宝宝大多是由于进食过量造成的单纯性肥胖。所以对于肥胖宝宝，饮食需要调整。

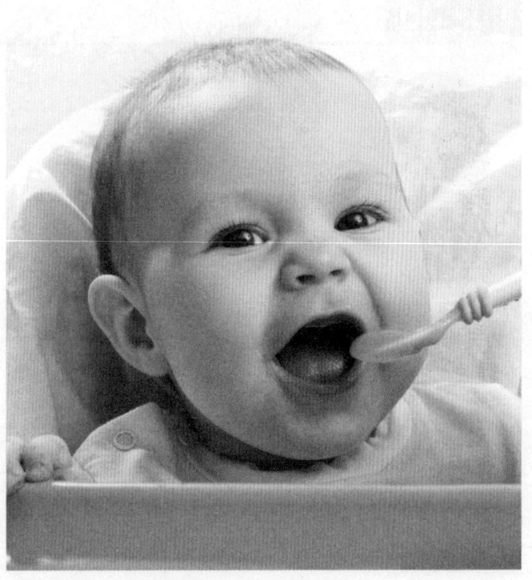

①科学控制宝宝热量摄入。1 岁以内宝宝每日每千克体重约需 100 千卡路里，后来每增加 3 岁减去 10 千卡路里。

②掌握好三餐摄入比例。一日三餐中，每餐的营养总量的比例应当是 3:4:3。

③一定不能缺少蛋白质。一般说来，按照体重计算，每千克体重需要 1 ~ 2 克蛋白质。

④烹调口味尽量清淡。食物烹制时，尽量少加入刺激性调味品，食物宜采用蒸、煮或凉拌的方式烹调，让宝宝减少食用油的摄入。

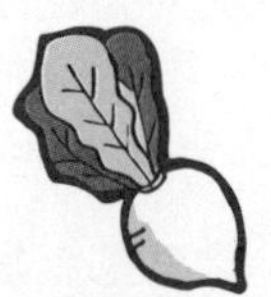

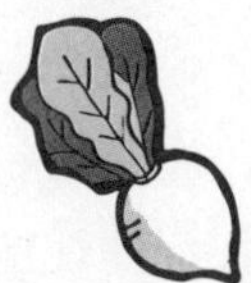

日常护理常识

273 宝宝出汗多怎么护理

一般来说，宝宝的新陈代谢旺盛，而且活泼好动，在活动、玩得兴奋时就特别容易出汗，因此出汗常比大人多。这些是正常出汗。但是，如果宝宝在安静状态如睡觉时，室温也不高，却全身或身体某个部位出汗较多以致湿衣、湿枕，就是多汗了。出现这种现象可能是某种疾病的信号，常见的有佝偻病活动期的患儿有多汗症状，儿童低血糖症、甲状腺功能亢进症及某些神经系统疾病，也有多汗症状，最好带宝宝去看看儿科医生，向医生详细描述宝宝的症状，以便及时正确诊断。

Message

出汗多的宝宝必须增加一些富含锌的食物，如牡蛎、瘦肉、动物内脏等，也可适当补充一些锌剂，如葡萄糖酸锌、甘草锌等。此外，要让宝宝多喝水，多吃一些具有健脾作用的食品，如粳米、薏米、山药、扁豆、莲子、大枣等。

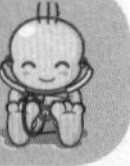

优孕胎教育婴

274 安全防护，必不可少

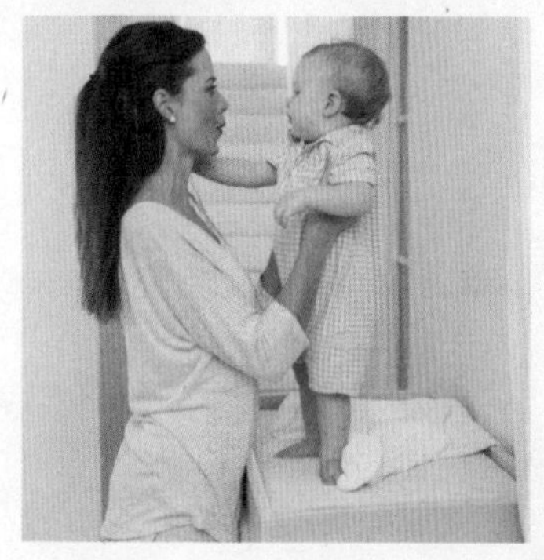

在日常生活中，妈妈需要考虑户内户外场地安全防护问题，尽最大努力来确保宝宝的安全。

有时宝宝会因为好奇而让自己处在一种危险状况中，但宝宝的行为是正常成长的反应，这时父母不妨改变环境来适应宝宝。也就是说，假如宝宝喜欢拿东西如插头，就买个安全插座改变环境。对于已经能走的宝宝，父母尤其要注意看护，危险物品要收在上锁的柜子里，窗户最好安装防护栏，以防宝宝攀爬发生意外。

275 不让宝宝把什么都往嘴里放

宝宝什么都往嘴里放，是为了探索各种东西的形状、质地和味道。3 岁的宝宝在探索世界时，继续用这种方式也不少见。这是因为这个年龄段的宝宝还分不清能吃的东西和不能吃的东西，把某件东西放进嘴里是他试试这个东西好不好吃的一种方式。

随着宝宝的长大，他可能会更多地用自己的双手去探索各种东西，也就不太会把东西都放进嘴里了，到 4 岁大时，大多数宝宝都会改掉这种习惯。妈妈要做的就是让一些小东西远离宝宝，避免宝宝吞咽窒息。此外，只让宝宝在专门的地方（比如餐桌边）吃东西，会有助于帮助他分清能吃的或不能吃的东西。

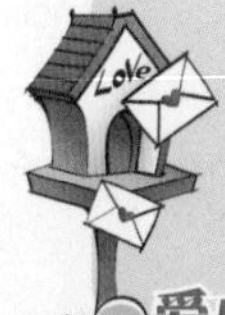

爱心提示

要想防止宝宝把不能吃的东西放进嘴里，妈妈要强调那些能放嘴里的东西（食物）和不能放嘴里的东西之间的区别。

276 莫将恐慌传染给宝宝

当宝宝生病、出现小意外时，家长千万不能恐慌。有专家认为："有时候恐惧比事件本身带来的伤害更大。"这是因为宝宝具有超强的感知力和感受力，他们会以"印刻"的方式把对这种情绪的印象留在潜意识里，继而会出现无所适从甚至思维和行为的紊乱。

如果遭遇突发事件，家长需把关注的焦点放在"我该做些什么让自己和宝宝的影响降到最低、让宝宝尽快好起来"上，而不是一味地关注问题本身。比如，当宝宝出现病痛时，家长该传递给宝宝的信息是：宝宝很勇敢，能战胜病痛，而不是无所适从。当然，家长的乐观和耐心也是必不可少的。

育儿专家贴心话

有时宝宝一生病就得拖上半个月，更加需要家长耐心地陪伴。这时讲故事、做游戏都是安慰宝宝的好方法。

277 批评宝宝要合理

家长要了解宝宝在这一时期的身心发展特点，在宝宝做错事时要分析原因，多注重动机，少强调结果，不能一味地指责。比如：有的宝宝看见妈妈在擦桌子，想帮忙擦桌子，不小心把东西弄坏了，如果家长任意指责，不先肯定宝宝积极性的一面，就很容易让宝宝怀疑自己的能力而变得害羞胆怯。同时，对宝宝不良行为习惯也不能只批评指责，更不能讥笑打骂，否则更会伤害宝宝的自信心和自尊心。

Message

家长教育宝宝时，要采取民主和平等的方式，这样宝宝就比较容易形成和善交际、能和人合作又能独立自主的性格特征。

278 宝宝虽小，进餐规矩可不少

要让宝宝好好吃饭，养成良好的饮食习惯，就必须制定进餐规矩，而不是过度溺爱，无原则地迁就。

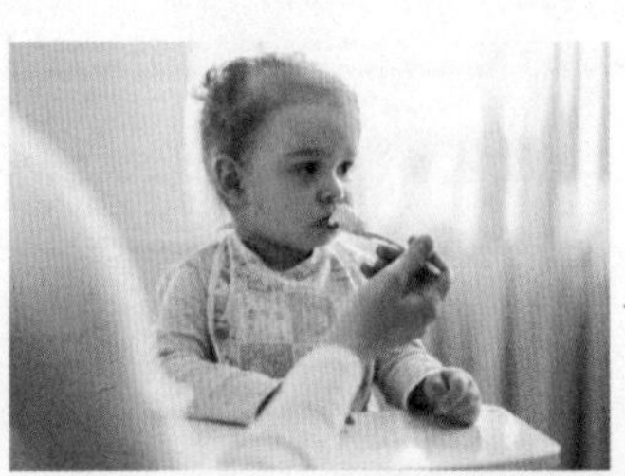

一定要让宝宝坐在一个固定的位置吃饭，定时、定位、定用具，不能跑来跑去，也不能边吃边玩，否则进餐时间过长影响消化吸收。让宝宝在饭桌上与大人一起吃，大家都吃得很香一定会感染

他，增加他的食欲。两岁半以后宝宝完全可以自己吃饱，妈妈只要注意控制宝宝吃饭的时间就好了。如果宝宝不爱吃什么东西，要给他讲清道理或讲一些有关的童话故事（自己编的也可以），让他明白吃的好处和不吃的坏处，但不要呵斥和强迫。

279 护肤乳液的呵护

妈妈在给宝宝洗完澡后，给宝宝抹上一层香喷喷的宝宝润肤乳液，不但让宝宝的皮肤变得很滋润很舒服，而且妈妈的双手沾着乳液，在宝宝身上抹来抹去的时候，会给宝宝一种被呵护的感觉，这种轻柔和甜蜜，对安抚宝宝的情绪、培养宝宝的良好性格有重要作用。

妈妈还可以教宝宝认识身体的构造。妈妈可以在抹乳液的过程中说："这是宝宝的小手，上面有五个小指头"等，借由触觉满足宝宝对身体的好奇心。宝宝认识自己的身体后，才会懂得爱护自己，进而学会爱护别人的身体。

爱心提示

给宝宝抹乳液时，先将乳液在妈妈的手上搓匀，再轻柔地抹在宝宝身上，宝宝皮肤娇嫩，使用乳液分量不要过多，频率不宜过勤。

280 宝宝脖子无须装饰

在日常生活中，经常看到许多宝宝的脖子上戴着各式各样的饰物，由金、玉、塑料等不同材料制成，真是让人眼花缭乱。家长对宝宝的疼爱无可非议，但是在脖子上戴饰物对孩子身心健康不利。

宝宝玩游戏的时候，其他宝宝如果出于对饰物的好奇而去拉拽，就很容易勒伤宝宝颈部。睡觉的时候有的宝宝喜欢将颈饰含在嘴里，如果线绳被咬断宝宝吞下饰物，后果将不堪设想。

宝宝将饰物含在嘴里，大量细菌进入了口腔，影响身体健康。另外，宝宝皮肤细嫩，容易对颈饰制品过敏，使颈部发痒、红肿。

281 帮宝宝改掉咬指甲的坏习惯

几乎所有的宝宝在某个阶段都会咬指甲，而且很可能延续到成年以后。咬指甲完全是宝宝下意识的习惯，就是说他并没有意识到自己在咬指甲，直到妈妈提醒他注意，所以唠叨或惩罚都是没有用的。咬指甲这个习惯既不卫生，也不利于宝宝健康成长，需要妈妈留意并帮宝宝改正。

首先，妈妈要找出宝宝咬指甲的原因。有的宝宝咬指甲是因为精神紧张，如宝宝刚开始独自睡觉时，咬指甲是宝宝缓解紧张的一种自我安慰行为。这时，妈妈就应该先陪陪宝宝，轻轻地拍拍他，让宝宝的身心放松，有一种安全感，然后安然入睡，不久宝宝就会改掉咬指甲的坏习惯了。而有些宝宝咬指甲是因为家长忽略了给宝宝剪指甲，指甲长长了或出现了倒刺，宝宝觉得别扭，就会自己用嘴咬，久之就会养成咬指甲的坏习惯。所以，家长要经常检查宝宝的指甲，发现宝宝的指甲长长了或有了劈、裂现象要及时给宝宝修剪。

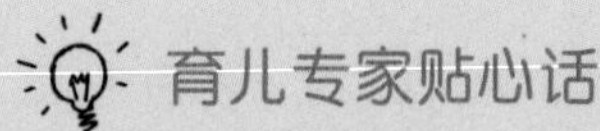

家长还要利用多种方式，如看图书、讲故事等告诉宝宝，咬手指是不卫生的，对自己健康不利，让宝宝认识到这种行为是不好的。

如果妈妈知道宝宝可能会咬指甲的时间和地点——比如在看电视或坐车时——可以试着给他一些替代品，比如手指玩偶、捏捏球或可弯曲玩具让宝宝的手别闲下来，没有机会去咬指甲。此外，妈妈也可以把宝宝的手指甲剪短，让他没有什么可咬的。但如果宝宝咬指甲以至于撕裂了甲床或指尖咬出了血，他可能比同龄的宝宝更焦虑，压力更大，此时妈妈就要带他去医院就诊。

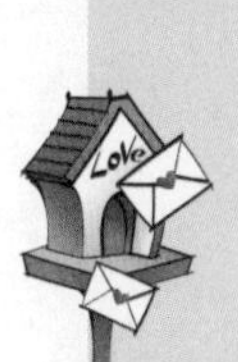

宝宝正处在逆反期，如果妈妈硬性制止宝宝咬指甲，他可能会因为妈妈强迫他停止而变本加厉地去咬。

爱心提示

282 冬季给宝宝轻松洗澡

冬天给宝宝洗澡，妈妈要做好充分的准备工作，避免手忙脚乱。比如，要换的衣服一定要事先准备好，最好能放在暖和的地方预热一下。穿脱衣服的地方及浴室内也要加热提高温度。

最好能让宝宝在浴缸中多泡一泡，让宝宝全身暖透了再手脚麻利地冲洗。而不要为图快，只匆忙冲洗一下，这样反而容易着凉。

洗好后，尽快用大浴巾包住宝宝全身，擦干，穿好衣服。

Message

洗澡后给宝宝喝点温水，既能补充洗澡时失去的水分，又能使宝宝稍微出点汗，不易感冒，可以说是一举两得。

283 轻松训练宝宝如厕

对宝宝来说，学会自己大小便，是成长过程中的一个重要的里程碑。这不单使宝宝学会自理，养成良好的卫生习惯，而且，还可以帮助宝宝建立自信、培养自尊，是宝宝心理健康发育的营养剂之一。

细心观察宝宝大小便前的信号，并教宝宝用语言表达自己想大小便的意愿，然后带宝宝坐在坐便器上。最后，教宝宝如何擦屁股，特别是要教会女宝宝，一定要从前向后擦，以防细菌从肛门扩散到阴道。教会宝宝如厕后立即洗手，从一开始就让宝宝将如厕与洗手联系到一起。宝宝做到了自己大小便，妈妈要及时表扬宝宝，让宝宝为自己能控制大小便感到自豪。宝宝没能控制大小便时，妈妈态度也要温和，给宝宝适当的鼓励。

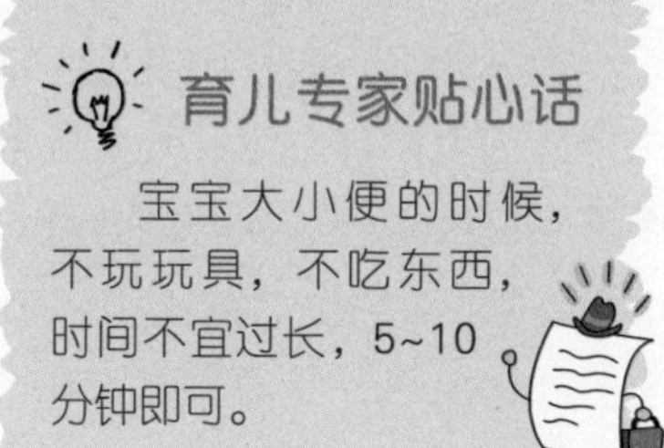

284 小心宝宝性别错位

有的父母因为想要男孩，或者认为自己的儿子穿女装更可爱，所以一直把女宝宝当男宝宝养或者把男宝宝当女宝宝来养育。这种异性打扮，对宝宝的身心健康十分有害。

此阶段的宝宝对周围事物因好奇而发生极大兴趣，表现出浓厚的求知欲望，如果在这时期让宝宝异性打扮，长期下去，就会导致宝宝性别混乱或“异性化”心理变态，种下易性症、异性装扮癖及同性恋等心理根源。如果宝宝受周围大人的影响，认为自己是“男孩”或“女孩”更好一些，对自己相反的性格产生了莫名的崇拜。在这种情况下，首先妈妈应检查自己的言行，然后告诉宝宝各种性别的优势。如女宝宝崇拜男宝宝的性别，就要给她讲女性生理上的天赋优势，让她认识到作为一个女性的重要性。

285 不要用权威压制宝宝

由于宝宝尚无分辨是非的能力，因此父母要做的是引导宝宝，做他们的导师，但绝非以权威来命令或压制宝宝。宝宝虽然还没有完整的行为能力，但父母也应该要尊重宝宝，也唯有如此，宝宝才会学会尊重他人。

压制宝宝，只会使宝宝的辨别能力、想象力、创造力大幅萎缩。不仅如此，被压制的宝宝是冷漠的、自私的和得过且过的，他甚至不重视自己人格的价值。他可能形成依赖的性格，或者产生永无终止的愤怒，甚至精神变态。

Message

在宝宝发脾气宣泄的时候，父母应给予宝宝宣泄的空间，再根据宝宝的情况来进行安抚。实际上，发脾气是宝宝学习应付生活中失望和挫折的一种技巧。

286 游乐场玩耍，安全放第一

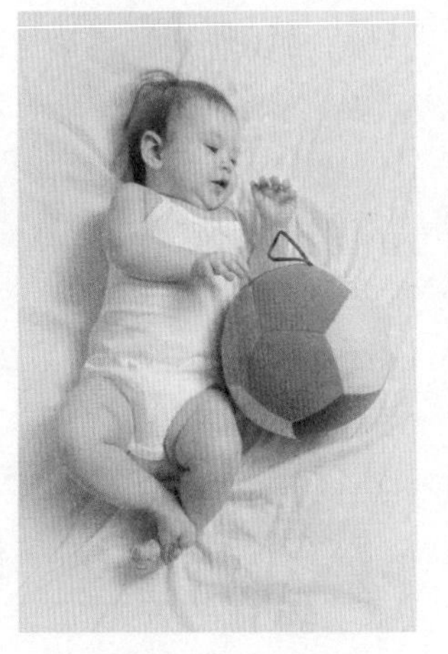

宝宝喜欢去游乐场玩耍，但是，游乐场许多让宝宝玩耍的设施都存在安全隐患，每一个设备都有可能让宝宝发生意外，父母要引起重视。

带宝宝去游乐场玩时，妈妈应该先了解周遭环境，并了解宝宝常用的游乐器材是不是按时维修，宝宝想玩的游戏设施是不是对宝宝具有危险性等。

另外，妈妈除了要了解设施是否安全之外，也要清楚地了解宝宝是否有能力使用这个设施。当宝宝在游乐场做出危害自己安全的行为时，妈妈可以叫宝宝到一旁去罚站，禁止他使用这个设施。

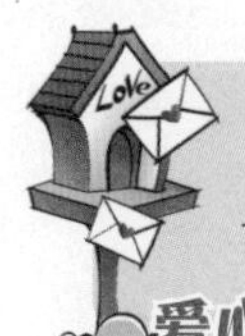

爱心提示

不管什么时间跟场合，宝宝都一定要在父母的视线范围内，千万不要因为父母的一时疏忽，而造成无法弥补的遗憾。

287 让宝宝的牙齿更坚固

育儿专家贴心话

不要让宝宝在正餐之间喝太多果汁或吃零食，也尽量不要让宝宝喝瓶装的果汁或饮料，最好用杯子，这样可以缩短饮料在口腔里停留的时间，减少蛀牙的形成。

父母千万不要以为宝宝的乳牙早晚要换掉，而觉得带宝宝去看牙医是浪费时间。乳牙的健康和排列不但影响宝宝的营养和健康，对后长出的牙齿也有很大影响。

牙齿问题重在预防，在宝宝 3 岁之前，至少要检查一次牙齿，然后尽量养成定期的口腔护理习惯。

宝宝能否长一口不得蛀牙的坚固牙齿，不仅取决于宝宝是否长期刷牙，还取决于宝宝的饮食习惯。妈妈要保证宝宝能摄入足量的钙和维生素 D，以促进骨骼和牙齿的生长。乳制品和豆类食品中均含有丰富的钙，每天多晒太阳就可以补充维生素 D，帮助宝宝的身体吸收钙。

288 晕车的宝宝

如果宝宝每次坐车都会因不舒服、晕车而哭闹不已，而且次数愈来愈多，致使宝宝不喜欢坐车时父母就要注意了，也许宝宝是属于前庭刺激过于敏感的宝宝。这样的宝宝容易感受到较大的地心引力变化，造成头晕、晕车，因而不愿从事爬高、跳跃、旋转等活动。

如果妈妈发现宝宝经常晕车，除了带宝宝去医院检查接受治疗外，妈妈还可以在平时进行下列活动，让宝宝接受适当的前庭刺激。

❶ 带宝宝去跳跳床，可增加全身的平衡及稳定运动。

❷ 平时可让宝宝在床上或垫子上练习翻跟斗，不过要注意宝宝是否容易头晕。

❸ 在家中的床上、垫子或毛毯上，抓住宝宝的脚，帮他做翻滚的动作。

Message

前庭刺激的游戏，妈妈要控制游戏时间，以免引起宝宝头晕。

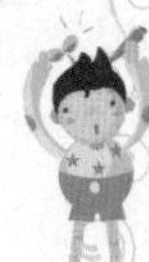

289 好习惯让宝宝健康不肥胖

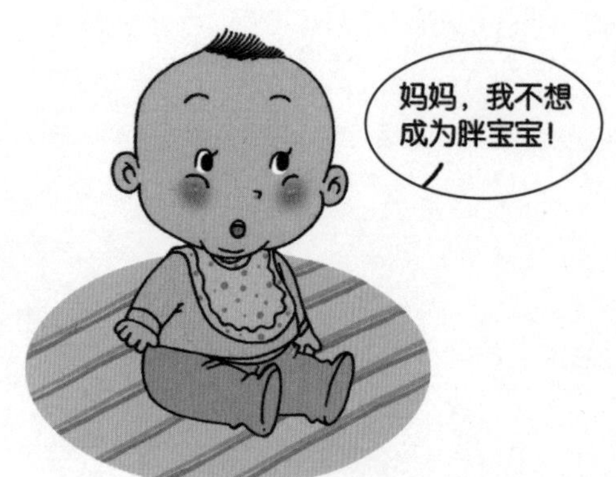

宝宝发胖是日积月累而成的，婴幼儿期就应该形成良好的生活习惯，才能避免成人以后减肥的烦恼。

控制宝宝的体重，妈妈要有良好的生活习惯：

❶ 养成有计划、按需购买食品的习惯。长期购买过多的食物，常会导致多食，最后导致肥胖发生。

❷ 尽量少购买速冻的或方便食品，并养成细嚼慢咽的饮食习惯。

❸ 尽量少买零食，少吃零食。零食要存放在宝宝不易看到、拿到的位置。

❹ 要养成给宝宝定时、定量进餐的习惯，饭后离开餐桌，避免食物诱惑。

爱心提示

贪食是宝宝比较常见的不良的生活习惯，贪食导致宝宝摄入热量过多，多余的能量转变为脂肪，形成肥胖，这是儿童肥胖的主要原因。

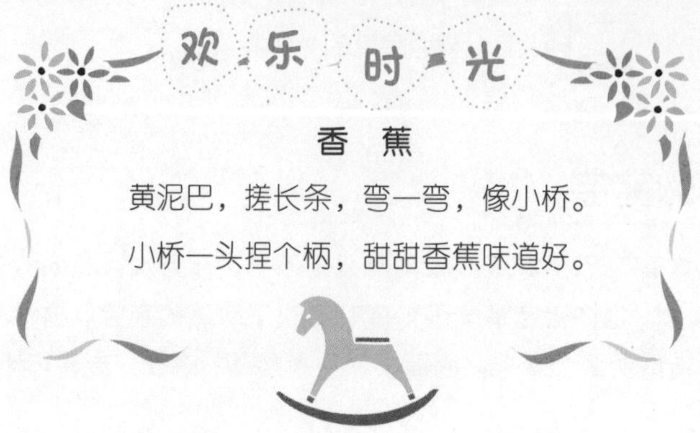

欢乐时光

香蕉

黄泥巴，搓长条，弯一弯，像小桥。

小桥一头捏个柄，甜甜香蕉味道好。

早教常识

290 宝宝会自己穿、脱裤子了

育儿专家贴心话

如果宝宝实在是不愿意去学，妈妈不要太勉强，要鼓励宝宝，并以游戏的方式让宝宝主动去学习。

妈妈可以在宝宝学会穿衣服的基础上教宝宝穿裤子。教宝宝穿裤子时，先让宝宝分清前后，当然那种有图案的裤子就更好啦，然后双手拉住裤腰，让宝宝坐着将两腿同时伸进裤筒，当脚从裤筒中伸出时，便可扶着宝宝站起来，协助宝宝把裤子往上一提，就穿好了。

脱裤子比穿裤子容易，不过也要经常练习。让宝宝双手拉住裤腰两侧，向前一弯腰，顺着把裤子拉到臀部下面，然后坐下来，把两腿从裤筒里脱出来就行了。这样反复学习、实践，宝宝掌握了技巧后，慢慢就熟练了。

291 引导宝宝说完整的句子

教宝宝用完整的语句讲话是十分必要的，这直接关系到宝宝口语表达能力的提高，还有利于促进宝宝的思维发展，长大后成为一个思维清晰的人。宝宝两岁后，妈妈应鼓励他说完整的句子，比如——我想吃饭，而不是简单地说——吃饭。

在日常生活中，应尽量用完整的句子跟宝宝说话。例如，不要说“喜欢吃苹果”，而应说“宝宝，你喜欢吃苹果吗？”“饿吗？”可以变成新句子“宝宝，你肚子饿吗？”此外，随时随地教宝宝一些完整的句子，比如看到一只猫，不要简单地说“有一只猫”，而是说“树下面有一只猫”，把看到的情景完整地表达出来。这样的情景很多，随时随地都可以进行。

292 撕纸让宝宝心灵手巧

2~3 岁的宝宝脑海中开始浮现物体的形象，对创造东西的游戏逐渐感兴趣。但此年龄段的宝宝，小肌肉发展还是很有限的，手指也不太灵活，所以，做出来的东西常常跟他所想的不符合。撕纸活动可以让宝宝体验改变物体形状的快感，他正是通过这样的行为来感受外界物体的属性。

因此，妈妈不仅不应阻止，反而应该给宝宝各种材质、各种颜色的纸让他自由发挥，这不仅能培养他的手指灵活性，还能发挥其创造力。妈妈可先示范撕出一些简单的图案，再让宝宝模仿。可让宝宝先学撕几何图形，再学撕动物外形和其他图形，一定要引导宝宝耐心一点。

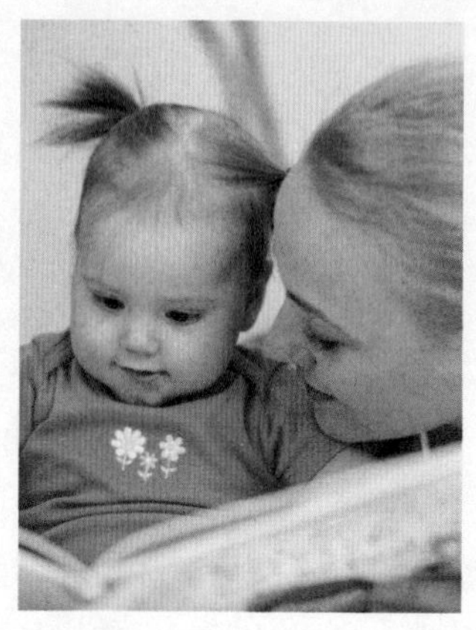

Message

如果宝宝要玩撕纸的游戏，一定要让爸爸或妈妈给宝宝找纸来撕，告诉宝宝什么纸已经没用了可以撕，什么纸还有用不可以撕。这样可以传达给宝宝"有用"和"没用"这个概念。

293 找啊找啊找朋友

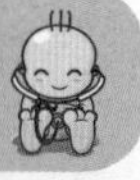

培养宝宝的社会交往能力，妈妈一定要放开手脚，多带宝宝出门参加社交活动，宝宝只有经历种种"大场面"才能培养良好的交往素质。在家里设生日宴，让宝宝接待客人，做一些力所能及的招待活动，比如送茶水、送糖果、抬椅子等，让宝宝和小朋友们一起看图书、玩玩具、吃糖果，宝宝长期耳濡目染，逐渐学会待人接物之道，养成热情待客的良好习惯。带宝宝参加故事会、联欢活动等，还可以经常带宝宝走亲访友，这样，会使宝宝增长见识、增强信心，在社会交往的时候就会变得落落大方。

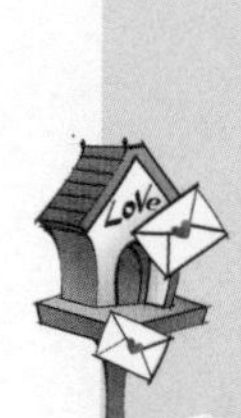

多认人也能提高宝宝的智商。人不同的脸也同样是一个个不同的图形，如果宝宝有了辨认人的本领，他认字识字就会变得容易多，还会增强宝宝的交际能力呢。因此，妈妈不如多带宝宝出去玩，多认识几个人。

爱心提示

294 唱儿歌教宝宝学称呼

妈妈可以通过儿歌教宝宝正确叫出爷爷、奶奶、外公、外婆、叔叔、阿姨等称谓。

称呼歌

见长辈，会称呼，行礼问好要记住。
妈妈的姐妹我叫姨，爸爸的姐妹我叫姑。
妈妈的哥哥我叫舅，爸爸的弟弟我叫叔。
妈妈的妈妈叫外婆，妈妈的爸爸叫外公。
爸爸的妈妈叫奶奶，爸爸的爸爸叫爷爷。
尊敬长辈有礼貌，称呼我都记得熟。

妈妈要教宝宝通过来客的年龄、性别、服饰准确叫出称谓，是该叫"爷爷"，还是该叫"叔叔"，是该叫"阿姨"，还是该叫"姐姐"等。

295 沙子的独特魅力

宝宝好像天生就喜欢玩沙子，沙子在宝宝心目中有它独特的魅力，而玩沙子对宝宝的智力发育发挥着重要作用。光脚在沙地上走会使宝宝感到极度惬意，而细沙从手中缓慢地流下对宝宝而言也是一种独特的享受。玩沙可以充分发挥宝宝的想象力，锻炼手的精细动作的能力。妈妈可以引导宝宝用湿沙做模型，可以在沙地上建桥梁、大山、公路，可以在铺平的沙面上写字、作画，可以在沙滩上奔跑、嬉戏。所以妈妈要创造机会与宝宝一起玩沙子，当然要禁止宝宝用沙子和小伙伴互相打闹，以免沙子误入眼睛。

296 宝宝的跑和跳

宝宝喜欢跑和跳，2 岁的宝宝双脚并跳时，能双脚同时离地和同时落地两次以上；2 岁半的宝宝能双脚向前连续跳 1 ～ 2 米远；3 岁的宝宝能双脚向前连续跳 3 ～ 4 米远，原地双脚跳 10 ～ 20 次，还能从 20 厘米高处跳下呢。妈妈可以让宝宝在床上跳或拉着宝宝的双手在低矮的蹦床上跳，或者在地上放几个枕头，让宝宝从某个低处（沙发或宝宝的脚凳）往上跳，也会有帮助。

妈妈平时要鼓励宝宝来回跑，在地上画出跑道，也可以划几个方块或圆圈，让宝宝从一个跳到另一个里面，训练宝宝的跑跳能力。

育儿专家贴心话

妈妈先做出双脚同时离开地面跳起的动作，然后鼓励宝宝模仿，观察他能否双脚同时离开地面跳起。宝宝能双脚同时离开地面，即达到跳的标准了。

297 用不同语言说“妈妈好”

此时的宝宝处于一生中语言学习能力的最佳时期。在这时开始教宝宝学外语是比较理想的。宝宝如果在这个时期里听到外语，便能够在生理上正确地掌握其发音和语法，并存入潜意识之中，即使以后暂时中断了外语学习，几年之后一旦再接触到这门外语，仍能唤醒以前的记忆，正确的发音又会复苏过来。外语不只局限于英语，妈妈不妨在这个阶段用自己擅长的几种语言从“妈妈好”开始，教宝宝说几种不同的语言。

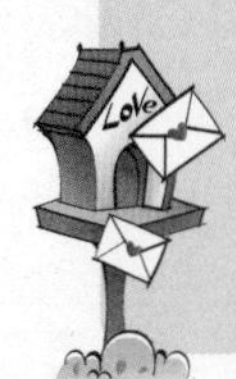

给宝宝听听CD里好听的歌曲，让他从小就熟悉一种语言的发音，时间长了，也能像学说汉语那样，学着唱出英语歌词来。虽然宝宝暂时不懂其中的含义，但对宝宝以后语言方面的学习也是会有帮助的。

298 动手指给大脑做体操

宝宝到了两三岁的时候，会自发地产生“自己动手”的愿望，父母要抓住这个时期，让宝宝多动手如倒水喝、用筷子吃饭、擦桌子、扫地、整理玩具、洗手绢等，既培养了手的技巧也锻炼了自理能力，必然能够促进宝宝的智力发育。培养宝宝的手巧，可以指导宝宝做手工，妈妈也可以通过游戏培养宝宝的动手能力。

Message

强迫惯用左手的宝宝使用右手，会导致宝宝口吃、阅读困难或在心理上出现问题。

如果宝宝看上去惯用右手，或者左右手都行，那就假定他今后要惯于使用右手，把玩具拴在童车上靠近右手的地方，而且在给他玩具、食物和勺子时，尽量使他偏向使用右手。但是，如果宝宝一开始就偏爱使用左手，那就最好别同他争辩，让他按自己的意愿去做好了。

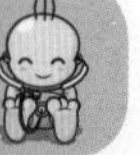

299 妈妈宝宝一起阅读

好的图书既能给宝宝带来欢乐，又能激发想象，还能培养阅读兴趣。宝宝对故事感兴趣，妈妈可以在讲故事的基础上，创造机会让宝宝自己看，并教他怎样看。如教宝宝一页一页地按顺序看，看的时候要仔细，注意看懂画面上有什么人物、事物，他们在做什么……宝宝不能理解的或比较难理解的字词，妈妈应耐心地解释，尽量使问题具体化，使宝宝易于理解，让他看完后能知道完整的故事情节和内容，引发他看书的兴趣。

对年龄稍大一些的宝宝，可以要求他在看完图书后复述整个故事的内容，从而培养他阅读的自信心，锻炼其理解力、记忆力和口语表达能力。

300 引导宝宝帮助袜子找朋友

如果让宝宝自己穿袜子，经常发生的趣事就是，宝宝的两只脚上各穿了一只不同的袜子。这是因为宝宝缺少配对练习的机会，而此阶段正是培养宝宝排序、配对、分类等数学能力的关键期，让宝宝学会给袜子配对不仅能帮助宝宝自己会穿袜子，还能培养宝宝的数学能力。

给宝宝准备 3 ~ 4 双袜子，最好是颜色鲜艳，图案清晰，有特点的。和宝宝围坐在一起，给小袜子起名字，例如红色的袜子就叫小红花，有横道的袜子就叫小斑马。然后妈妈把所有的袜子混合放在一起，取出一只“小红花”袜子，告诉宝宝，另一只“小红花”不见了，赶快把它找回来吧。让宝宝从袜子中找出相对应的那一只。

育儿专家贴心话

妈妈可以根据宝宝的情况，增加或降低难度。袜子的数量和花色也可相应变化。

301 给宝宝独处的时间

宝宝需要爸爸妈妈夜以继日地关怀和照顾，但也需要一些自我空间。在不被干扰的情况下，不仅宝宝能更好地发展出自己的特质，妈妈也能更好地观察宝宝的兴趣与能力。

当宝宝独处时，他会跟着自己的步调去完成任务，没有家长的催促、没有额外的帮助，他可以充分经历“遇到困难——解决困难或求助”的过程，在这个过程中，宝宝有机会尝试用自己的能力解决困难，或是判断状况决定求助，而且他相信自己有能力去面对困难和解决问题。这样除了有更多专注的感觉之外，宝宝也学会经历挫折和调整心态。

爱心提示

让宝宝独处并不等于不理他。简单地说，独处是一种安静的陪伴，妈妈可以在一旁静静地看书、做家务、观察和欣赏宝宝的游戏过程等，让宝宝在不受干扰的情况下去自由探索。

302 邻里间的早教同盟

远亲不如近邻，如果邻居家的宝宝与自己家的宝宝年龄相仿，更是为宝宝提供了一个良好的早教机会。

两家宝宝经常走动，便于他们在一起学习游戏，能激起更大的学习热情和兴趣，还可以学到更多知识，有利于宝宝形成乐观、合群的性格，对身心健康成长有好处。

对于家长们来说，妈妈们可以经常在一起交流早教经验，共享早教资源，而且妈妈们友好、相互帮助的邻里关系对宝宝也有潜移默化的影响，宝宝们也会逐渐养成关心他人、帮助他人的好习惯。

Message

可以将宝宝们聚在一起捉迷藏。在游戏中，妈妈们可以有意识地表扬某个宝宝的长处，批评某个宝宝的缺点，同时教育他们学习别人的优点长处，激发他们的上进心和进取精神。

303 大脚小脚走起来

让宝宝的两只小脚分别踩在妈妈的脚背上，妈妈一边带着宝宝一步一步有节奏地走，一边给宝宝各种指令。妈妈喊“左脚”，与宝宝一起抬起左脚，再喊“右脚”，然后一起抬起右脚，这样可以训练宝宝认识左右的概念。

让宝宝面对着妈妈站在脚背上，可以教宝宝说：“妈妈的前面是宝宝，宝宝的前面是妈妈。”帮助宝宝认识前后的概念。

小脚踩大脚是一个非常有用的亲子游戏，不但能锻炼宝宝反应能力、身体协调能力，增进亲子关系，稍加变通，还能让宝宝认识前后左右快慢的概念。

304 字到词，词到句

育儿专家贴心话

妈妈可以多训练宝宝说话，给宝宝开口的机会，不要怕他出错，也不要训斥他，要多表扬、多鼓励，宝宝肯定会越来越口齿伶俐的。

这个时期的宝宝已经有很强的语言能力了，可以教他一些关键词汇和重要句型，当他掌握了词组的用法之后，就可以教他用词组造句，并逐渐增加句子的长度。这种遣词造句训练不仅能够培养宝宝语言的自觉性和完整性，还能够培养宝宝语言的分析能力和组织能力，让宝宝词汇量更丰富，表达更清楚，对以后口头作文能力也有很大的影响。

教宝宝认字时，可以让他自由地发挥组词，并造句。如学习“红”字时，妈妈可以先说“红色的红、红豆的红等”，让宝宝接“大红的红、红汽车的红、红玫瑰的红”。

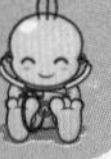

305 随处学认字

无论在哪里，妈妈都可以让宝宝知道文字是日常生活中重要的一部分。举例来说，即使是最小的学步宝宝都能很快地知道自己家是“几单元”。很多家里都会准备宝宝认字挂图，还有的父母把家里的物品都贴上标签，比如在装玩具的架子上贴上“积木”“娃娃”和其他玩具的名称等等。

带宝宝去野餐，妈妈也可以在宝宝的小饭盒里塞个小纸片。即使宝宝还不会认“猫”这个字，但看到这个字印在纸上，还配着个可爱小猫的图或贴画，也会是宝宝一天中的兴奋时刻，并且有助于激发宝宝对认字的兴趣。妈妈还可以试试画一个心或笑脸，再写一个简单的“我爱妈妈”，这就能激起宝宝想要知道这些字意思的兴趣。

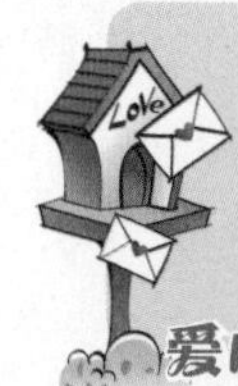

爱心提示

教宝宝认字随着宝宝的兴趣来就好，慢慢地宝宝就会认很多字了。

306 橡皮泥，益智的世界

千变万化的橡皮泥打开了宝宝的想象空间，可以让宝宝的世界变得五彩缤纷。

1 训练宝宝的小手。橡皮泥任由宝宝随心所欲、千变万化地折腾，到最后万变不离其宗还是橡皮泥，而在这种折腾的过程中，宝宝的小手却变得越来越灵活。

2 让宝宝初识斑斓色彩。宝宝在对单一颜色有了一定认识之后，便期待多种颜色结合起来后产生的效果，妈妈不妨配合宝宝的好奇心，让宝宝把不同的颜色揉到一起，让宝宝体会颜色的变化。

3 发挥宝宝的想象力。宝宝刚开始玩橡皮泥的时候，只会简单地搓个圆或者粗细不等的长条，但在宝宝眼中却是胡萝卜、是毛毛虫，是毛毛虫吃胡萝卜……

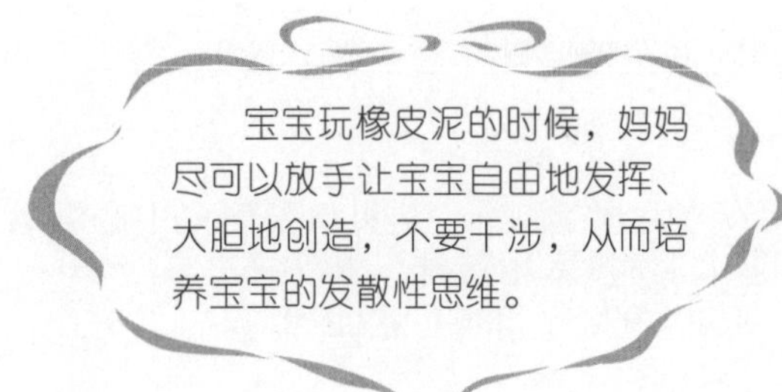

307 听鼓声做动作

听觉器官被称为“高雅”的感觉器官，没有听觉印象，人类就无法进行语言和思想交流。让宝宝随着鼓声做动作，不仅能训练宝宝的听觉，还能使宝宝学习规则和秩序，增强宝宝的控制力和反应的敏捷性。

手击打鼓，以快、慢、轻、重间断地敲打，可以让宝宝随鼓声的快、慢、轻、重而快步走、慢步走、重步走、轻步走。如果让宝宝自己想象不同的走法、跑法和跳法（如大象走、袋鼠跳等），还能训练宝宝的扩散思维呢。妈妈也可以和宝宝一起随着鼓声节奏的变化进行抛球、接球、传球游戏。只要事先规定鼓声所代表的意思，宝宝就可以“听懂”小鼓说的话了！这样在训练宝宝听觉的同时，能使游戏变得更有趣！

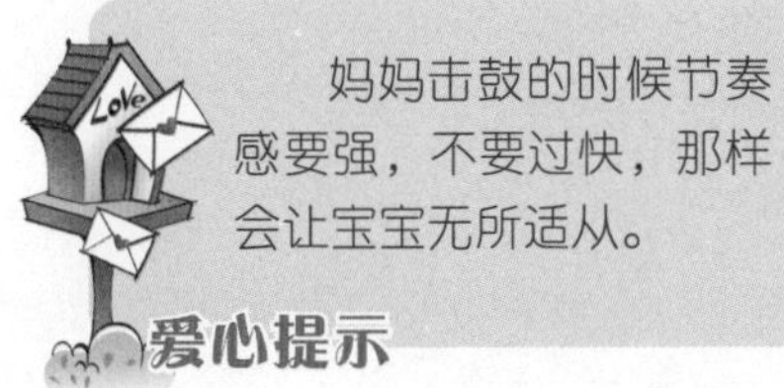

308 绕口令练就宝宝好口才

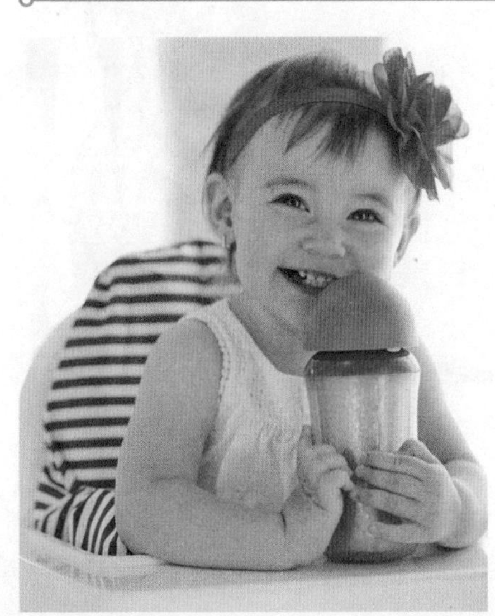

绕口令是一种特殊形式的游戏儿歌，它除了具有一般儿歌的特点外，还有意识地使用了一些近似音，读起来不但绕口，而且诙谐、幽默、有趣，对于正处在语言发展关键期的宝宝十分有用。它不仅可以帮助宝宝发音，锻炼宝宝的口才，还可以丰富宝宝的知识，增强宝宝的记忆力，培养宝宝的反应能力。

父母可以根据宝宝在发音上的难点及问题选择绕口令。如宝宝发不好舌尖前音 z、c、s 和舌尖后音 zh、ch、sh 时可选择《四和十》《柿子和狮子》等绕口令，也可以只为宝宝吐字清晰选择一些简单有趣的绕口令。每天安排 3 ~ 5 分钟的时间教宝宝学说绕口令，就能使宝宝说话时发音准确、吐字清晰、纯熟流畅。

图书在版编目（CIP）数据

优孕胎教育婴 / 艾贝母婴研究中心编著. -- 成都 : 四川科学技术出版社，2020.5
ISBN 978-7-5364-9802-0

Ⅰ. ①优… Ⅱ. ①艾… Ⅲ. ①妊娠期－妇幼保健－基本知识②胎教－基本知识③婴幼儿－哺育－基本知识 Ⅳ. ①R715.3②G61③TS976.31

中国版本图书馆CIP数据核字(2020)第073850号

优孕胎教育婴
YOUYUN TAIJIAO YUYING

出 品 人：钱丹凝
编 著 者：艾贝母婴研究中心
责任编辑：陈 欢 任维丽
封面设计：仙 境
责任出版：欧晓春
出版发行：四川科学技术出版社
地址：成都市槐树街2号 邮政编码：610031
官方微博：http://weibo.com/sckjcbs
官方微信公众号：sckjcbs
传真：028-87734037
成品尺寸：190mm×240mm
印 张：24.75
字 数：495千
印 刷：天津市光明印务有限公司
版次/印次：2020年6月第1版 2020年6月第1次印刷
定 价：59.80元

ISBN 978-7-5364-9802-0

本社发行部邮购组地址：四川省成都市槐树街2号
电话：028-87734035 邮政编码：610031

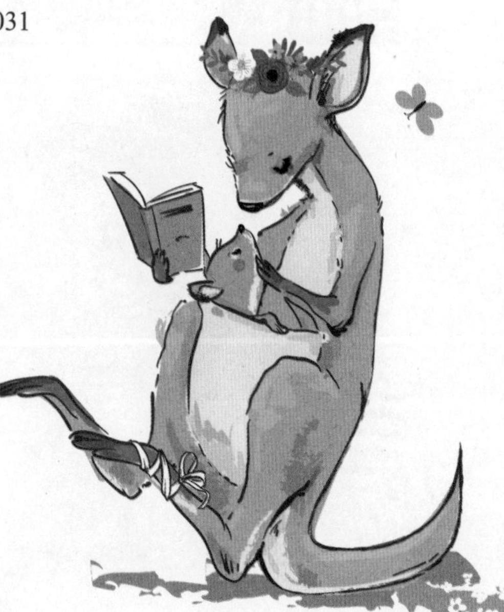